こどもの病気の地図帳

The Atlas of Childhood Diseases

鴨下重彦・柳澤正義／監修

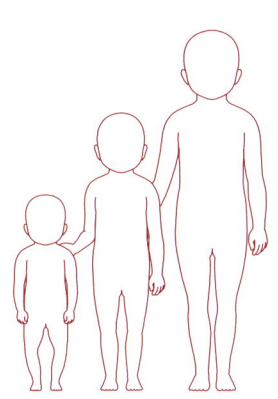

講談社

監修／解説者一覧

監修／鴨下重彦・柳澤正義

解説／阿部　淳―――のま小児科

　　　　荒川洋一―――伊東市民病院アレルギー科部長

　　　　五十嵐　隆――国立成育医療研究センター理事長

　　　　岩田　力―――東京家政大学大学院客員教授

　　　　太神和廣―――医療法人健生会 おおがクリニック院長

　　　　織田弘美―――埼玉医科大学名誉教授

　　　　賀藤　均―――社会福祉法人賛育会 賛育会病院副院長

　　　　鴨下重彦―――元国立国際医療研究センター名誉総長，
　　　　　　　　　　元(財)小児医学研究振興財団理事長

　　　　菊地　陽―――元帝京大学医学部小児科学講座主任教授

　　　　小林繁一―――静岡県立清水病院小児科

　　　　斉藤真木子――東京大学大学院医学系研究科国際保健学

　　　　榊原洋一―――お茶の水女子大学名誉教授

　　　　佐々木暢彦――町立厚岸病院長

　　　　澤　充―――日本大学名誉教授

　　　　白石裕比湖――社会医療法人達生堂 城西病院理事長

　　　　髙橋謙造―――帝京大学大学院公衆衛生学研究科教授

　　　　中島典子―――国立感染症研究所感染病理部室長

　　　　中村安秀―――公益社団法人 日本WHO協会理事長

　　　　林　泰秀―――上武大学副学長

　　　　福岡和子―――福岡小児科医院院長

　　　　松井　陽―――元聖路加国際大学看護学部基盤領域特任教授

　　　　三木裕子―――元東京大学大学院医学系研究科小児医学

　　　　水野正浩―――元埼玉医科大学耳鼻咽喉科客員教授

　　　　宮尾益知―――どんぐり発達クリニック院長

　　　　宮本信也―――白百合女子大学副学長

　　　　柳澤正義―――元国立成育医療研究センター名誉総長，
　　　　　　　　　　元日本子ども家庭総合研究所名誉所長

　　　　山中龍宏―――緑園こどもクリニック院長

　　　　渡辺　博―――帝京大学老人保健センター施設長，
　　　　　　　　　　帝京大学客員教授

イラスト作成指導／

　　　　松谷章司―――元NTT東日本関東病院病理診断部長

監修のことば

児童憲章(第3項)をまつまでもなく,すべてのこどもを病気から守り,健やかな成長・発達をうながすことは,私たち医師や看護師をはじめこどもに関わるすべての医療従事者に課せられた使命でありますが,今や医療チームの力だけでは完（まっと）うできないのは明らかであります.家庭,学校,地域,行政などの構成員がそれぞれの立場で協力すべきであって,そのためには〈こどもの病気〉について,ともに学び,理解を深めていかなければならないのではないでしょうか.

こども,とくに乳幼児はからだに不調があっても自らことばでうまく訴えることができません.こどもに特有の病気もあれば,大人と同じ病気であっても症状や経過が大きく異なる場合もあります.そのような特徴は,こどもの本質が成長・発達にあるからです.したがって〈こどもの病気〉を考える場合,年齢や発育の過程をつねに念頭におき,正常の発育について十分な知識を持っていることが不可欠です.また同じ年齢であっても発育には個人差も大きく,性による差もあります.その背景には遺伝的素因に加え,育つ環境の違いによる心理的,情緒的,精神的影響があり,そのような発達の過程にも注目しなくてはなりません.

本書は,このような〈こどもの病気〉の本質をふまえ,おもに乳児期以降の主要な疾患の原因,発病のしくみ,病気の状態,経過などを端的に把握できるように,カラーイラストや図版,写真を多用してわかりやすく図解しています.とくにからだのしくみや病気の状態を可能な限り正確に描き記述することを心がけました.一目で病気の全体像が概観でき,からだの構造・はたらきと病気との関係や病理像が読みとれ,おのずと〈こどもの病気〉を理解する上に必要な最低限の医学知識が得られる構成になっています.しかし,それらはあくまでからだや病気の一局面の描写であり記述であること,典型例であることをまぬかれません.それらの点や,こどもゆえに大きい個人差や男女差に留意して本書をご利用いただければ幸いです.

本書のイラスト作成にあたっては長期にわたり松谷章司先生に一方ならぬご指導をいただき,各疾患の解説では日夜臨床の場で治療・研究に専念されている諸先生方にご執筆いただきました.また,小児科以外の先生方や諸機関から貴重な図版資料や写真をご提供いただきました.まことに感謝に堪えません.厚く御礼申し上げます.

本書の企画から刊行にいたるまでには多大の時間とエネルギーを要しました.それだけに,講談社ならびにスタッフ一同の労を多とします.そして,本書がより多くの読者の手に取られ,広く活用されることを願っています.

2002年10月

鴨下重彦・柳澤正義

こどもの病気の地図帳◎目次

監修のことば ―――――――――――――――――――――――― 3
〈こどもの病気〉のみかた―発育期からみる〈こども〉のからだと病気 ―― 6〜9
本書の利用にあたって ―――――――――――――――――――― 10

1 発達と症状・病気

からだの成長・発達と病気 ――――――――――――― 柳澤正義 12〜13
運動・精神機能の発達と病気 ―――――――――――― 鴨下重彦 14〜15
発熱 ――――――――――――――――――― 高橋謙造・中村安秀 16〜17
けいれん ―――――――――――――――― 高橋謙造・中村安秀 18〜19
発疹(皮疹) ――――――――――――――――――― 山中龍宏 20〜21
腹痛 ――――――――――――――――――― 高橋謙造・中村安秀 22〜23
嘔吐 ―――――――――――――――――――――― 松井 陽 24〜25
黄疸 ―――――――――――――――――――――― 松井 陽 26〜27
●からだの成長　脳重量の変化と心の動きの変化 ――――――――― 28

2 頭とくびの病気

〔脳・神経の病気〕
てんかん ―――――――――――――――――――― 宮尾益知 30〜31
脳性麻痺 ―――――――――――――――――――― 宮尾益知 32〜33
髄膜炎 ――――――――――――――――――――― 小林繁一 34〜35
頭部外傷 ―――――――――――――――――――― 小林繁一 36〜37

〔眼・耳・鼻の病気〕
屈折異常, 斜視 ――――――――――――――――――― 澤 充 38〜39
結膜炎 ―――――――――――――――――――――― 澤 充 40〜41
外耳炎, 中耳炎 ―――――――――――――――――― 水野正浩 42〜43
難聴 ―――――――――――――――――――――― 水野正浩 44〜45
アレルギー性鼻炎―花粉症 ――――――――――――― 水野正浩 46〜47
副鼻腔炎(蓄膿症) ――――――――――――――――― 水野正浩 48〜49

〔口・のどの病気〕
むし歯, 歯肉炎 ―――――――――――――――――― 斉藤真木子 50〜51
口内炎―ヘルペス性口内炎, ヘルパンギナ, 手足口病 ――― 斉藤真木子 52〜53
扁桃肥大, アデノイド ―――――――――――――――― 斉藤真木子 54〜55
上気道炎―咽頭炎, 喉頭炎 ―――――――――――――― 斉藤真木子 56〜57
●からだの成長　加齢による下顎骨の変化 ――――――――――― 58

3 胸部の病気

〔気管・気管支・肺の病気〕
かぜ症候群―インフルエンザ ――――――――――――― 岩田 力 60〜61
気管支炎, 細気管支炎 ―――――――――――――――― 岩田 力 62〜63
肺炎―マイコプラズマ肺炎 ―――――――――――――― 岩田 力 64〜65
気管支喘息(小児気管支喘息) ―――――――――――――― 岩田 力 66〜67
百日咳 ――――――――――――――――――――――― 岩田 力 68〜69

〔心臓の病気〕
先天性心疾患 ―――――――――――――――――――― 賀藤 均 70〜71
不整脈 ――――――――――――――――――――――― 賀藤 均 72〜73
●からだの成長　出生前と出生後の主要な血液循環の変化 ―――― 74

4 腹部の病気

〔胃・腸・肝臓の病気〕
小児下痢症―乳幼児下痢症, 急性胃腸炎 ――――――――― 松井 陽 76〜77
消化性潰瘍―胃潰瘍, 十二指腸潰瘍 ――――――――――― 松井 陽 78〜79
腸重積症 ―――――――――――――――――――――― 荒川洋一 80〜81
急性虫垂炎 ――――――――――――――――――――― 荒川洋一 82〜83
鼠径ヘルニア, 臍ヘルニア ―――――――――――――― 佐々木暢彦 84〜85
肝炎―ウイルス性肝炎 ―――――――――――――――― 佐々木暢彦 86〜87

〔腎臓・尿路・泌尿器の病気〕
糸球体腎炎(腎炎) ———————————————— 五十嵐 隆　88〜89
ネフローゼ症候群 ———————————————— 五十嵐 隆　90〜91
尿路感染症 —————————————————————— 五十嵐 隆　92〜93
夜尿症 ———————————————————————— 五十嵐 隆　94〜95
陰嚢水腫，停留睾丸 ——————————————— 五十嵐 隆　96〜97
● からだの成長　成長にともなう胃の形態変化 ——————— 98

5　全身の病気

〔感染症・皮膚・免疫・アレルギーの病気〕
突発性発疹 —————————————————————— 山中龍宏　100〜101
麻疹(はしか) ———————————————————— 太神和廣　102〜103
風疹(三日はしか) —————————————————— 太神和廣　104〜105
水痘(水ぼうそう) —————————————————— 山中龍宏　106〜107
伝染性紅斑(りんご病) ———————————————— 太神和廣　108〜109
伝染性単核症 ———————————————————— 太神和廣　110〜111
流行性耳下腺炎(おたふくかぜ) —————————— 斉藤真木子　112〜113
伝染性膿痂疹(とびひ)，伝染性軟属腫(水いぼ) ——— 山中龍宏　114〜115
溶血性連鎖球菌感染症—猩紅熱 ———————————— 山中龍宏　116〜117
アトピー性皮膚炎 —————————————————— 山中龍宏　118〜119
川崎病 ———————————————————————— 阿部 淳　120〜121
エイズ(後天性免疫不全症候群) ——————————— 中島典子　122〜123

〔精神・循環・血液・造血器の病気〕
行動と心の問題 ———————————————————— 宮本信也　124〜125
心身症 ———————————————————————— 宮本信也　126〜127
起立性調節障害 ———————————————————— 白石裕比湖　128〜129
貧血—鉄欠乏性貧血 —————————————————— 菊地 陽　130〜131
白血病，悪性リンパ腫 ———————————————— 菊地 陽　132〜133
紫斑病—特発性血小板減少性紫斑病，血小板非減少性紫斑病 —— 菊地 陽　134〜135

〔栄養・代謝・内分泌の病気〕
肥満 ———————————————————————— 三木裕子　136〜137
糖尿病(小児糖尿病) ———————————————— 三木裕子　138〜139
成長障害—低身長 —————————————————— 三木裕子　140〜141
熱中症—熱射病，日射病 —————————————— 福岡和子　142〜143
脱水症 ———————————————————————— 五十嵐 隆　144〜145

〔骨・関節・筋肉の病気と腫瘍〕
先天性股関節脱臼，臼蓋形成不全 ——————— 織田弘美・榊原洋一　146〜147
内反足，外反足，O脚，X脚 ————————— 織田弘美・榊原洋一　148〜149
脊柱側彎症 —————————————————————— 織田弘美・榊原洋一　150〜151
スポーツ障害 ———————————————————— 織田弘美・榊原洋一　152〜153
下肢痛 ———————————————————————— 織田弘美・榊原洋一　154〜155
小児がん —————————————————————————— 林 泰秀　156〜157
● からだの成長　年齢による主要器官発達の割合 ——————— 158

6　こどもの事故と対応

やけど ———————————————————————— 山中龍宏　160〜161
誤飲，誤嚥 —————————————————————— 山中龍宏　162〜163
外傷—頭のけが ——————————————————— 山中龍宏　164〜165
外傷—くび・背中・胸・おなか・手足のけが ——— 山中龍宏　166〜167

現行予防接種一覧 —————————————————— 渡辺 博　168〜169
さくいん —————————————————————————— 170〜179
本書の図版，イラストレーション，写真，出典について —— 180〜181

〈こどもの病気〉のみかた
発育期からみる〈こども〉のからだと病気

●こどもは身体的にも精神的にも，日々成長・発達過程にある

出生前期
受精・着床から出生まで

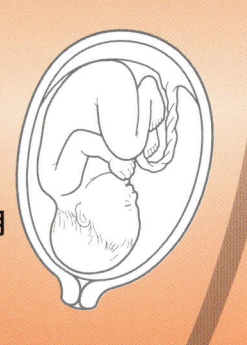

●母体に100％依存する時期

気になる妊娠中のトラブル
- 風疹，トキソプラズマ症，梅毒，エイズなどの感染症
- 妊娠中毒症，糖尿病，貧血などの合併
- 放射線被曝，薬物の乱用，過度の喫煙，アルコールの摂取過多など

新生児期
生後4週まで

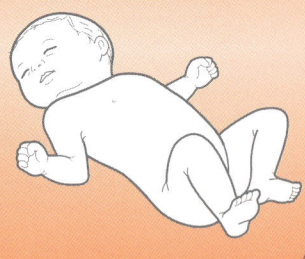

●子宮内の生活から独立した生活への生理的適応がおこなわれる時期
●ヒトの一生でもっとも病気にかかりやすい時期

気になる症状や病気
- 未熟性や出生時のトラブルにより呼吸の障害がおこりやすい
- 出生時のトラブルによりけいれんなど中枢神経系の障害がおこりやすい
- 髄膜炎や敗血症など重症な感染症にかかりやすい
- 新生児生理的黄疸は生後2週間以内に消失する．2週間以上つづくなら病的黄疸を考える

●母体の感染やトラブルが胎児や生後のこどもに影響

胎芽期はヒトとしての器官や組織・形態の原型ができる時期であり，感染症や薬剤などの化学物質，放射線被曝，過度の喫煙，アルコールの摂取過多などの影響をうけやすい．その場合は，流産や生後に障害をのこす危険が高く，ことに，妊娠4ヵ月までの時期に母体が風疹ウイルスに感染するとこどもに白内障，先天性心疾患，難聴などの障害（先天性風疹症候群）をのこすことが多い．

●からだの構造の発達過程が

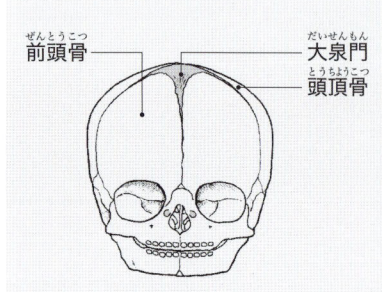

新生児

大泉門は生後1年6ヵ月ころにとじる．髄膜炎などで脳圧が亢進すると大泉門は膨隆し，脱水症のときには陥凹する．2年を超えてとじなければ水頭症がうたがわれる．

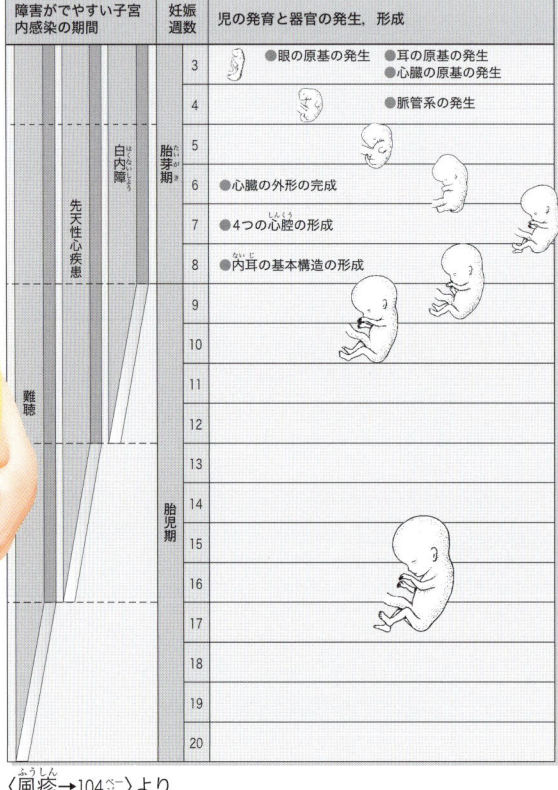

障害がでやすい子宮内感染の期間	妊娠週数	児の発育と器官の発生，形成
	3	●眼の原基の発生／●耳の原基の発生／●心臓の原基の発生
白内障／先天性心疾患／難聴	4	●脈管系の発生
（胎芽期）	5	
	6	●心臓の外形の完成
	7	●4つの心腔の形成
	8	●内耳の基本構造の形成
	9	
	10	
	11	
	12	
	13	
（胎児期）	14	
	15	
	16	
	17	
	18	
	19	
	20	

〈風疹→104㌻〉より

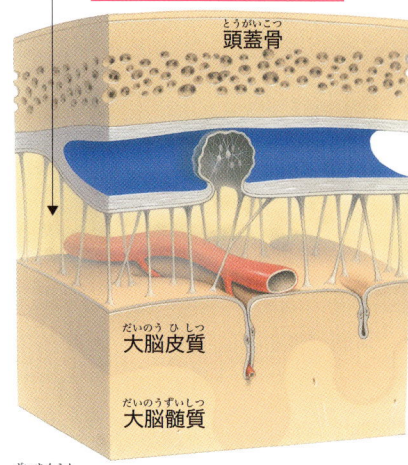

髄膜炎の状態〈髄膜炎→34㌻〉より

乳児期
新生児期を含め生後12ヵ月まで

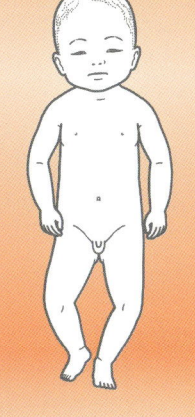

●身体発育がいちじるしい時期
●母親からの移行免疫(IgG)が減少する時期

気になる症状や病気
- 発熱をともなう発疹はウイルス感染症によるものが多い
- 乳児のアトピー性皮膚炎は顔面・頸部からはじまり，湿潤傾向がみられることが多い
- とつぜん泣きだしたかと思うと，とつぜん泣きやむことをくりかえし，同時に嘔吐をくりかえすときは，腸重積症の可能性が高い
- 嘔吐や下痢をくりかえすときは脱水症に注意する

幼児期
1〜6歳

●ことばの発達など心理的・社会的発達がいちじるしい時期
●さまざまな感染症にかかり，免疫を獲得する時期

病気に反映する

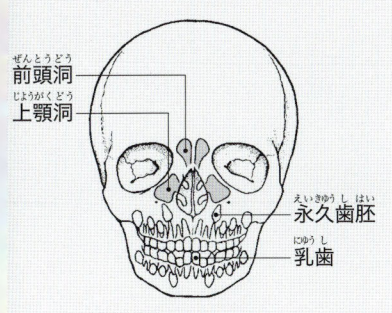

小児(6〜7歳)

上顎洞などの副鼻腔は鼻腔に開口しているので，かぜなどによる炎症がこれらの空洞にひろがり，副鼻腔炎をおこしやすいだけでなく，歯の発達にも影響を与える．

●乳幼児期は感染症がもっとも多い

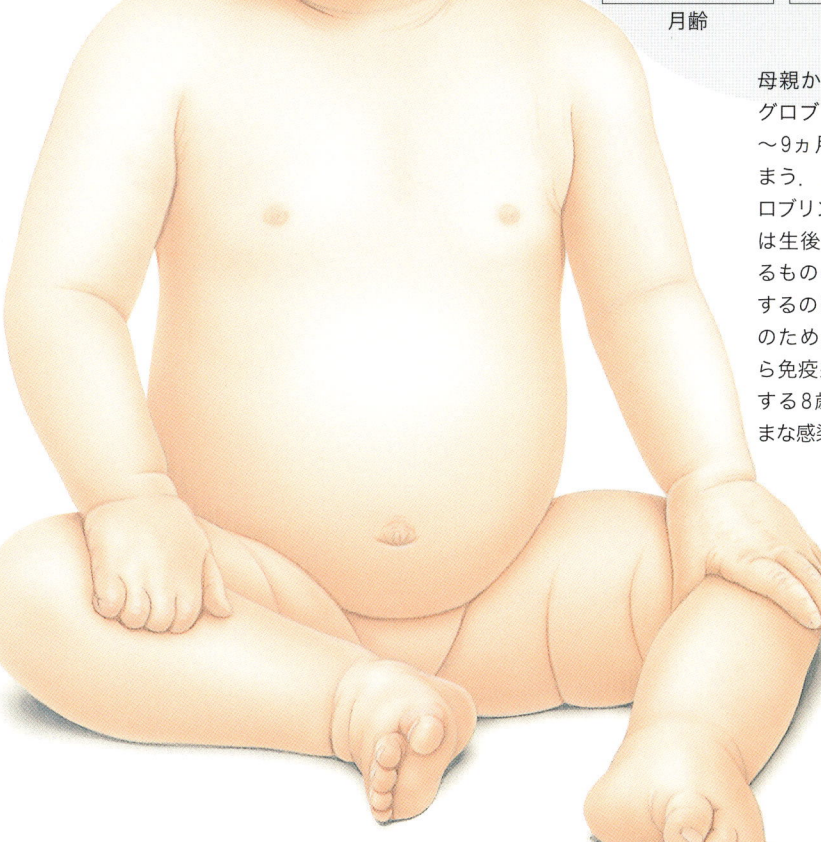

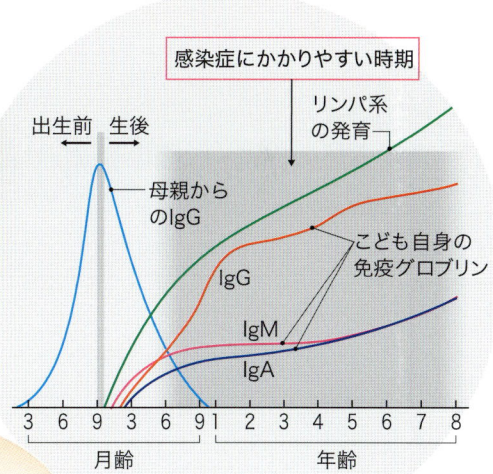

母親からの移行免疫(免疫グロブリンG，IgG)は生後6〜9ヵ月ころに消費してしまう．こども自身の免疫グロブリン(IgG，IgM，IgA)は生後7ヵ月以降に増加するものの，成人レベルに達するのは6〜8歳である．このため，生後6ヵ月前後から免疫系・リンパ系が確立する8歳ころまではさまざまな感染症にかかりやすい．

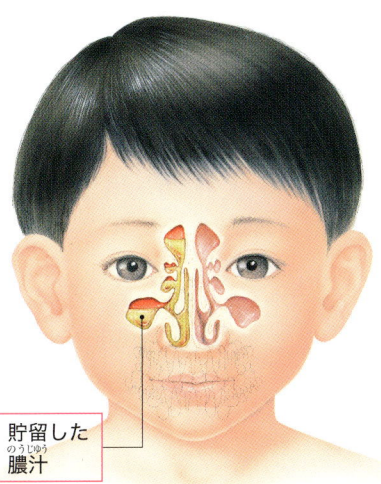

副鼻腔炎の状態〈副鼻腔炎→48〉より

〈こどもの病気〉のみかた
発育期からみる〈こども〉のからだと病気

●こどもは身体的にも精神的にも，日々成長・発達過程にある

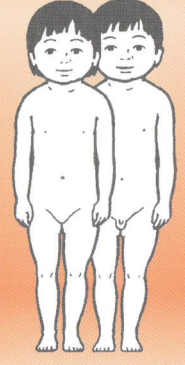

幼児期
1〜6歳

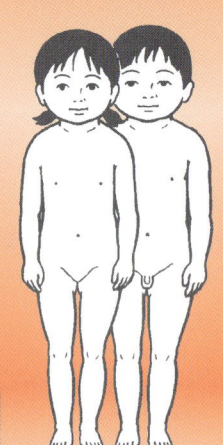

●ことばの発達など心理的・社会的発達がいちじるしい時期
●さまざまな感染症にかかり，免疫を獲得する時期

気になる症状や病気
- 熱とともに発疹を生じる場合は，はしか（麻疹），三日はしか（風疹），水ぼうそう（水痘）などのウイルス感染症を考える
- 熱性けいれんは予後はよいが，くりかえすとてんかんに移行する危険がある
- 〈ぜぇーぜぇー〉〈ひゅーひゅー〉という喘鳴をともなう呼吸困難をくりかえすなら，喘息（気管支喘息）の可能性が高い
- 急な下痢はウイルス性や細菌性の胃腸炎によることが多い．手洗いやうがいを習慣づける

●からだの構造・形態の発達過程が病気に関係する

喉頭の発達と病気

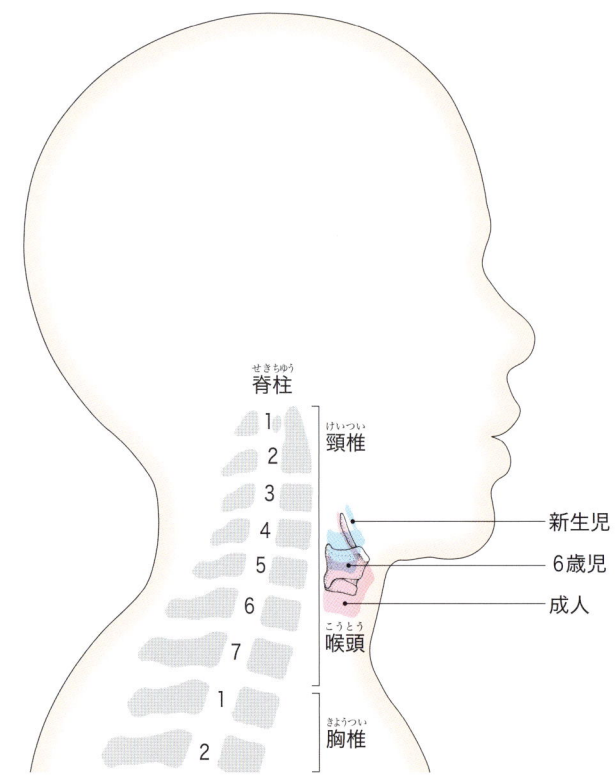

小児の喉頭の位置は通常，新生児で第4頸椎，6歳児で第5頸椎上縁にあるが，思春期から成人にかけては第6頸椎の近くに位置する．小児の喉頭は小さく，喉頭蓋が声門に近くやわらかい．内腔も成人にくらべ狭いので，喉頭の炎症は容易に気道をせばめ呼吸困難をひきおこす．〈上気道炎→56㌻〉より

耳管の発達と病気

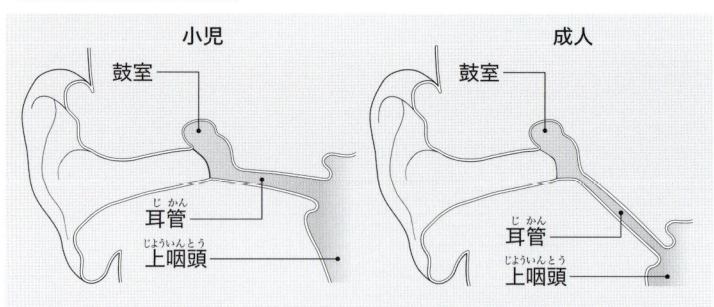

小児では耳管が水平で短く，かぜをひくと咽頭からの感染により中耳炎などがおこりやすい．〈中耳炎→42㌻〉より

虫垂の発達と病気

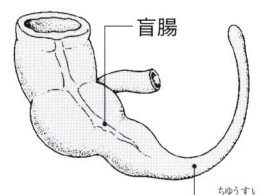

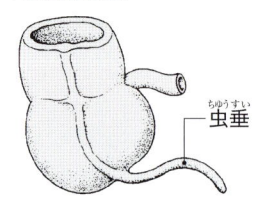

〈急性虫垂炎→82㌻〉より

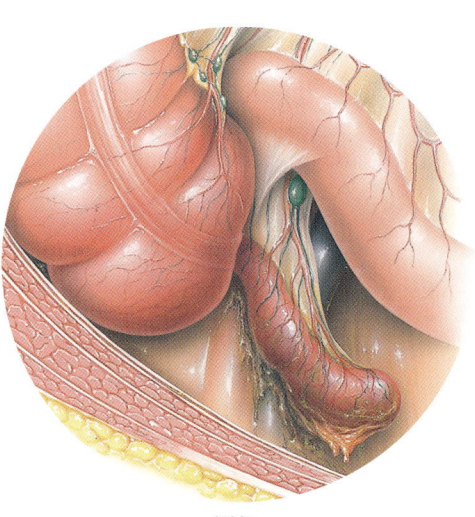

3〜4歳以下の小児の虫垂は，盲腸に開口している部位が広く漏斗状で閉塞しにくい．成長するにつれ開口部が細く狭くなる．このため，糞石がたまると急性虫垂炎をおこす危険が高くなる．

学童期
6〜12歳

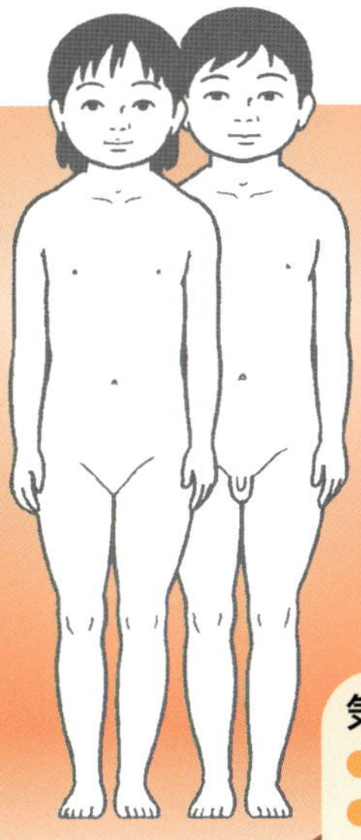

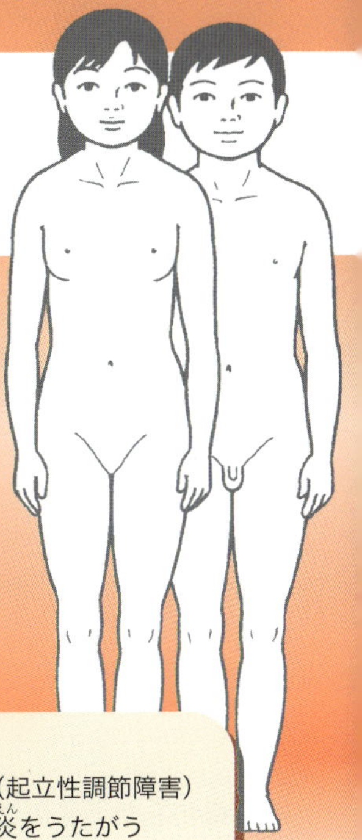

青少年期
思春期から成熟まで

- ●性徴がめだってくる時期
- ●身体面，精神面の変化がいちじるしい時期

気になる症状や病気
- ●たちくらみは自律神経失調によることが多い（起立性調節障害）
- ●腹痛が右下腹部に集中してくるなら急性虫垂炎をうたがう
- ●脊柱側彎症，低身長，肥満も顕在化してくる
- ●友人や学校の問題，家庭の不和，進路の悩みなどによるストレスから気管支喘息を誘発したり，胃・十二指腸潰瘍や行動と心の問題，心身症がふえてくる
- ●過食や運動不足による肥満，脂質異常症，糖尿病（2型糖尿病）などの生活習慣病にも注意する

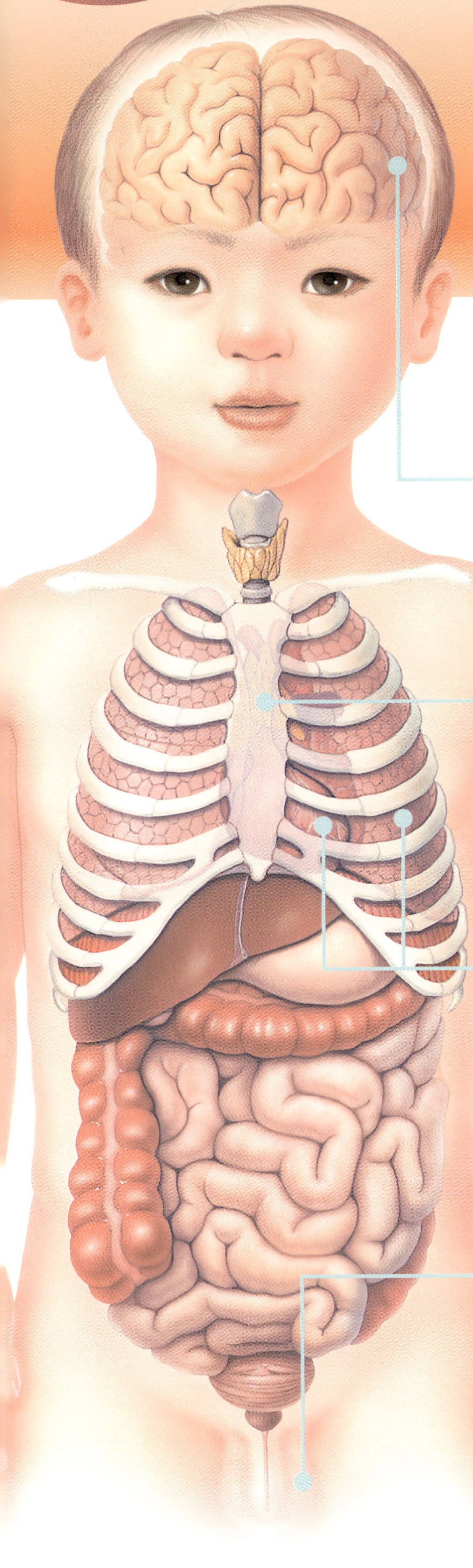

発育型のパターン

脳・神経系型は4〜5歳で成人レベルの80%に発育し，おそくとも12歳ころまでには完成する

リンパ系型は10〜12歳ころ成人レベルの約2倍量に達するが，思春期以後低下して成人レベルにおちつく

全身系型の各器官・組織は成長とともにその量を増し，18歳でほぼ成人レベルに達する

生殖器系型は10歳ころまでは低い発育レベルにとどまるが，思春期にはいると急速に成人レベルに近づく

●思春期は行動と心の問題や心身症がめだってくる

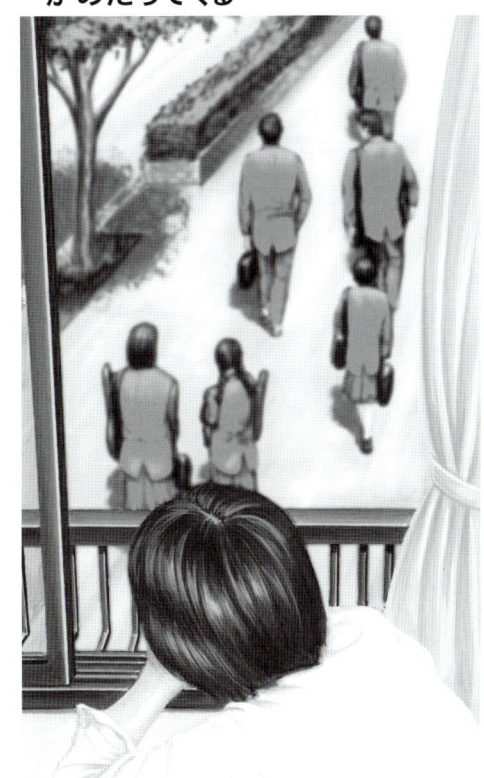

思春期は，身体の急速な成長と自律神経系の発達のアンバランスから起立性調節障害や心身症，集団生活の不適応から不登校などがおこってくる．
〈不登校→124ﾍﾟ〉より

本書の利用にあたって――四肢の長さの計測とからだの各部の名称

- 本書では男女を示す際，原則として思春期のはじまり（女児では8〜10歳，男児では10〜12歳）までを男児，女児，それ以降を男子，女子としたが，解説者の表記を尊重し，思春期以前でも男子，女子と表記したページもある．

● からだのおもな面と方向
　①腹側：胸や腹の側．前方ともいう．
　②背側：背中の側．後方ともいう．
　③橈側：上肢において橈骨に近いほう（おやゆび側）をいう．
　④尺側：上肢において尺骨に近いほう（こゆび側）をいう．
　⑤掌側：手のひらの側をいう．

● 四肢（手足）の長さの計測

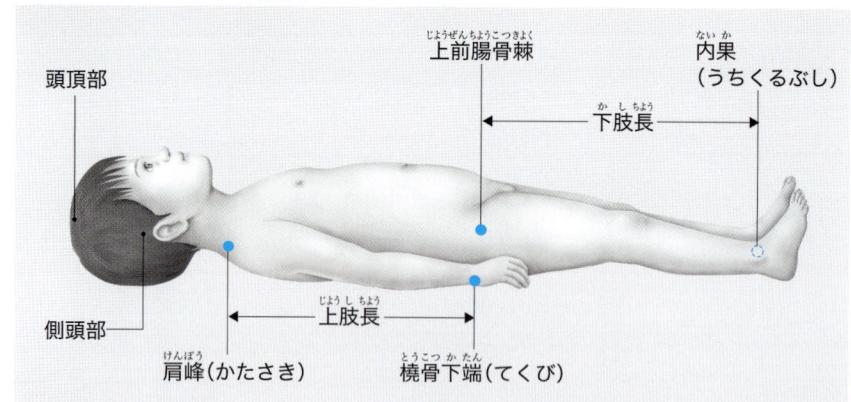

仰向けにねた姿（仰臥位）で計測する．なお，通常，2歳までの体長はベッド型の乳児用身長計により計測する．

● からだの各部の名称
身体各部の名称のうちおもなものを示し，一般的な名称も併記した．

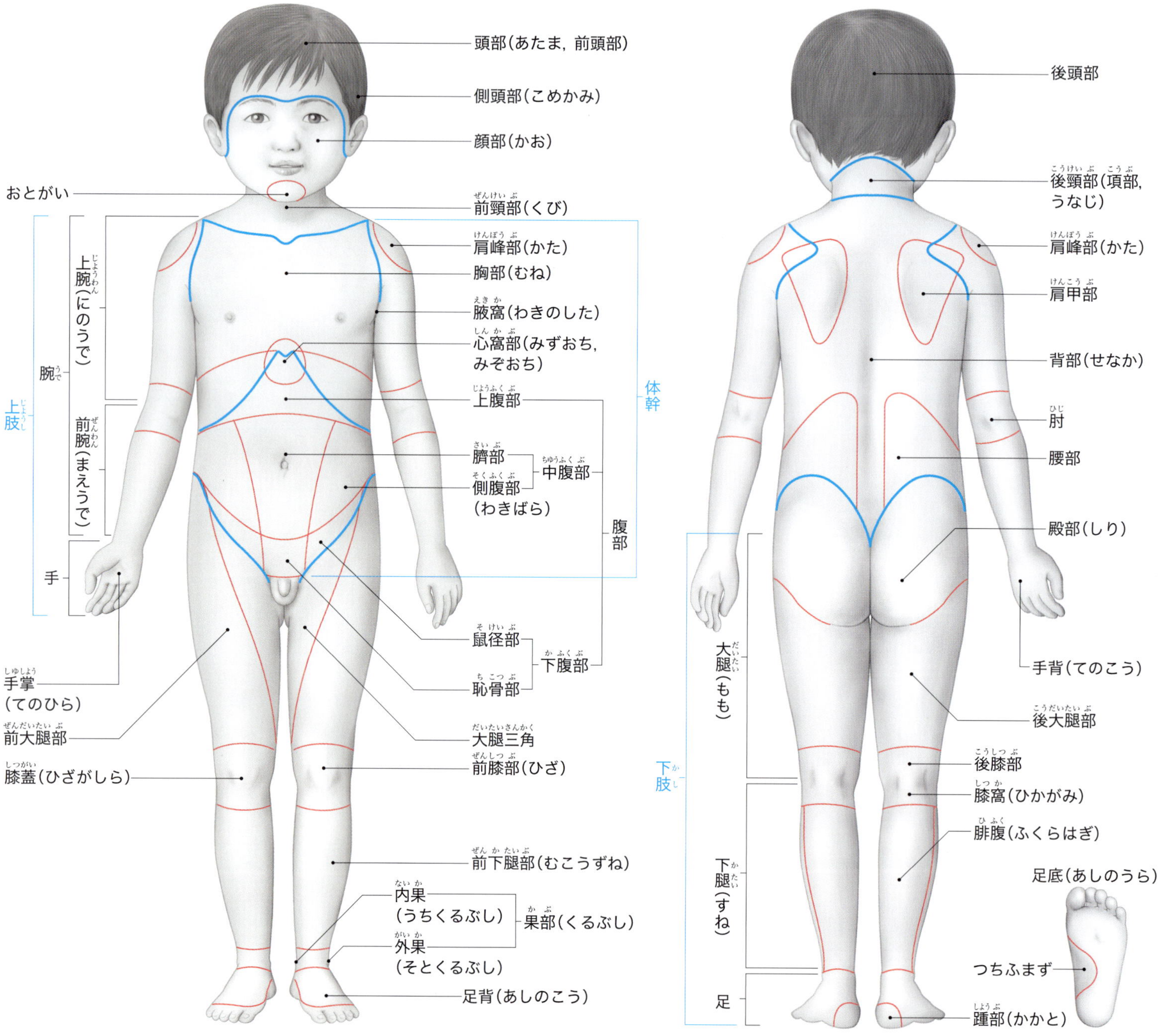

1
発達と症状・病気

からだの成長・発達と病気

からだのせいちょう・はったつとびょうき

●関連のある病気
運動・精神機能の発達と病気→14ページ
成長障害→140ページ

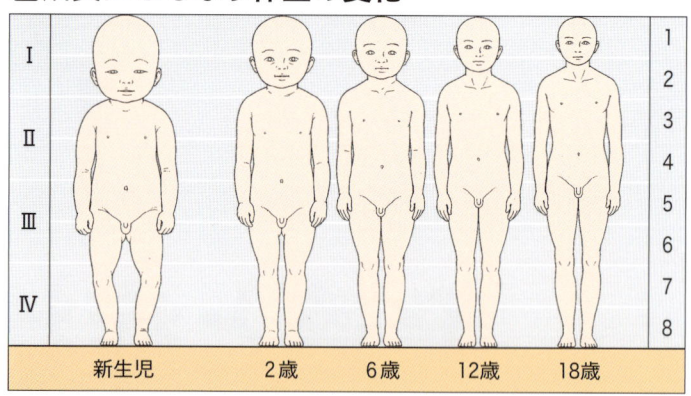

1 成長にともなう体型の変化

新生児　2歳　6歳　12歳　18歳

年齢により身体各部のつりあいが変化する．幼若なほど，体幹にくらべ頭が大きく四肢が短い．

新生児の図の名称：甲状腺，胸腺，鎖骨，心臓，肺，横隔膜，上腕骨，尺骨，橈骨，胃，肝臓，大網，小腸，膀胱，陰茎，陰囊，大腿骨，股関節，膝蓋骨，脛骨，腓骨

4 発育期（小児期）の区分とおこりやすいおもな病気

出生　　　　4週　　　　1年

新生児期	乳児期	幼児期
新生児仮死	突発性発疹（→100ページ）	自閉症（→124ページ）
新生児呼吸障害	点頭てんかん（→30ページ）	屈折異常（→38ページ）
新生児嘔吐（→24ページ）	脳性麻痺（→32ページ）	手足口病（→52ページ）
新生児黄疸（→26ページ）	細菌性髄膜炎（→34ページ）	ヘルパンギーナ（→52ページ）
新生児けいれん	細気管支炎（→62ページ）	流行性耳下腺炎（→112ページ）
新生児メレナ	腸重積症（→80ページ）	喉頭炎（→56ページ）
染色体異常	鼠径ヘルニア・臍ヘルニア（→84ページ）	扁桃肥大・アデノイド（→54ページ）
敗血症	尿路感染症（→92ページ）	夜尿症（→94ページ）
低出生体重児	陰嚢水腫・停留睾丸（→96ページ）	伝染性膿痂疹・伝染性軟属腫（→114ページ）
頭蓋内出血（→36ページ）	先天性股関節脱臼・臼蓋形成不全（→146ページ）	水痘（→106ページ）
	内反足・外反足（→148ページ）	麻疹（→102ページ）
	脱水症（→144ページ）	O脚・X脚（→148ページ）
	川崎病（→120ページ）	誤飲・誤嚥（→162ページ）

●乳児期以降のいずれにもおこる病気

てんかん（→30ページ），頭部外傷（→36ページ），斜視（→38ページ），外耳炎・中耳炎（→42ページ），難聴（→44ページ），上気道炎・咽頭炎（→56ページ），かぜ症候群・インフルエンザ（→60ページ）

（　）内の数字は本文や図説明文で解説しているページを示す．

　こどもの大きな特徴は成長・発達することにある．成長は全身や身体各部の量的増大をさし，発達は機能の量的・質的な変化をさす．両者をあわせて発育ということばももちいられている．
　[発育期の区分]　受精から成熟にいたるまでを発育期とすると，ヒトの成長・発達には個人差があるが，年齢によりおよそ一定の変化を示すので，発育期（小児期）はつぎのように区分される（図4）．①出生前期：受精から胎芽（妊娠8週以前の胎児），胎児を経て出生にいたるまで．出生前にうけた障害がさまざまな病気の原因になる．②新生児期：生後4週まで．子宮内での母親と一体になった生活から子宮外の生活への適応がおこなわれる時期．ヒトの一生でもっとも病気にかかりやすく，のちに障害をのこす危険性も高い．③乳児期：生後12ヵ月まで．身体発育，運動・精神発達の両面でめざましい変化をとげる．身長は生まれたときの約1.5倍，体重は約3倍となり，たって歩き，片言を話すようになる．④幼児期：1歳から6歳まで．精神的・社会的発達がいちじるしく，母親への全面的依存から少しずつ離脱する．さまざまな感染症にかかり，免疫を獲得する．⑤学童期：6歳から12歳まで．社会的適応性が進歩する．⑥青少年期：思春期から成熟まで．思春期にはいるのは女児では8歳から10歳，男児では10歳から12歳．二次性徴が現れ，成長が急速にすすむ（図2，図3）．身体面（図5），

2 スキャモンの発育型

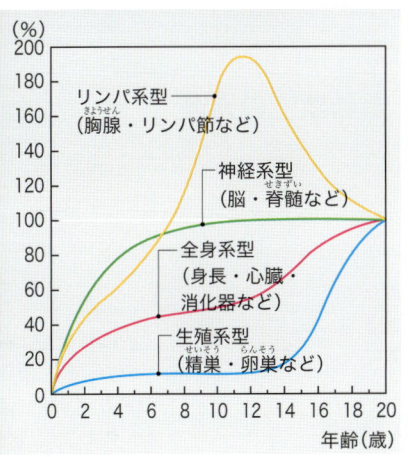

成人の状態を100%として，全身の各臓器・組織の発育のすすみかたが一様ではないことを示す．

3 身長・体重の成長曲線

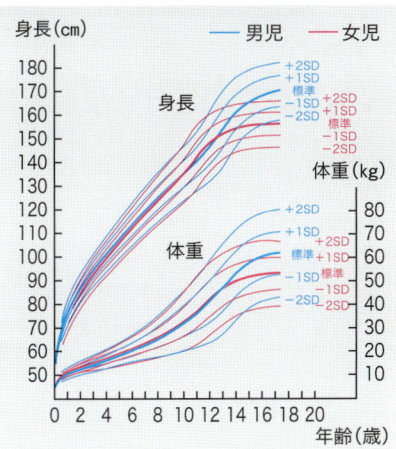

乳児期と思春期に，身長ののびがいちじるしい．10〜12歳では身長・体重とも女児のほうが大きい．SDは標準偏差．

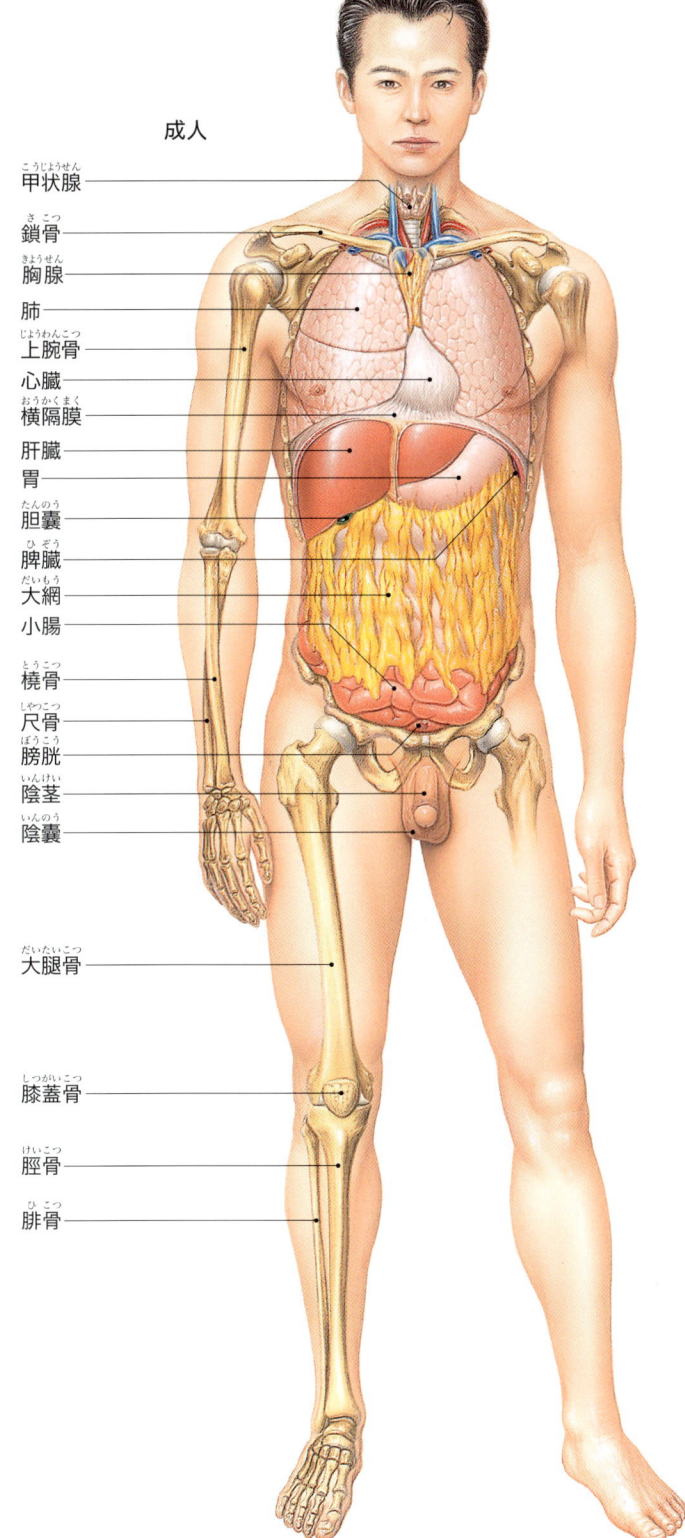

成人

甲状腺
鎖骨
胸腺
肺
上腕骨
心臓
横隔膜
肝臓
胃
胆嚢
脾臓
大網
小腸
橈骨
尺骨
膀胱
陰茎
陰嚢
大腿骨
膝蓋骨
脛骨
腓骨

	学童期	青少年期（思春期・青春期）
6年	不登校（→124ページ） むし歯（→50ページ） 不整脈（→72ページ） 急性糸球体腎炎（→88ページ） スポーツ障害（→152ページ）	過換気症候群（→127ページ） 消化性潰瘍（→78ページ） 慢性糸球体腎炎（→88ページ） エイズ（→122ページ） 脊柱側彎症（→150ページ） 起立性調節障害（→128ページ）

●幼児期以降のいずれにもおこる病気

肥満（→136ページ）
蕁麻疹
無菌性髄膜炎（→34ページ）
心身症（→126ページ）
アレルギー性結膜炎・ウイルス性結膜炎（→40ページ）
アレルギー性鼻炎・花粉症（→46ページ）
副鼻腔炎（→48ページ）
口内炎・口唇ヘルペス（→52ページ）
気管支喘息（→66ページ）
マイコプラズマ肺炎（→64ページ）

急性虫垂炎（→82ページ）
ネフローゼ症候群（→90ページ）
溶血性連鎖球菌感染症・猩紅熱（→116ページ）
風疹（→104ページ）
伝染性紅斑（→108ページ）
伝染性単核症（→110ページ）
下肢痛・関節痛・筋肉痛（→154ページ）
白血病・悪性リンパ腫（→132ページ）
紫斑病（→134ページ）
糖尿病（→138ページ）
やけど（→160ページ）

気管支炎（→62ページ）
百日咳（→68ページ）
肺炎（→64ページ）
先天性心疾患（→70ページ）

嘔吐下痢症・急性胃腸炎（→76ページ）
肝炎（→86ページ）
アトピー性皮膚炎（→118ページ）

鉄欠乏性貧血（→130ページ）
熱中症（→142ページ）
小児がん（→156ページ）

精神面の変化がいちじるしく，心の問題がおこりやすい．

[発育の評価と発育に影響する因子] 身体発育の評価には，身長，体重，頭囲，胸囲などの計測値，歯のはえぐあい，骨の発育や性成熟の程度などがもちいられる．身長と体重を組みあわせた栄養状態の評価法には乳幼児期ではカウプ指数 [体重g/(身長cm)^2×10]，学童期以上ではローレル指数 [体重g/(身長cm)^3×10^4] がある．

発育には年齢，性別とともに遺伝的素質が関係する．また，環境的要因として，妊娠中の母体の感染，放射線被曝，化学物質や薬剤の作用，栄養などがあり，出生後の病気，栄養，運動，その他小児をとりまく生活環境が成長・発達に影響する．（柳澤 正義）

5 年齢とからだの変化の関係（思春期から成熟まで）

男子	年齢	女子
	8〜9歳	子宮発育の開始
睾丸（精巣）・陰茎発育の開始	10〜11歳	乳房発育の開始，骨盤発育の開始
前立腺発育の開始	11〜12歳	恥毛の発生，身長増加の促進，乳頭・乳輪の突出，内・外性器の発育
恥毛の発生，身長増加の促進	12〜13歳	乳房の成熟，乳頭の着色，腋毛の発生
睾丸（精巣）・陰茎発育の促進	13〜14歳	初経（排卵をともなわない）
声変わり，腋毛とひげの発生，精子の成熟	14〜15歳	周期性・排卵性月経，妊娠能力の出現
	15〜16歳	にきびの発生
男性型の顔とからだ，にきび	16〜17歳	骨端線の融合，成長の停止
骨端線の融合，成長の停止	18〜20歳	

個人差がひじょうに大きいことに注意する．

運動・精神機能の発達と病気

うんどう・せいしんきのうのはったつとびょうき

ヒトが万物の霊長として地上に存在するのは，ひとえに進化にともなう脳の発達とすぐれたはたらき(機能)のおかげである．脳重が体重にしめる割合でみると新生児で約10％，成人で2％であるから，ヒトは極端に大きな脳をもって生まれてくる．

〔反射の消失と出現〕 新生児期・乳児早期には脳の機能は未熟であるとはいえ，それぞれの中枢レベルの反射(原始反射，図❶)にみられるようにすでに機能を保持しており，やがて生後存在するものが消失し，また一定の時期から出現する過程を経て，くび座り，お座り，はいはい，たつ，歩くという基本的神経・運動機能が発達していく．原始反射がでるべきときにでない，あるいは消失するべき時期になってもいつまでものこっている，また明らかに左右差がみられるというような場合には，中枢レベルでなにか病変があることをうたがうべきであり，結果として運動機能の発達のおくれや，体幹・四肢の運動障害が現れてくる場合もある．

〔発達のおくれと病気〕 図❷に示す検査は運動機能(粗大運動，微細運動)と精神機能(社会性，言語)の発達を短時間に評価できるようにしたもので，明らかな症状はないが，発達的問題をもつ可能性が高い乳幼児をみつけるスクリーニングのために広くもちいられている．

ヒトとほかの動物との決定的なちがいはヒトが言語をつかうことである．生後2ヵ月にはいると声をだしてわらい，意味のない〈あー〉とか〈ぶー〉とかいわゆる喃語を発するようになる．こどもが言語を発するのは模倣によるので，とくに6〜10ヵ月くらいのときにさかんで，話しかけに応じてパパ，ママなど有意語をいうようになる．逆に話しかけが少ないと言語発達がおくれる．

知的発達のおくれは言語発達のおくれとしてとらえられることがある．また，たとえば歩行開始がおくれるなど，基本的神経・運動機能の発達にもおくれがみられる場合もある．発育期の神経・精神機能の障害としてもっとも頻度が高いのは，脳性麻痺(→32ﾍﾟ)と知的障害であるが，そのほかにも多数の疾患がある． (鴨下 重彦)

❶新生児期や乳児早期における反射と神経・運動機能の発達

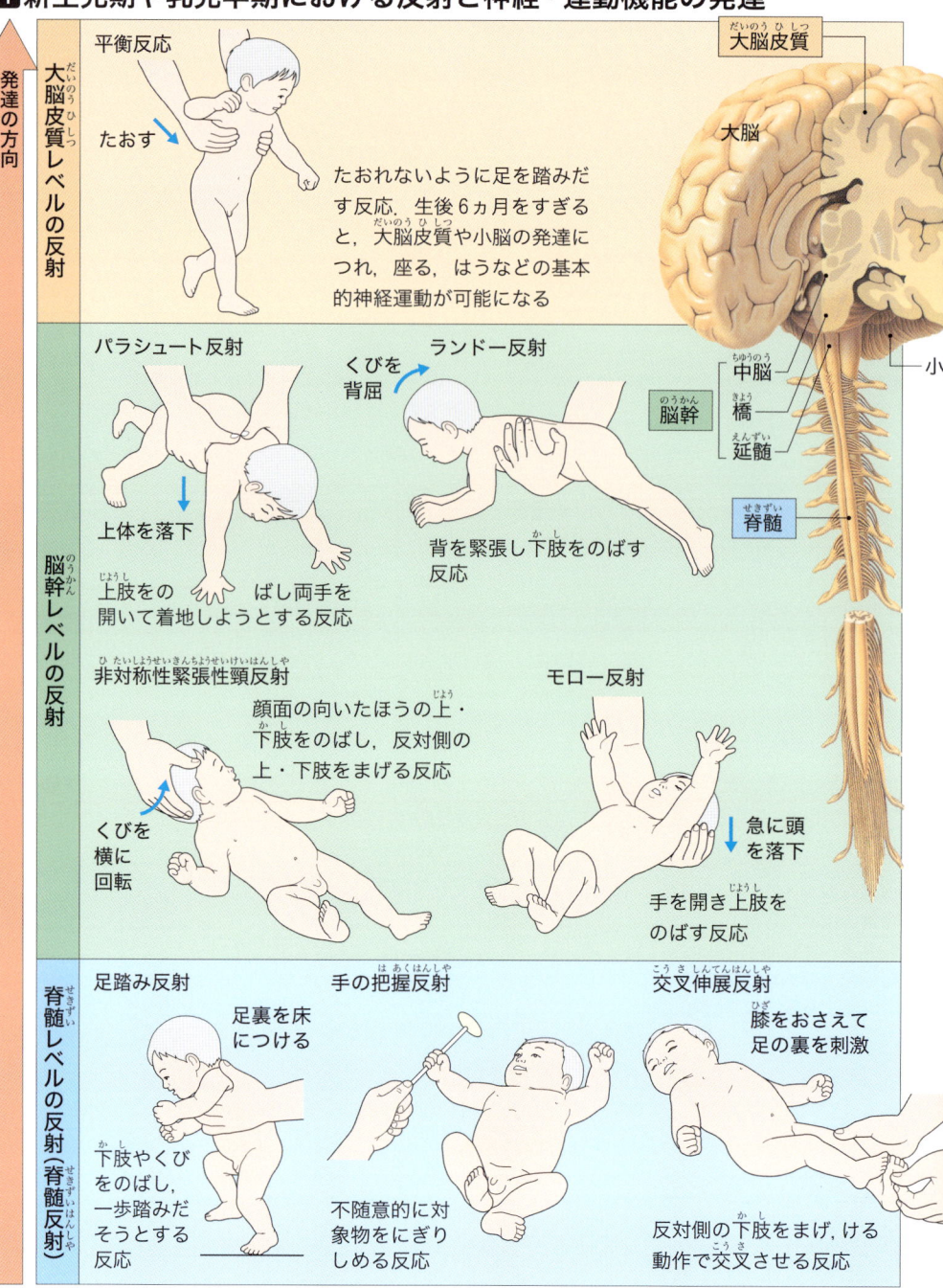

反射，運動機能の消失・出現時期

	1	2	3	4	5	6	7	8	9	10	11	12	13	14	15	16〜(月齢)
足踏み反射	消失															
手の把握反射			消失													
交叉伸展反射			消失													
非対称性緊張性頸反射							消失									
モロー反射				消失												
ランドー反射			出現													
パラシュート反射						出現										
基本的神経・運動機能と平衡反応					座る, はう						たつ		歩く		平衡反応	

❷改訂日本版デンバー式発達スクリーニング検査(JDDST-R・1998年改訂用紙)

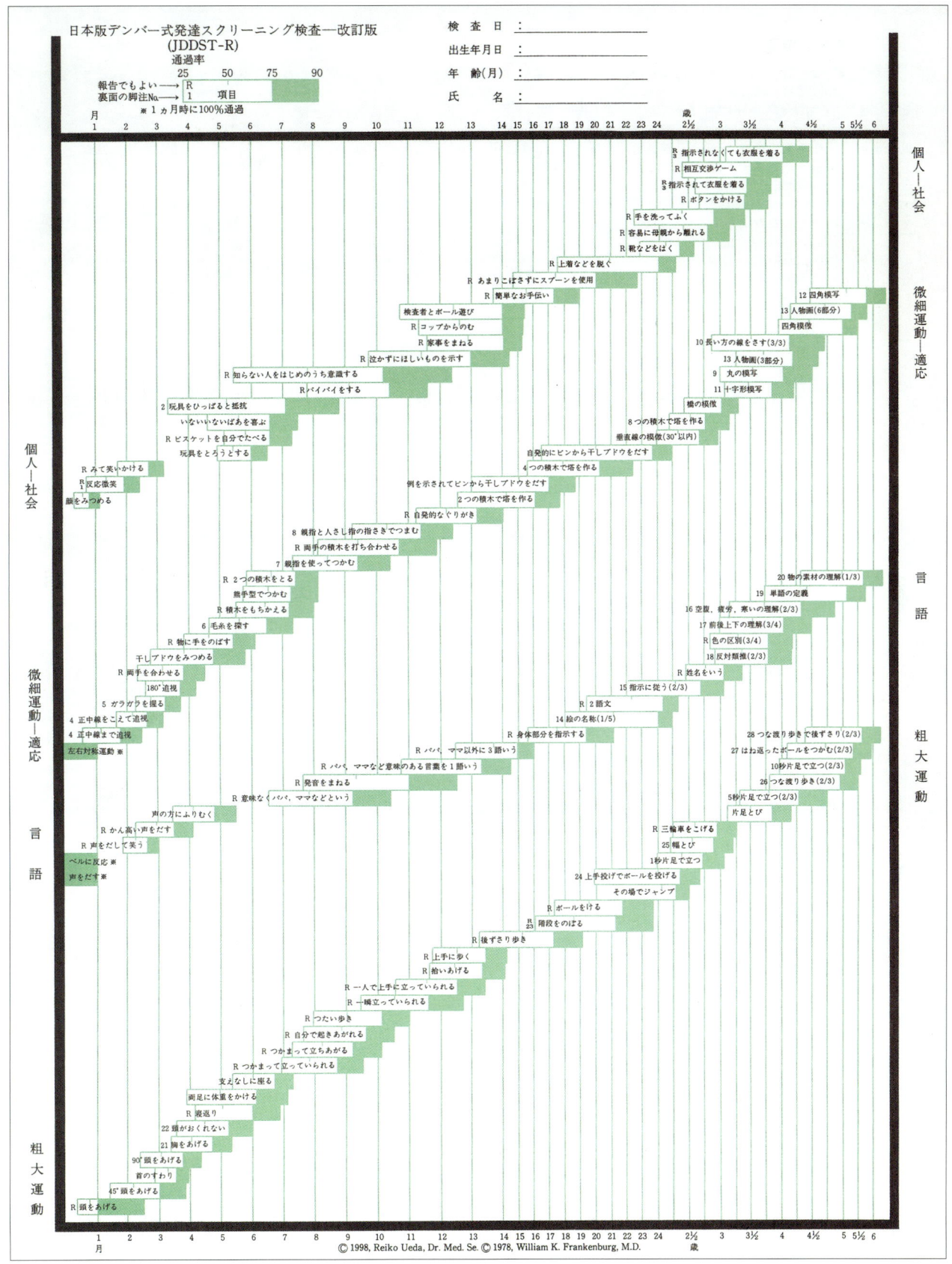

①上田礼子：《日本版デンバー式発達スクリーニング検査(増補版)》, p.5(JDDST-R・1998年改訂), 医歯薬出版, 1998より

この検査用紙の裏には各項目の実施方法が記載されている．テスト項目は個人と社会，微細運動と適応，言語，粗大運動の4領域にわかれており，そのうち2項目以上のおくれ(同年齢のこどもの90％が通過している特定の項目が不合格であること)が2領域以上にある場合，などを異常と解釈する．

各検査項目につづく▭は，その左端が健常のこどもの25％がその行動を獲得する月齢を示し，▭の短い縦線は50％が可能になる月齢を，▭の部分は75～90％が可能になる月齢を示している．たとえば，粗大運動のうちの〈ボールをける〉をみると，17ヵ月を少しすぎると25％がボールをけることができるようになる．50％は19.4ヵ月くらいで可能になり，21.6～23.8ヵ月くらいで75～90％が可能となることを示している．なお，この検査はいわゆる知能検査ではなく，また，将来の適応能力を予測するための検査ではないことに注意すべきである．

運動・精神機能の発達と病気——15

発熱
fever
はつねつ

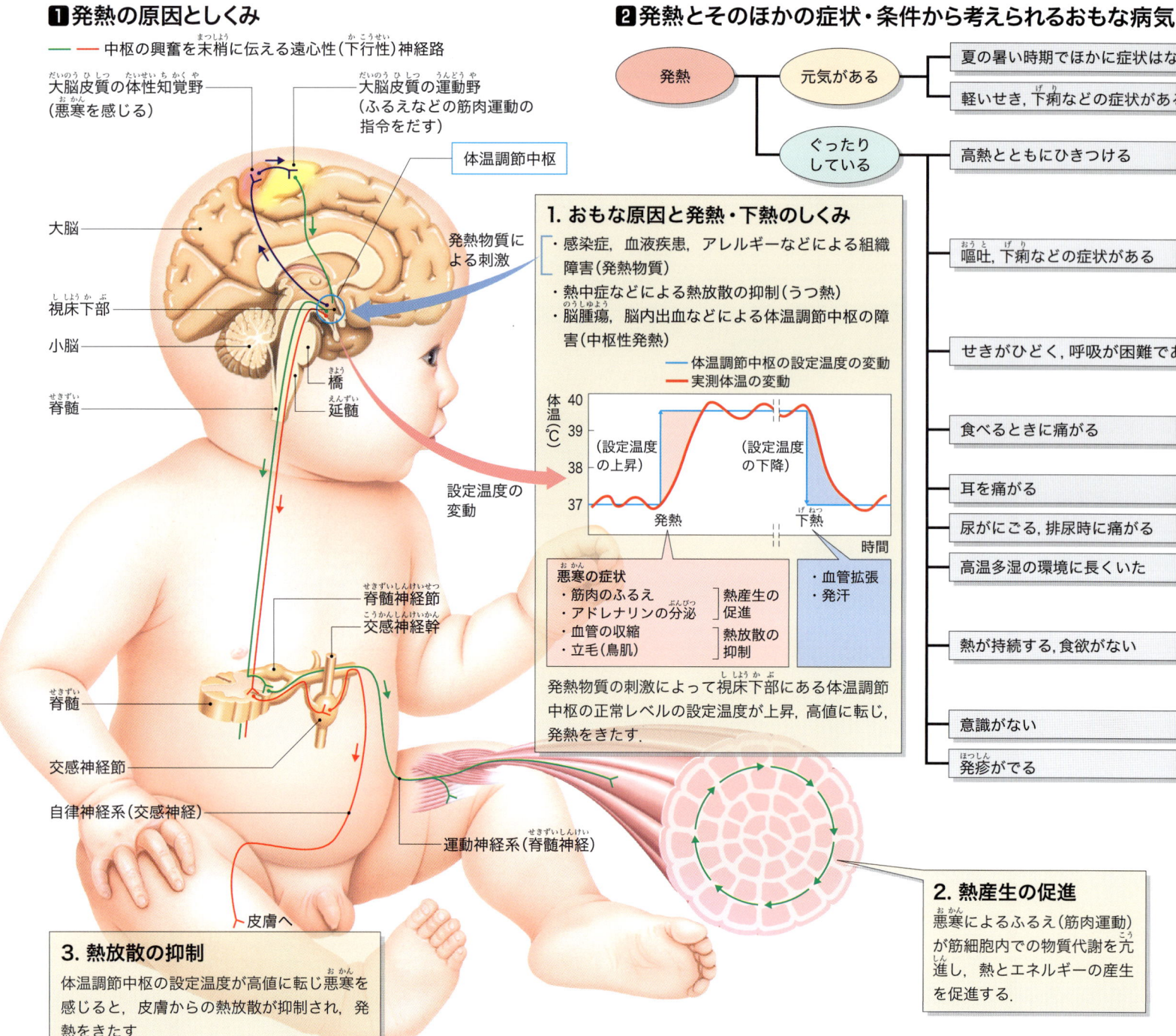

❶発熱の原因としくみ
❷発熱とそのほかの症状・条件から考えられるおもな病気

1. おもな原因と発熱・下熱のしくみ
- 感染症，血液疾患，アレルギーなどによる組織障害（発熱物質）
- 熱中症などによる熱放散の抑制（うつ熱）
- 脳腫瘍，脳内出血などによる体温調節中枢の障害（中枢性発熱）

発熱物質の刺激によって視床下部にある体温調節中枢の正常レベルの設定温度が上昇，高値に転じ，発熱をきたす．

2. 熱産生の促進
悪寒によるふるえ（筋肉運動）が筋細胞内での物質代謝を亢進し，熱とエネルギーの産生を促進する．

3. 熱放散の抑制
体温調節中枢の設定温度が高値に転じ悪寒を感じると，皮膚からの熱放散が抑制され，発熱をきたす．

　発熱とは，いろいろな原因にもとづき脳の視床下部にある体温調節中枢が異常をきたし，体温が平熱より上昇した状態である．発熱は小児にとってもっともありふれた症状である．

[発熱のしくみと熱型]　体温は，体内の熱産生と体表面からの熱放散により，ほぼ一定にたもたれている．このような熱の産生と放散は，脳の視床下部にある体温調節中枢によって調節されている（図❶）．この体温調節中枢が，病原体の感染，血液疾患，アレルギーなどのために産生された発熱物質や熱中症による熱放散の抑制（うつ熱），悪寒・ふるえによる熱産生の促進などで障害され，正常レベルに設定された体温が正常（36〜37℃未満）を超えて上昇し，高値を示す場合が発熱である．

　発熱は，その程度により微熱（37〜37.9℃），中等度発熱（38〜38.9℃），および高熱（39℃以上）に区別する．また，高熱を，その熱型にしたがって，①稽留熱，②弛張熱，③間欠熱，④波状熱（周期熱と回帰熱），などに区別する（図❸）．

[小児の発熱の特徴]〔原則として，熱の高さと病気の重さは関係がない〕　高熱をだしてつらそうにしていてもほかに症状のないときは，たいした病気ではないことがほとんどである．たいせつなことは，水分や食事を摂取できているか，ふだんとくらべてきげんや元気さがあまりかわらないか，ほかの重い症状がないか，どう

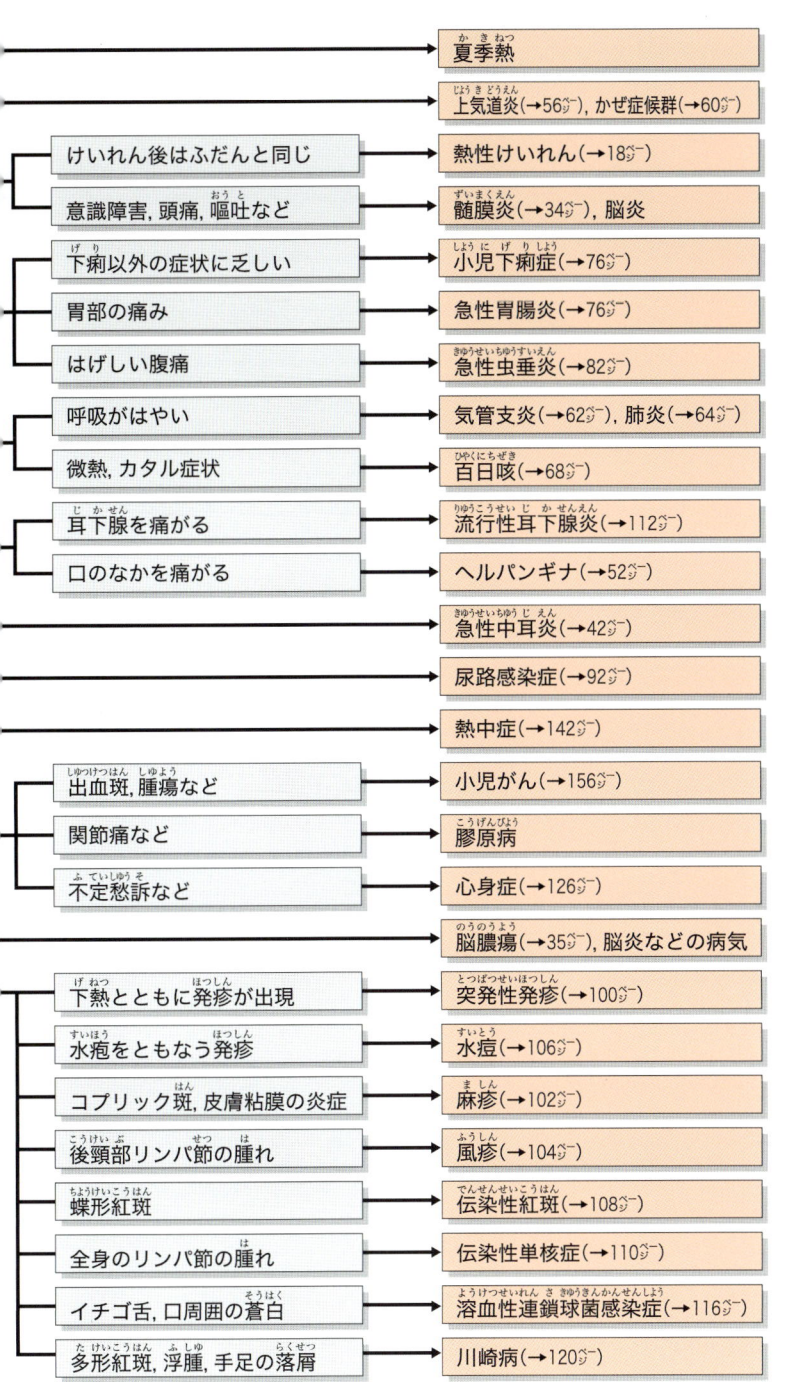

❸ 熱型の種類と病気

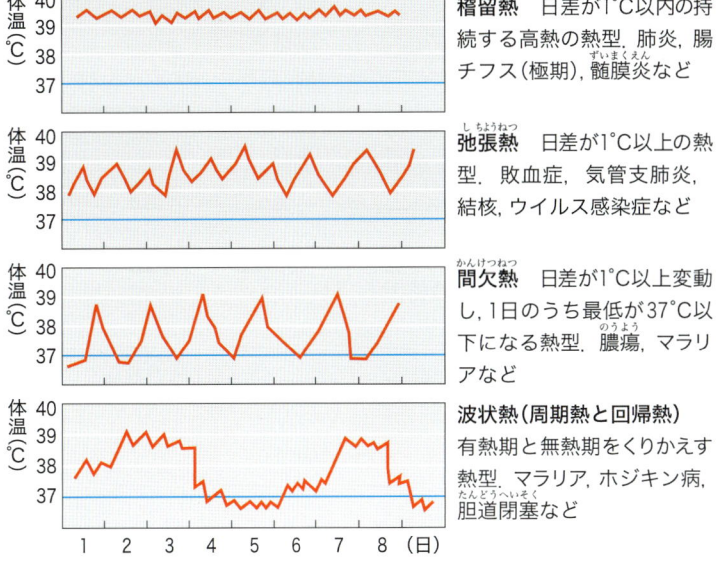

稽留熱 日差が1℃以内の持続する高熱の熱型．肺炎，腸チフス（極期），髄膜炎など

弛張熱 日差が1℃以上の熱型．敗血症，気管支肺炎，結核，ウイルス感染症など

間欠熱 日差が1℃以上変動し，1日のうち最低が37℃以下になる熱型．膿瘍，マラリアなど

波状熱（周期熱と回帰熱） 有熱期と無熱期をくりかえす熱型．マラリア，ホジキン病，胆道閉塞など

発熱時の対処法

「発熱時に温めればいいのか，冷やせばいいのか？」という問いは，小児科医がもっともよくうける質問の一つである．発熱している乳幼児の苦痛をどのように軽減するかは重要な問題である．経験上，つぎのように，手足の冷感をめやすに対処法をかえると乳幼児にとって心地よいようである．

● 発熱初期で熱の産生が急速にすすんでいる時期には，手足などの末梢に冷感があり，こどもは寒さを感じていることが多い．この時期には，からだを温めて末梢まではやく熱が伝わるようにする

● それからしばらくすると，こどもは布団から転がりでたり，布団をけとばしたりする．この時期には，熱が末梢まで伝わり，熱の産生と放散がちょうどつりあってきている．本人は熱さを感じているので，薄着にして冷やすことを考えるとよい

● こどもが熱がっているのに，〈布団や着物をたくさん着せてあせをかかせる〉というむかしながらのやりかたは，体温を必要以上に上昇させ，発汗を促進しすぎて脱水傾向をおこしやすいのでおこなわない

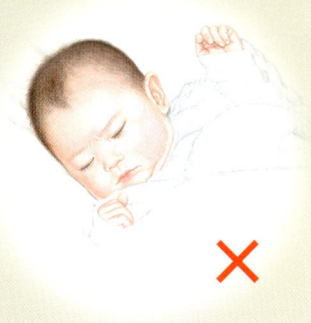

かである．熱とともに，意識障害，呼吸困難，強い頭痛や腹痛，けいれんなどをともなうときは要注意である．熱が高くても，元気があって食欲があるときは，様子をみていれば十分である．

一方，乳児の肺炎などでは呼吸困難があるのに熱をださないこともあるので，熱だけを病気のめやすにするのはかえって危険なこともある．

〔熱の経過をみることが重要〕 熱をだす病気はひじょうにたくさんあるので（図❷に代表例を示す），熱のではじめにはなにが原因で発熱しているのかわからないことも少なくない．1日か2日たって症状がでそろえば正確な診断が可能になるが，1～2時間で診断をもとめるのは無理がある．発熱したら，熱の高さを経過表にまとめておくと，診断の助けになる．問題は微熱である．基本的に1週間以上の発熱が持続するときは，なんらかの基礎疾患の可能性を除外する意味でも，血液検査などをうけることが望ましい．

〔脳の高次機能がおかされることはまずない〕 幼児の発熱では39℃以上の発熱は決してめずらしいことではない．そのときに，周囲の大人が心配するのは，熱で頭がおかしくなるのではないかということであるが，髄膜炎（→34㌻）や脳炎などの場合をのぞき，ふつうの発熱だけで知能など脳の高次機能がおかされることはまずない．

（高橋 謙造，中村 安秀）

けいれん

convulsion, spasm

けいれん

●関連のある病気
てんかん→30ページ　髄膜炎→34ページ

けいれんは，からだの一部(おもに骨格筋)が発作的に不随意に収縮している状態であり，〈ひきつけ〉と同じ意味である．収縮をおこすもとになる運動神経の異常興奮が，神経の伝導路のどの部位(図1)に発生するかによって，種々のけいれんがある．通常，持続的な強い収縮を強直性，反復性で規則性のある収縮を間代性という．

[おもな原因疾患と病気の特徴]　けいれんがおこる原因にはさまざまの病気があり，年齢によってその頻度も異なる(図2)．新生児期のけいれんでは，低血糖症や低カルシウム血症，頭蓋内出血などの重い病気がかくれていることが多い．

[熱性けいれん]　5〜6歳までの小児のけいれんの原因としてもっとも多い．急激な発熱の初期におこることが多く，眼球を上転または一点に静止させ，上・下肢は強直間代性のけいれんとなる．一般に予後はよいが，何度もくりかえしてんかんに移行する例があり，抗けいれん薬による治療が必要になることがある．熱性けいれんの予防として抗けいれん薬をつかうこともある．

[憤怒けいれん]　泣きいりひきつけともいい，6ヵ月〜1歳6ヵ月ころに発病することが多く，発熱をみない．怒りや痛みなどではげしく泣いた際に，呼気状態で呼吸をとめてしまうため，口唇のチアノーゼ，意識消失，強直間代性のけいれんを生じる．通常，憤怒けいれんは就学前に症状が消失する．

[感染症によるけいれん]　比較的頻度も高く予後の点からも注意を要するのが，髄膜炎，脳炎などの感染症によるけいれんである．脳脊髄液に病原体が侵入しておこる髄膜炎では，発熱，髄膜刺激症状(頭痛や嘔吐)，項部硬直(→34ページ)などの症状をともなう．発熱やけいれん発作後に意識障害がつづく場合には脳炎を疑う．

[対応]　けいれんがおこったときは，図4に示すように観察と応急処置がたいせつである．けいれん性疾患には初期の治療が将来の予後を決定してしまうものも多いので，応急処置で安心せず，心配のしすぎといわれても，はやめに医療機関で受診することが必要である．　　　(髙橋 謙造，中村 安秀)

1 障害部位によるけいれんのタイプ

脳性　大脳皮質や脳幹レベルの異常興奮で生じるけいれん．てんかん性けいれん，ミオクローヌス(一部の筋肉の急速で不規則な収縮)など

脊髄性　脊髄レベルからの命令によって生じるけいれん．ミオクローヌス，有痛性強直性けいれんなど．ミオクローヌスは脳性に生じるものもある．

末梢神経性　末梢の運動神経や神経・筋接合部での情報伝達異常より生じるけいれん．破傷風でのけいれん，チック(顔面けいれん)，線維束性収縮など

筋性　末梢の筋肉レベルの興奮で生じるけいれん．テタニー(末梢の運動神経の興奮性増大による四肢の筋けいれん)，こむらがえり(腓腹筋の強直性けいれん)など

けいれんは，随意筋(おもに骨格筋)を支配する運動神経(体性神経)の異常興奮によって生じるが，運動神経のどのレベル(大脳皮質から骨格筋にいたる神経の伝導路である錐体路〈33ページ 図3-1〉のどのレベル=責任部位)が興奮するかによって，その現れかた(けいれんのタイプ)が異なる．

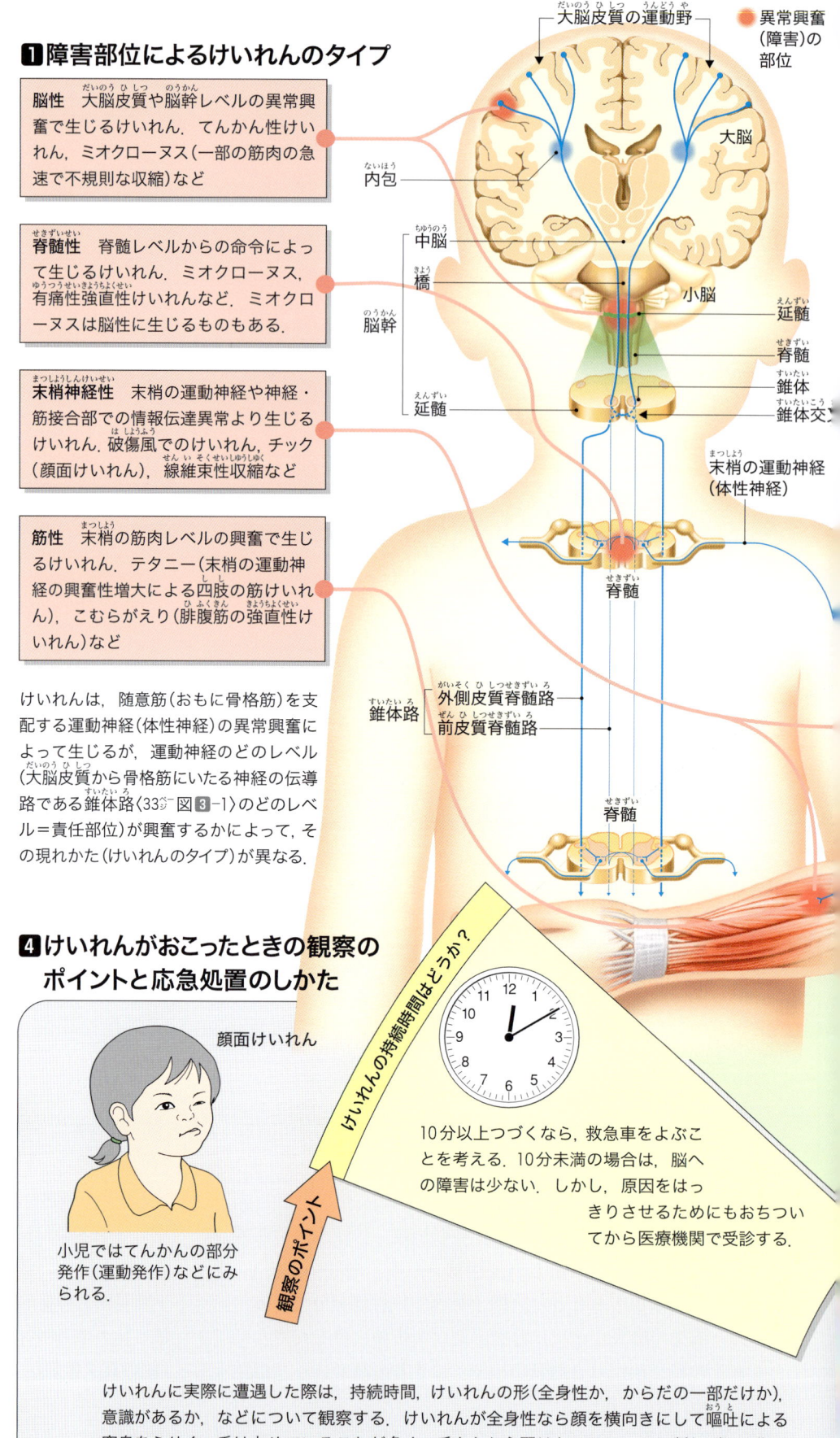

4 けいれんがおこったときの観察のポイントと応急処置のしかた

顔面けいれん

小児ではてんかんの部分発作(運動発作)などにみられる．

観察のポイント

けいれんの持続時間はどうか？

10分以上つづくなら，救急車をよぶことを考える．10分未満の場合は，脳への障害は少ない．しかし，原因をはっきりさせるためにもおちついてから医療機関で受診する．

けいれんに実際に遭遇した際は，持続時間，けいれんの形(全身性か，からだの一部だけか)，意識があるか，などについて観察する．けいれんが全身性なら顔を横向きにして嘔吐による窒息をふせぐ．舌は丸めていることが多く，舌をかむ心配はないので，口に割りばしや指をいれることは絶対にしない．指などをかみきられることがある．20〜30分以上つづくけいれんは脳障害をおこす可能性が高くなる．

❷ けいれんのおもな原因と好発年齢

●熱をともなう

		新生児期	乳児期	幼児期	学童期
代謝異常	低血糖症	■	■		
	低カルシウム血症	■			
感染症など	髄膜炎, 脳炎●	■	■	■	■
	ライ症候群			■	■
てんかん	大発作				■
	小発作(欠神発作)				■
	点頭てんかん		■		
そのほか	熱性けいれん●		■	■	
	憤怒けいれん		■	■	
	ヒステリー発作				■
	過呼吸症候群				■
	夜驚症			■	

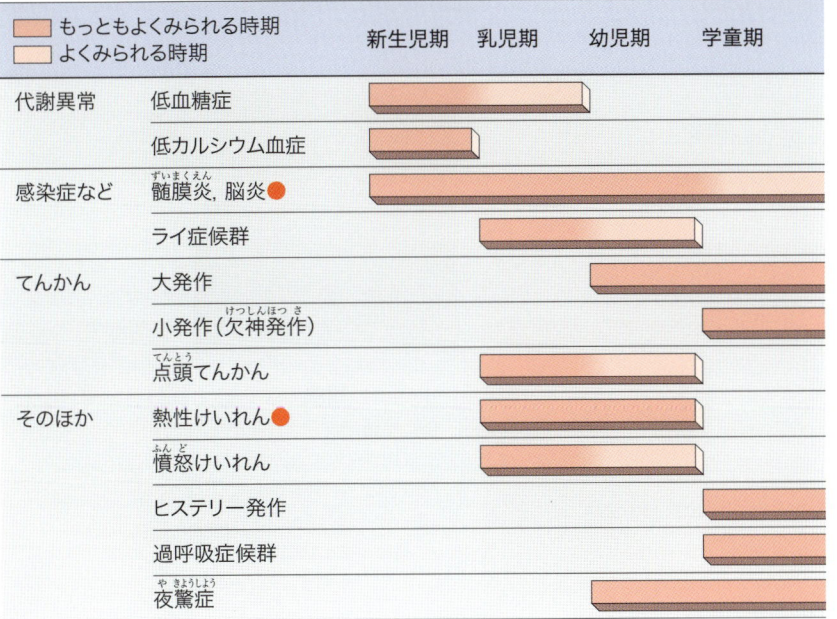

乳児期から幼児期に集中する熱性けいれん, 思春期に多いヒステリーなどは年齢特異的である. 一方, 髄膜炎, 脳炎などの感染症は, 年齢を問わずに発病する可能性がある.

❸ PETの利用

けいれん時の脳の異常興奮の部位(焦点)では, 発作の前後で糖代謝が大きく変化する. PET(positron emission tomography)は糖代謝状態を反映するので, これをもちいることで発作焦点を特定することが容易となる. 焦点がはっきりした場合, 手術治療が可能となることもある.

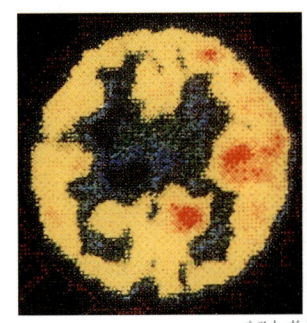 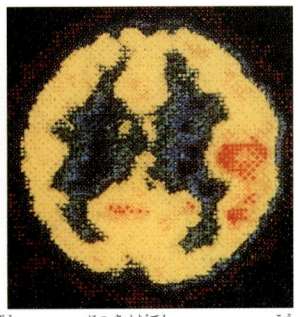

写真はけいれん発作時のPET画像で, 脳の発作焦点の糖代謝が亢進しているのが認められる(赤みの強い部分).

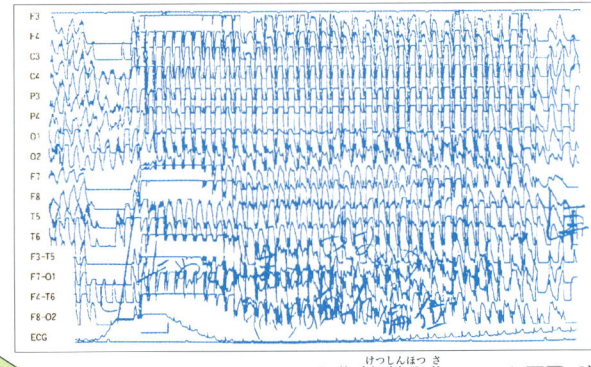

図はてんかん発作(欠神発作, →31ページ図❷-3)時の脳波であるが, 全般化した脳波だけでは, 発作焦点が評価しにくい.

けいれんの形はどうか(全身性か, からだの一部だけか)?

強直性けいれん

全身性では体幹は弓なりにそりかえり(後弓反張), 四肢は伸展し, 手をかたくにぎりしめ, 歯をくいしばり, 呼吸は停止する.

間代性けいれん

四肢をびくびくと屈曲, 伸展させる. 大発作では通常1分以内の強直性けいれんにひきつづいておこる.

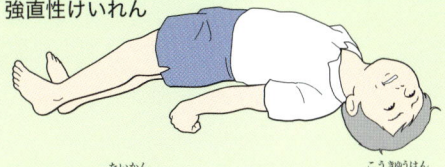
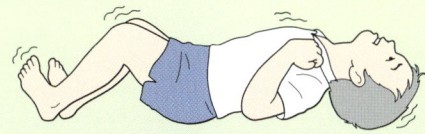

点頭てんかんのけいれん

座っているときにおこった発作の状態

発作時は頭や上体を前へまげ上肢をふりあげる.

ねているときにおこった発作の状態

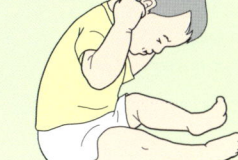
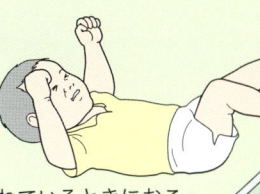

応急処置のしかた

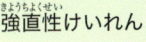

呼吸状態が観察できる程度に襟元をゆるめる.

楽な姿勢で横向きにねかせる.

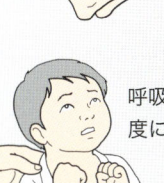
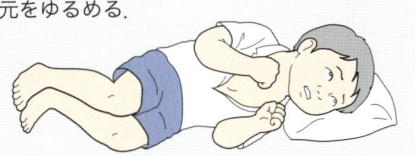

意識があるかどうか?

まず, よびかける.

応答がないなら, 前胸骨部をにぎりこぶしでおしまわし, 痛み刺激を与えてみる.

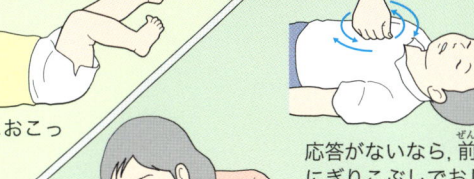

けいれん後の状態はどうか?

吐きけはないか? 頭痛はないか?
麻痺はないか? ねむけはないか?

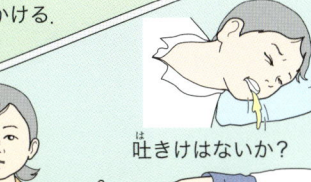
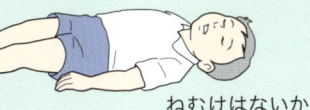

発疹（皮疹）
eruption
ほっしん

●関連のある病気
突発性発疹→100ページ　麻疹→102ページ
風疹→104ページ　水痘→106ページ

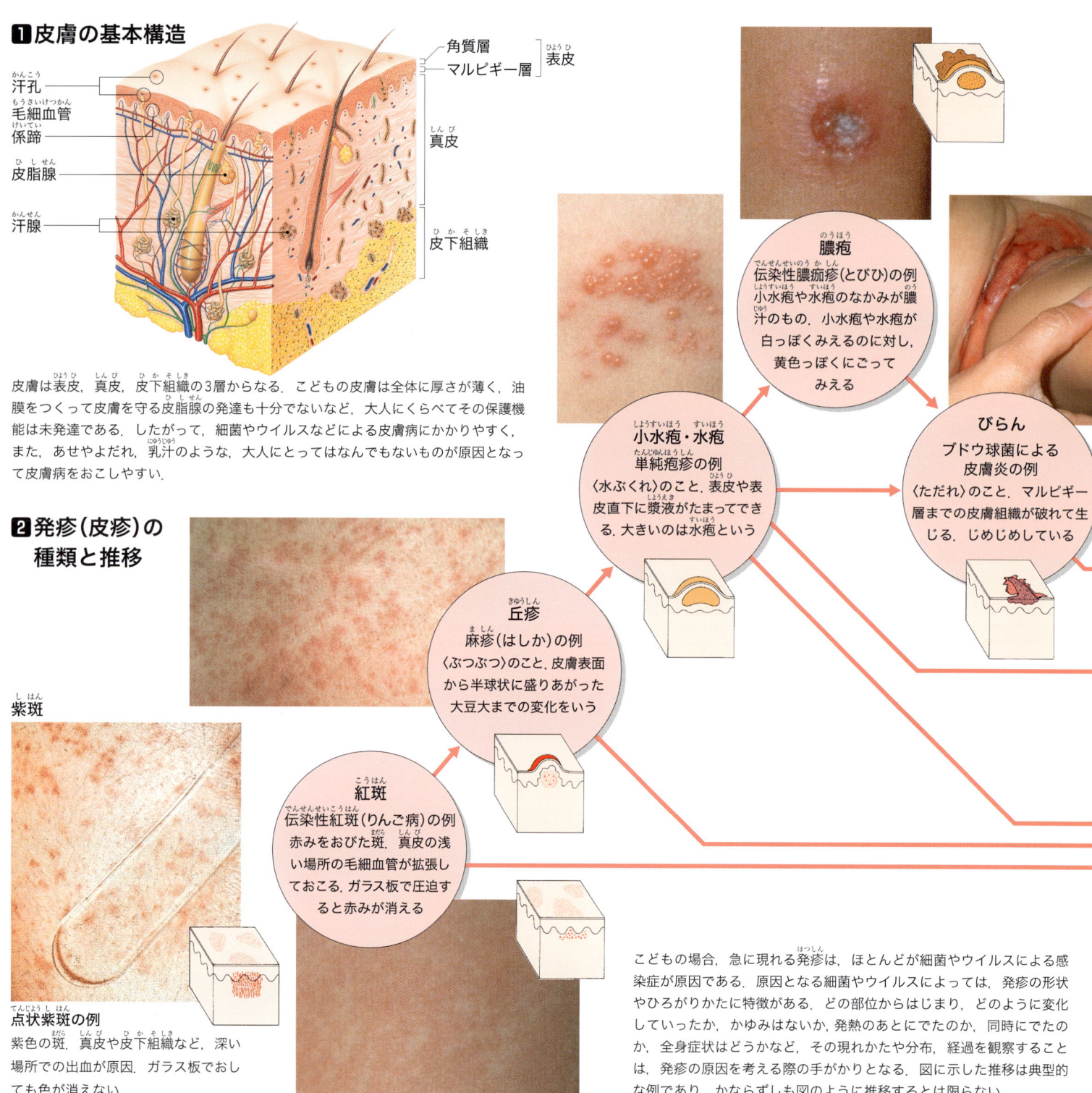

❶ 皮膚の基本構造

皮膚は表皮，真皮，皮下組織の3層からなる．こどもの皮膚は全体に厚さが薄く，油膜をつくって皮膚を守る皮脂腺の発達も十分でないなど，大人にくらべてその保護機能は未発達である．したがって，細菌やウイルスなどによる皮膚病にかかりやすく，また，あせやよだれ，乳汁のような，大人にとってはなんでもないものが原因となって皮膚病をおこしやすい．

❷ 発疹（皮疹）の種類と推移

紫斑
点状紫斑の例
紫色の斑．真皮や皮下組織など，深い場所での出血が原因．ガラス板でおしても色が消えない．

膿疱
伝染性膿痂疹（とびひ）の例
小水疱や水疱のなかみが膿汁のもの．小水疱や水疱が白っぽくみえるのに対し，黄色っぽくにごってみえる

小水疱・水疱
単純疱疹の例
〈水ぶくれ〉のこと．表皮や表皮直下に漿液がたまってできる．大きいのは水疱という

びらん
ブドウ球菌による皮膚炎の例
〈ただれ〉のこと．マルピギー層までの皮膚組織が破れて生じる．じめじめしている

丘疹
麻疹（はしか）の例
〈ぶつぶつ〉のこと．皮膚表面から半球状に盛りあがった大豆大までの変化をいう

紅斑
伝染性紅斑（りんご病）の例
赤みをおびた斑．真皮の浅い場所の毛細血管が拡張しておこる．ガラス板で圧迫すると赤みが消える

こどもの場合，急に現れる発疹は，ほとんどが細菌やウイルスによる感染症が原因である．原因となる細菌やウイルスによっては，発疹の形状やひろがりかたに特徴がある．どの部位からはじまり，どのように変化していったか，かゆみはないか，発熱のあとにでたのか，同時にでたのか，全身症状はどうかなど，その現れかたや分布，経過を観察することは，発疹の原因を考える際の手がかりとなる．図に示した推移は典型的な例であり，かならずしも図のように推移するとは限らない．

　皮膚や粘膜などに現れる肉眼的な変化を総称して発疹（皮疹）という．原因や種類は多岐にわたるが，一般には，湿疹や水疱，あせも，アトピー性皮疹，あるいは，細菌，ウイルスなどによる感染症にともなって現れる皮膚の病変をいう（図❷，図❸）．

［こどもの皮膚は発疹ができやすい］　こどもの皮膚は，外界とじかに接する角質層が薄い，油膜をつくる皮脂腺が未発達である，メラニンの量が少ない，などの点で細菌やウイルス，物理的・化学的刺激，日光（紫外線）などに対する保護機能が不十分である．また，汗腺の数が多いのであせをかきやすく，本来，弱酸性である皮膚表面の酸性度を薄めることになり，細菌感染などをまねきやすいなど，発疹ができやすい特徴をもっている（図❶）．

　また，生活環境の面からも，幼稚園や保育所，学校といった集団生活の場をとおして発疹性の感染症にかかる機会が多い．

［こどもの発疹と対応］　こどもの場合は，大人にくらべて感染症による発疹の頻度がいちじるしく高いが，日常的にはあせやよだれなどが原因となることも多い．また，虫さされやすりきずなど

伝染性紅斑→108ページ　伝染性膿痂疹,伝染性軟属腫→114ページ
アトピー性皮膚炎→118ページ

❸ 代表的な発疹性の病気

熱がある

熱の特徴と経過	発疹の特徴	その他の症状	考えられる病気
高熱のこともある. 期間は3〜4日	かゆみがある. 丘疹, 水疱, 痂皮などが混在	腹痛, 食欲不振, 嘔吐など	水痘(水ぼうそう)(→106ページ)
40℃近い熱が2度. 期間は7日前後	顔面の丘疹が四肢へ. 色素沈着をのこす	発疹前のコプリック斑, せき, 眼球結膜充血など	麻疹(はしか)(→102ページ)
一般的には, 発病と同時の軽熱	発熱と同時に顔面に丘疹様発疹. 全身へひろがる	耳介後部や頸部リンパ節の腫大, 眼球結膜充血など	風疹(三日はしか)(→104ページ)
38℃以下が多い. 期間は2〜3日	両頬に蝶形の紅斑. 1〜2日後, 四肢にレース様紅斑	せき, 頭痛, 鼻汁などのかぜ様症状が先行する	伝染性紅斑(りんご病)(→108ページ)
出生後初の, とつぜんの高熱. 3〜4日で急に下熱	下熱直後に体幹に丘疹. 顔面へひろがる	咽頭炎, 食欲不振, 嘔吐, 下痢, 不機嫌など	突発性発疹(→100ページ)
半数は発熱が初発症状. 年長児は平熱が多い	舌, 口腔, 手掌, 足底に小水疱	かぜ様症状, 口内痛, 食事拒否など	手足口病(→53ページ)
39〜40℃の高熱が3〜4日. 後に微熱	かゆみのあるとめ針頭大の紅色小丘疹	イチゴ舌, 咽頭痛, リンパ節腫大, 眼球結膜充血など	猩紅熱(→116ページ)
初感染に限って発熱. 再罹患時にはない	頬粘膜, 歯肉, 口唇の小水疱, アフタ性口内炎	リンパ節腫大, 歯肉口内炎, 全身倦怠感など	単純疱疹

熱はない

発疹の特徴	その他の症状	考えられる病気
かゆみの強い膨疹. 通常, 数時間後には消える	ひどい場合は呼吸困難, 腹痛, 下痢など	蕁麻疹
虫さされなどのあとの水疱. 破れるとひろがる	タイプによりかゆみ, リンパ節腫大など	伝染性膿痂疹(とびひ)(→114ページ)
真珠様光沢の丘疹. 増大で中心がへこむ. 搔破でひろがる		伝染性軟属腫(水いぼ)(→114ページ)
同じ薬剤でも発疹の種類, でかたはさまざま	かゆみや全身症状もタイプによって多彩	薬疹
乳児期は湿潤性, 幼児期は乾燥性の湿疹. かゆみが強い. 家族性の傾向がある		アトピー性皮膚炎(→118ページ)

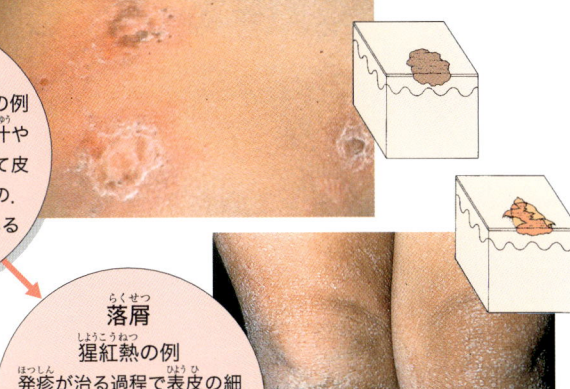

痂皮
伝染性膿痂疹(とびひ)の例
〈かさぶた〉のこと. 膿汁や漿液, 血液がかたまって皮膚の表面に付着したもの. 黄色や黒褐色をしている

落屑
猩紅熱の例
発疹が治る過程で表皮の細胞の生成速度が増したり, 正常の角化がさまたげられ, ふけのようにはがれるもの

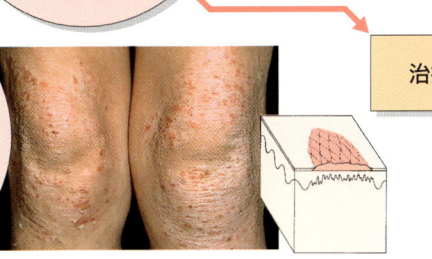

苔癬化
アトピー性皮膚炎の例
湿疹が慢性化して表皮の肥厚や角化傾向が強まり, 皮膚表面がかさかさした状態になるもの

治癒

代表的な発疹

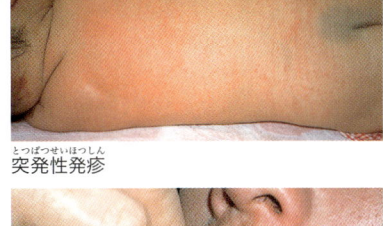
突発性発疹

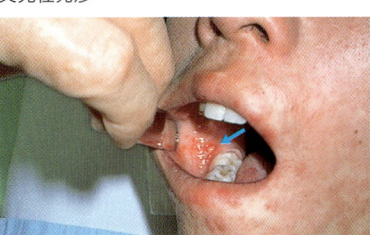
麻疹(はしか). 矢印はコプリック斑

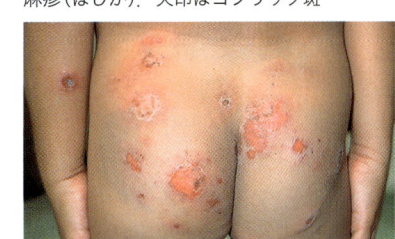
伝染性膿痂疹(とびひ)

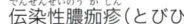

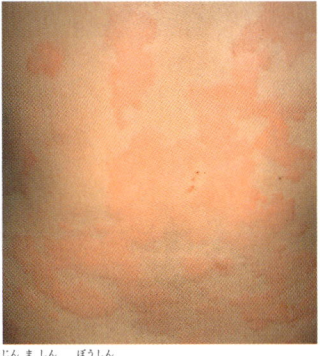
蕁麻疹の膨疹

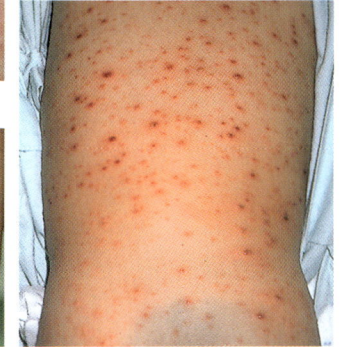
水痘(水ぼうそう)

に細菌やウイルスが侵入し, 伝染性膿痂疹(とびひ)や伝染性軟属腫(水いぼ)のような発疹をみることも多い.

　発疹のある場所やそのまわりは, 刺激に対して皮膚が敏感になっていて, 細菌感染をまねきやすい環境下にある. 症状を悪化させないためにも, 新たな伝播をふせぐためにも, 皮膚をつねに清潔にし, つめを短くする, よごれた手で発疹にふれない, などを徹底させる必要がある. 発疹が長びく, リンパ節が腫れる, 発熱や嘔吐, 下痢, 食欲不振などをともなう, などの場合は, 通常の感染症以外に重大な疾患がかくれていることもあるので, 皮膚の病変というだけで安易に考えないで, 医師に相談することがのぞましい.

[合併症や重篤化に注意する]　こどもの発疹は, 合併症をおこさなければ心配のないものがほとんどである. しかし, こどもは体力的にも弱い時期にあることから, 合併症に対する注意は大人にくらべてより重要となる. また, 新生児の場合は重篤化しやすいことも念頭に置く必要がある. その意味からも, 発疹の変化や体温, 食欲など, 全身状態に注意をはらうべきである.　　(山中 龍宏)

abdominal pain

腹痛
ふくつう

❶腹痛のタイプと痛みを感じるしくみ

1. 腹痛のタイプと神経路

2. 関連痛の体表(皮膚)投射の例

たとえば，胃疾患では脊髄分節に応じた脊髄神経のうち第6〜第9胸神経（T6〜T9）の，虫垂疾患では第11胸神経から第1腰神経（T11〜L1）の知覚線維（知覚神経）の体表における分担区域（皮膚節,——線）に投射し，その皮膚節の部位の痛みとして感じる．

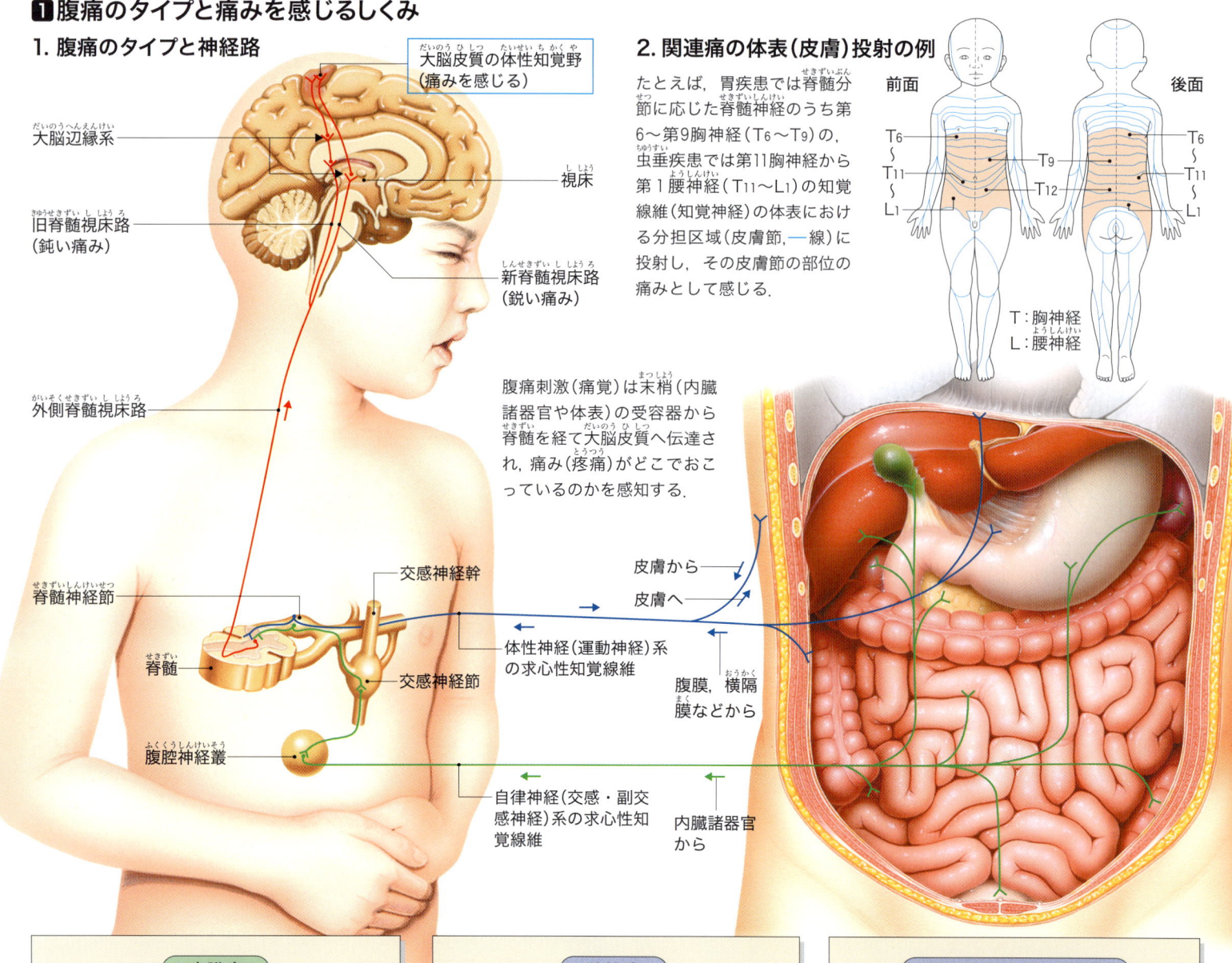

内臓痛
内臓が収縮・拡張・伸展するときの痛みであり，周期的な仙痛が特徴的である．病変存在部位からの刺激（痛覚）は，自律神経系の求心性知覚線維を介して大脳皮質へと伝えられる．

体性痛
腹膜や横隔膜への刺激，炎症の波及によって生じる痛みであり，持続性のある激痛で部位がはっきりしていることが多い．痛覚は体性神経系を介して大脳皮質へと伝えられる．

関連痛（放散痛，投射痛）
胆石での背部痛など，遠隔部位に痛みが波及したもの．内臓痛や体性痛の脊髄レベルでの知覚反射のために，同じ脊髄分節に属する体表へと投射し，皮膚の痛みとして感じる．

　小児が訴える腹痛の原因は多岐にわたる．しかも腹痛の原因はかならずしも腹部臓器の異常であるとは限らない．ひじょうに多彩な原因疾患（図❷）を反映しているのが腹痛であるため，腹痛を訴える小児に対しては全身を観察する必要がある．腹痛は通常，内臓痛，体性痛，関連痛（放散痛，投射痛）に区分される（図❶）．
〔乳児期（0〜1歳）の腹痛〕　ことばを上手に話せない乳児の腹痛を推測するのはむずかしいが，〈ミルクを与えても泣いて飲まない〉〈火のついたように泣く〉〈泣いたりぐったりしたりをくりかえす〉などの状態があれば腹痛の存在を疑う．これらの状態が数時間のうちに急性に生じた場合，乳児コリック（乳児の臍仙痛），腸重積症などの頻度がもっとも高い．乳児の臍仙痛は経過観察するだけで消失する腹痛であり心配はないが，腸重積症は緊急の処置を要する病気である．顔面蒼白となってとつぜんはげしく泣いたかと思うと，けろっと平気な顔になるのをくりかえす場合には腸重積症を疑う．急性胃腸炎，尿路感染症，鼠径ヘルニアの嵌頓なども比較的頻度が高い急性疾患であり，注意を要する．
　また，からだのどこかに痛みがあるだけで啼泣することも多いため，腹部以外の病気の可能性も考慮する必要がある．鵞口瘡，中耳炎，肺炎，おむつかぶれなどのあらゆる病気で，はげしい啼泣がみられたり，「ぽんぽんが痛い」と訴えたりする可能性がある．

❷ 腹痛と随伴症状,そのほかの条件から考えられるおもな病気

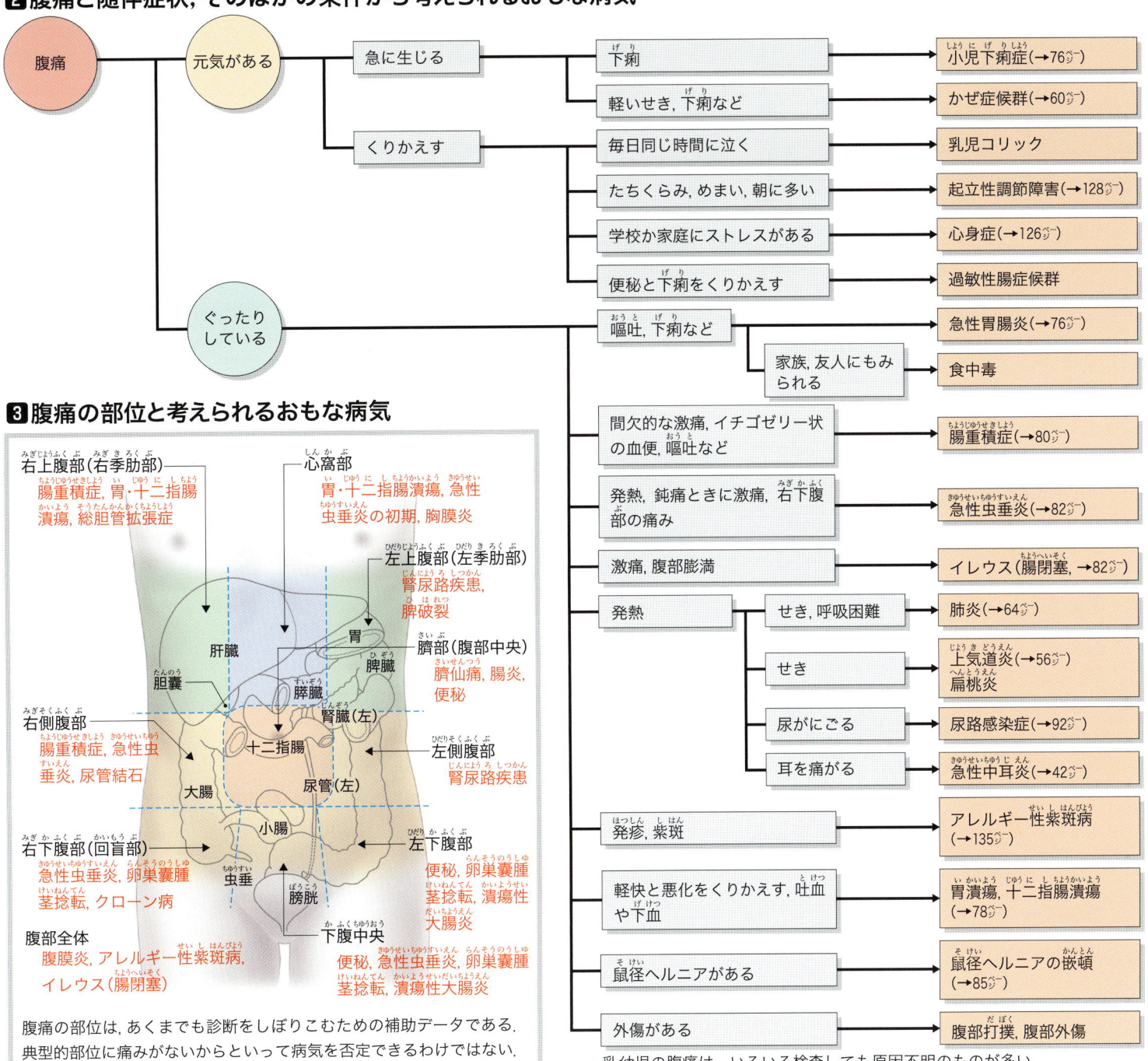

❸ 腹痛の部位と考えられるおもな病気

腹痛の部位は,あくまでも診断をしぼりこむための補助データである.典型的部位に痛みがないからといって病気を否定できるわけではない.

乳幼児の腹痛は,いろいろ検査しても原因不明のものが多い.

[幼児期(1〜6歳)の腹痛] 腹痛の部位(図❸),持続時間などをある程度はっきりと伝えることができる年齢である.この時期の急性腹痛の原因としては,急性胃腸炎,腸重積症,急性虫垂炎,尿路感染症などが多い.このなかで見逃してならない病気が急性虫垂炎である.はじめは心窩部に出現した,数分間隔で周期的に反復する痛み(仙痛)が,腹膜に炎症がおよんでいくにしたがって徐々に右下腹部での持続痛に変化していく.腹痛のため前かがみになって歩くのも特徴である.慢性腹痛の原因としては,心因性のもの(心身症)を訴える幼児も,みられるようになる.

[学童期の腹痛] 急性腹痛では急性胃腸炎,急性虫垂炎の頻度が

より高くなる.また,下肢中心の発疹や関節痛などをともなうアレルギー性紫斑病も急性腹痛としてみられるようになる.思春期の小児の慢性にくりかえす腹痛は,たんなる心因性とかたづけられがちであるが,起立性調節障害を原因とするものは比較的多い.起立性調節障害による腹痛が不登校の原因などになっていることもある.また,胃・十二指腸潰瘍,胆石,尿路結石,便秘など成人と同様の病気による腹痛も認められるようになる.便秘は全年齢をとおしてもっとも頻度の高い腹痛の原因の一つである.その症状は多彩であり,急性の激痛として発病するものから慢性の反復性腹痛としてみられるものまである. (高橋 謙造,中村 安秀)

嘔吐
おうと
vomiting

❶ 随伴症状から考えられる嘔吐のおもな原因(疾患)

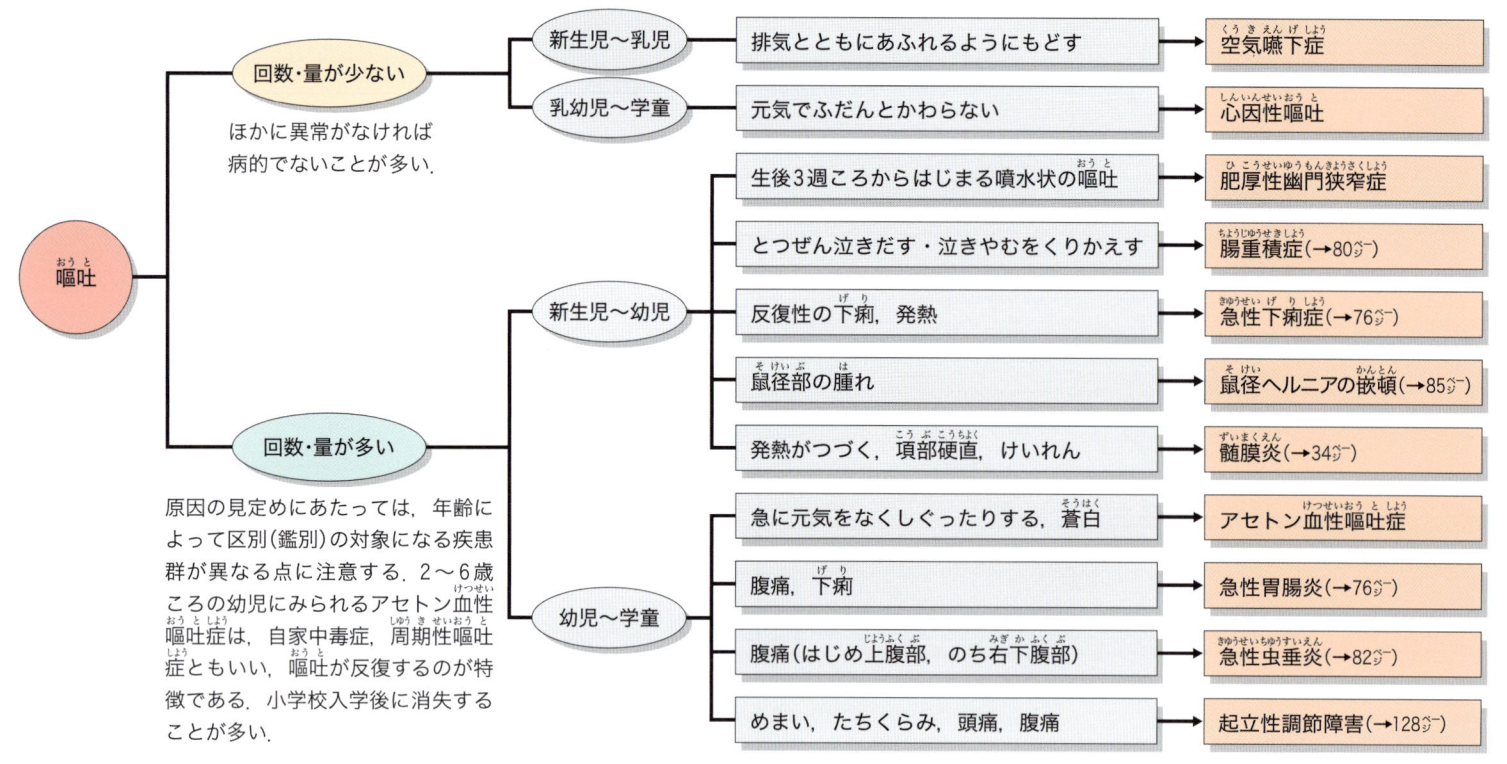

原因の見定めにあたっては，年齢によって区別(鑑別)の対象になる疾患群が異なる点に注意する．2～6歳ころの幼児にみられるアセトン血性嘔吐症は，自家中毒症，周期性嘔吐症ともいい，嘔吐が反復するのが特徴である．小学校入学後に消失することが多い．

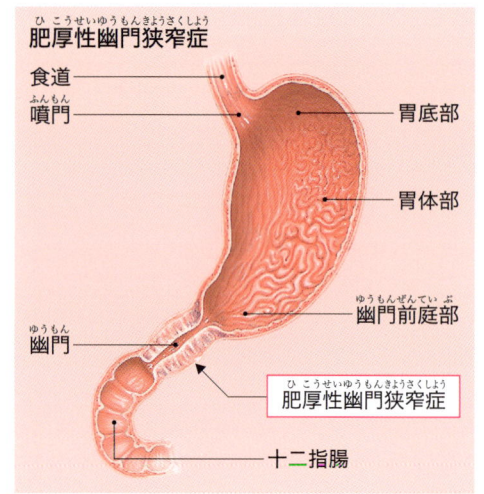

肥厚性幽門狭窄症
胃の出口である幽門の筋肉が肥厚し，内腔(幽門管)が細く狭くなって通過障害をおこす新生児・乳児の病気．噴水状の嘔吐が特徴的である．

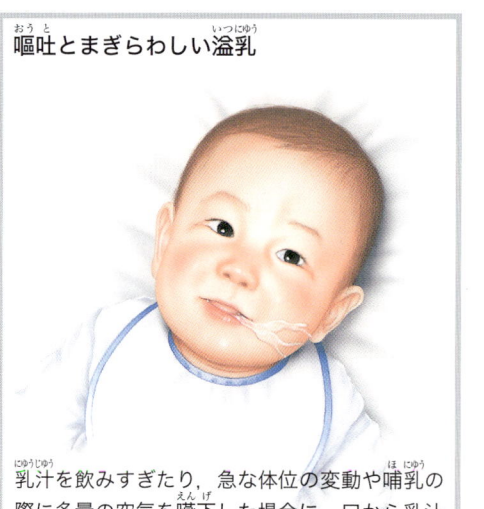

嘔吐とまぎらわしい溢乳
乳汁を飲みすぎたり，急な体位の変動や哺乳の際に多量の空気を嚥下した場合に，口から乳汁をもどす逆流現象．生理的なもので，胃の形態やはたらきが未発達なことによる．

観察のチェックポイント
- 年齢，嘔吐の特徴を考慮するとともに吐物の性状やにおいをチェックする
- 全身状態，とくに顔色や眼つき，発熱をチェックする
- 腹部が腫れているか(腹部膨隆)や排便・排ガス(おなら)の有無をチェックする
- 脱水状態，栄養状態，循環障害，意識障害・けいれんなどの神経症状にも注意する
- 腹式呼吸にも注意する．一般的に思春期までは正常にみられるはずであるが，腹膜炎や腸閉塞では消失するからである

嘔吐とは，胃内容のほとんど全部を，口および鼻孔からいきおいよく噴出することである．多くの場合，胃は緊張しており，腹筋などの強い収縮によって噴出がおこる(図❷)．食物や分泌液が弱いいきおいで口をとおって流出するのは逆流であり，量的にも少なく，通常は吐きけや腹筋の強い収縮をともなわない．

〔新生児・乳児の逆流と嘔吐〕 新生児が授乳後にもどすのは溢乳とよばれる逆流現象が多く，体重増加が順調であれば放置してよい．乳児でもげっぷとともにあふれるようにもどすことがあるが，これも空気嚥下症による逆流である．哺乳手技が不適当であったり，母乳が不足していることが多い．一度げっぷさせてもねかせておくと逆流することがある．生後3～10日ころにはじまるもので，食欲はあって吐いてもまたミルクをほしがることが多い．これは胃食道逆流によるものであり，通常，数週から2～3ヵ月で軽快するが，重症の場合は体重が増加しなかったり減少することもある．また，夜間のせき，再発性の肺炎，気管支炎を合併することもあるので注意しなければならない．

〔嘔吐の原因と病気〕 通常，①機械性嘔吐，②反射性嘔吐，③中枢性嘔吐の3つにわけられる．①は肥厚性幽門狭窄症，腸重積症，ヒルシュスプルング病などの通過障害によるものと，はげしいせきなどの通過障害によらないもの，②は消化管(疾患)や泌尿・生

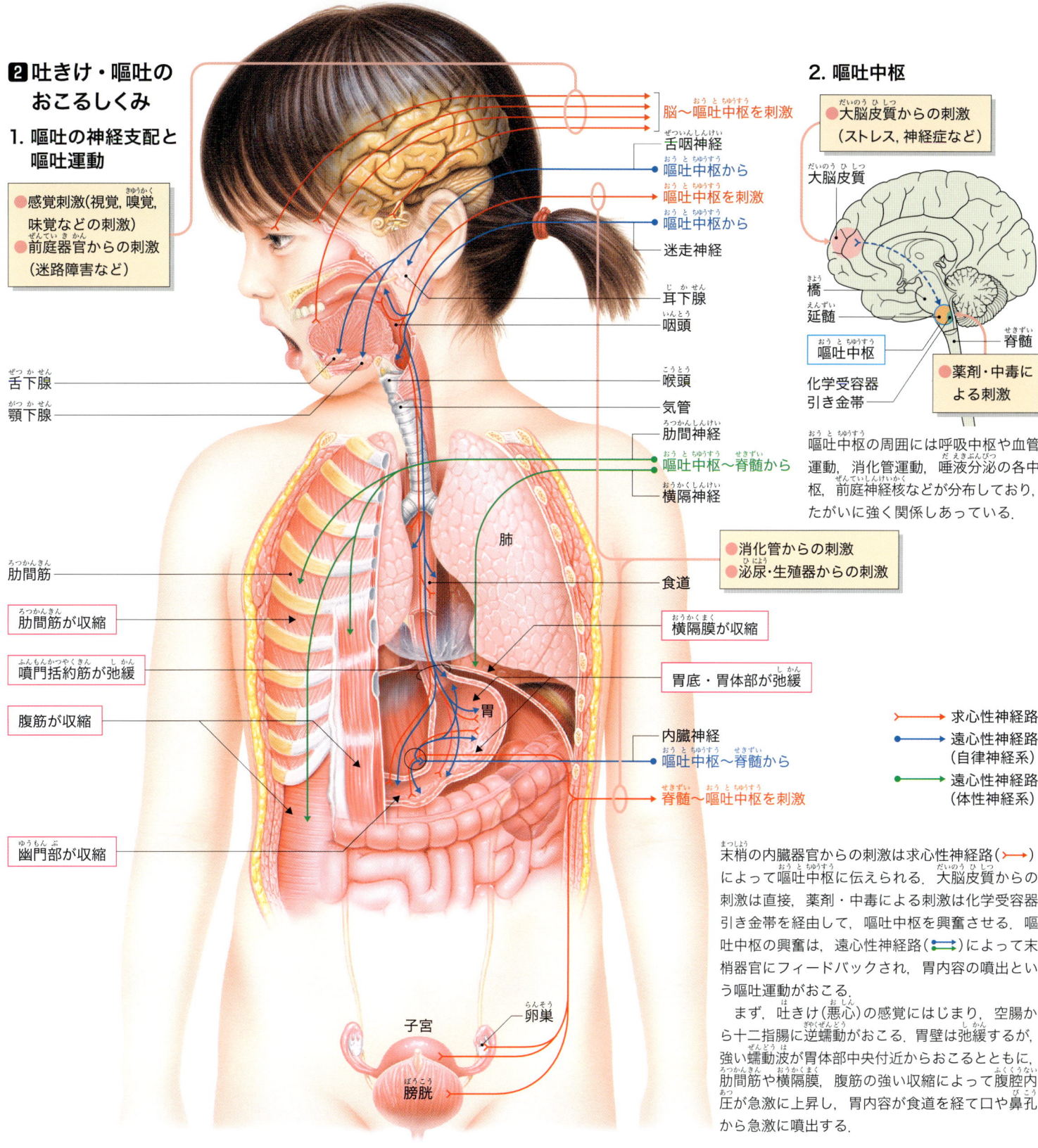

殖器(疾患)からの刺激によるもの，中耳炎・乗り物酔い(動揺病)などの迷路障害によるもの，薬剤・中毒によるもの，膵炎・肝炎や日射病などによるもの，③は髄膜炎，頭蓋内出血，てんかん，心因性嘔吐，周期性嘔吐などによるもの，である．このほか嘔吐の原因にはじつに多種多様の疾患が考えられ，年齢によって区別(鑑別)の対象となる疾患群が異なる点に注意する必要がある(図❶にその代表例を示す)．

たとえば，新生児や乳児が授乳後30分から1時間以内に嘔吐するときは胃ないし十二指腸に原因があり，肥厚性幽門狭窄症，十二指腸閉鎖・狭窄を考える．年長児の場合，脳腫瘍は早朝に，十二指腸潰瘍は空腹時に，急性胃炎・胃潰瘍・急性肝炎は食後に嘔吐することが多い．一方，食事摂取と無関係に嘔吐するものに中枢性嘔吐，急性腎盂腎炎などの尿路疾患，百日咳(→68ｼﾞ)などがある．

[注意すべき嘔吐] 嘔吐とともに，食欲がない，元気がない，睡眠が十分でないといったときは病的であることが多い．発熱をともなうときは髄膜炎，急性腎盂腎炎，腹膜炎などの可能性を考える．消化器系疾患がうたがわれる場合は，排便・排ガスの有無や便の性状をしらべる．脱水(→144ｼﾞ)状態にあるときは，顔色がわるく，眼球も陥凹して眼つきもとろんとしている．（松井　陽）

黄疸
jaundice, icterus
おうだん

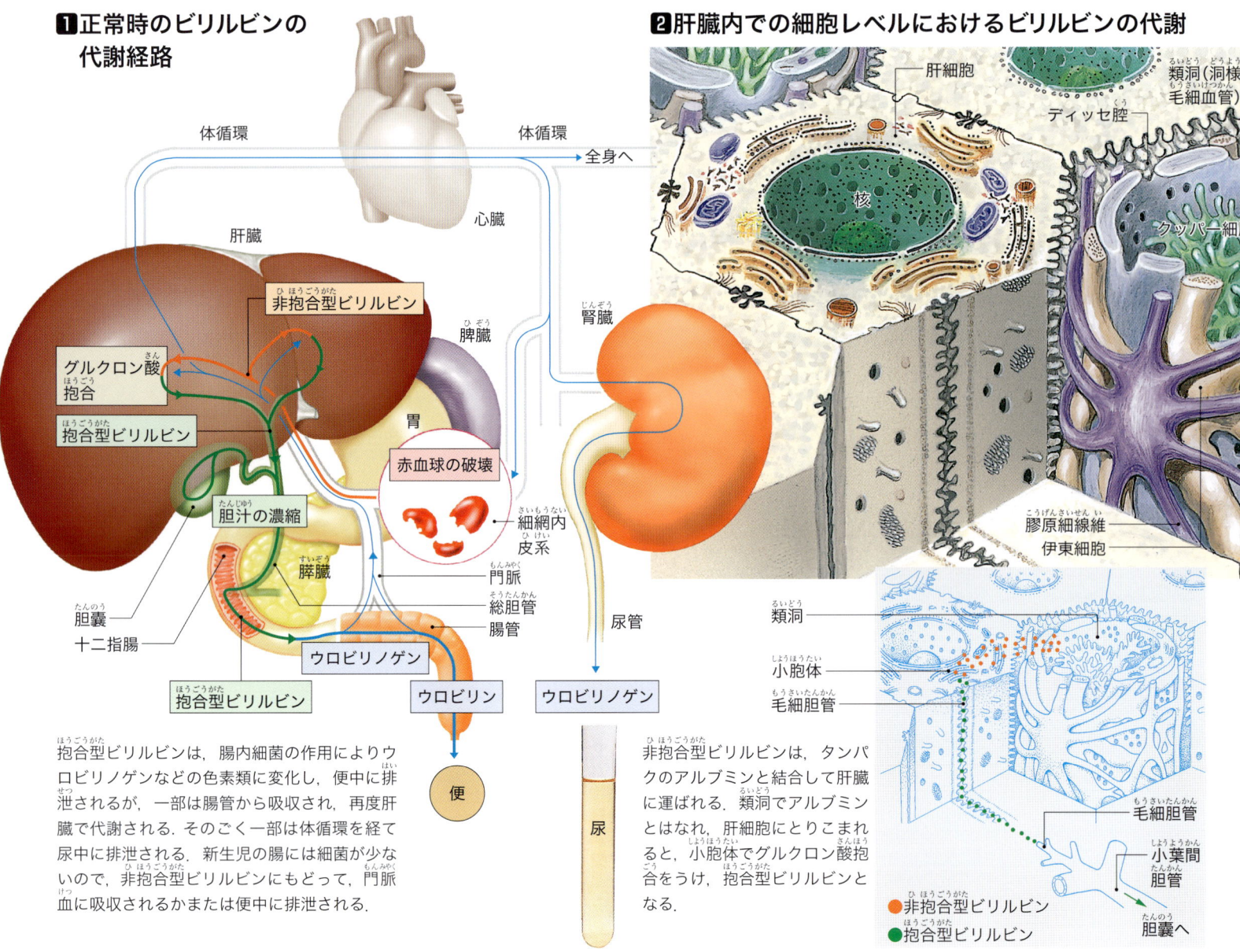

❶正常時のビリルビンの代謝経路

抱合型ビリルビンは，腸内細菌の作用によりウロビリノゲンなどの色素類に変化し，便中に排泄されるが，一部は腸管から吸収され，再度肝臓で代謝される．そのごく一部は体循環を経て尿中に排泄される．新生児の腸には細菌が少ないので，非抱合型ビリルビンにもどって，門脈血に吸収されるかまたは便中に排泄される．

❷肝臓内での細胞レベルにおけるビリルビンの代謝

非抱合型ビリルビンは，タンパクのアルブミンと結合して肝臓に運ばれる．類洞でアルブミンとはなれ，肝細胞にとりこまれると，小胞体でグルクロン酸抱合をうけ，抱合型ビリルビンとなる．

　黄疸とは，体内の代謝産物である黄色色素の血清ビリルビンが高濃度（高ビリルビン血症）となって粘膜や皮膚に沈着し，そのため粘膜や皮膚が黄色にそまってみえる状態をいう．新生児のほとんどにみられる黄疸は新生児生理的黄疸といい，これは胎児の体内でつくられた赤血球が出生後に急速にこわれることと，新生児の肝臓のはたらきが未熟なためにおこるもので，通常は治療の必要がなく，2週間以内に自然に消失する．

〔ビリルビンの代謝〕　ビリルビンの大部分は赤血球の血色素であるヘモグロビンに由来し，脾臓や肝臓，骨髄などの細網内皮系で，主として老化した赤血球がこわされる際に生じる．ビリルビンは不要代謝産物であるので，肝臓に運ばれて抱合とよばれる一種の解毒処理をうけたあと，胆汁の色素成分として十二指腸を経て便中に排泄される（図❶，図❷）．便が黄色いのはこのためである．

〔黄疸のタイプとその原因〕　黄疸は，おもに①赤血球の大量破壊（溶血），②肝炎などの肝臓障害，③胆汁の流れる道（胆道）がつまるなどを原因として発生する．その原因疾患は多く，小児の場合，年齢によって原因疾患が異なる（図❸）．しかし，肝細胞内で抱合処理をうける前の段階に原因疾患があっておこる非抱合型高ビリルビン血症と，抱合処理後の段階に原因疾患があっておこる抱合型高ビリルビン血症にわけると，わかりやすい．

〔非抱合型高ビリルビン血症〕　ビリルビンの産生が過剰で抱合処理が間にあわないなどのため，血液中に非抱合型ビリルビンが増加する（図❹-1）．このタイプの黄疸は新生児期・乳児期前半にみられることが多く，頻度が高いのは新生児生理的黄疸，母乳性黄疸，新生児溶血性疾患を原因とする黄疸である．新生児溶血性疾患の多くは ABOまたはRh式血液型が母児間で適合しないときにおこる．これらは重症になると高濃度のビリルビンが脳に移行して核黄疸を呈し，中枢神経系に変性がおこって脳性麻痺（→32㌻）などの後遺症をのこすことがあるが，生後7日以降はその危険が少なくなる．成人ではこのようなことはおこらない．

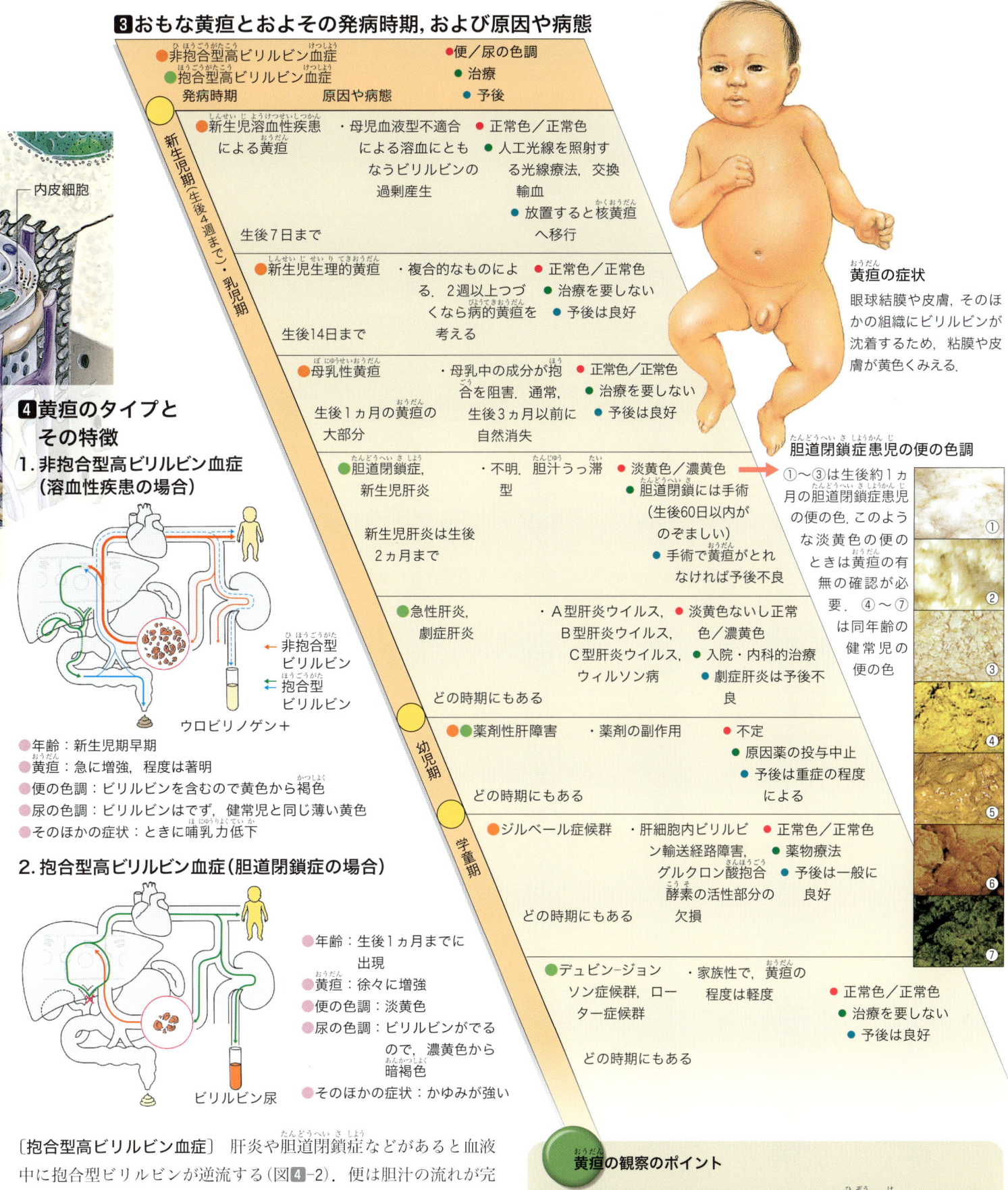

❸おもな黄疸とおよその発病時期，および原因や病態

発病時期		原因や病態	●便/尿の色調 ●治療 ●予後
新生児期（生後4週まで）・乳児期	●新生児溶血性疾患による黄疸 生後7日まで	・母児血液型不適合による溶血にともなうビリルビンの過剰産生	●正常色/正常色 ●人工光線を照射する光線療法，交換輸血 ●放置すると核黄疸へ移行
	●新生児生理的黄疸 生後14日まで	・複合的なものによる．2週以上つづくなら病的黄疸を考える	●正常色/正常色 ●治療を要しない ●予後は良好
	●母乳性黄疸 生後1ヵ月の黄疸の大部分	・母乳中の成分が抱合を阻害．通常，生後3ヵ月以前に自然消失	●正常色/正常色 ●治療を要しない ●予後は良好
	●胆道閉鎖症，新生児肝炎 新生児肝炎は生後2ヵ月まで	・不明．胆汁うっ滞型	●淡黄色/濃黄色 ●胆道閉鎖には手術（生後60日以内がのぞましい） ●手術で黄疸がとれなければ予後不良
幼児期	●急性肝炎，劇症肝炎 どの時期にもある	・A型肝炎ウイルス，B型肝炎ウイルス，C型肝炎ウイルス，ウィルソン病	●淡黄色ないし正常色/濃黄色 ●入院・内科的治療 ●劇症肝炎は予後不良
	●薬剤性肝障害 どの時期にもある	・薬剤の副作用	●不定 ●原因薬の投与中止 ●予後は重症の程度による
学童期	●ジルベール症候群 どの時期にもある	・肝細胞内ビリルビン輸送経路障害，グルクロン酸抱合酵素の活性部分の欠損	●正常色/正常色 ●薬物療法 ●予後は一般に良好
	●デュビン－ジョンソン症候群，ローター症候群 どの時期にもある	・家族性で，黄疸の程度は軽度	●正常色/正常色 ●治療を要しない ●予後は良好

●非抱合型高ビリルビン血症　●抱合型高ビリルビン血症

黄疸の症状
眼球結膜や皮膚，そのほかの組織にビリルビンが沈着するため，粘膜や皮膚が黄色くみえる．

胆道閉鎖症患児の便の色調
①〜③は生後約1ヵ月の胆道閉鎖症患児の便の色．このような淡黄色の便のときは黄疸の有無の確認が必要．④〜⑦は同年齢の健常児の便の色

❹黄疸のタイプとその特徴

1. 非抱合型高ビリルビン血症（溶血性疾患の場合）

← 非抱合型ビリルビン
← 抱合型ビリルビン
ウロビリノゲン＋

- 年齢：新生児期早期
- 黄疸：急に増強，程度は著明
- 便の色調：ビリルビンを含むので黄色から褐色
- 尿の色調：ビリルビンはでず，健常児と同じ薄い黄色
- そのほかの症状：ときに哺乳力低下

2. 抱合型高ビリルビン血症（胆道閉鎖症の場合）

ビリルビン尿

- 年齢：生後1ヵ月までに出現
- 黄疸：徐々に増強
- 便の色調：淡黄色
- 尿の色調：ビリルビンがでるので，濃黄色から暗褐色
- そのほかの症状：かゆみが強い

〔抱合型高ビリルビン血症〕肝炎や胆道閉鎖症などがあると血液中に抱合型ビリルビンが逆流する（図❹-2）．便は胆汁の流れが完全に停止すると白色になるが，一般には腸液にビリルビンがもれだして淡黄色にみえることが多い．胆汁がうっ滞（停留）してもゆっくり流れているときの便は黄色になる．肝内胆汁うっ滞型としては新生児肝炎，肝外胆管閉塞型としては胆道閉鎖症によるものが多い．学童期以降は肝炎ウイルスによる急性肝炎などを原因とする黄疸の頻度がふえてくる．　　　　　　　（松井　陽）

黄疸の観察のポイント

- 眼球結膜や皮膚に黄疸がみられるときは肝臓や脾臓の腫れの有無，便や尿の色調をまずチェックする
- オレンジジュースの飲みすぎやミカンの食べすぎなら，手のひらや足の裏は黄色いが，眼球結膜は黄染していない
- 生後1ヵ月になっても黄疸があって，便の色調が淡黄色の場合や，元気がなく意識障害（眠りがち，乳を飲まない）がみられるときは，胆道閉鎖症や劇症肝炎がうたがわれるので，ただちに小児科専門医を受診する

脳重量の変化と心の動きの変化

からだの成長

脳重量の変化

新生児の脳重量はおよそ330g．成人の男子はおよそ1340〜1400gであり，成熟時脳重量に対する百分率で示すと，満1歳で成熟時脳重量の66〜68％，満6歳には90％近くに達する．心の発達もこの時期に変化がいちじるしく，原始的な心の動きである情動（快，不快，怒り，おそれ）がヒトとしての心の動きである情緒へと分化していき，5歳ころには成人レベルの情緒の基本要素がそろうようになる．

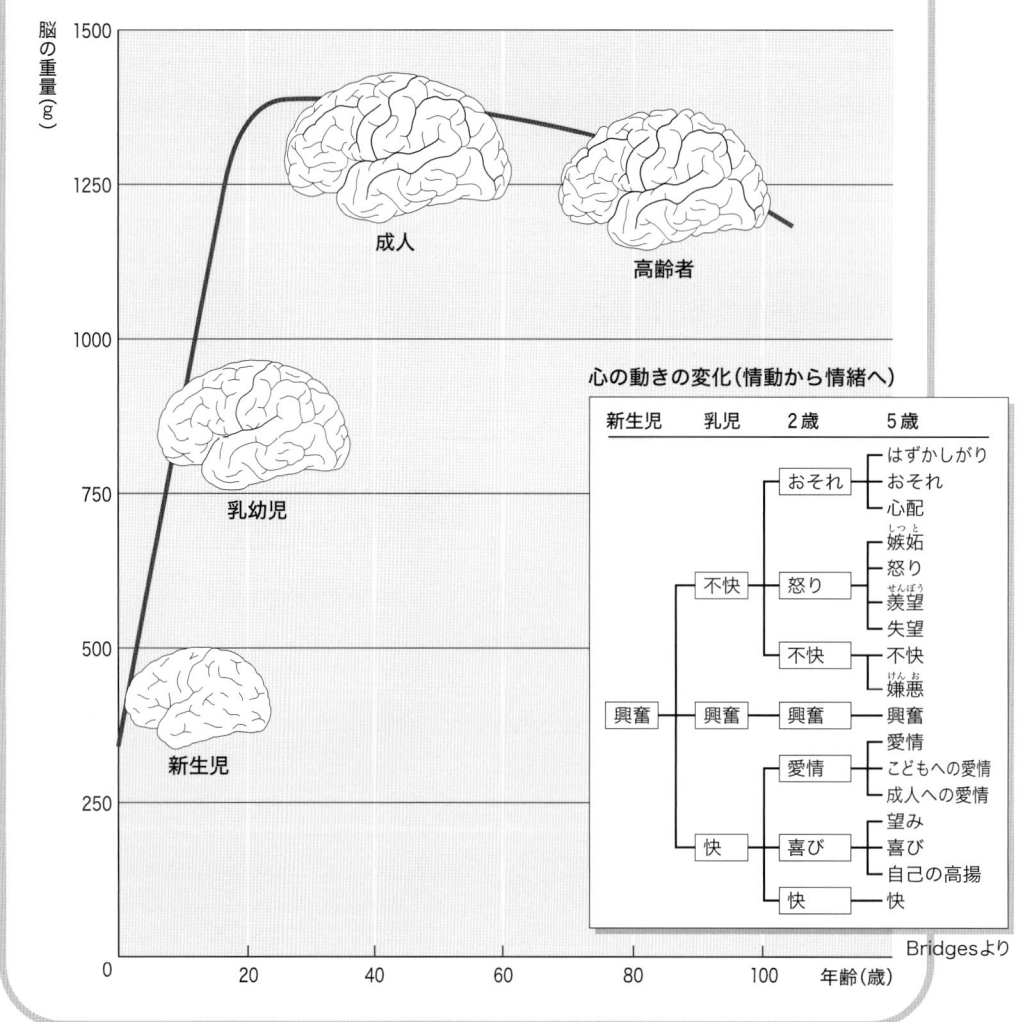

心の動きの変化（情動から情緒へ）

Bridgesより

2
頭とくびの病気

epilepsy

脳の病気

てんかん
てんかん

● 関連のある病気
けいれん→18ページ　頭部外傷→36ページ
行動と心の問題→124ページ

❶脳の機能局在とてんかんの症状

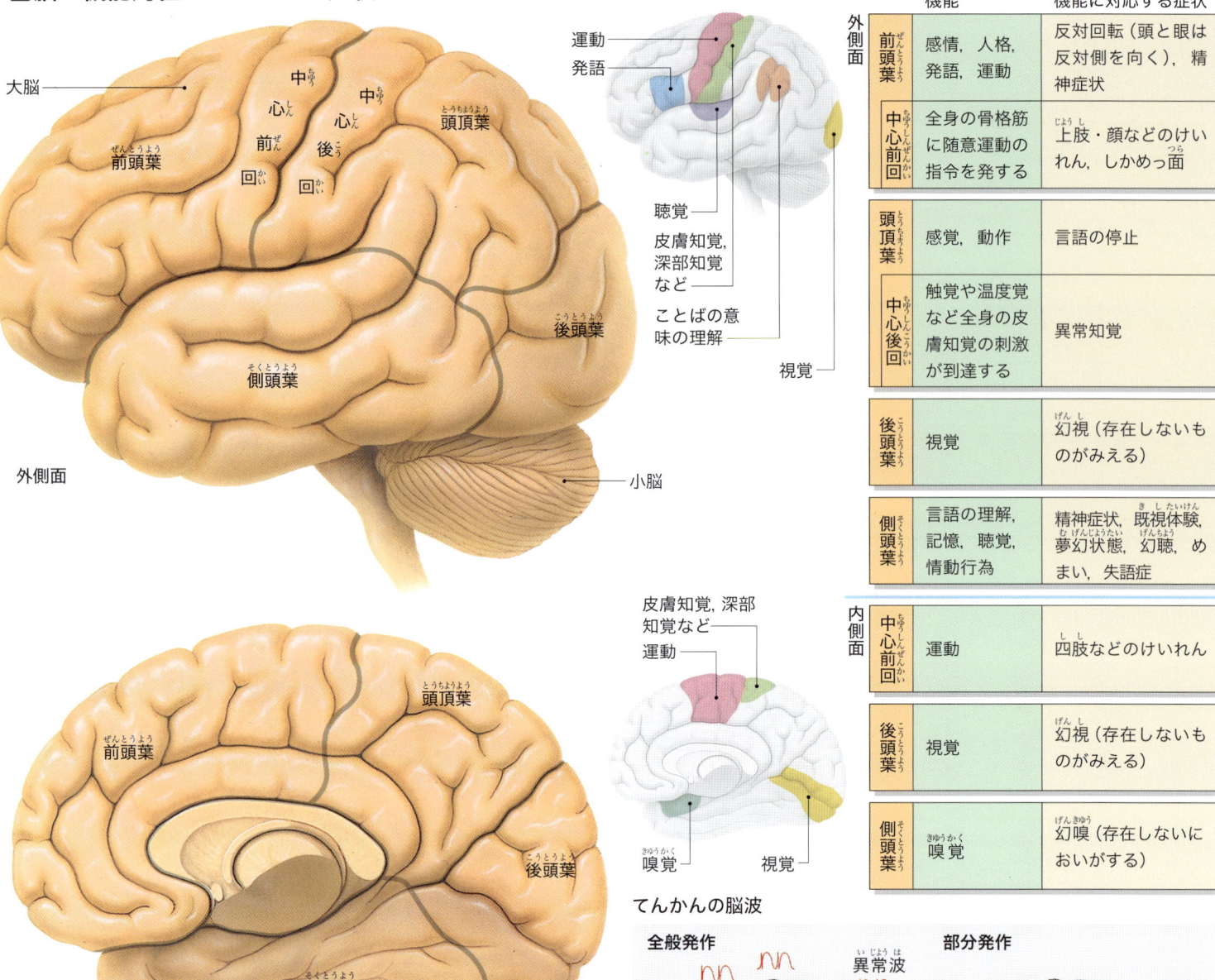

脳には種々の活動をつかさどる機能局在がみられる．神経細胞の過剰な放電（焦点）がある機能局在にとどまれば，その部位の機能に対応する症状が現れる．

　てんかんは，けいれんなど種々の発作症状が突発的にくりかえしおこり，脳波の異常が認められる脳の病気である．小児期はてんかんの発病時期として重要で，1〜2歳にもっとも多く，成人を含むすべてのてんかん患者の約70％は3歳までに発病するといわれている．

[原因と症状]　出産時の障害や頭部外傷による脳損傷，脳の感染症，脳腫瘍，代謝異常などが原因となることもあるが，多くは原因不明である．発作は脳にある神経細胞（群）の突発的で過剰な放電（電気的興奮）によりひきおこされる．放電のおこっている脳の機能局在の部位（図❶）やひろがる領域により意識，運動，感覚などの突発的かつ再発性の異常をきたす（図❶）．

[てんかん発作のおもなタイプ]　てんかん発作は全般発作と部分発作に大きくわけられる（図❷）．

[全般発作]　左右両側の脳の全体に異常脳波がみられ，発作の症状も全身におよぶものである．全般発作では発作のはじまりより意識は完全に障害される．おもなものに，大発作（全般性強直間代発作），欠神発作（純粋小発作）などがある（図❷-3，❷-4）．

[部分発作]　脳の一部から発作が生じるもので，その部分のみで発作が終始するものと，そこから隣接する部位や対側部，半球，脳全体に発作波（発射）がひろがるものとがある．いずれの場合

❷ てんかん発作のおもなタイプと特徴

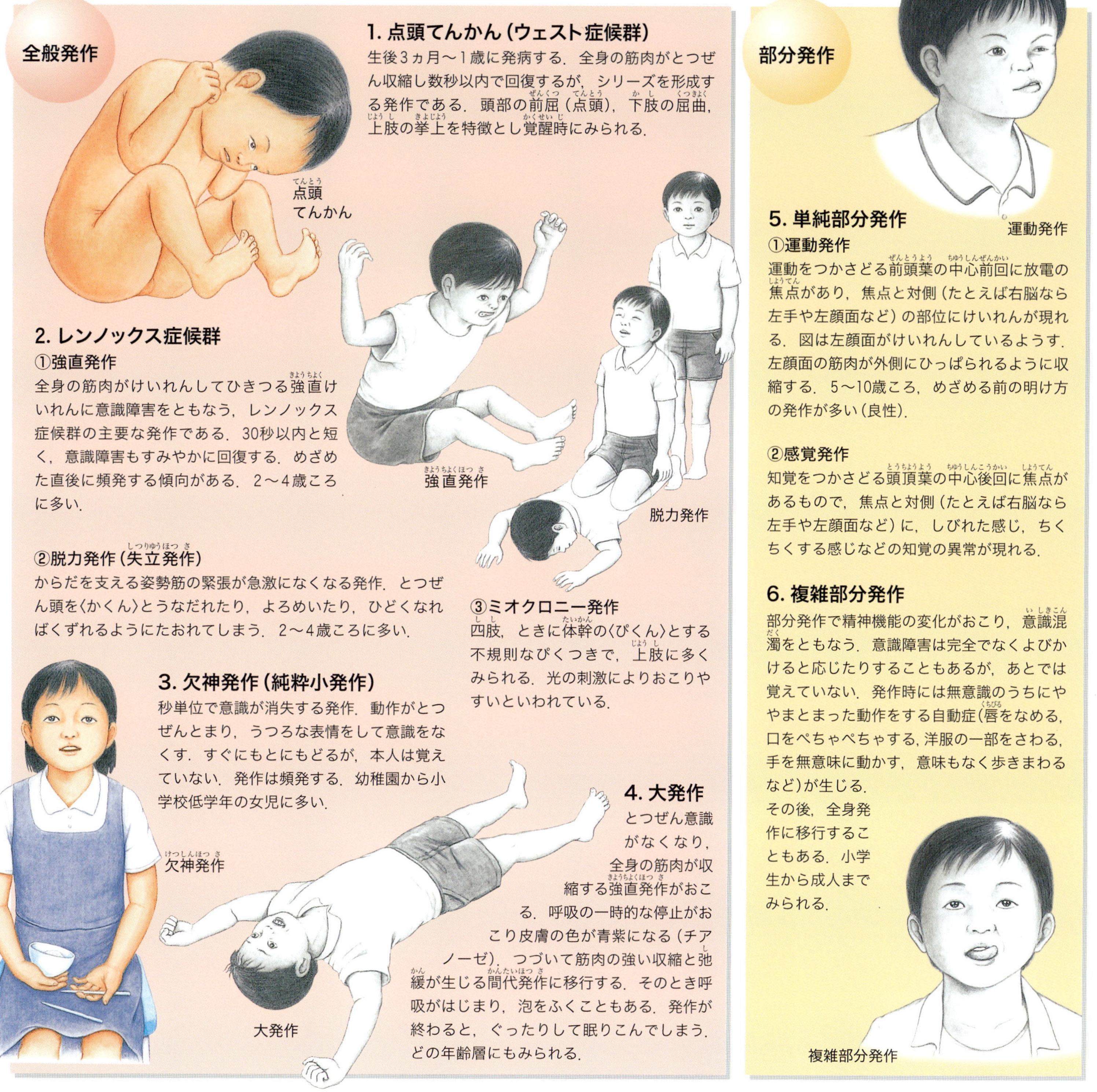

全般発作

1. 点頭てんかん（ウェスト症候群）
生後3ヵ月〜1歳に発病する．全身の筋肉がとつぜん収縮し数秒以内で回復するが，シリーズを形成する発作である．頭部の前屈（点頭），下肢の屈曲，上肢の挙上を特徴とし覚醒時にみられる．

2. レンノックス症候群
①強直発作
全身の筋肉がけいれんしてひきつる強直けいれんに意識障害をともなう．レンノックス症候群の主要な発作である．30秒以内と短く，意識障害もすみやかに回復する．めざめた直後に頻発する傾向がある．2〜4歳ころに多い．

②脱力発作（失立発作）
からだを支える姿勢筋の緊張が急激になくなる発作．とつぜん頭を〈かくん〉となだれたり，よろめいたり，ひどくなればくずれるようにたおれてしまう．2〜4歳ころに多い．

③ミオクロニー発作
四肢，ときに体幹の〈ぴくん〉とする不規則なぴくつきで，上肢に多くみられる．光の刺激によりおこりやすいといわれている．

3. 欠神発作（純粋小発作）
秒単位で意識が消失する発作．動作がとつぜんとまり，うつろな表情をして意識をなくす．すぐにもとにもどるが，本人は覚えていない．発作は頻発する．幼稚園から小学校低学年の女児に多い．

4. 大発作
とつぜん意識がなくなり，全身の筋肉が収縮する強直発作がおこる．呼吸の一時的な停止がおこり皮膚の色が青紫になる（チアノーゼ）．つづいて筋肉の強い収縮と弛緩が生じる間代発作に移行する．そのとき呼吸がはじまり，泡をふくこともある．発作が終わると，ぐったりして眠りこんでしまう．どの年齢層にもみられる．

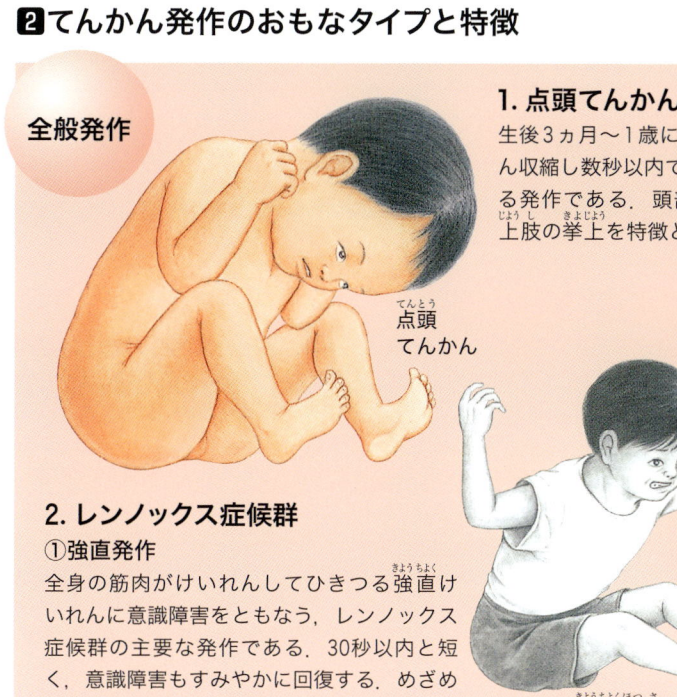
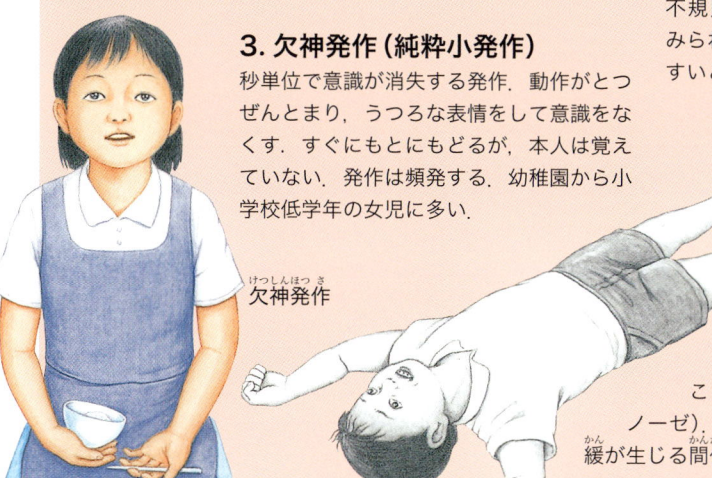

部分発作

5. 単純部分発作
①運動発作
運動をつかさどる前頭葉の中心前回に放電の焦点があり，焦点と対側（たとえば右脳なら左手や左顔面など）の部位にけいれんが現れる．図は左顔面がけいれんしているようす．左顔面の筋肉が外側にひっぱられるように収縮する．5〜10歳ころ，めざめる前の明け方の発作が多い（良性）．

②感覚発作
知覚をつかさどる頭頂葉の中心後回に焦点があるもので，焦点と対側（たとえば右脳なら左手や左顔面など）に，しびれた感じ，ちくちくする感じなどの知覚の異常が現れる．

6. 複雑部分発作
部分発作で精神機能の変化がおこり，意識混濁をともなう．意識障害は完全でなくよびかけると応じたりすることもあるが，あとでは覚えていない．発作時には無意識のうちにややまとまった動作をする自動症（唇をなめる，口をぺちゃぺちゃする，洋服の一部をさわる，手を無意味に動かす，意味もなく歩きまわるなど）が生じる．
その後，全身発作に移行することもある．小学生から成人までみられる．

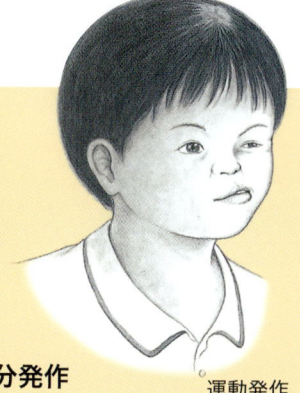
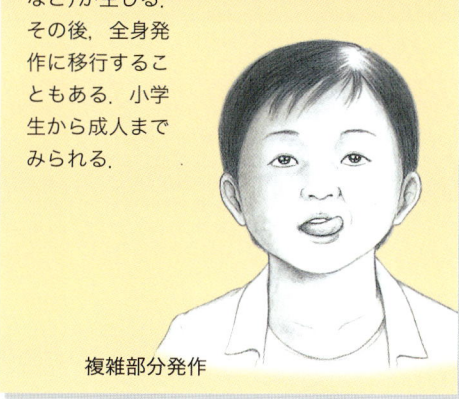

でも，発作のはじまりに意識がたもたれている単純部分発作と意識混濁をともなう複雑部分発作の2つのタイプにわけられる（図❷-5，❷-6）．単純，複雑いずれにおいても，脳全体に発作活動がひろがり，全身症状となることを2次性全般化発作というが，大脳の側頭葉から発作がおこると複雑な精神機能の変化（精神運動発作）が現れる．

[小児に特有のてんかん] 点頭てんかん（ウェスト症候群）やレンノックス症候群は小児に特有の発作で，小児てんかんの特殊型とされている（図❷-1，❷-2）．点頭てんかんの発作はまとまった発作を何度もくりかえす（これをシリーズ形成という）短い強直（筋肉のこわばり）性のけいれんで，予後は一般によくない．レンノックス症候群は単発性の短い強直発作を主体とし多彩な小発作（非定型欠神，ミオクロニー発作，脱力発作など）が頻発する．

[観察のポイント] 小児でけいれんはよくみられ，熱性けいれんを含めると，小児の10%は一度はおこしたことがあるといわれている．てんかん類縁疾患にはヒステリー発作，入眠期ミオクローヌス（寝てすぐのぴくつき），夜驚症（夜泣き），夢中遊行症（寝ぼけ）などがあるが，発作時もてんかん性異常脳波がみられない．

てんかんが遺伝することは少ない．また大部分（70〜80%）の患児は思春期までに完治可能である．

（宮尾 益知）

脳性麻痺
のうせいまひ

cerebral palsy — 脳・神経系の病気

●関連のある病気
けいれん→18ページ　てんかん→30ページ　髄膜炎→34ページ
頭部外傷→36ページ　行動と心の問題→124ページ

　脳性麻痺は，受胎から生後4週までのあいだに，脳がなんらかの原因で損傷されたために，運動や姿勢に異常（麻痺）をきたした状態である．脳損傷は進行することはないが，損傷自体は永続的なものである．通常，麻痺は満2歳までに現れる．

〔原因〕　脳性麻痺の半数以上は出産前後（周産期）における脳損傷が関与している．もっとも頻度が高いのは未熟児出産で，そのほか切迫仮死，遷延分娩，早期破水，胎盤異常，臍帯巻絡にともなう脳循環障害，無酸素症，核黄疸などがあげられる．妊娠中の原因には脳形成異常，先天性感染症などが，出生後でははげしいけいれん，髄膜炎，脳炎，外傷による頭蓋内出血などがある．

〔症状〕　乳児期の全般的な症状としては哺乳困難，むせやすい，呼吸が不規則，喘鳴が多い，運動発達（頸定，坐位）のおくれ，両手両足（四肢）の動きがかたい，ぎごちないあるいは不活発，そりが強い，内斜視，周囲を注視しない，音に敏感などがある．生後6ヵ月ころから，食事時に口を大きく開けてしまう様子が認められるが，典型的な症状である麻痺が明らかになるのは満1歳以降であることが多い．

　四肢の筋肉運動を支配する中枢神経（脳・脊髄）の神経の伝導路のうち，脳性麻痺にとって重要なのは錐体路（図3-1）と錐体外路である．伝導路のどこが損傷されるかによって，麻痺にさまざまなちがいが生じる（図3-2）．一般に，麻痺は①錐体路の損傷のために現れやすい痙直型と，②錐体外路の損傷のために現れやすい不随意運動型（アテトーゼ型），および①と②を兼ねそなえた③混合型，の3型に分類される．痙直型は上肢がまがり（屈曲），下肢はのび（伸展），四肢ともに内ひねり（内旋）して筋緊張が高く，動きの少ないタイプである．アテトーゼ型はふらつくようなぎごちない動きやからだをねじるような動きがあり，筋緊張は低いタイプである（図4）．

〔治療〕　基本は理学療法や作業療法などの機能訓練であり，早期に発見（図2）して治療を開始するのが望ましい．種々の補装具や日常用具が考案されている．（宮尾　益知）

1 脳性麻痺と類似疾患との関係

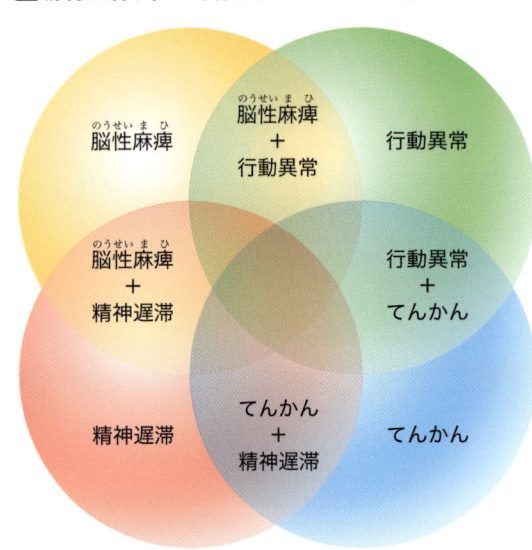

　脳性麻痺は，生後4週までにうけた脳の損傷による運動障害であるが，同時に部分的な神経細胞の興奮状態あるいはけいれんのおこりやすさがある場合はてんかんが合併し，脳の全般的な損傷では精神遅滞を合併する．前頭葉や大脳辺縁系に損傷がおよんだ場合には，情動・行動面の問題（行動異常）が生じることもある．しかし，脳性麻痺児のすべてに合併症が生じるわけではない．不随意運動型の脳性麻痺では合併症は少なく，痙直型の脳性麻痺では，てんかん，精神遅滞との合併が多い．

2 早期発見のために

1. 反射からの手がかり（反射の異常の有無）

①非対称性緊張性頸反射（通常，6ヵ月以降に消失）

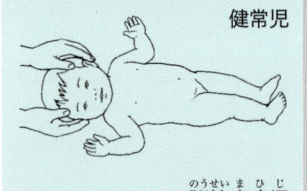

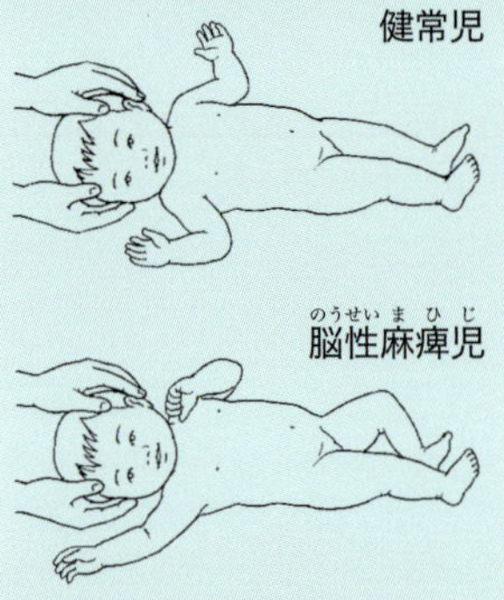

顔を向けた側の手足は伸展，反対側の手足が屈曲する反射．脳性麻痺児や精神遅滞児は6ヵ月以降ものこる．

②手の把握反射（通常，3ヵ月以降に消失）

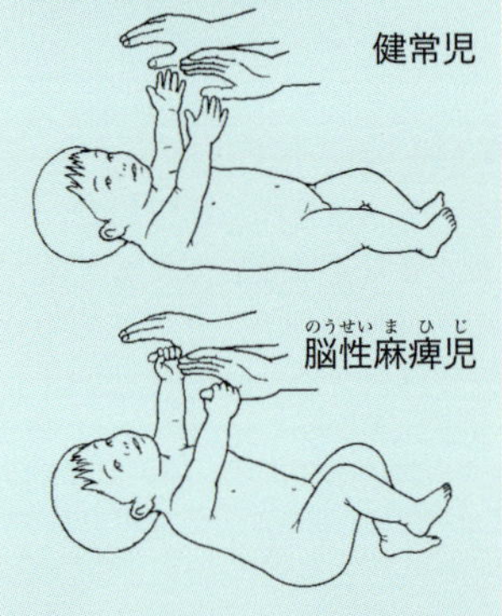

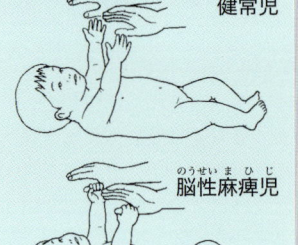

手のひらに軽くふれると無意識ににぎり，手を引いてもはなさない．脳性麻痺児は3ヵ月以降ものこる．

③交叉伸展反射（通常，3ヵ月以降に消失）

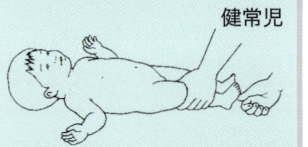

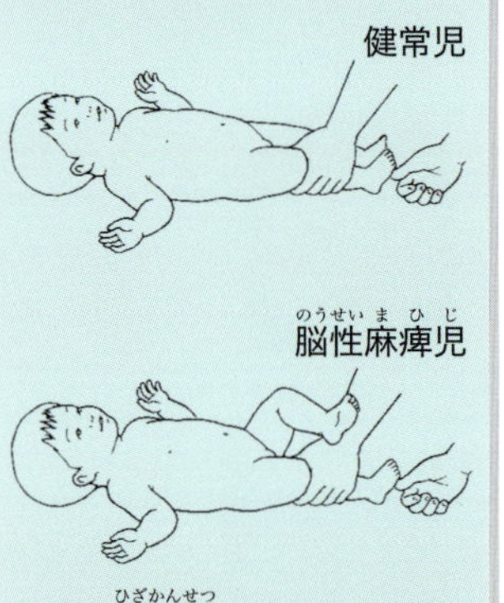

片側の膝関節をおさえ足の裏を刺激すると，反対側の下肢がけるように伸展する．脳性麻痺児は3ヵ月以降ものこる．

④モロー反射

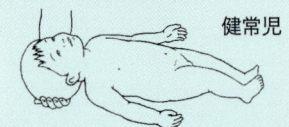

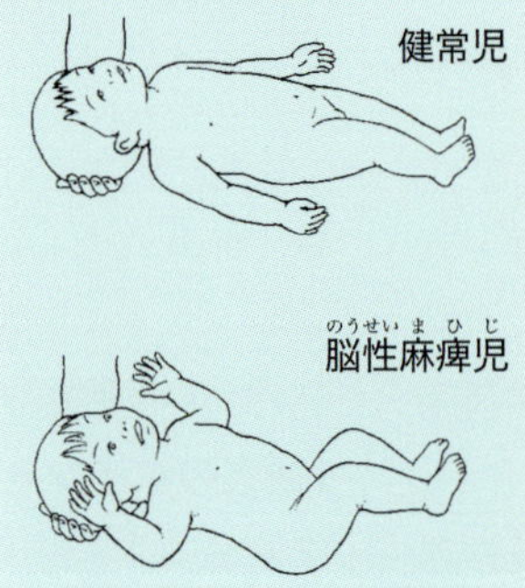

上向きにねかせ，頭を前屈させてゆっくり手のひらに落とすと，両腕をひろげてのばし，指をひらく．生後6ヵ月以降ものこる場合は異常である．

2. 姿勢からの手がかり（姿勢の異常の有無）

①パラシュート反射（通常，6ヵ月以降に出現）

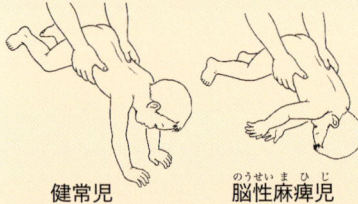

抱きあげて頭を急激に床に向けると，両手をのばし手をひらいてからだを支えようとする．脳性麻痺児は通常，出現しない．

②平衡反応（通常，15ヵ月以降に出現）

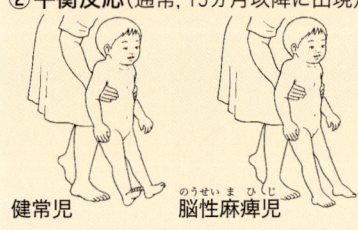

平衡を維持しようとする反応．たとえば，後方にたおすと足関節が背屈する．脳性麻痺児は通常，出現しない．

❸運動を支配する神経の伝導路と麻痺のタイプ
1. 身体運動の中枢部位と錐体路（皮質脊髄路）

大脳皮質の運動野（中心前回とその周囲）の神経細胞にはじまり，いったん内包に集まったのち，延髄－頸髄移行部の錐体交叉で反対側に移行する神経線維の伝導路を錐体路（皮質脊髄路）とよぶ．錐体路は直接筋肉（骨格筋）を動かすはたらきがあり，大脳皮質からの意思を全身の筋肉に伝える．左の大脳半球（左脳）から発したものは右半身の筋肉を支配するので，左脳の錐体路が損傷されると，右半身で麻痺が出現する．麻痺のタイプの例では，たとえば，大脳皮質の損傷では病巣と反対側の身体の一部分に単麻痺が，脊髄（高位頸髄）では一側の錐体路が損傷されると病巣と同側に片麻痺がみられ，両側が損傷されれば四肢麻痺となる．一方，錐体路以外の運動に関与するすべての伝導路は錐体外路といい，さまざまな筋肉の動きを調整するはたらきがある．

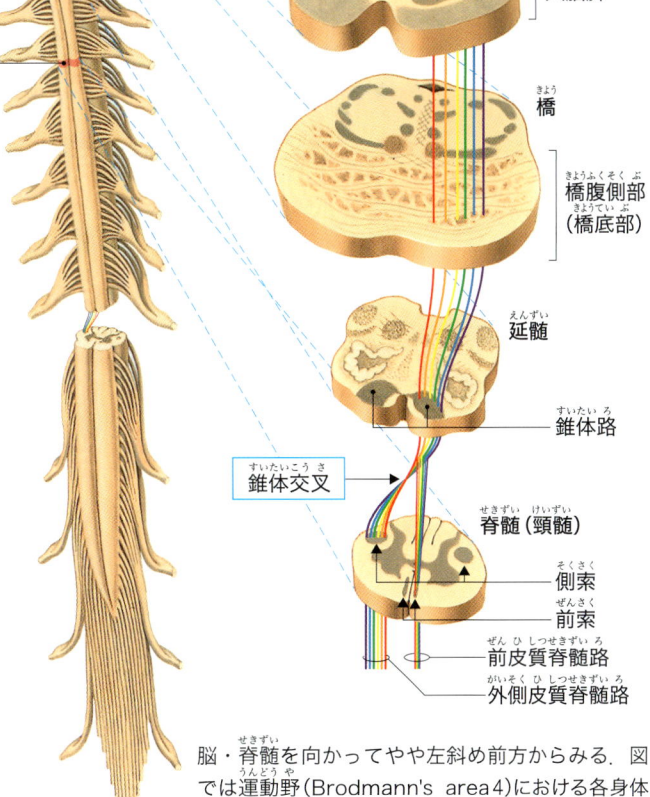

脳・脊髄を向かってやや左斜め前方からみる．図では運動野（Brodmann's area 4）における各身体運動の中枢部位をこどものからだに似せて示す．

2. 麻痺のタイプ　麻痺の度合い：■重い ■中程度 □軽い

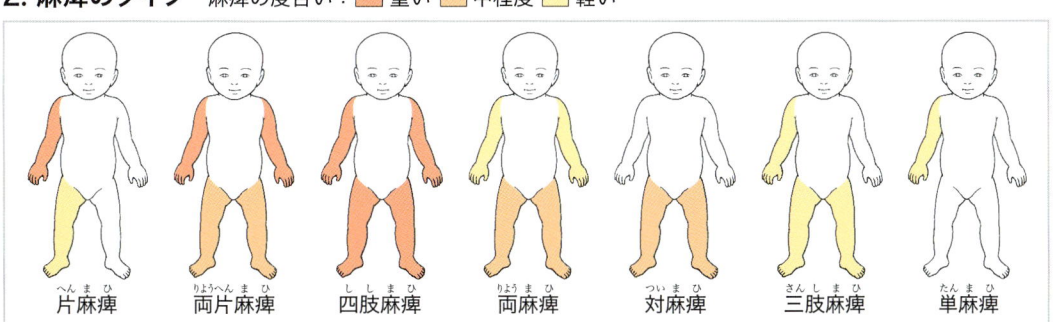

片麻痺　両片麻痺　四肢麻痺　両麻痺　対麻痺　三肢麻痺　単麻痺

片麻痺は上肢のほうが重い片側の麻痺，両側上肢の重いのは両片麻痺．両手足とも重い麻痺は四肢麻痺，両麻痺は両足の麻痺が中程度で両手の麻痺が軽い場合．対麻痺は両足のみの麻痺，三肢麻痺は片手と両足の麻痺をいう．

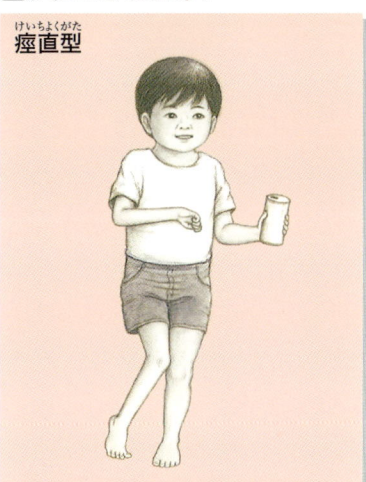

❹典型的な症状

痙直型

図は右側の手足に麻痺がある片麻痺
脳血流の循環障害が原因となることが多い．成熟児の正常分娩では1歳ころまで気づかれないことがある．

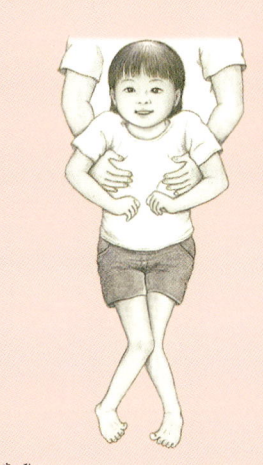

両麻痺　未熟児出産が主原因である．股関節のひらきがわるく，股関節脱臼が疑われることがある．知能は比較的良好であるが，視覚認知の障害のある例が多い．

不随意運動型（アテトーゼ型）

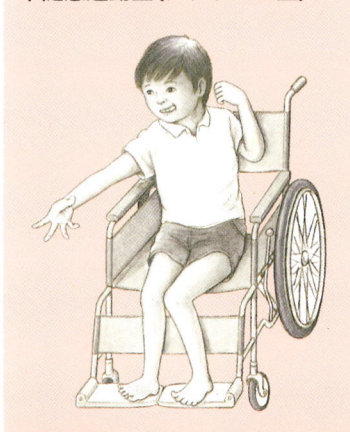

四肢麻痺　ふらつくようなぎこちない動き，からだがねじれるような動きが乳児期後半から現れ，筋緊張は低下する．核黄疸が原因の場合は難聴を合併する．

meningitis

脳・脊髄の病気

髄膜炎
ずいまくえん

●関連のある病気
流行性耳下腺炎→112ページ
溶血性連鎖球菌感染症→116ページ

　髄膜は脳と脊髄をおおう膜で，硬膜，クモ膜，軟膜の3層からなっている（図❷）．髄膜炎は，このうちのクモ膜と軟膜に病原体が感染して炎症がおこり，クモ膜と軟膜のあいだ（クモ膜下腔）をみたす髄液に白血球がふえる病気である．どの年齢にもおこるが，こどもに多い．

〔種類，原因〕　細菌性髄膜炎，ウイルス性髄膜炎などの種類にわけられる．一般にウイルス性髄膜炎のほうが多発するが，細菌性髄膜炎のほうが重症になりやすい．

　細菌性髄膜炎では，年齢により原因になる細菌の種類が異なる．新生児期にはB群溶血性連鎖球菌と大腸菌が主で，これらは出生時に母親の消化管や外陰部から感染することが多い．2ヵ月以降はヘモフィルス・インフルエンザ菌，肺炎球菌，髄膜炎菌，結核菌などが主となる．ウイルス性髄膜炎をおこすウイルスにはエンテロウイルス属（エコーウイルス，コクサッキーウイルスなど），ムンプスウイルスなどがある（図❶）．

〔症状と検査〕　発熱，頭痛，嘔吐，項部硬直，大泉門膨隆（乳児の場合），意識障害，けいれんなどの症状がある．髄膜炎をおこす細菌やウイルスの多くはごくふつうに存在し，通常はかぜや胃腸炎などの軽い病気をおこしている．しかし，髄膜炎をおこすと脳に障害をのこしたり死亡することもあるので，上記の症状がみられたら，髄膜炎かどうかを診断するための検査がおこなわれる．検査は腰椎穿刺で髄液をとり（図❷），白血球の数や病原体の有無，種類をしらべるものである．髄膜炎では，病原体の種類により治療につかう薬剤が異なるので，病原体の種類の確定は重要である．

〔合併症〕　硬膜下水腫，脳膿瘍，水頭症などがある（図❹）．硬膜下水腫は髄膜炎の炎症が硬膜におよんで硬膜下（硬膜とクモ膜のあいだ）に滲出液がたまったもの．脳膿瘍は感染が脳にひろがり脳組織に膿瘍ができたもの．水頭症は感染の結果，髄液の流れや吸収がさまたげられて脳室が拡大したものである．いずれも進行すると脳障害（運動麻痺，てんかんなど）の原因となるので，はやめの治療がたいせつである．（小林　繁一）

❶髄膜炎をおこすおもな病原体

細菌

新生児期
- **B群溶血性連鎖球菌**
出生時に母親の産道などから感染し，新生児に髄膜炎や肺炎をおこすことがある．
- **大腸菌**
新生児期におこる髄膜炎の原因菌として重要．これによる髄膜炎は重症になりやすい．

2ヵ月以降
- **ヘモフィルス・インフルエンザ菌**
乳幼児期におこる髄膜炎の原因菌としてはこれがもっとも多い．
- **肺炎球菌**
鼻から体内にはいり，副鼻腔炎や肺炎のほかに髄膜炎をおこすことがある．
- **結核菌**
肺に結核病変ができた後，血行性に髄膜炎をおこす．発熱，頭痛などの初期症状のうちに治療をはじめることが重要．

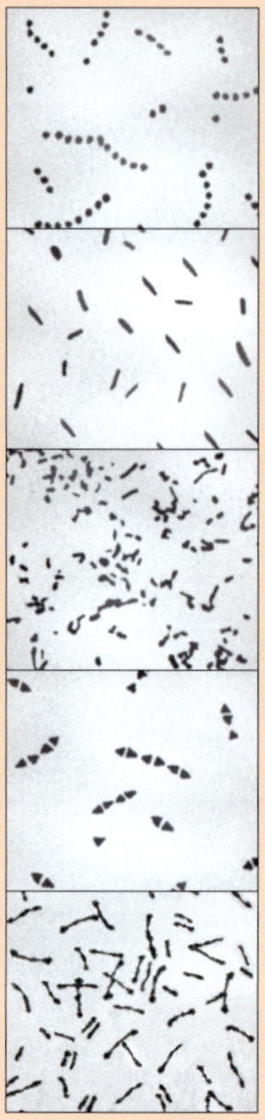

ウイルス

すべての年齢
- **エンテロウイルス**
腸炎，心筋炎，髄膜炎などの病原体．夏を中心に流行する．これによる髄膜炎の予後はよい．
- **ムンプスウイルス**
流行性耳下腺炎の原因ウイルス．通常，耳下腺炎発症後に髄膜炎をおこすが髄膜炎のみのこともある．

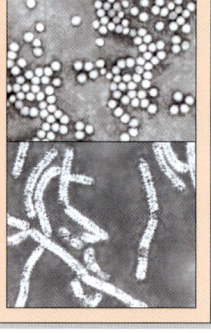

❷髄膜の構成と髄液の採取部位

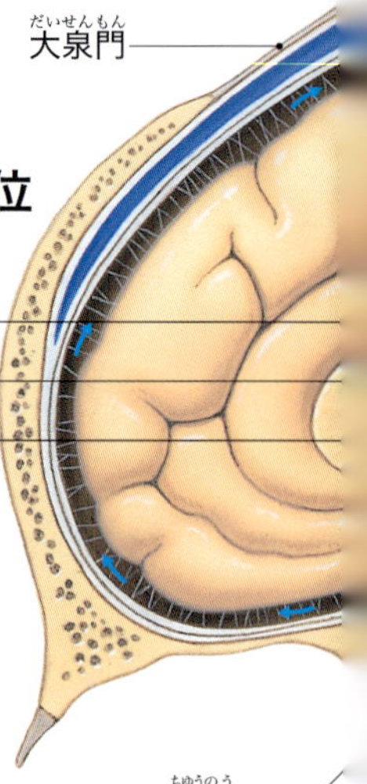

大泉門
第3脳室脈絡叢
側脳室脈絡叢
室間孔

→は髄液の流れを示す．

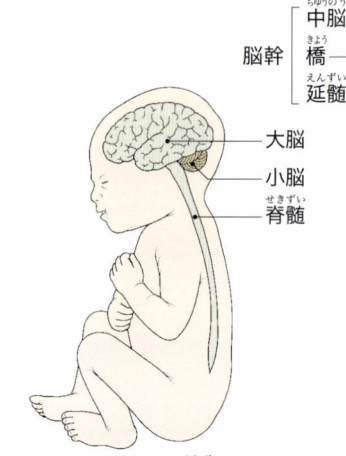

脳幹 ｛ 中脳／橋／延髄 ｝
大脳
小脳
脊髄

新生児における脳と脊髄の位置

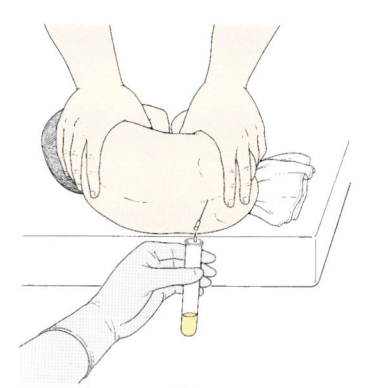

腰椎穿刺による髄液の採取

大泉門膨隆と項部硬直

●大泉門膨隆
新生児や乳児の髄膜炎の際などにみられる症状で，大泉門が拡大し，さわると通常はへこむところがへこまずに張った感じがする

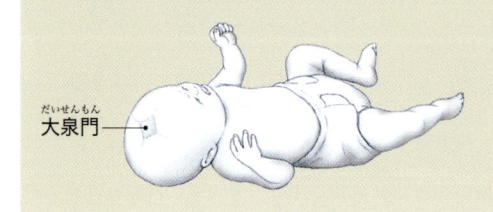

●項部硬直
くびをまげようとすると髄膜が刺激されて痛みがでるためにまげられない状態．むりにまげようとすると上体まで持ちあがり，膝もまがってくる

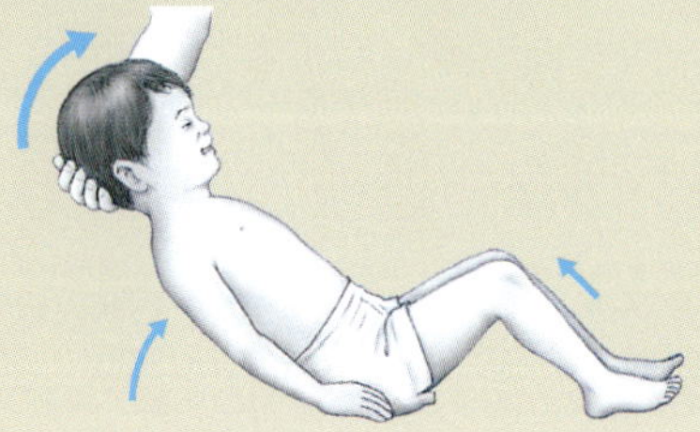

大泉門

❸ 髄膜炎の状態

正常な状態

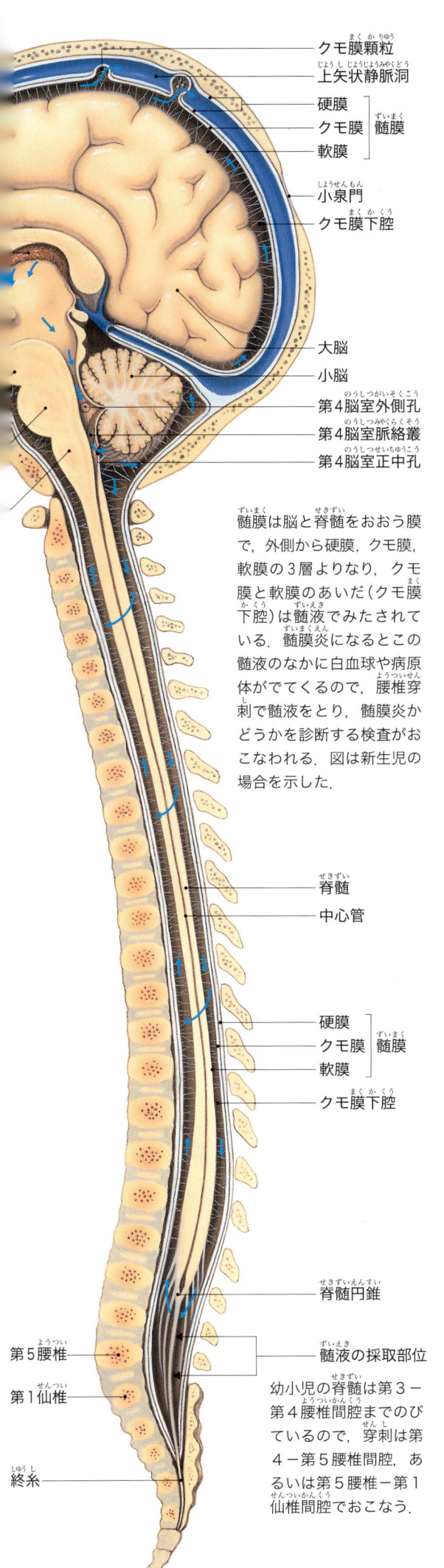

髄膜炎の状態

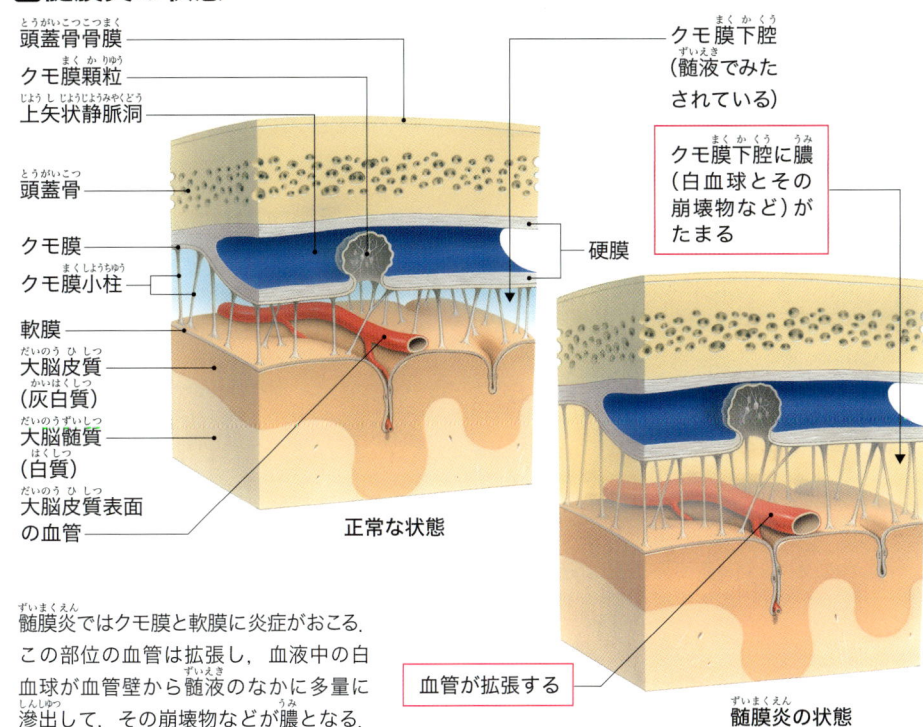

髄膜炎ではクモ膜と軟膜に炎症がおこる．この部位の血管は拡張し，血液中の白血球が血管壁から髄液のなかに多量に滲出して，その崩壊物などが膿となる．

クモ膜下腔に膿（白血球とその崩壊物など）がたまる

血管が拡張する

髄膜は脳と脊髄をおおう膜で，外側から硬膜，クモ膜，軟膜の3層よりなり，クモ膜と軟膜のあいだ（クモ膜下腔）は髄液でみたされている．髄膜炎になるとこの髄液のなかに白血球や病原体がでてくるので，腰椎穿刺で髄液をとり，髄膜炎かどうかを診断する検査がおこなわれる．図は新生児の場合を示した．

幼小児の脊髄は第3－第4腰椎間腔までのびているので，穿刺は第4－第5腰椎間腔，あるいは第5腰椎－第1仙椎間腔でおこなう．

❹ 髄膜炎のおもな合併症

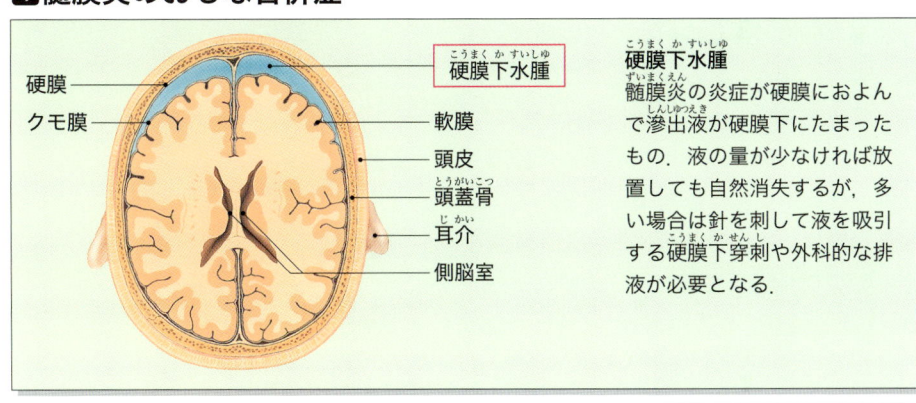

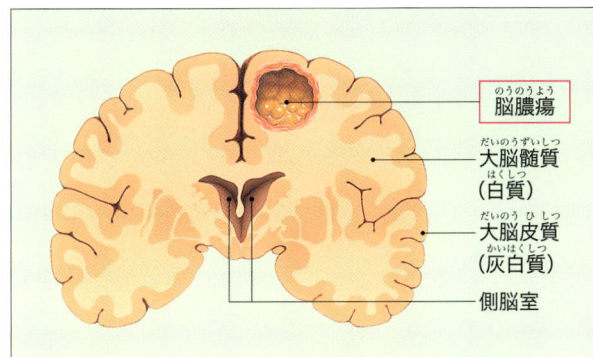

硬膜下水腫
髄膜炎の炎症が硬膜におよんで滲出液が硬膜下にたまったもの．液の量が少なければ放置しても自然消失するが，多い場合は針を刺して液を吸引する硬膜下穿刺や外科的な排液が必要となる．

脳膿瘍
髄膜炎が波及して脳内に感染巣ができ，その部位の脳組織が融解して膿がたまるもの．発熱，頭痛，嘔吐，意識障害などの症状がある．抗生物質などの薬物治療が主だが，外科的に排膿することもある．

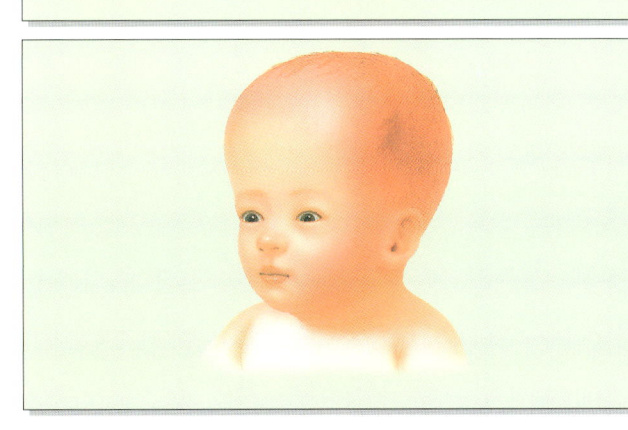

水頭症
髄液は各脳室の脈絡叢でつくられ，クモ膜下腔を循環して静脈洞に吸収される（図❷参照）．水頭症は，髄膜炎の炎症によってこの経路が障害され，髄液が静脈洞に吸収されずに脳室にたまり，頭囲が大きくなるものである．

髄膜炎 — 35

head injury 頭のけが
頭部外傷
とうぶがいしょう

●関連のある病気
外傷→164ページ

　頭部外傷は，事故（転落，墜落，交通事故，スポーツ事故）や故意の攻撃により，頭部へなんらかの外力がはたらく結果おこる頭部の損傷をいう．頭部の構成は外から，皮膚，頭蓋骨（とうがいこつ），髄膜（ずいまく）（硬膜，クモ膜，軟膜の3層からなる），脳の順で，外力が大きいと，頭蓋骨や脳を守るクッションの役割をはたす皮膚に裂傷が生じ，さらに頭蓋骨骨折（とうがいこつこっせつ）や脳損傷がおこる（図1）．脳損傷の程度が頭部外傷の重症度を決める．脳損傷は，損傷が脳の一部にある局所性脳損傷（図2-2）と脳全体にわたるびまん性脳損傷（図2-3）にわけられる．こうした損傷の分布のちがいは，おもに脳への外力のかかりかたのちがいから生じる．損傷の分布を知るには，CT（コンピュータ断層撮影）やMRI（核磁気共鳴画像法）による検査が有用である．

　頭部外傷のおもな症状は，意識障害，頭痛（ずつう），嘔吐（おうと），麻痺（まひ）である．小児では24時間以内に意識が回復すれば後遺症はまれである．

〔局所性脳損傷（きょくしょせいのうそんしょう）〕　局所性脳損傷には硬膜外血腫（けっしゅ），硬膜下血腫（こうまくかけっしゅ），脳挫傷（のうざしょう）が含まれる．硬膜外血腫は，頭蓋骨骨折にともない硬膜を走る動脈（中硬膜動脈（ちゅうこうまくどうみゃく）が多い）が切れ，硬膜外（硬膜と頭蓋骨のあいだ）に出血して血腫（血のかたまり）となるもの，硬膜下血腫は，脳の表面と頭蓋骨を結ぶ静脈（橋静脈（きょうじょうみゃく））が切れ，硬膜下（硬膜とクモ膜のあいだ）に出血して血腫となるもので，いずれも脳を圧迫する．脳挫傷は，直線的な外力をうけた部位の脳組織やそれと反対側の脳組織に出血，壊死（えし）などがおこった状態である．

〔びまん性脳損傷〕　転落時など頭部に回転性の外力がくわわる場合に，脳の内部に剪断力（せんだんりょく）（ねじきる力）がはたらいておこる損傷で，軽い順に，脳震盪（のうしんとう），びまん性脳腫脹（せいのうしゅちょう），びまん性軸索損傷がある．脳震盪は，一時的な脳の機能障害（意識障害）で，脳の組織自体に損傷はない．びまん性脳腫脹は脳の血流量が増加して脳が腫れた状態（腫脹）である．びまん性軸索損傷は，剪断力により脳の白質部分の神経軸索や小血管が切断された状態で，損傷は皮質と白質の境界，脳梁（のうりょう），内包（ないほう）に生じやすい．脳深部の脳幹に生じると重症となる．　　　　　　（小林　繁一）

1 頭部外傷のおもな種類　▲は骨折線ではなく，骨と骨のつぎめである．

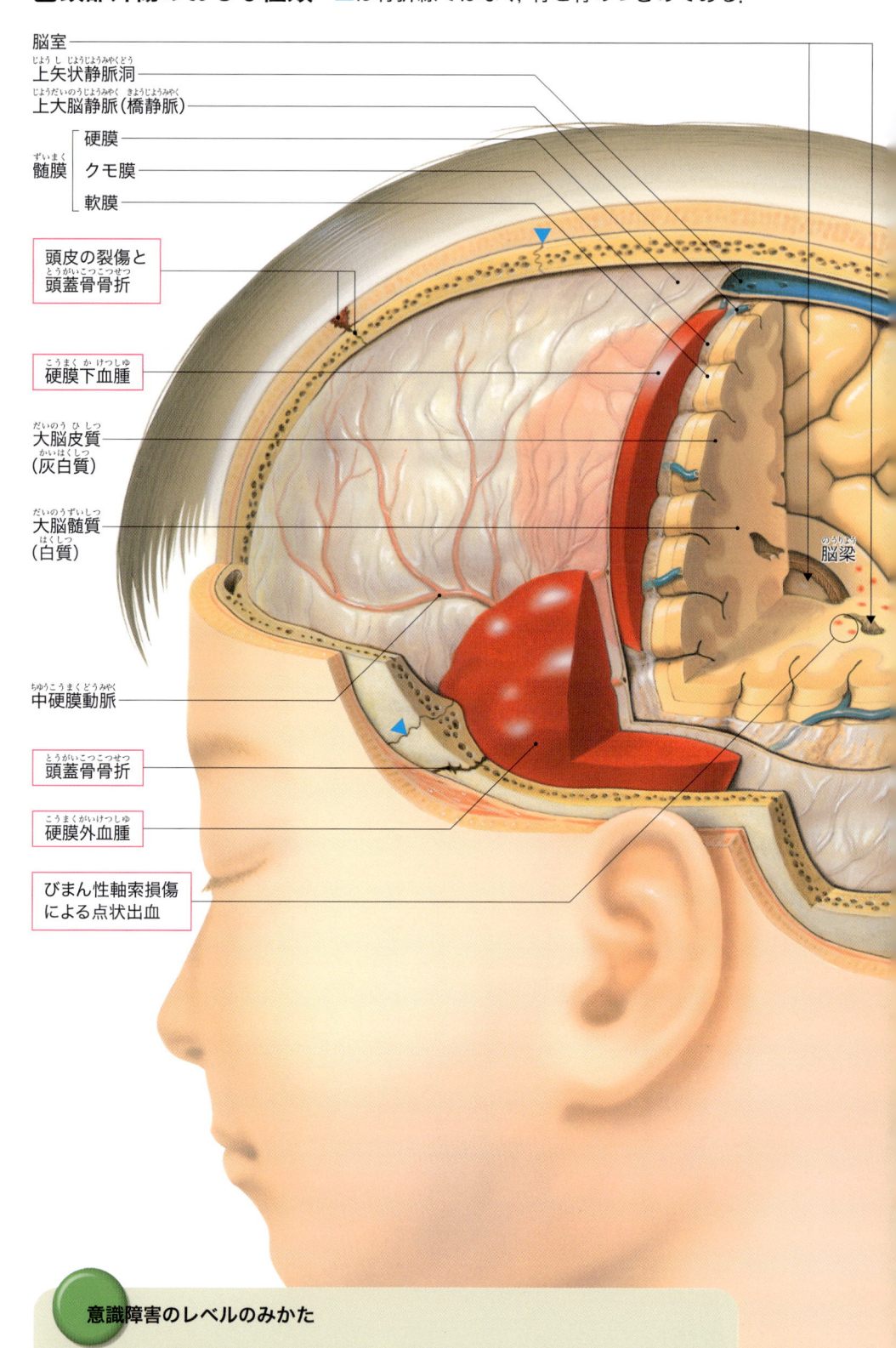

- 脳室
- 上矢状静脈洞（じょうしじょうみゃくどう）
- 上大脳静脈（じょうだいのうじょうみゃく）（橋静脈（きょうじょうみゃく））
- 髄膜（ずいまく）
  - 硬膜
  - クモ膜
  - 軟膜
- 頭皮の裂傷と頭蓋骨骨折（とうがいこつこっせつ）
- 硬膜下血腫（こうまくかけっしゅ）
- 大脳皮質（だいのうひしつ）（灰白質（かいはくしつ））
- 大脳髄質（だいのうずいしつ）（白質（はくしつ））
- 脳梁（のうりょう）
- 中硬膜動脈（ちゅうこうまくどうみゃく）
- 頭蓋骨骨折（とうがいこつこっせつ）
- 硬膜外血腫（こうまくがいけっしゅ）
- びまん性軸索損傷による点状出血

● 意識障害のレベルのみかた

　頭部外傷では意識障害をともなうことが多い．その場合の意識障害のレベルは，よびかけや痛み刺激（皮膚をつねるなど）に対する反応（返事，開眼，体動）の程度で判断する．意識障害はおおまかに，正常（障害なし），混濁，半昏睡，昏睡の順に重度となる．正常はよびかけに正しく反応する状態，混濁はぼんやりしていて反応がおそかったり不正確な状態，半昏睡はよびかけに反応せず痛み刺激に動きで反応する状態，昏睡はどんな刺激にも反応しない状態である．意識障害があれば程度にかかわらず，医療機関をすぐに受診する

❷頭部外傷のおもな病態と症状

1. 裂傷と骨折

強い衝撃がくわわると頭皮が裂け，さらに頭蓋骨骨折がおこる．小児では陥凹骨折や線状骨折になる．

2. 局所性脳損傷　脳の一部に損傷があるものをいい，以下のものがある．

硬膜外血腫

硬膜の外側にできる血腫で，頭蓋骨骨折にともなうことがある．小児では成人より意識障害の発現がおそく，受傷後，数日して発現することもある．

硬膜下血腫

硬膜の下にできる血腫で，1歳前後の乳幼児では畳や絨毯の上でころんで頭を打った程度でもできることがある．泣いているうちにぐったり意識を失うという経過をとる．

脳挫傷

たとえば図のような状況で頭部に直線的な外力をうけた場合，7，8歳以降の小児では頭蓋骨がしっかりしてくるので骨は変形せず，脳だけが慣性で前方に移動し頭蓋骨の内側に衝突して損傷をうける（直撃損傷）．一方，脳の後方には間隙ができて陰圧になり，脳後部も力をうけて損傷される（対側損傷）．このような損傷が脳挫傷で，脳組織に出血や壊死がおこる．乳幼児では頭蓋骨が変形するので直撃損傷はおこるが，対側損傷は少ない．また小児では，成人にくらべ弱い衝撃でも衝撃直下に脳挫傷をおこしやすい．

脳挫傷のおこりかた
① 直線的な外力の作用
フロントガラスに激突
② 脳挫傷の発生
打撃側への脳のみの移動
対側損傷
陰圧の発生
打撃
直撃損傷

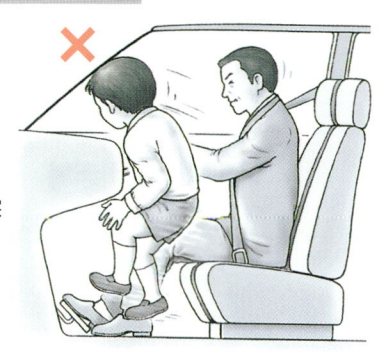

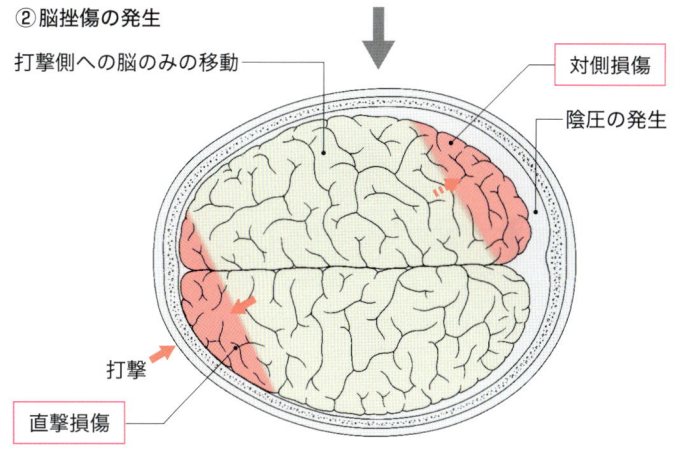

3. びまん性脳損傷　脳に全体的に生じる損傷をいい，以下のものが含まれる．

脳震盪

びまん性脳損傷のなかではもっとも軽いもので，脳組織に眼でみえる損傷はない．症状も一時的な意識消失のみで，後遺症はない．

びまん性脳腫脹

脳が腫れあがり（腫脹），脳室がせばまった状態である．腫脹が消失したあと脳萎縮がない場合は，よく回復する．

びまん性軸索損傷

図のように回転しながら転落した場合，地面に落ちた瞬間，回転していた頭部は動きがとまるが，脳はまだ回転をつづけようとする．すると脳と頭蓋骨のあいだや，脳内の動きつづける部分と停止する部分のあいだに剪断力がはたらき，脳に損傷がおこる．これがびまん性脳損傷で，軽い場合は脳震盪ですが，軸索（神経細胞の長い突起）や小血管が切断されるとびまん性軸索損傷となる．表面の外傷はそれほど目立たないが脳に重度の障害がおこり，損傷が脳幹におよぶと意識がなかなか回復せず死亡率も高い．

びまん性軸索損傷のおこりかた
① 回転性の外力の作用
回転しながら転落
② 転落時に脳にかかる力
大脳皮質（灰白質）
大脳髄質（白質）
内包
脳梁
回転の方向
剪断力
（回転の方向と反対にはたらく）
③ 剪断力による軸索損傷の発生
樹状突起
神経細胞体
軸索
髄鞘
軸索損傷
軸索末端

refractive error, strabismus
眼の病気

屈折異常, 斜視
くっせついじょう, しゃし

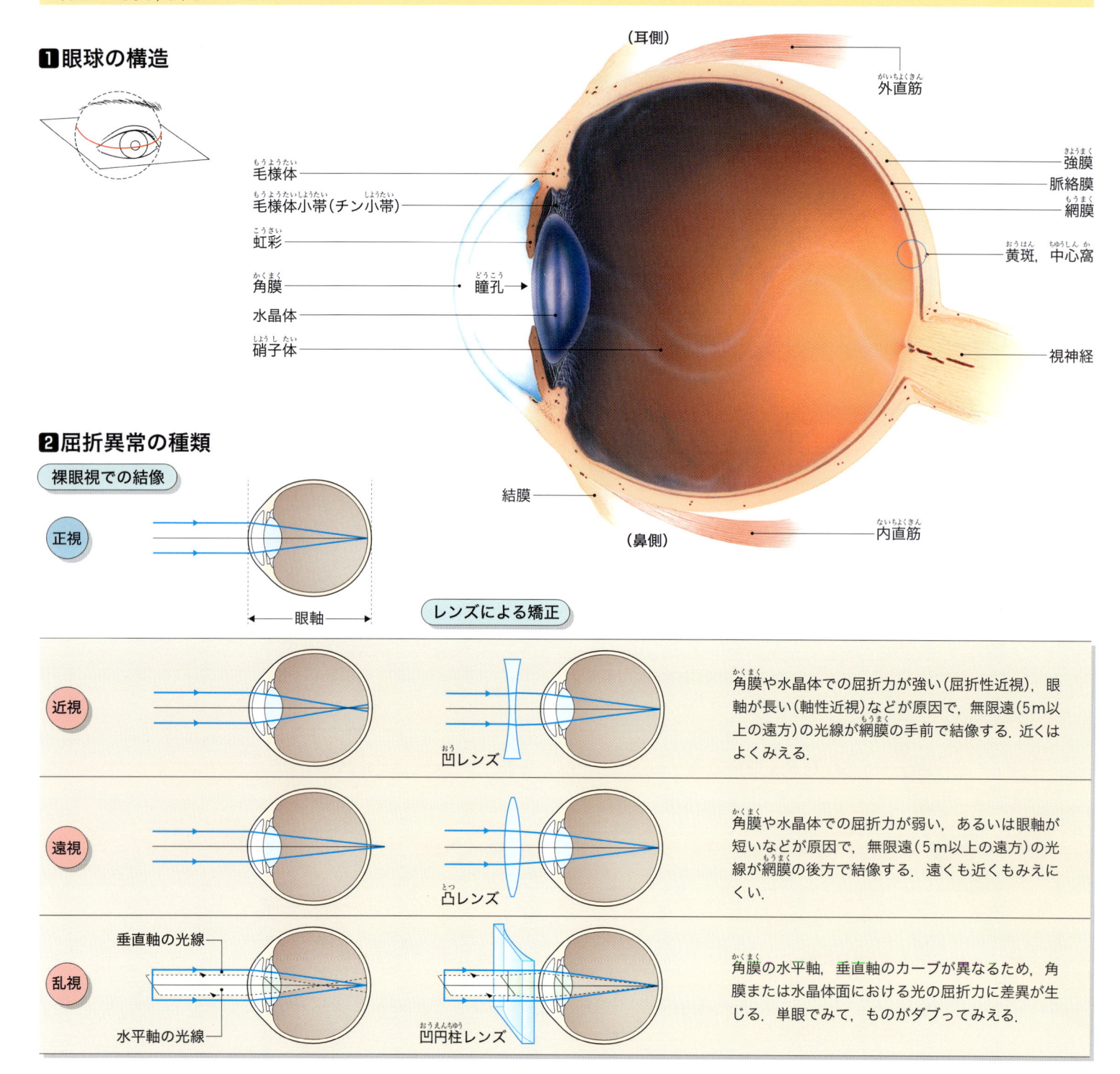

❶眼球の構造

(耳側)
外直筋
毛様体
強膜
毛様体小帯(チン小帯)
脈絡膜
網膜
虹彩
黄斑, 中心窩
角膜
瞳孔
水晶体
硝子体
視神経
結膜
(鼻側)
内直筋

❷屈折異常の種類

裸眼視での結像 / レンズによる矯正

正視 — 眼軸

近視 — 凹レンズ
角膜や水晶体での屈折力が強い(屈折性近視),眼軸が長い(軸性近視)などが原因で,無限遠(5m以上の遠方)の光線が網膜の手前で結像する.近くはよくみえる.

遠視 — 凸レンズ
角膜や水晶体での屈折力が弱い,あるいは眼軸が短いなどが原因で,無限遠(5m以上の遠方)の光線が網膜の後方で結像する.遠くも近くもみえにくい.

乱視 — 垂直軸の光線／水平軸の光線／凹円柱レンズ
角膜の水平軸,垂直軸のカーブが異なるため,角膜または水晶体面における光の屈折力に差異が生じる.単眼でみて,ものがダブってみえる.

　角膜や水晶体における屈折力の強弱やアンバランス,眼軸の長短などのために,像が網膜上に正しく結像されない状態を屈折異常という.斜視は,ものをみるときの両眼の位置(眼位)にずれがあるものをいう.

●屈折異常
〔種類〕 像が網膜の手前に結像する近視,後方に結像する遠視,円が楕円状に結像する乱視がある(図❷).乳幼児期には眼軸が短い(眼球が小さい)ために,像が網膜の後方に結像する遠視が多いが,成長とともに眼軸が長くなるので,しだいに正視の状態に近づいていく.学童期で問題になる偽近視(仮性近視)は,毛様体筋の緊張が亢進することによりおこるものである.

〔視力の特徴〕 屈折異常に共通した視力の特徴は,遠くのものがみえにくいことである.もっとも多い近視の場合,教室の黒板の字がみえにくい,などの訴えが一つの目安となる.授業中の態度に落ちつきがない,集中力に欠けるなどの場合は,不同視(左右眼の屈折状態が異なる),乱視などの異常も考えられる.

　遠視や乱視では遠近両方ともみえにくいので,眼が疲れやすくなり,〈集中力がない〉〈飽きやすい〉と誤解される要因になる.

●斜視
〔種類〕 眼位のずれる方向,斜視の程度の変化の有無,原因など

3 麻痺性斜視に関連する外眼筋の種類とはたらき

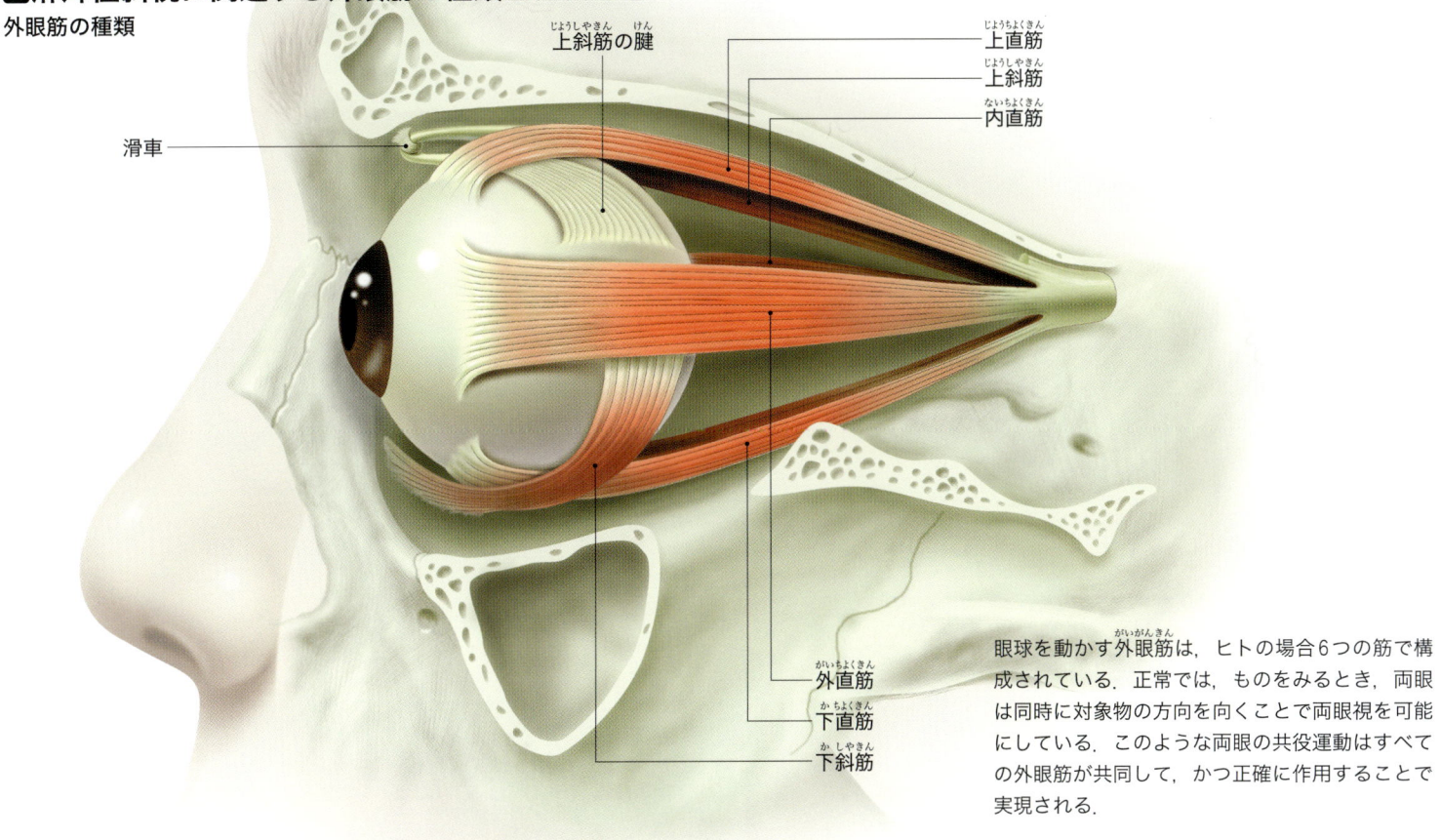

外眼筋の種類

上斜筋の腱／滑車／上直筋／上斜筋／内直筋／外直筋／下直筋／下斜筋

眼球を動かす外眼筋は，ヒトの場合6つの筋で構成されている．正常では，ものをみるとき，両眼は同時に対象物の方向を向くことで両眼視を可能にしている．このような両眼の共役運動はすべての外眼筋が共同して，かつ正確に作用することで実現される．

外眼筋のはたらき

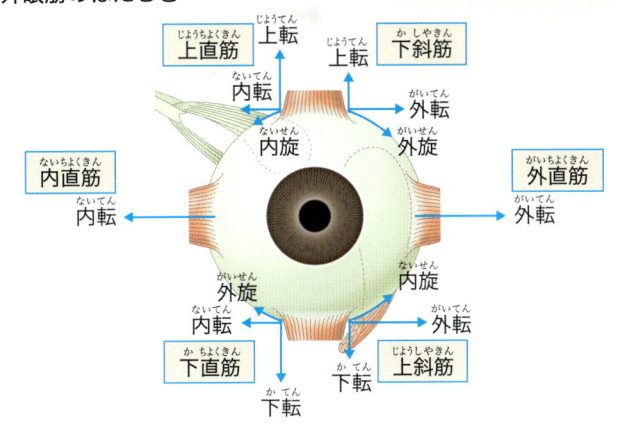

上直筋：上転・内転／下斜筋：上転・外旋／内直筋：内転／外直筋：外転／下直筋：下転・内転／上斜筋：下転・内旋

単眼の眼球運動は〈ひき運動〉，両眼の眼球運動は〈むき運動〉とよばれ，外転，内転，上転，下転，外旋，内旋などがあり，各外眼筋が主要な役割を分担している．眼の神経麻痺などで，外眼筋のこれらの作用が障害されておこる眼位の異常は麻痺性斜視とよばれる．

4 斜視の種類と特徴（右眼の例）

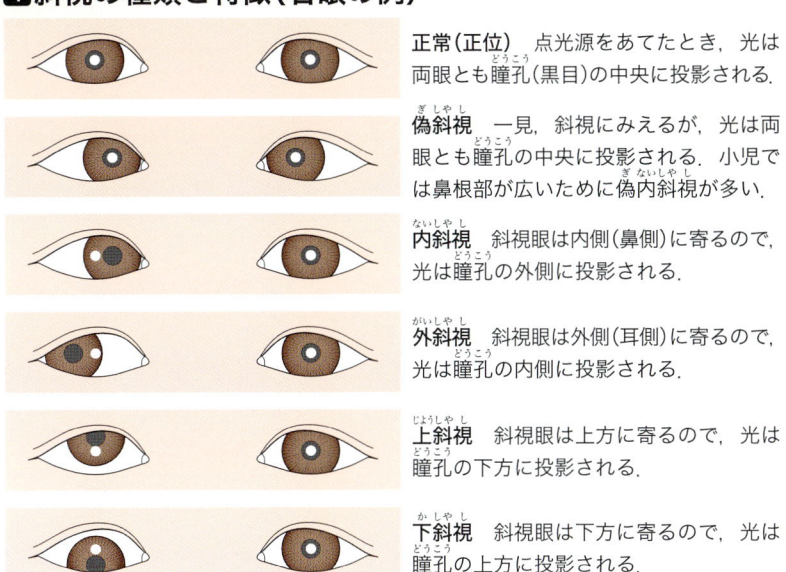

正常（正位） 点光源をあてたとき，光は両眼とも瞳孔（黒目）の中央に投影される．

偽斜視 一見，斜視にみえるが，光は両眼とも瞳孔の中央に投影される．小児では鼻根部が広いために偽内斜視が多い．

内斜視 斜視眼は内側（鼻側）に寄るので，光は瞳孔の外側に投影される．

外斜視 斜視眼は外側（耳側）に寄るので，光は瞳孔の内側に投影される．

上斜視 斜視眼は上方に寄るので，光は瞳孔の下方に投影される．

下斜視 斜視眼は下方に寄るので，光は瞳孔の上方に投影される．

による分類があるが，眼位のずれる方向による分類が一般的である．点光源をあてたとき，正常では光は両眼の瞳孔の中央に投影されるが，斜視では眼位がずれているために，光は瞳孔の中央に投影されない．斜視眼のどの場所に光が映るかによって，図4に示したタイプに分類することができる．3次元画像をみせたとき，立体感がないと訴える場合も斜視の可能性がある．

〔原因〕 眼球を動かす外眼筋（図3）の異常，眼の神経麻痺，両眼視の異常，視力障害，屈折異常など，多くの原因がある．これらは治療面との関係から，①眼底に像を結ぶための屈折（光をまげる），調節（焦点を合わせる）などの機能の異常による調節性斜視と，②調節機能とは関係ない非調節性斜視とに大別できる．

調節性斜視は遠視による小児の内斜視に多い．これは，遠視ではものをみるために強い調節を必要とし，結果として輻輳（眼の内寄せ）が生じることによる．

〔症状と治療〕 眼位のずれのほか，立体視の異常，複視などの両眼視の異常がみられる．また，両眼視の異常により，正常な眼だけでものをみるようになるため，斜視側の眼が弱視となる．治療は，調節性斜視の場合は屈折異常を矯正する眼鏡やコンタクトレンズを装用させる．非調節性斜視の場合は外眼筋の短縮や筋の付着部を後方にずらす，などの手術がおこなわれる． （澤 充）

結膜炎

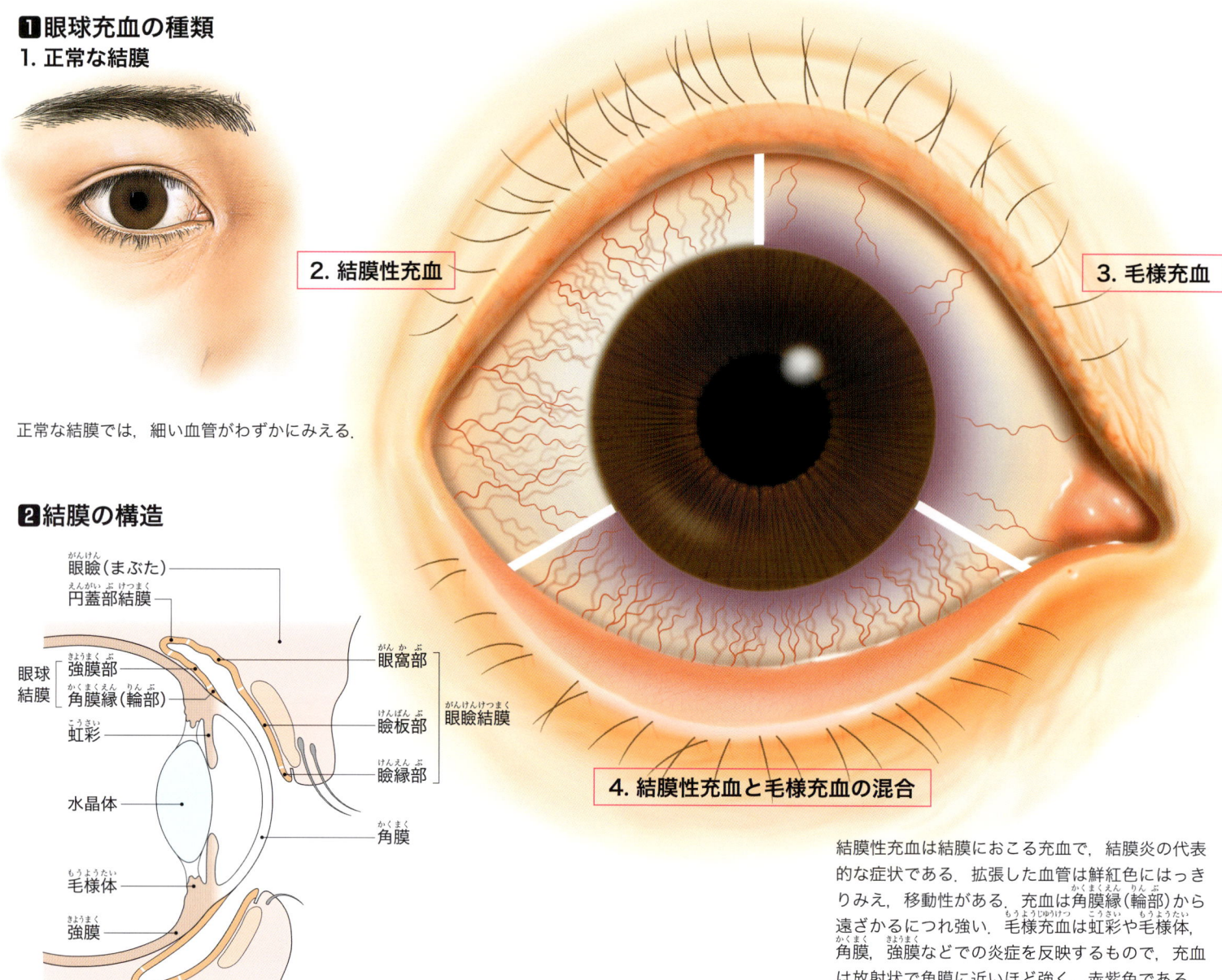

けつまくえん

conjunctivitis　　眼の病気

❶眼球充血の種類

1. 正常な結膜

正常な結膜では，細い血管がわずかにみえる．

2. 結膜性充血

3. 毛様充血

4. 結膜性充血と毛様充血の混合

結膜性充血は結膜におこる充血で，結膜炎の代表的な症状である．拡張した血管は鮮紅色にはっきりみえ，移動性がある．充血は角膜縁（輪部）から遠ざかるにつれ強い．毛様充血は虹彩や毛様体，角膜，強膜などでの炎症を反映するもので，充血は放射状で角膜に近いほど強く，赤紫色である．

❷結膜の構造

眼瞼（まぶた）
円蓋部結膜
強膜部
角膜縁（輪部）
虹彩
水晶体
毛様体
強膜
眼窩部
瞼板部
瞼縁部
眼瞼結膜
角膜
眼球結膜

結膜は眼瞼（まぶた）と眼球をつなぐ粘膜で，眼瞼の裏側をおおっている眼瞼結膜と白目の部分をおおっている眼球結膜，両者をつなぐ円蓋部結膜からなる．結膜はつねに湿った状態で，眼瞼と眼球の癒着をふせぐとともに，外界の刺激に敏感に反応し，涙液の分泌を増加させて異物を排除する自浄作用と局所の免疫反応作用をもつ．

　結膜は，眼球の白目の表面と眼瞼（まぶた）の裏側をおおっている粘膜で（図❷），外気に直接ふれるので細菌やウイルスをはじめ，さまざまな異物が侵入しやすい場所である．異物の侵入に対し，眼は涙の分泌やリンパ球のはたらきによって異物を排除しようとするが，異物を十分に排除できなかった場合には結膜に炎症がおこる．このようにしておこる結膜の炎症を結膜炎という．

〔原因からみた分類〕　細菌やウイルスなどの微生物が原因となる感染性結膜炎と，花粉，ハウスダスト，点眼薬などがアレルゲンとなっておこるアレルギー性結膜炎に大別される（図❸）．

〔感染性結膜炎〕　ウイルスが原因となる流行性角結膜炎が代表的である．流行性角結膜炎は，狭義には8型を中心としたアデノウイルスによる角結膜炎をいうが，一般的には伝染性ウイルス性角結膜炎全般をいい，小児に多い咽頭結膜炎（プール熱）のほか，急性出血性結膜炎などを含めることがある．

　細菌が原因となる結膜炎は，黄色ブドウ球菌や肺炎球菌，クラミジアなどの化膿菌の感染によっておこる．ウイルスが接触や空気を介して侵入するのに対し，細菌が接触以外にどのような経路で結膜へ侵入するかはよくわかっていない．

〔アレルギー性結膜炎〕　花粉，ハウスダスト，点眼薬に対するアレルギーとして発症するものや，アレルギー性疾患に合併するも

❸おもな結膜炎と症状の特徴

1. 感染性結膜炎

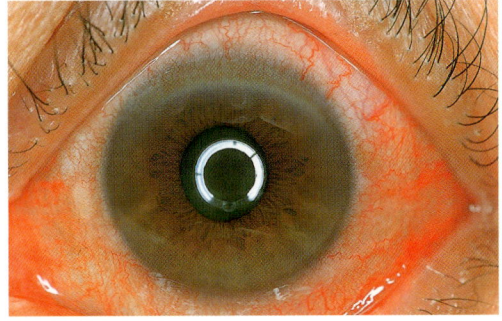

① 流行性角結膜炎における結膜の充血
② 流行性角結膜炎における偽膜 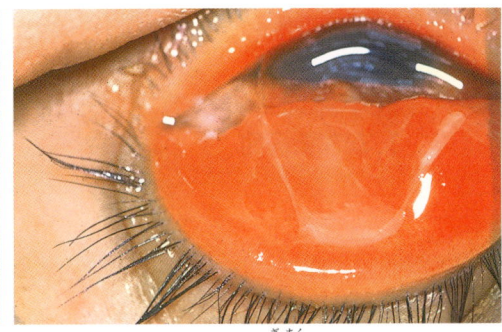
③ 急性出血性結膜炎における出血 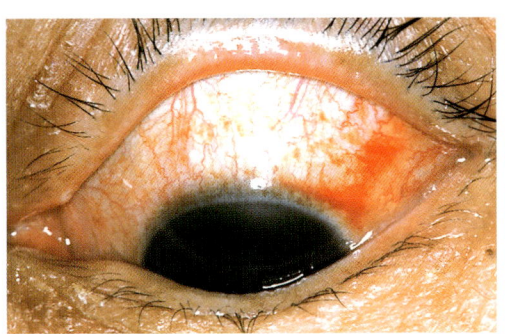
④ クラミジア結膜炎 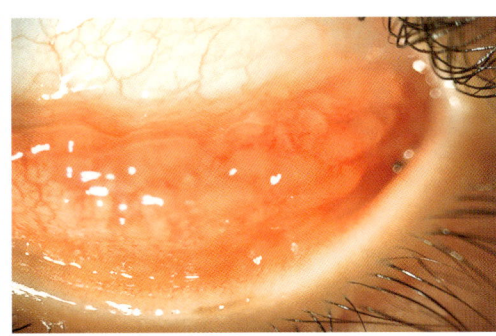

感染性結膜炎

流行性角結膜炎（①，②） ①では，拡張し，蛇行した血管が明瞭である．充血は外縁部ほど強い．
②では，眼瞼（まぶた）の裏側に，血管からの滲出物が白い膜となった偽膜がみられる．偽膜の形成は10歳以下の例に多い．

急性出血性結膜炎（③） エンテロウイルスやコクサッキーウイルスが原因となる．結膜の充血のほか，耳側（向かって右側）に結膜下出血がみられる．結膜下出血はほとんどの例でみられ，多くは発症当日におこる．

クラミジア結膜炎（④） 化膿菌であるクラミジアの感染によっておこる．まぶたの裏側の眼瞼結膜に大きな濾胞形成がみられる．通常の抗菌点眼薬には抵抗性がある．性行為感染症の一つ．

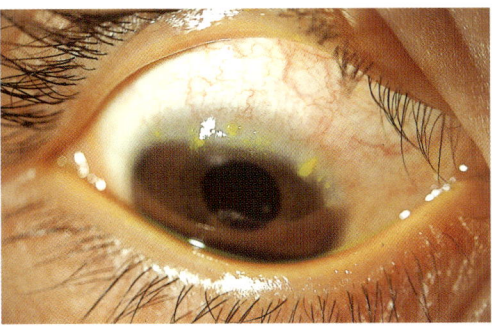

2. アレルギー性結膜炎

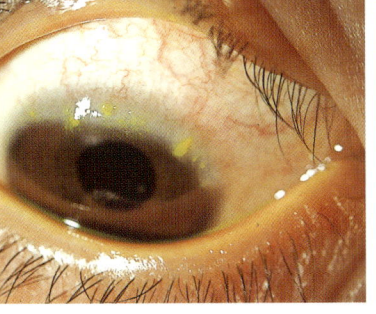

① 春季カタル（眼球型）
② 春季カタル（眼瞼型） 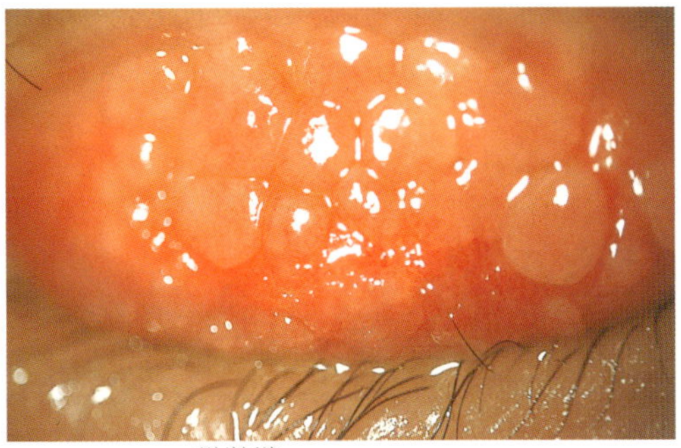
③ 春季カタルにおける角膜混濁 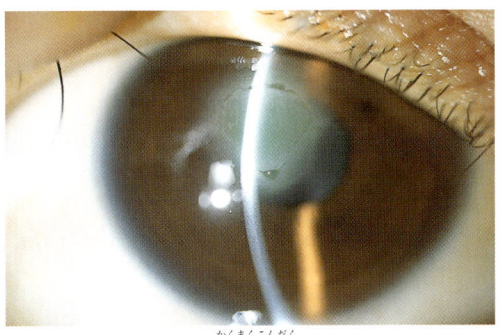
④ アトピー性角結膜炎 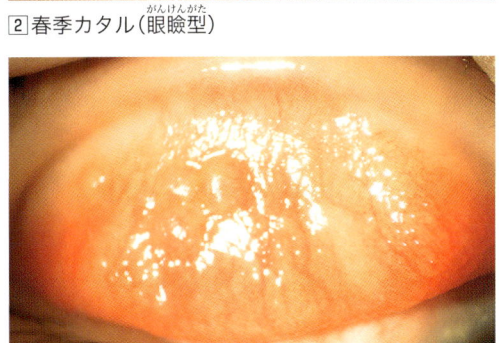

アレルギー性結膜炎

春季カタル（①〜③） 眼球型では，角膜縁（輪部）にそって堤状にのびる灰色の隆起がみられ，この隆起に向かって充血した血管が集まってきている．
眼瞼型では，眼瞼結膜に石垣の表面を思わせる石垣状乳頭増殖変化がみられる．
③は角膜に混濁を生じた例で，角膜は円形，灰色に混濁している．

アトピー性角結膜炎（④） 充血はひどくないが，眼瞼結膜の浮腫とビロードを思わせる表面の変化がみられる．

のなどがある．代表的なものに，花粉症や春季カタル，アトピー性角結膜炎がある．春季カタルは，春から夏にかけて症状が悪化し，それをくりかえすもので，幼少年期に発症し，成人になるころに自然と治癒するケースが多い．アトピー性角結膜炎は，アトピー性皮膚炎に合併するもので，通年性で，症状が全身症状に相関することが多く，白内障や網膜変性などをともなう率が高い．

〔症状〕原因や種類によって異なるが，代表的な症状は，①白目や眼瞼の裏側の結膜の充血（図❶），②眼脂（めやに）や涙がでる，③眼がごろごろして異物感がある，などである．原因や病状の程度，病気の進行期によっては，眼の瘙痒感，痛み，灼熱感，乾燥感，眼瞼の腫れなどが現れることもある．角膜に炎症がおよぶと羞明感（まぶしさ）を覚え，視力障害がおこることもある．

〔予防〕感染性結膜炎，とくにウイルス性結膜炎の予防は伝染経路の遮断にある．伝染経路は眼脂や涙液中のウイルスを介することにあるので，眼部にふれた手やタオルなどを眼にあてないことである．ウイルス付着物に対しては煮沸消毒，手指については流水下でセッケンをもちいてよく洗うとよい．消毒用アルコール綿でウイルス付着物や手をふくのも有効ではあるが，眼の周囲をふくことはアルコールによる眼の障害がおこる可能性があるので，おこなってはならない．

（澤　充）

外耳炎, 中耳炎

otitis externa, otitis media

がいじえん, ちゅうじえん

耳の病気

● 関連のある病気
難聴→44ページ

外耳炎は鼓膜より外側の耳介や外耳道の炎症, 中耳炎は鼓膜より内側の中耳(腔)の炎症である. いずれも細菌感染(化膿)によるものが多いが, 一部ウイルス感染もみられる. 滲出性中耳炎は非感染性である.

● 外耳炎

〔種類と原因〕 耳介については一般に化膿性炎症はまれで, ヘルペスウイルス感染(帯状疱疹, 図2)や湿疹が多い. 化膿菌による耳介軟骨膜炎はまれである.

外耳道の炎症(外耳道炎)は急性と慢性, 限局性(一部分の炎症)とびまん性(全体の炎症), 化膿性と非化膿性などにわけられる. 毛の根元にある毛囊の化膿から生じる急性限局性外耳道炎(耳癤)がもっとも多い(図2). 非化膿性びまん性外耳道炎としては湿疹や真菌(カビ)によるものがある.

〔症状〕 急性限局性外耳道炎は強い耳痛が特徴. 耳をひっぱる, おす, 咀嚼や会話などで顎を動かすときにとくに痛む. きこえは一般にわるくならず, 外耳道は限局性に発赤・腫脹する. 湿疹や真菌による場合にはかゆく, 痛みは少ない. 幼小児は耳かきによる傷, 耳垢をためての水泳や耳垢栓塞が誘因となるので, 日ごろから耳垢に注意する.

● 中耳炎

〔種類と原因〕 急性と慢性, 化膿性と非化膿性, 特殊な真珠腫性などにわけられる(図3). 急性, 慢性の非化膿性のものは滲出性中耳炎である. 急性化膿性中耳炎は, かぜなどのとき耳管から感染をきたしたものである. 慢性化膿性中耳炎は炎症が遷延し慢性化したもの. 真珠腫性中耳炎は鼓膜辺縁部の穿孔から上皮(皮膚)が中耳にはいり, 骨を破壊する. 危険な型の中耳炎である.

〔症状〕 急性化膿性中耳炎は, 耳がつまった感じから耳痛や発熱を生じ, さらに鼓膜が穿孔し膿性の耳漏がでる. 幼小児は耳管の構造(図1-2)やアデノイド肥大のためにかかりやすく, 反復することが多い. 慢性化膿性中耳炎は難聴傾向があり, 水泳のあとやかぜなどで耳漏がでる. 真珠腫性中耳炎の症状は, 進行するまで気づかないことが多い. ときどき耳痛があり, くさい耳かすのようなものがでる.　(水野 正浩)

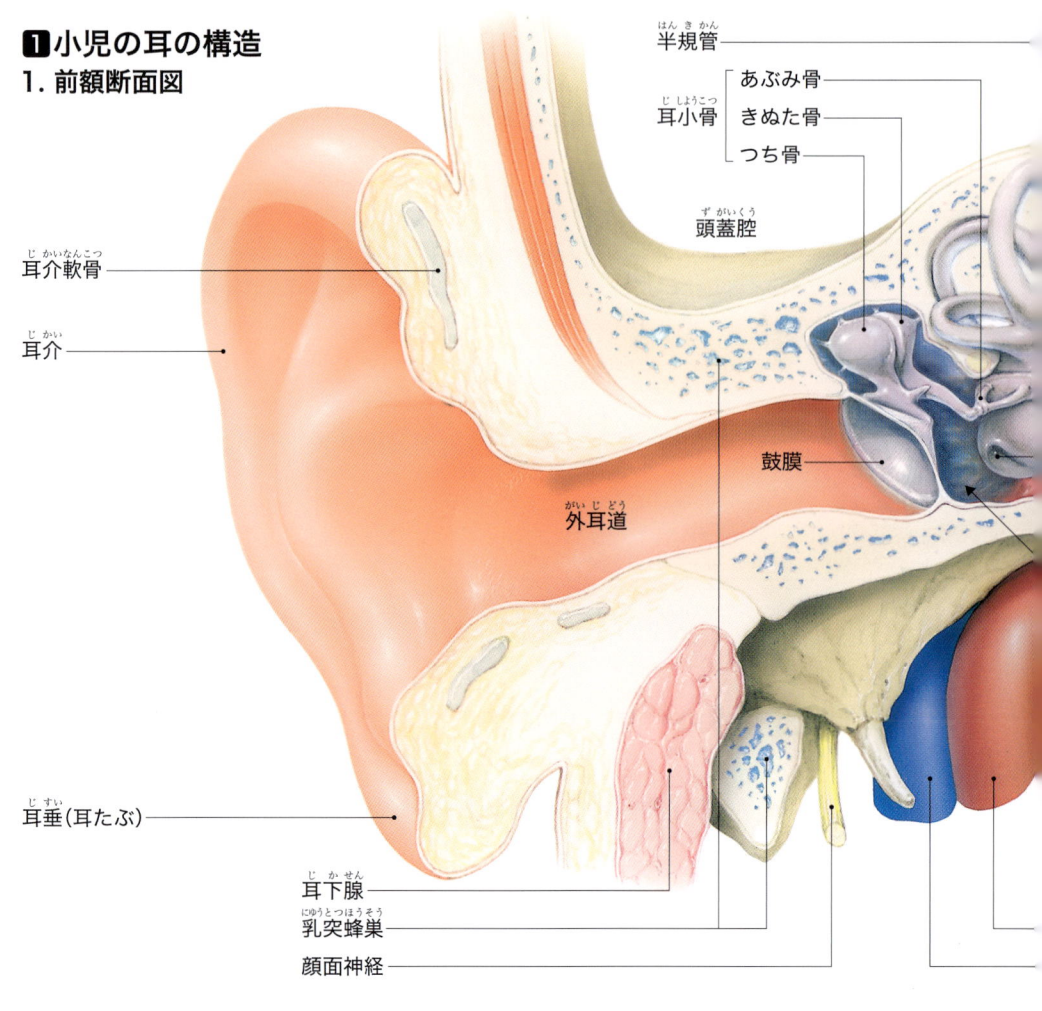

1 小児の耳の構造

1. 前額断面図

半規管, あぶみ骨, きぬた骨, つち骨, 耳小骨, 頭蓋腔, 耳介軟骨, 耳介, 鼓膜, 外耳道, 耳垂(耳たぶ), 耳下腺, 乳突蜂巣, 顔面神経

2. 小児と成人の耳管の比較

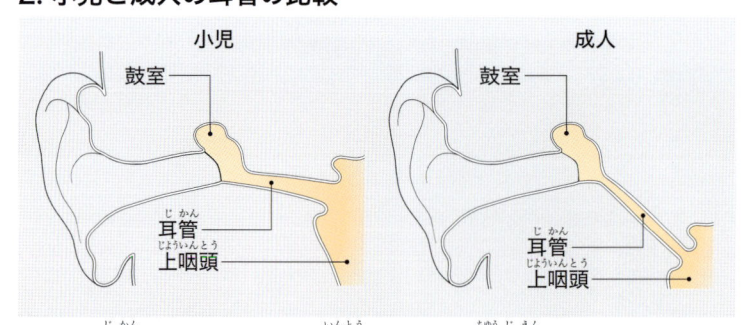

小児／成人
鼓室, 耳管, 上咽頭

幼小児の耳管は水平で短いため, 咽頭からの感染(中耳炎)がおこりやすい.

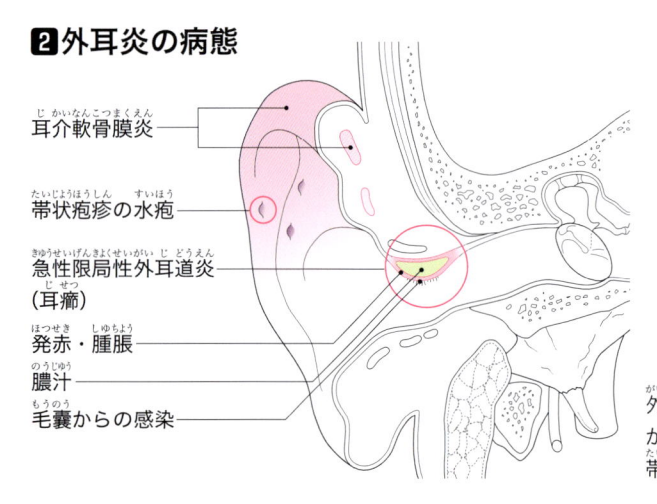

3. 矢状断面図

三半規管, 外耳道, 乳突蜂巣, 鼓膜, 中耳腔, 鼓室, 耳管

2 外耳炎の病態

耳介軟骨膜炎, 帯状疱疹の水疱, 急性限局性外耳道炎(耳癤), 発赤・腫脹, 膿汁, 毛囊からの感染

外耳炎の原因は, 毛囊の化膿菌感染が多いが, 外傷や耳垢も誘因となる. 帯状疱疹などのウイルス感染もある.

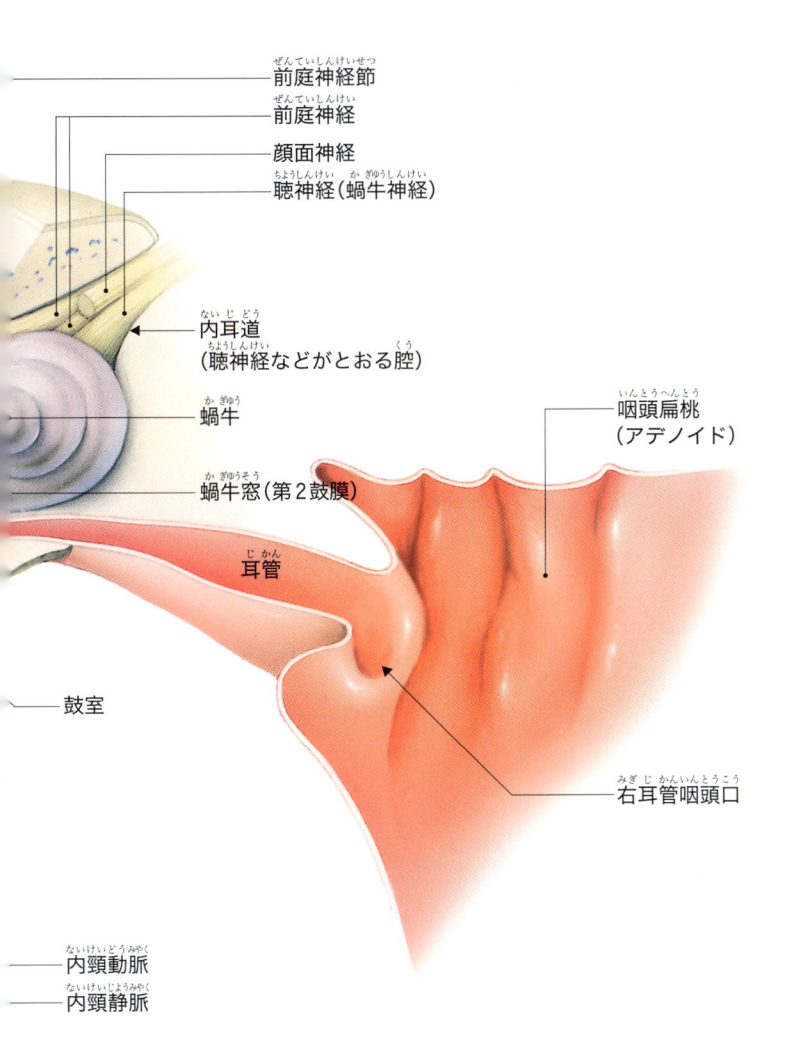

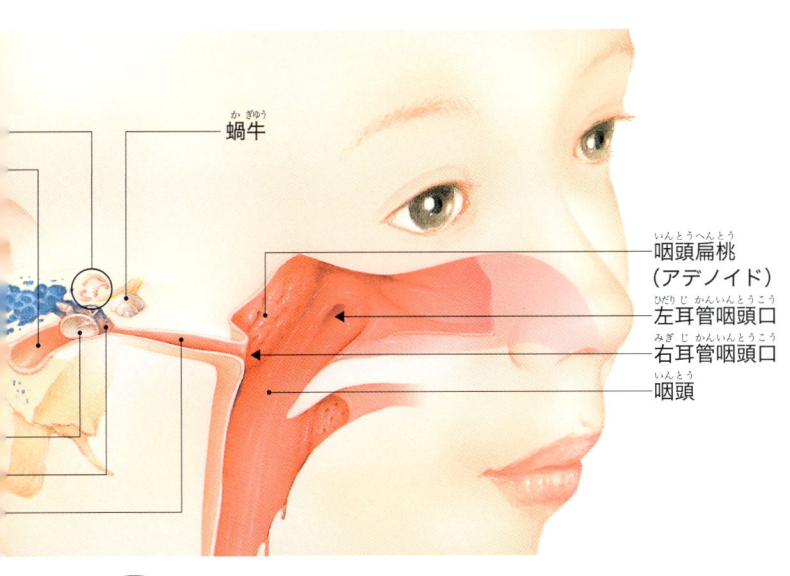

❸ 中耳炎の種類と病態

1. 急性化膿性中耳炎

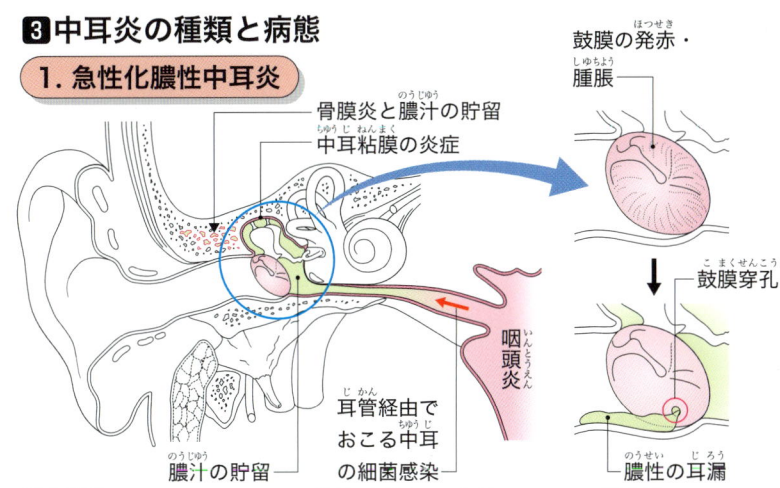

上気道炎（かぜ）などのときに，鼻腔や咽頭から耳管を経由して中耳腔に細菌感染がおこったもの．症状は，耳痛，難聴，発熱，後に耳漏など．

2. 慢性化膿性中耳炎

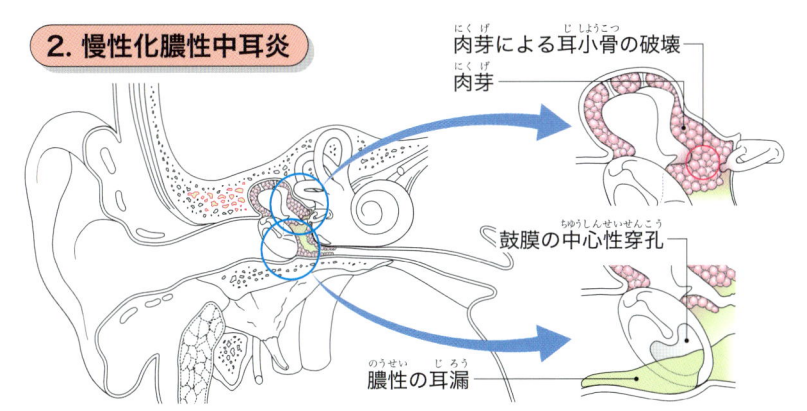

急性化膿性中耳炎の遷延，反復や外傷性鼓膜穿孔の感染などから中耳の炎症が慢性化したもの．症状は，難聴，耳漏，中心性鼓膜穿孔など．

3. 真珠腫性中耳炎と合併症

①真珠腫の形成

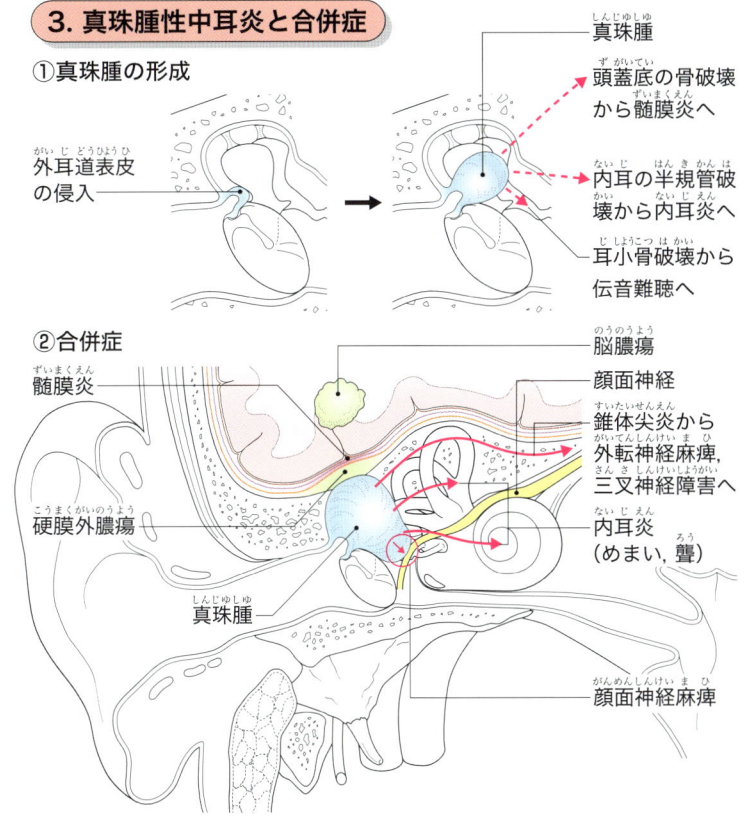

②合併症

鼓膜の弛緩部や辺縁部の穿孔から上皮（皮膚）が中耳に侵入し，内部で増大して周囲の骨を破壊する．耳小骨の破壊による難聴のほか，内耳，顔面神経，頭蓋内に合併症をおこし危険なので手術が必要である．

外耳炎，中耳炎にならないための注意

外耳炎は耳垢栓塞や耳掃除の際の外傷などによることが多い．水泳前には耳垢を除去し，また，耳掃除はやわらかい綿棒などで慎重におこなう．かぜのときに強く鼻をかむと，細菌が耳管をとおして中耳に運ばれ，急性中耳炎となるので，慎重に片方ずつかむ．慢性中耳炎などで鼓膜に穿孔がある場合には，水泳は細菌感染をおこすのでおこなってはいけない

外耳炎, 中耳炎 — 43

難聴 (なんちょう)

hardness of hearing　耳の病気

●関連のある病気
外耳炎, 中耳炎→42ページ

❶聴覚のしくみ

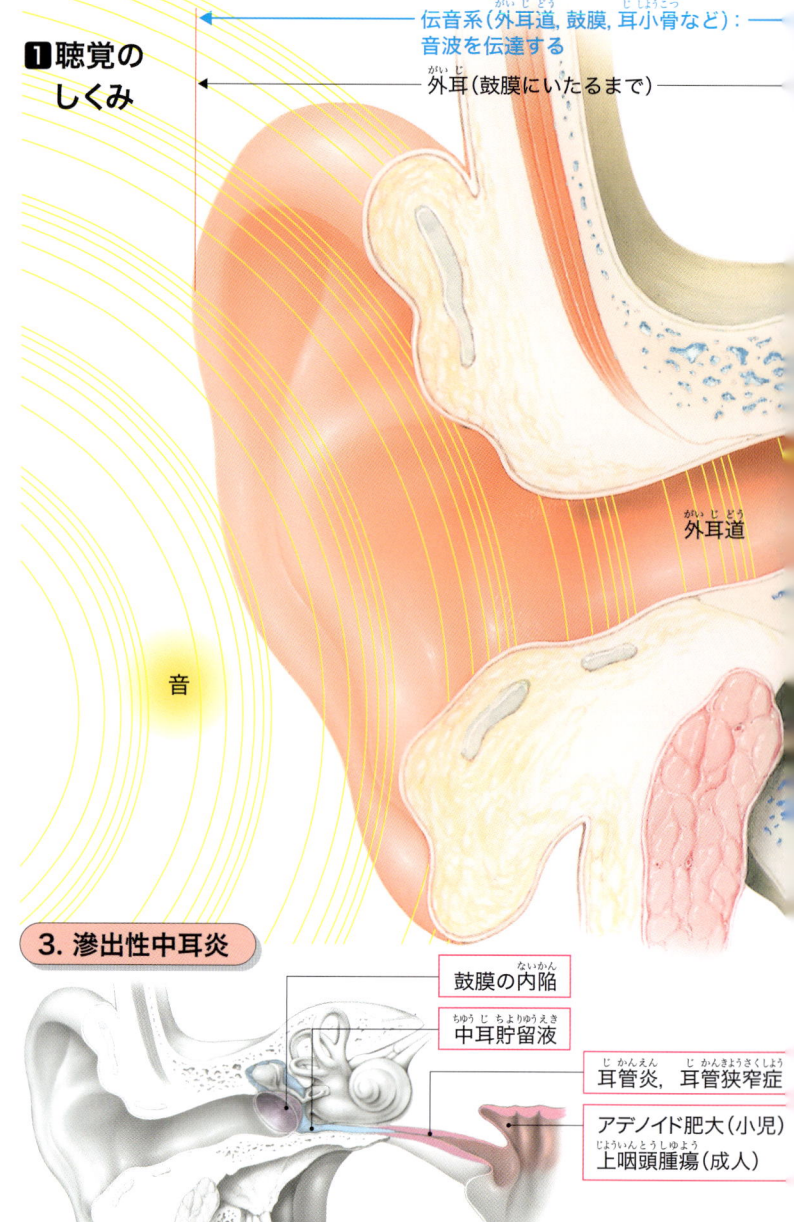

伝音系(外耳道, 鼓膜, 耳小骨など):音波を伝達する
外耳(鼓膜にいたるまで)
外耳道
音

❷伝音難聴をおこす原因

1. 耳垢栓塞

外耳道はからだの表面と同様に皮膚でおおわれているので, 垢がでる. これが耳垢である. 耳垢が排出されずにたまったものが耳垢栓塞であり, これが外耳道を完全にふさぐと音波が鼓膜まで到達せず, 難聴を生じることになる.

2. 慢性中耳炎

急性中耳炎や外傷性鼓膜穿孔からの感染が遷延・反復し, 中耳の炎症が慢性化して耳漏が反復・持続して流出したり, 穿孔が閉鎖せず難聴がのこった状態. 難聴は鼓膜穿孔, 耳小骨の炎症性破壊, 中耳の炎症性肉芽, 炎症消退後の耳小骨の固着や硬化, などにより音波が内耳まで伝達されないことにより生じる.

①鼓膜の穿孔 — 鼓膜, 穿孔
②耳小骨の破壊 — 破壊 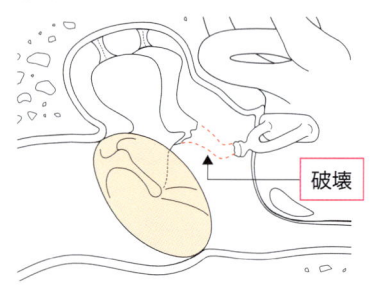
③肉芽の発生 — 肉芽
④耳小骨の固着, 硬化 — 固着
⑤鼓膜の内陥と癒着 — 癒着, 内陥

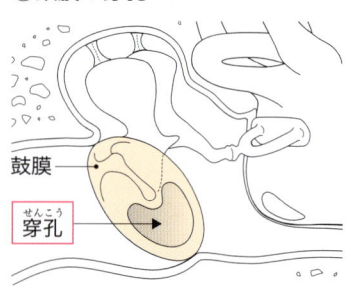

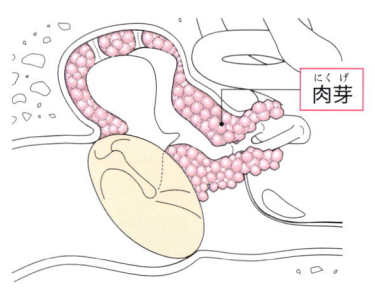

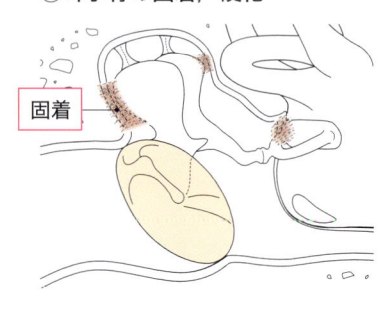

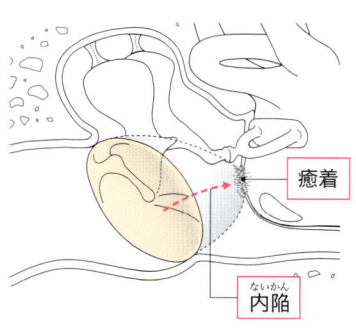

3. 滲出性中耳炎

鼓膜の内陥
中耳貯留液
耳管炎, 耳管狭窄症
アデノイド肥大(小児)
上咽頭腫瘍(成人)

耳管のとおりがわるくなると, 中耳の気圧が低下して鼓膜が内側にくぼんで(内陥), 動きがわるくなり難聴となる(耳管狭窄症). この状態がつづくと中耳に液体がたまって滲出性中耳炎となり, きこえがさらにわるくなる. かぜによる耳管炎, 小児ではアデノイド肥大, 成人では上咽頭腫瘍などが原因となる.

　音がきこえにくいことを難聴, さらに高度でまったくきこえないことを聾という. きこえにくさは, 聴音が小さい〈閾値上昇〉と, ことばなどの内容がききとりにくい〈明瞭度低下〉とがある.

〔音のきこえるしくみ〕 音は空気の振動(音波)で, ヒトのききとれる範囲は, およそ16〜20000Hzである.

　音波は外耳道をとおって中耳の鼓膜を振動させる. 鼓膜の振動は3つの耳小骨(つち骨, きぬた骨, あぶみ骨)で伝達され, 内耳にある蝸牛へと伝えられる. 蝸牛にあるコルチ器で音波は電気的な神経信号にかえられる. この神経信号は, 内耳から聴神経, 脳幹伝導路(神経路)をとおって, 大脳の聴皮質(聴覚中枢)に伝えられる. 音の内容は内耳から大脳へ伝わるあいだに分析され, 最終的に大脳で認識される. なお, 音のなかで, ことばの内容は優位脳(利き手と反対側の脳で一般には左の脳)で理解される.

　音波を伝える外耳, 中耳を伝音系, 音を神経信号として伝える内耳から大脳までを感音系という(図❶).

〔難聴の種類と原因〕 外耳, 中耳の伝音系の障害による難聴を伝音難聴(図❷)といい, 内耳から大脳までの神経部分である感音系の障害によるものを感音難聴(図❸), 両方の障害の合併によるものを混合難聴という.

〔伝音難聴の原因〕 伝音難聴をおこす疾患には, 外耳道がふさがっている先天奇形(外耳道閉鎖症), 外傷, 腫瘍や慢性炎症による閉鎖, 耳垢栓塞, などがある.

❸ 感音難聴をおこす原因

1. 聴皮質の障害
大脳の聴皮質は，音の信号を最終的に認識する聴覚の中枢である．片側だけの聴皮質の障害ではきこえの障害はほとんど自覚されない．両側の障害では音はよくきこえるが，内容や意味がききとれなくなる．両側の障害はきわめてまれであるが，髄膜炎などにより生じることがある．

2. 脳幹の障害
脳幹は聴神経と大脳をつなぐ位置にあり，音の神経信号を伝達するほか，音の分析もおこなっている．したがって，脳幹が障害されるときこえにくくなるだけでなく，音源の方向感覚や音の内容や意味のききとりの障害が生じる．脳幹の腫瘍や血管障害などによるが，小児では比較的まれである．

3. 聴神経（蝸牛神経）の障害
聴神経は内耳で音波から電気信号に変換された音の神経信号を脳幹に伝える．聴神経が障害されるときこえにくくなり，音の内容もききとりにくくなる．聴神経の障害による難聴は，骨折などの外傷や，聴神経腫瘍，小脳橋角部などの腫瘍でおこる．

4. 内耳の障害
内耳は音波を神経信号にかえて聴神経へ伝える重要な場所で，障害されると難聴が生じる．障害の原因としては遺伝性，形成不全，外傷，炎症，中毒，全身性疾患，などがある．難聴の原因の生じた時期でわけると先天性，胎児性，周産期性，出生後性（狭義の後天性），などがある．

難聴の治療
- 伝音難聴は一般に手術や処置で聴力の改善が可能である．また，補聴器をつかって音を大きくすればよくきこえる
- 感音難聴では一部は薬物療法が有効．手術で改善するものはまだ少ない．多くは必要に応じて補聴器をつかって補うが，一部に内容がききとりにくいことがある．最近は高度の難聴に人工内耳が有効

　中耳では，先天性の中耳奇形，外傷による耳小骨や鼓膜の損傷，また中耳炎（炎症）の際の鼓膜穿孔，耳小骨の破壊，肉芽や癒着による耳小骨の可動障害，耳管狭窄による中耳の気圧低下や滲出性中耳炎の場合の貯留液による鼓膜や耳小骨の可動性低下，などがある．

〔感音難聴の原因〕 感音難聴は，音波を電気的な神経信号にかえる感覚神経細胞やこれを栄養する血管，内耳液，信号を伝える神経などが障害されておこる．遺伝性を含む内耳の先天奇形，大きな音による音響外傷，内耳骨折などの機械的外傷，ウイルスや細菌などによる炎症，化学物質や薬物による中毒のほか，糖尿病，自己免疫疾患，甲状腺や腎臓の病気など全身性の疾患が影響するなど，多くの原因がある．幼小児では少ないが，神経路も腫瘍や外傷，炎症，血管障害などによって障害され，感音難聴がおこり得る．

〔症状〕 両側性ではよびかけや周囲の物音に反応せず，無関心である．感音難聴ではことばの内容がききとれないことがある．耳鳴や耳閉塞感（耳がつまった感じ）の自覚も多い．メニエール病，内耳炎などでは，めまいや平衡障害（ふらふらする）をともなう．幼小児は難聴を自覚せず，これを訴えないことも多い．とくに片側の難聴は発見されにくく，まわりの大人が十分に注意する必要がある．言語を習得する期間である乳幼児の，とくに両側難聴は，ことばの発達に大きな障害となる．早期に発見し，早期に聴力改善あるいは聴能・言語訓練をおこなうことが必須である．（水野 正浩）

allergic rhinitis
アレルギー性鼻炎──花粉症

鼻の病気

●関連のある病気
結膜炎→40ページ　気管支喘息→66ページ
アトピー性皮膚炎→118ページ

❶発症のしくみと鼻粘膜の変化
1. 感作の成立過程

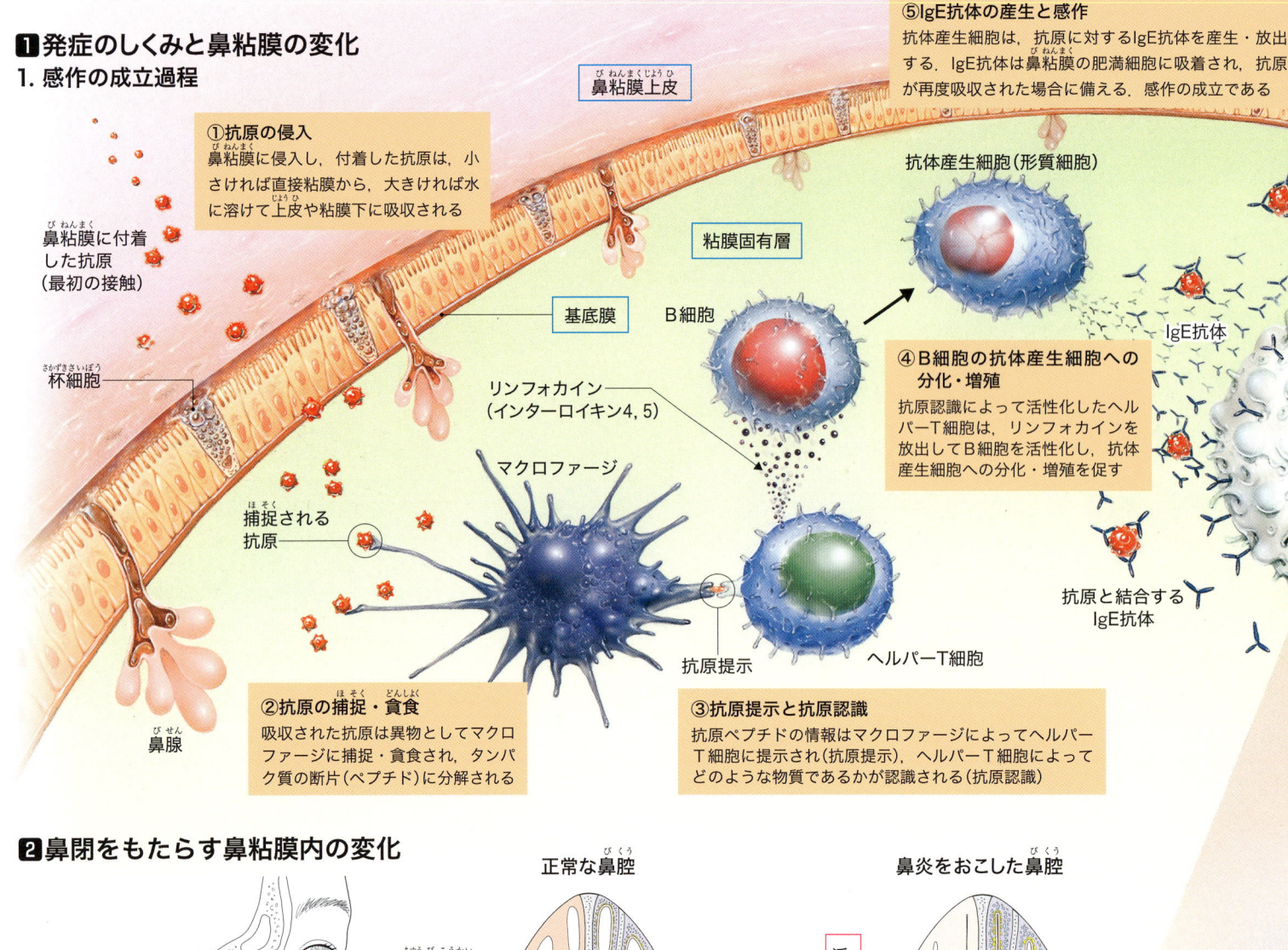

①抗原の侵入
鼻粘膜に侵入し，付着した抗原は，小さければ直接粘膜から，大きければ水に溶けて上皮や粘膜下に吸収される

鼻粘膜に付着した抗原（最初の接触）

鼻粘膜上皮

杯細胞

捕捉される抗原

基底膜

粘膜固有層

B細胞

リンフォカイン（インターロイキン4，5）

マクロファージ

抗原提示

ヘルパーT細胞

鼻腺

⑤IgE抗体の産生と感作
抗体産生細胞は，抗原に対するIgE抗体を産生・放出する．IgE抗体は鼻粘膜の肥満細胞に吸着され，抗原が再度吸収された場合に備える．感作の成立である

抗体産生細胞（形質細胞）

④B細胞の抗体産生細胞への分化・増殖
抗原認識によって活性化したヘルパーT細胞は，リンフォカインを放出してB細胞を活性化し，抗体産生細胞への分化・増殖を促す

IgE抗体

抗原と結合するIgE抗体

②抗原の捕捉・貪食
吸収された抗原は異物としてマクロファージに捕捉・貪食され，タンパク質の断片（ペプチド）に分解される

③抗原提示と抗原認識
抗原ペプチドの情報はマクロファージによってヘルパーT細胞に提示され（抗原提示），ヘルパーT細胞によってどのような物質であるかが認識される（抗原認識）

❷鼻閉をもたらす鼻粘膜内の変化

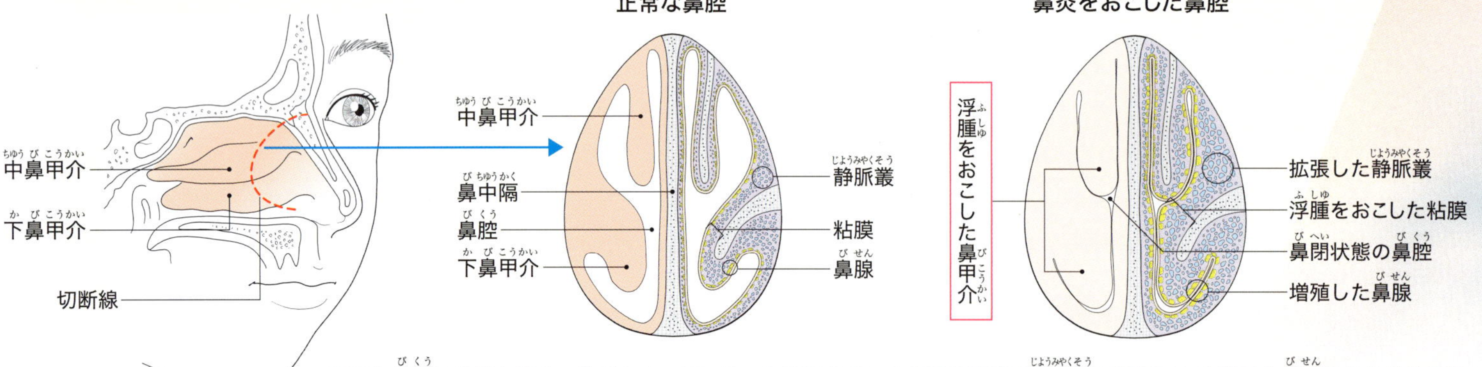

正常な鼻腔

中鼻甲介
下鼻甲介
切断線

中鼻甲介
鼻中隔
鼻腔
下鼻甲介

静脈叢
粘膜
鼻腺

鼻炎をおこした鼻腔

浮腫をおこした鼻甲介

拡張した静脈叢
浮腫をおこした粘膜
鼻閉状態の鼻腔
増殖した鼻腺

正常な鼻腔は粘膜も薄く，鼻がとおっている．鼻炎をおこした鼻腔は粘膜の静脈叢の拡張による肥厚や鼻腺からの多量の粘液の分泌によって浮腫状態となり，鼻がつまってしまう．図の向かって左側は粘膜の外表面を，右側は断面を示す．

　ある外因物質（抗原）に対して，体内でつくられた抗体がその抗原にふたたびであうことでおこる過敏な抗原抗体反応が，アレルギー反応である．このアレルギー反応が鼻粘膜におこった場合をアレルギー性鼻炎（鼻アレルギー）といい，抗原が花粉である場合を花粉症という．アレルギー性鼻炎のうち，後述する通年性アレルギー性鼻炎の初発年齢は10歳以下が多いのが特徴である．

　〔発症のしくみ〕　ある外因物質（抗原）が吸入によって反復して鼻粘膜に付着すると，体内ではその抗原に対抗する特殊な成分（抗体）がつくられるようになる．この状態を感作という．
　感作された状態でふたたび抗原が鼻粘膜に付着すると，抗体がこれを認識して抗原と結びつき，抗原抗体反応をおこして特殊な化学物質（ケミカルメディエーター）を放出する．この化学物質が鼻粘膜や血管，神経を刺激してアレルギー性鼻炎の症状をひきおこす．すなわち，化学物質が鼻粘膜の神経（三叉神経）を刺激してくしゃみの発作をおこし，血管や鼻粘膜を刺激することで，血管拡張や鼻粘膜の浮腫（むくみ）による鼻閉（鼻づまり）や，鼻腺からの多量の水様性の鼻漏（鼻汁）をひきおこす（図❶，図❷）．

　〔原因による分類〕　アレルギー性鼻炎をおこす抗原となり得る物質の多くは空中を飛散し，吸入によって鼻粘膜に到達する吸入性物質であり，食餌性抗原などによることはまれである．常時存在

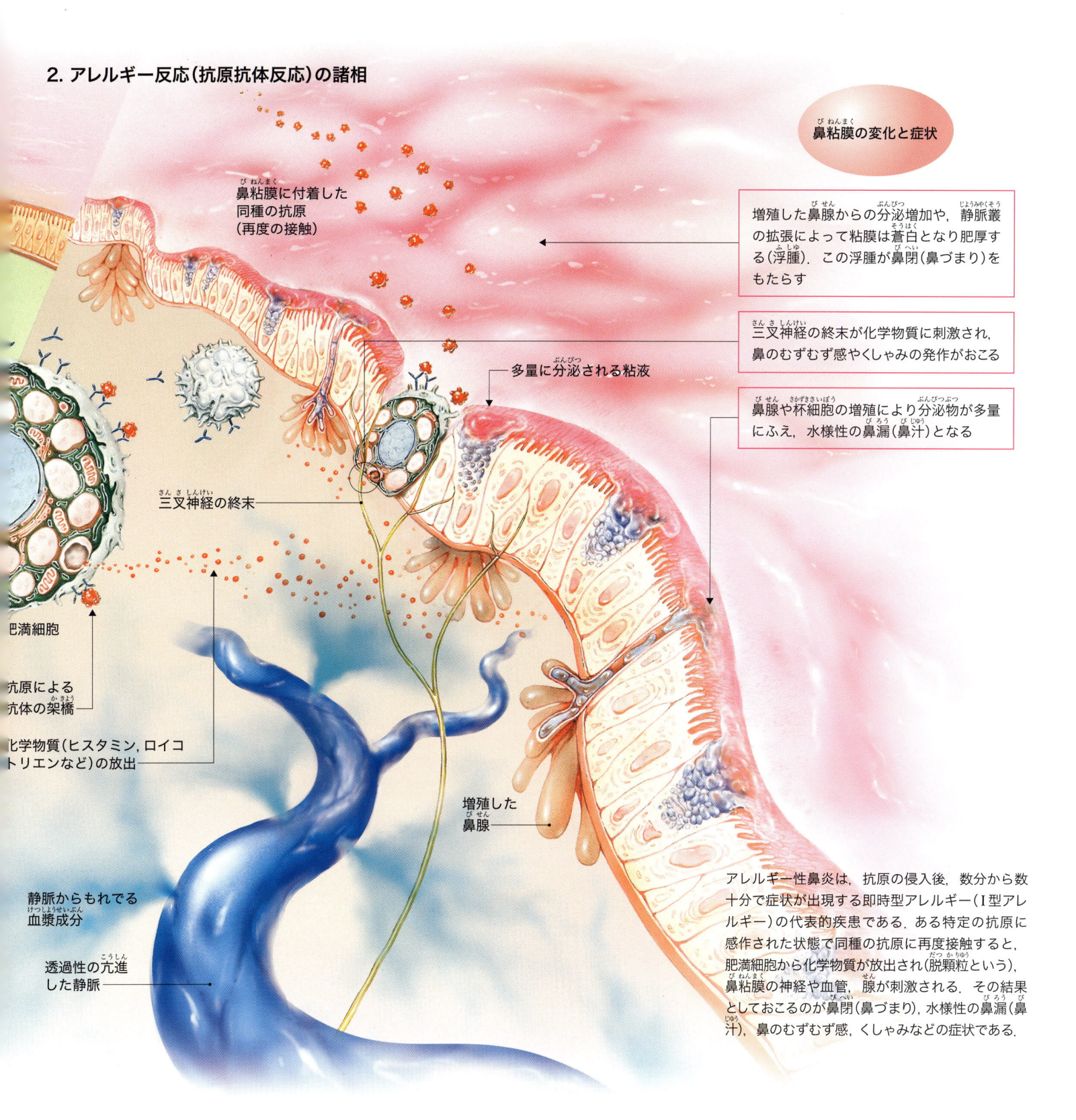

2. アレルギー反応（抗原抗体反応）の諸相

鼻粘膜の変化と症状

鼻粘膜に付着した同種の抗原（再度の接触）

増殖した鼻腺からの分泌増加や，静脈叢の拡張によって粘膜は蒼白となり肥厚する（浮腫）．この浮腫が鼻閉（鼻づまり）をもたらす

三叉神経の終末が化学物質に刺激され，鼻のむずむず感やくしゃみの発作がおこる

多量に分泌される粘液

鼻腺や杯細胞の増殖により分泌物が多量にふえ，水様性の鼻漏（鼻汁）となる

三叉神経の終末

肥満細胞

抗原による抗体の架橋

化学物質（ヒスタミン，ロイコトリエンなど）の放出

増殖した鼻腺

静脈からもれでる血漿成分

透過性の亢進した静脈

アレルギー性鼻炎は，抗原の侵入後，数分から数十分で症状が出現する即時型アレルギー（Ⅰ型アレルギー）の代表的疾患である．ある特定の抗原に感作された状態で同種の抗原に再度接触すると，肥満細胞から化学物質が放出され（脱顆粒という），鼻粘膜の神経や血管，腺が刺激される．その結果としておこるのが鼻閉（鼻づまり），水様性の鼻漏（鼻汁），鼻のむずむず感，くしゃみなどの症状である．

する物質による場合は，一年中症状をひきおこすので通年性アレルギー性鼻炎という．抗原は，ほこり，ダニ，真菌（カビ），イヌやネコの毛やふけなどが多い．

一方，ある時期だけ存在する物質によってその時期だけ症状が現れる場合は，季節性アレルギー性鼻炎という．抗原は，スギ，ブタクサなど，樹木や草の花粉が多く，この場合を花粉症という．

アレルギー性鼻炎と似た症状を示す血管運動性鼻炎は，原因となる抗原が証明されず，自律神経の異常によると考えられている．

〔症状〕　鼻がむずむずして（瘙痒感）くしゃみを連発する発作がおこり，同時に多量のさらさらした水様性の鼻漏が生じ，鼻がつまる（鼻閉）のが典型的な症状である（図❷）．

花粉症では微熱をともなうこともある．発作が治まると症状は消え，鼻もふたたびとおる．

〔合併症〕　鼻粘膜以外の器官にもアレルギー症状が現れることがある．季節性アレルギー性鼻炎では眼が赤く充血してかゆみが強く，涙がでるアレルギー性結膜炎の合併がもっとも多い．耳がかゆい，のどがかゆくてひりひりする，襟もとや袖口，顔面など，肌の露出部分が発赤してかゆくなるなどの皮膚や粘膜の症状がみられることもある．下痢などの消化器症状が現れることもある．通年性アレルギー性鼻炎では気管支喘息の合併が多い．　　（水野　正浩）

paranasal sinusitis

副鼻腔炎 (蓄膿症)
ふくびくうえん

鼻の病気

● 関連のある病気
髄膜炎→34ページ　中耳炎→42ページ
気管支炎→62ページ

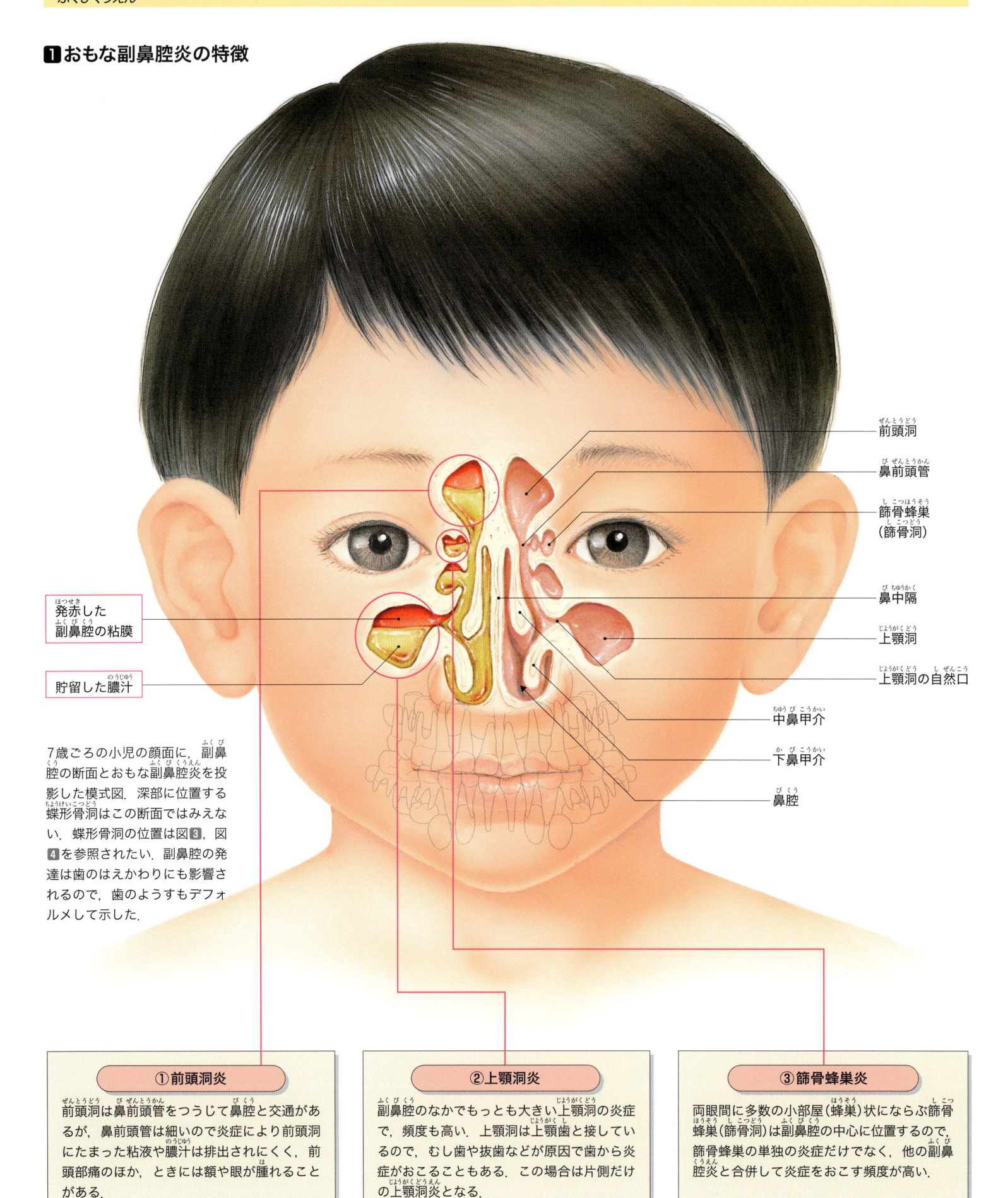

❶ おもな副鼻腔炎の特徴

（ラベル）
- 前頭洞（ぜんとうどう）
- 鼻前頭管（びぜんとうかん）
- 篩骨蜂巣（しこつほうそう）（篩骨洞／しこつどう）
- 鼻中隔（びちゅうかく）
- 上顎洞（じょうがくどう）
- 上顎洞の自然口（じょうがくどう しぜんこう）
- 中鼻甲介（ちゅうびこうかい）
- 下鼻甲介（かびこうかい）
- 鼻腔（びくう）
- 発赤した副鼻腔の粘膜（ほっせきした ふくびくうのねんまく）
- 貯留した膿汁（のうじゅう）

7歳ごろの小児の顔面に，副鼻腔（ふくびくう）の断面とおもな副鼻腔炎（ふくびくうえん）を投影した模式図．深部に位置する蝶形骨洞（ちょうけいこつどう）はこの断面ではみえない．蝶形骨洞の位置は図❸，図❹を参照されたい．副鼻腔の発達は歯のはえかわりにも影響されるので，歯のようすもデフォルメして示した．

① 前頭洞炎
前頭洞（ぜんとうどう）は鼻前頭管（びぜんとうかん）をつうじて鼻腔（びくう）と交通があるが，鼻前頭管は細いので炎症により前頭洞にたまった粘液や膿汁（のうじゅう）は排出されにくく，前頭部痛のほか，ときには額や眼が腫れることがある．

② 上顎洞炎
副鼻腔（ふくびくう）のなかでもっとも大きい上顎洞（じょうがくどう）の炎症で，頻度も高い．上顎洞は上顎歯と接しているので，むし歯や抜歯などが原因で歯から炎症がおこることもある．この場合は片側だけの上顎洞炎（じょうがくどうえん）となる．

③ 篩骨蜂巣炎
両眼間に多数の小部屋（蜂巣／ほうそう）状にならぶ篩骨蜂巣（しこつほうそう）（篩骨洞／しこつどう）は副鼻腔の中心に位置するので，篩骨蜂巣の単独の炎症だけでなく，他の副鼻腔炎と合併して炎症をおこす頻度が高い．

❷副鼻腔の発達

新生児 / 小児（7〜8歳） / 成人

前頭洞、上顎洞、永久歯胚、乳歯、篩骨蜂巣（篩骨洞）、上顎洞

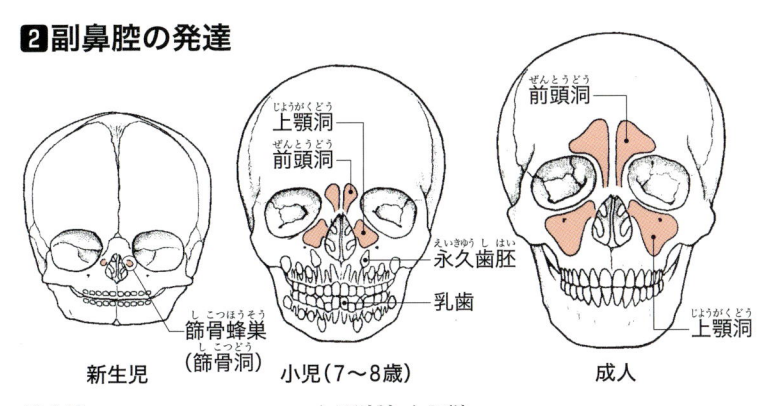

副鼻腔は出生時には未発達で，篩骨蜂巣（篩骨洞）のみである．成長とともに発達するが，上顎洞は永久歯がはえそろうころに発達する．前頭洞は女性ではやや発達がわるい．

❸副鼻腔炎における鼻漏の方向

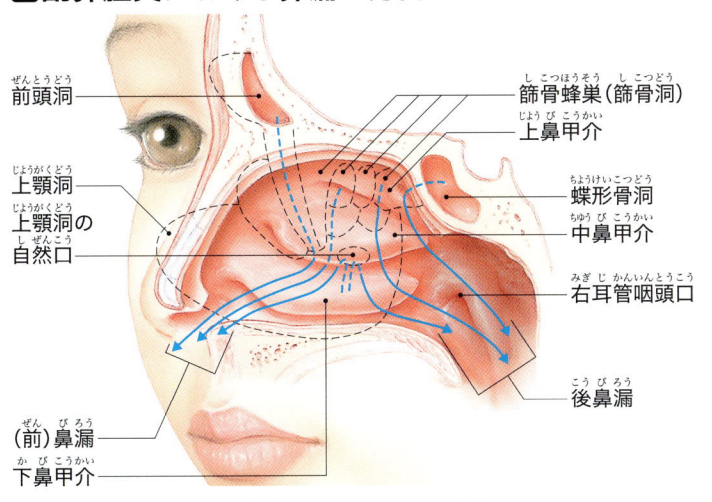

前頭洞、篩骨蜂巣（篩骨洞）、上鼻甲介、上顎洞、上顎洞の自然口、蝶形骨洞、中鼻甲介、右耳管咽頭口、後鼻漏、（前）鼻漏、下鼻甲介

副鼻腔の粘液や膿汁は自然口などの交通路から鼻腔に排出される．鼻腔へ向かう（前）鼻漏と後方の咽頭へ向かう後鼻漏とがある．矢印の破線部分は裏側を，実線部分は表側を流れることを示す．

❺副鼻腔炎の合併症

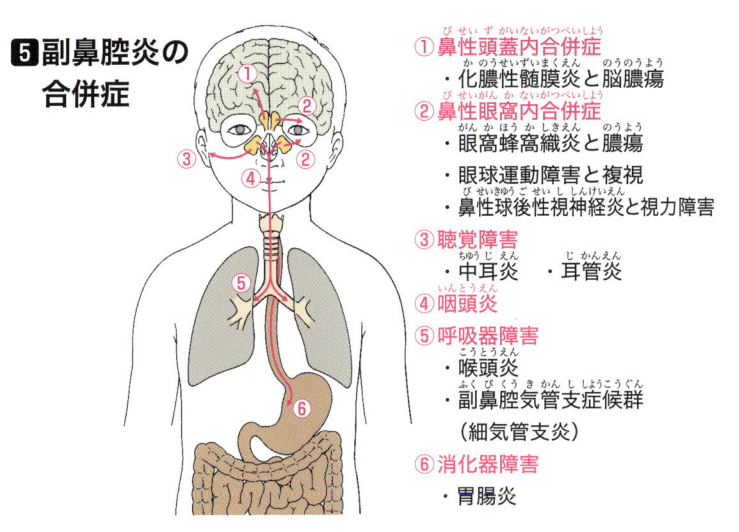

① **鼻性頭蓋内合併症**
・化膿性髄膜炎と脳膿瘍
② **鼻性眼窩内合併症**
・眼窩蜂窩織炎と膿瘍
・眼球運動障害と複視
・鼻性球後性視神経炎と視力障害
③ **聴覚障害**
・中耳炎　・耳管炎
④ **咽頭炎**
⑤ **呼吸器障害**
・喉頭炎
・副鼻腔気管支症候群
　（細気管支炎）
⑥ **消化器障害**
・胃腸炎

❹鼻たけの状態

前頭洞、篩骨蜂巣（篩骨洞）、上鼻甲介、蝶形骨洞、中鼻甲介（一部切断）、左耳管咽頭口、上顎洞の自然口、上顎洞、鼻腔

上顎洞から鼻腔に突出した鼻たけ

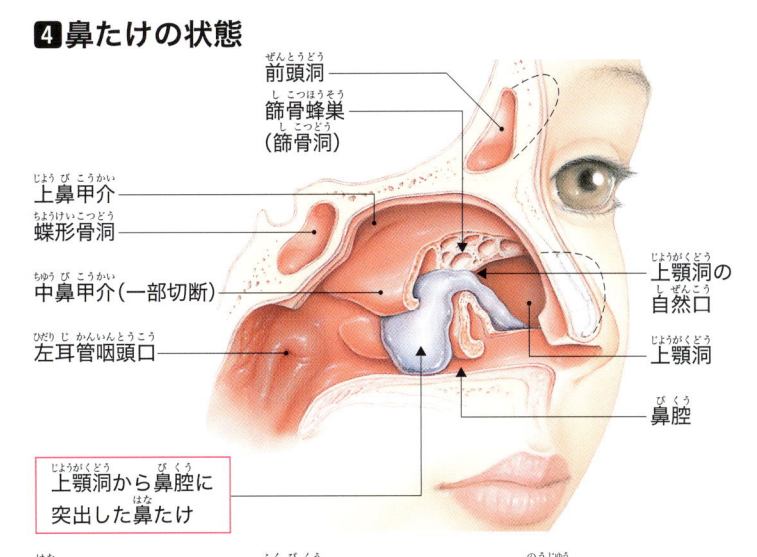

鼻たけは炎症をおこした副鼻腔の粘膜や，排出される膿汁によって刺激された交通路の粘膜から生じる．図のように，成長して鼻腔をふさぐと鼻がつまる．鼻たけはアレルギーでもおこることがある．

副鼻腔は，鼻腔からわかれた骨にかこまれた空間で，前頭洞，篩骨蜂巣（篩骨洞），上顎洞，蝶形骨洞の4種類がある．いずれも鼻腔とは交通があり，内側は粘膜によっておおわれている．この副鼻腔におこる炎症を副鼻腔炎という．化膿して膿汁がたまるので蓄膿症ともいわれた．

〔原因〕　副鼻腔内の粘膜に炎症がおこると粘膜がむくみ（浮腫），分泌物（粘液）が多くなる．さらにこれが化膿すると膿汁がでる．粘液や膿汁は鼻漏（鼻汁）として排出されるが，炎症で鼻腔と副鼻腔の通路が狭くなったりとじたりすると排出されず，鼻漏が副鼻腔のなかにたまる（図❶）．

副鼻腔炎の多くは急性または慢性の細菌感染であるが，真菌（カビ）感染やアレルギー性のものもある．急性副鼻腔炎は一般に上気道炎（かぜ）にともなうことが多い．慢性副鼻腔炎は急性副鼻腔炎の遷延や反復によるが，体質的な素因も影響し，一般に両側性におこることが多い．幼小児ではまれだが，成人では片側の副鼻腔炎（とくに上顎洞炎）は歯の病気や真菌感染が原因のことがあり，また上顎がんなどと鑑別する必要もある．アレルギー，鼻たけ（図❹），鼻中隔彎曲症などによる副鼻腔と鼻腔との交通路の障害も，膿汁の排出障害をおこして慢性化の要因となる．

〔症状〕　鼻漏（鼻汁），後鼻漏，鼻閉，嗅覚障害，頬部痛，頭痛，頭重感などがある．鼻漏は副鼻腔から排出された粘液や膿汁で，後方の咽頭へ流出すると後鼻漏となる（図❸）．鼻漏や鼻たけで鼻腔が狭くなれば鼻閉となる．慢性炎症による嗅上皮の障害や鼻閉による鼻呼吸障害により嗅覚が鈍くなる．上顎洞炎では頬部の痛みや重い感じ，その他の副鼻腔炎では頭痛や頭重感がおこる．急性炎症では発熱，頬部や額部の皮膚の発赤がみられることもある．

〔小児の副鼻腔炎の特徴と合併症〕　新生児は副鼻腔が未発達で（図❷），まれに炎症が骨に波及し上顎骨髄炎になることがある．小児ではアレルギー性鼻炎との合併が多い．成長とともに副鼻腔が発達して改善，治癒する場合が多い．炎症が隣接した頭蓋内へ波及すると化膿性髄膜炎や脳膿瘍（脳内に膿が貯留）となることがあり，生命に重大な危機をもたらす．眼窩内におよぶと眼窩内の化膿（眼窩蜂窩織炎と膿瘍），眼球運動障害や物が二重にみえる複視，視神経炎による視力障害がおこり得る．後鼻漏などで咽頭へおよぶと，咽頭から炎症が耳へ向かって波及し耳管炎や中耳炎をおこす．咽頭炎も後鼻漏による．後鼻漏が流れくだると喉頭炎や気管支炎などの呼吸器障害，胃腸炎などの消化器障害をおこす．これらの合併症と炎症の波及のしかたを図❺に示した．　（水野　正浩）

dental caries (of deciduous teeth), gingivitis　口のなかの病気

むし歯，歯肉炎
むしば，しにくえん

●関連のある病気
口内炎→52ページ

食後に食べかすが歯の表面に付着し，これを栄養源として口腔内にすみついている細菌（常在菌）が増殖するために，歯質がとけ崩壊をきたす病気．う蝕とよばれ，う蝕の生じた歯をう歯（むし歯）という．歯肉炎は歯ぐき（歯肉）が種々の原因によって炎症をおこした状態である．

●むし歯
〔乳歯の萌出とむし歯〕　むし歯は常在菌の増殖（歯垢形成）からはじまる．増殖した細菌の産生する酸が歯のカルシウムをとかしてむし歯となる（図1）．小児の歯（乳歯）は生後半年ぐらいからはえはじめ，1歳を超えるころには上下4本の切歯がそろうようになるが（図3-2），この時期でもむし歯になることがある．これはおもにねむりながら飲んだミルクなどのかすが上顎乳切歯に付着し，めざめているときとくらべ唾液の自浄作用がはたらきにくいため，と考えられる．1歳半ころになり，乳臼歯がはえてくるとこれがむし歯の好発部位となる．間食に甘いものを食べる機会が多くなることが関係している．

〔乳歯のむし歯の特徴〕　乳歯は永久歯とくらべてエナメル質や象牙質が薄く（永久歯の半分），もろく，耐酸性が低いので，むし歯の進行がはやい，また同時に複数の歯がおかされる，などの特徴がある．

乳歯はやがて永久歯へとはえかわるが（図3），むし歯を放置したり適切な処置をとらないと，①咀嚼が不十分となって栄養摂取やかみあわせ（咬合），顎骨の発育に悪影響をおよぼす，②病変（う蝕）が歯根部におよぶと炎症が吸収部位にひろがるため（図1-3），乳歯の吸収・脱落がすすまず，顎骨内での永久歯胚の発育が障害され，はえる方向が変化する（異所萌出，図1-4），などの原因となる．

●歯肉炎
食べかすや歯垢沈着刺激による成人型の慢性歯肉炎は，小児期にもまれではない．ヘルペスウイルス初感染時に，小児期特有の歯肉口内炎（図2）を示すことがある．そのほか，乳歯の萌出時期に限局性の歯肉炎を生じることがある．　　（斉藤 真木子）

1 乳歯のむし歯と永久歯への影響
1. 第2度のむし歯

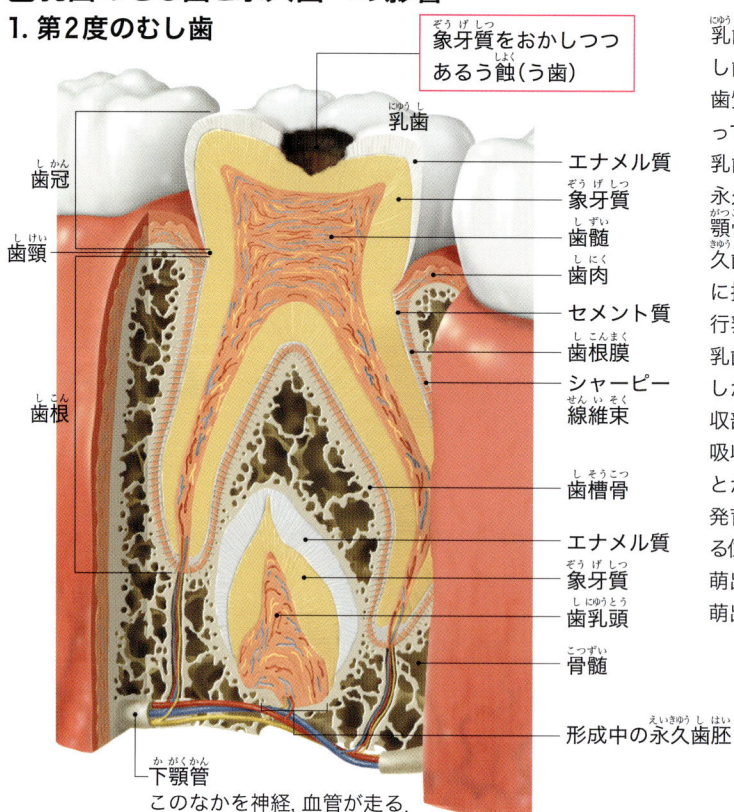

象牙質をおかしつつあるう蝕（う歯）

乳歯／歯冠／歯頸／歯根／エナメル質／象牙質／歯髄／歯肉／セメント質／歯根膜／シャーピー線維束／歯槽骨／エナメル質／象牙質／歯乳頭／骨髄／形成中の永久歯胚／下顎管　このなかを神経，血管が走る．

2. 第3度のむし歯
歯髄に達したう蝕／平滑面う蝕／歯根の吸収部位／永久歯胚

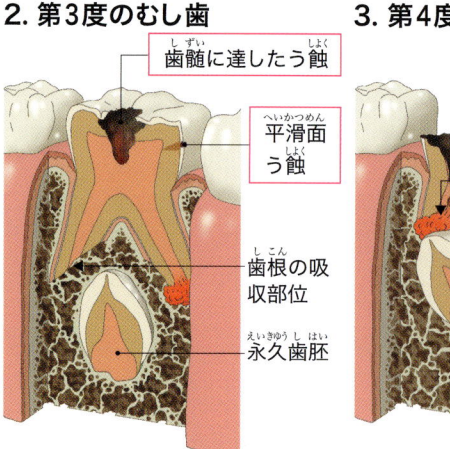

3. 第4度のむし歯
歯冠の大部分が崩壊／吸収部位に炎症が波及／方向転換する永久歯胚

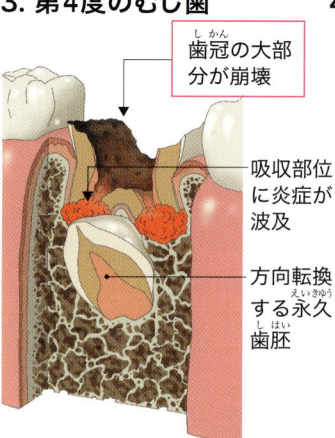

4. 乳歯の残存と異所萌出
残根状態の乳歯／舌側に萌出した永久歯

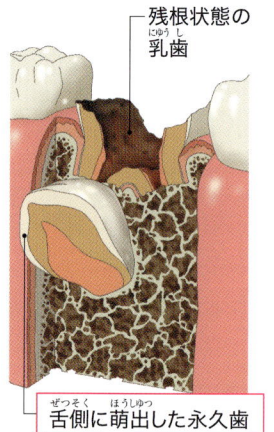

2 小児の歯肉炎
歯肉口内炎・口唇炎　歯肉の発赤・腫れ（腫脹）を認め（矢印），口腔粘膜にアフタ（→52ページ図2）を生じる．痛みのため摂食困難になることがある．

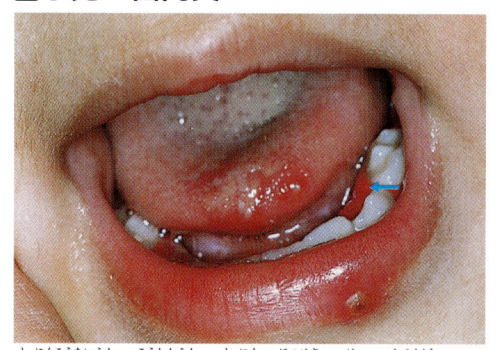

乳歯のむし歯は永久歯のむし歯と同様，病変（う蝕）が歯質のどの層にあるかによって1〜4度にわけられる．乳歯は6歳ころから順次，永久歯にはえかわっていく．顎骨内で発育しつつある永久歯胚が，先行乳歯の歯根に接近するにしたがい，先行乳歯の吸収がはじまり，乳歯歯根の脱落がおこる．しかし，むし歯のために吸収部位に炎症がおよぶと，吸収・脱落がすすまず，あとからはえてくる永久歯の発育障害，たとえば，はえる位置が変化する異所萌出，萌出遅延，早期萌出などの萌出障害をおこす．

乳歯のむし歯の予防法

- 乳児期ではねむりながらの甘味飲料の摂取をやめさせる．ねむりながらの哺乳の場合は，最後に湯冷ましを与えたり，ガーゼで歯をぬぐう
- 幼児期では，間食の内容と与える時間を考慮し，甘いものが長時間にわたって口腔内にとどまらないようにする
- 歯ブラシによるブラッシングが1人でできるようになっても，小学校高学年まではみがきのこしがないかをチェックするのが望ましい

3 乳歯と永久歯

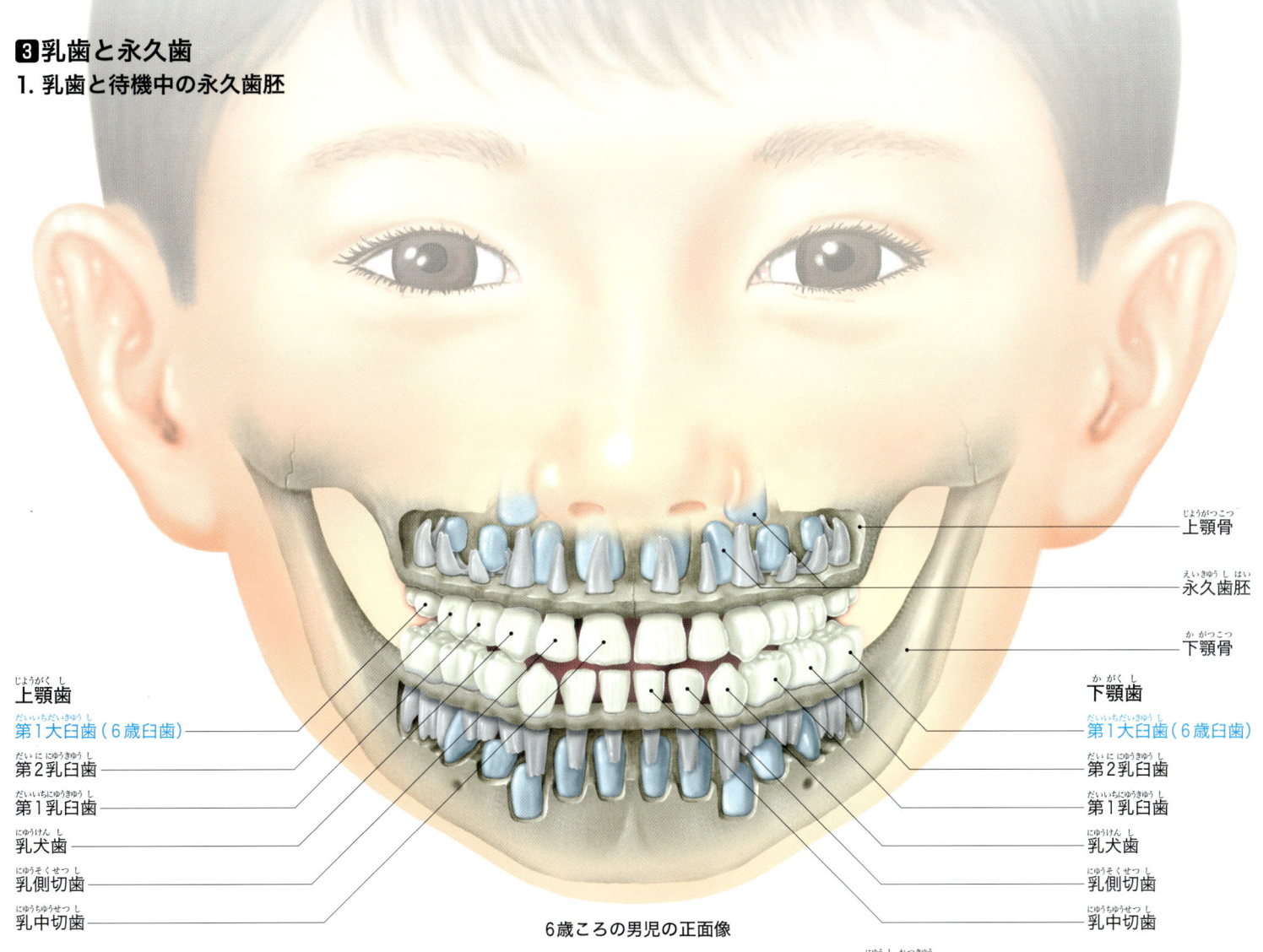

1. 乳歯と待機中の永久歯胚

6歳ころの男児の正面像

上顎歯
- 第1大臼歯（6歳臼歯）
- 第2乳臼歯
- 第1乳臼歯
- 乳犬歯
- 乳側切歯
- 乳中切歯

下顎歯
- 第1大臼歯（6歳臼歯）
- 第2乳臼歯
- 第1乳臼歯
- 乳犬歯
- 乳側切歯
- 乳中切歯

- 上顎骨
- 永久歯胚
- 下顎骨

青字は永久歯．実際の乳歯列弓は図 3-2 のように長径が短く円形に近い．図では乳歯全体を示すため，ややひろげて描いてある．

2. はえかわり（脱落と萌出）の時期

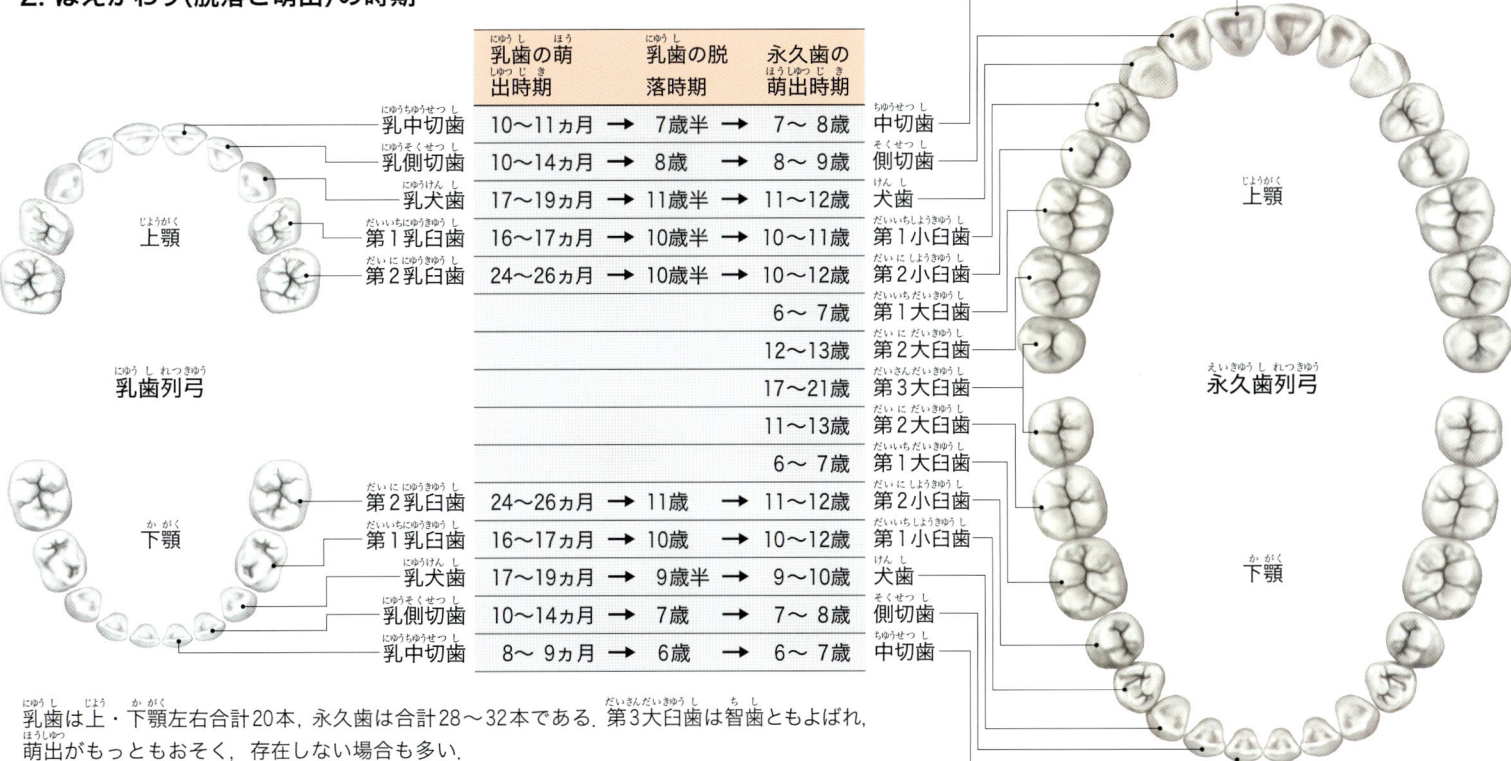

乳歯	乳歯の萌出時期	乳歯の脱落時期	永久歯の萌出時期	永久歯
乳中切歯	10〜11ヵ月	7歳半	7〜8歳	中切歯
乳側切歯	10〜14ヵ月	8歳	8〜9歳	側切歯
乳犬歯	17〜19ヵ月	11歳半	11〜12歳	犬歯
第1乳臼歯	16〜17ヵ月	10歳半	10〜11歳	第1小臼歯
第2乳臼歯	24〜26ヵ月	10歳半	10〜12歳	第2小臼歯
			6〜7歳	第1大臼歯
			12〜13歳	第2大臼歯
			17〜21歳	第3大臼歯
			11〜13歳	第2大臼歯
			6〜7歳	第1大臼歯
第2乳臼歯	24〜26ヵ月	11歳	11〜12歳	第2小臼歯
第1乳臼歯	16〜17ヵ月	10歳	10〜12歳	第1小臼歯
乳犬歯	17〜19ヵ月	9歳半	9〜10歳	犬歯
乳側切歯	10〜14ヵ月	7歳	7〜8歳	側切歯
乳中切歯	8〜9ヵ月	6歳	6〜7歳	中切歯

（上：上顎，下：下顎）

乳歯列弓：上顎，下顎
永久歯列弓：上顎，下顎

乳歯は上・下顎左右合計20本，永久歯は合計28〜32本である．第3大臼歯は智歯ともよばれ，萌出がもっともおそく，存在しない場合も多い．

stomatitis 口のなかの病気

● 関連のある病気
扁桃肥大, アデノイド→54ページ
上気道炎→56ページ

口内炎 ── ヘルペス性口内炎, ヘルパンギナ, 手足口病
こうないえん

❶ 前方からみた小児の口腔

1. 舌の表面がみえる図

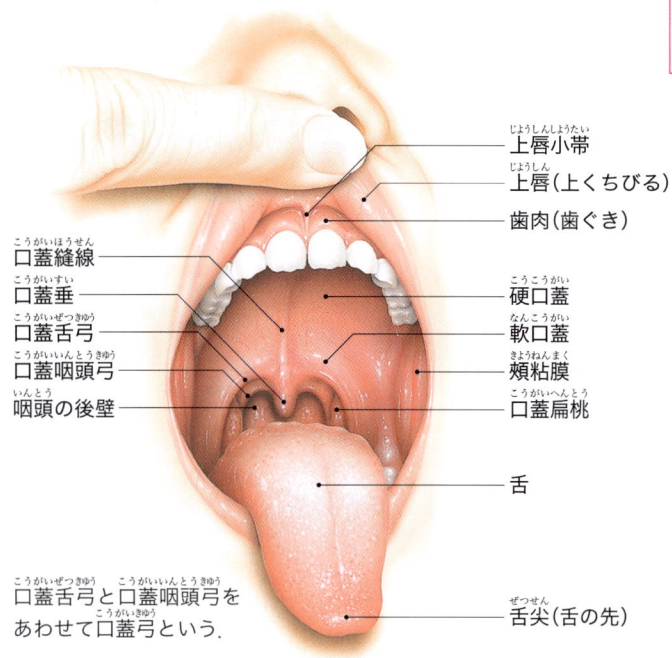

- 上唇小帯（じょうしんしょうたい）
- 上唇（じょうしん）（上くちびる）
- 歯肉（しにく）（歯ぐき）
- 口蓋縫線（こうがいほうせん）
- 口蓋垂（こうがいすい）
- 口蓋舌弓（こうがいぜっきゅう）
- 口蓋咽頭弓（こうがいいんとうきゅう）
- 咽頭の後壁（いんとう）
- 硬口蓋（こうこうがい）
- 軟口蓋（なんこうがい）
- 頬粘膜（きょうねんまく）
- 口蓋扁桃（こうがいへんとう）
- 舌（ぜつ）
- 舌尖（ぜっせん）（舌の先）

口蓋舌弓と口蓋咽頭弓をあわせて口蓋弓（こうがいきゅう）という．

2. 舌の裏面がみえる図

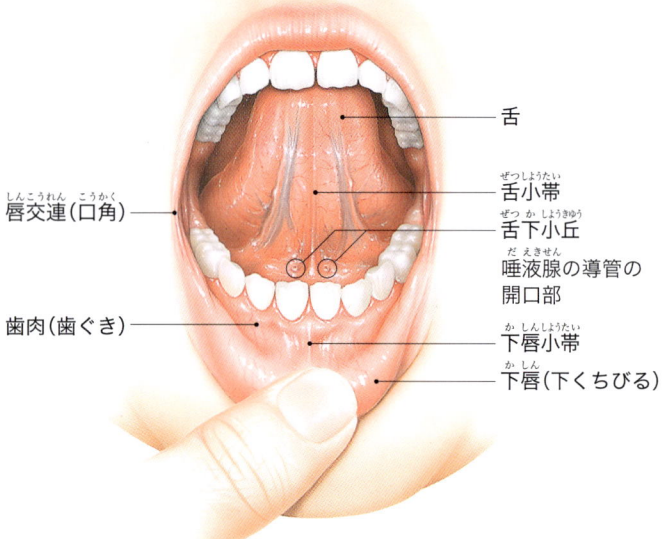

- 舌
- 舌小帯（ぜつしょうたい）
- 舌下小丘（ぜっかしょうきゅう）
- 唾液腺の導管の開口部（だえきせん）
- 唇交連（口角）（しんこうれん こうかく）
- 歯肉（歯ぐき）
- 下唇小帯（かしんしょうたい）
- 下唇（かしん）（下くちびる）

❷ 口腔粘膜の構造とアフタのタイプ

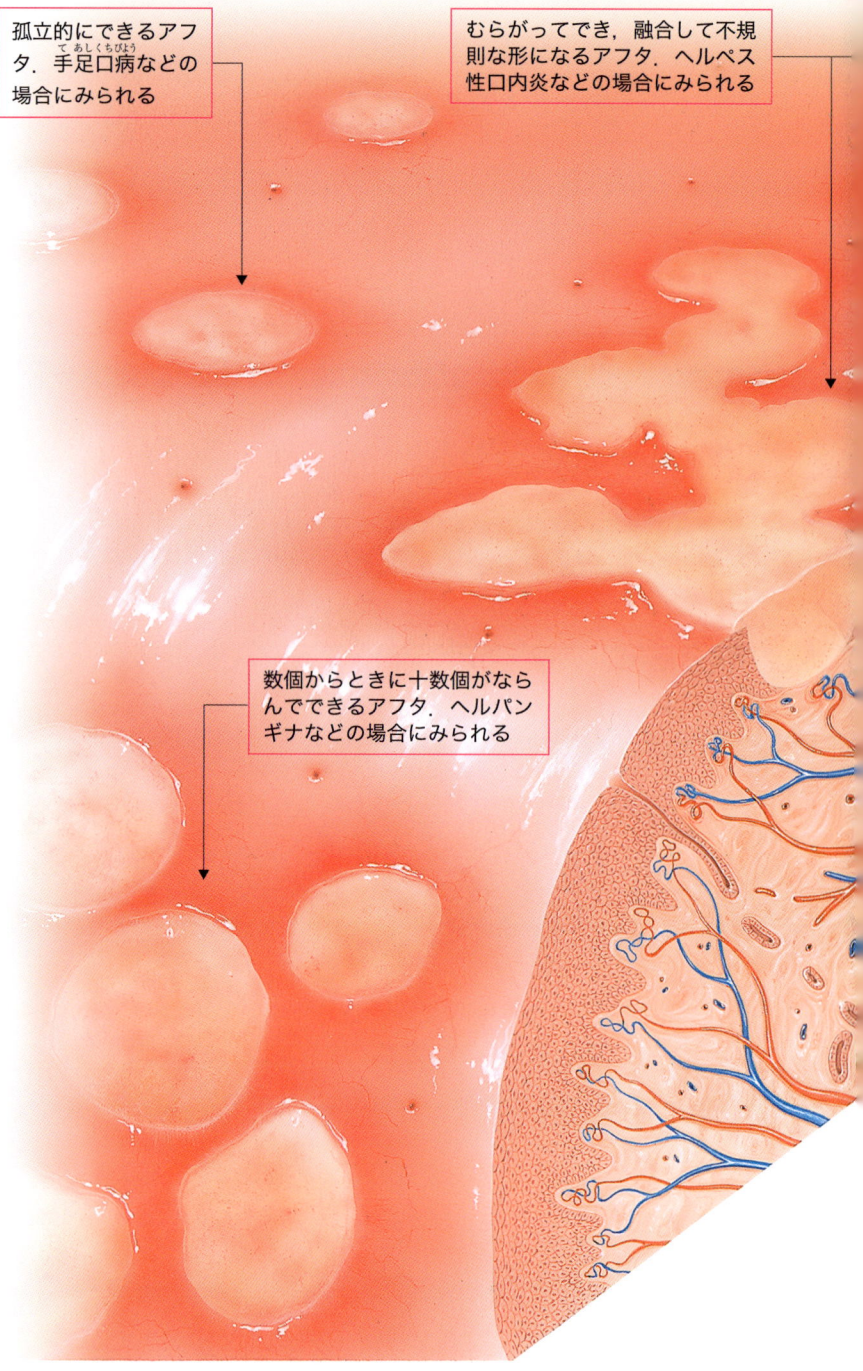

- 孤立的にできるアフタ．手足口病などの場合にみられる
- むらがってでき，融合して不規則な形になるアフタ．ヘルペス性口内炎などの場合にみられる
- 数個からときに十数個がならんでできるアフタ．ヘルパンギナなどの場合にみられる

口腔粘膜（こうくうねんまく）などに生じた小水疱（しょうすいほう）（水疱）やアフタなどの炎症性病変をともなう疾患群を口内炎と総称する．病変の出現部位や随伴症状，好発年齢などからウイルス感染によっておこるヘルペス（疱疹）（ほうしん）性口内炎やヘルパンギナ，手足口病（てあしくちびょう）などが含まれる．ウイルス性のほかに，正確な原因は不明であるが，反復または周期的に出現するアフタ性口内炎があり，小児あるいは成人をつうじて口内炎のなかでもっとも頻度が高い．アフタとは口腔（図❶）や咽頭の粘膜に浅い潰瘍（かいよう）を生じた状態をいい（図❷），ふつう痛みをともなう．

〔アフタ性口内炎〕　生後6ヵ月から6歳までの小児に多く，単発あるいは複数のアフタが，同時に，舌の表面や頬粘膜（きょうねんまく）に好発する．原因としては感染や食物アレルギー，抗生物質の長期使用，情緒的ストレスなどが考えられている．症状は痛みとそれによる食物摂取の困難，よだれ（流涎（りゅうぜん））の増加である．うがいを励行させ，なるべく刺激の少ないやわらかいものを少しずつ与える．多くは数日で自然に治るが，周期的に出現することがある．

〔ヘルペス（疱疹）性口内炎〕　単純ヘルペスウイルス（おもにⅠ型）感染を原因とするアフタ性口内炎．母親からうけついだ免疫グロブリンが消失する時期（生後3～6ヵ月）から初感染がおこりうるが，大部分は生後10ヵ月ころの乳児にみられる．顕性感染（けんせいかんせん）の場合はヘルペス性歯肉口内炎（せいしにくこうないえん）とよばれ，歯肉の発赤や腫（ほっせき）れ，アフタを生

❸ アフタ性病変をともなうおもな口内炎

1. ヘルペス(疱疹)性口内炎

単純ヘルペスウイルス感染の発現経路

単純ヘルペスウイルス → 初感染 → 不顕性感染(99%) / 顕性感染(1%) → ウイルス保有状態 → 再発

顕性感染の症状・病型はヘルペス性歯肉口内炎, カポジ水痘様発疹症, 角結膜炎などである.

ウイルスの産生・活動誘発因子は発熱, 月経, 日光照射, 外傷, 胃腸疾患, アレルギー, ストレスなど

初感染時の症状であるヘルペス性歯肉口内炎 小水疱が多発し, ついでびらんからアフタとなる.

- 口腔粘膜(重層扁平上皮)
- 粘膜固有層
- 粘膜下組織
- 小唾液腺の開口部
- 小唾液腺の導管
- 小唾液腺
- 毛細血管係蹄
- 動脈
- 静脈

アフタは直径1cm以内の大きさで, 形は円形または楕円形, 白色ないしは灰白色の滲出物(偽膜性線維素)におおわれ, 周囲に赤い輪状のもりあがり(紅暈)がある. ふつう, アフタは病変の深さが浅く(口腔粘膜内), 治っても痕(瘢痕)をのこさないが, 再発をくりかえすと潰瘍も深くなり瘢痕化することがある.

再発時の症状である口唇ヘルペス 水疱は破れびらんを形成し, やがてかさぶた(痂皮)となる.

2. ヘルパンギーナ

口蓋弓に発赤をともなうアフタ

好発部位: 軟口蓋, 口蓋弓

アフタは口蓋弓よりの軟口蓋周辺部粘膜にできることが多い.

3. 手足口病

好発部位 / 比較的好発する部位

舌表面の孤立性のアフタ

足の裏の水疱

口内以外に手のひら(手掌)や指の腹側, 足の裏, 大腿後側(殿部)に直径1cm以内の水疱やアフタを生じる.

じ, 痛みがはげしい. 摂食困難となることが多く, 脱水状態におちいった場合は輸液による水分補給が必要になることもある. しかし, 初感染の大部分は症状が現れない不顕性感染であり, 5歳くらいまでに大多数の小児がウイルス保有状態となっている. その後, 成長の段階で, 発熱や疲労など種々の活動誘発因子によって一時的に神経節でウイルスが多量に産生され, 症状が現れることがある. 再発症状の代表的な病型が口唇ヘルペスである(図❸-1).

〔ヘルパンギーナ〕 コクサッキーA群ウイルスなどの腸管ウイルス感染を原因として, 春から夏にかけて1〜5歳の乳幼児がかかりやすい. とつぜんの高熱と口腔(おもに口蓋弓)粘膜に丘疹, ついで小水疱ないしは水疱が数個から十数個でき, 一部はアフタとなり, 痛みを生じる. 年長児では咽頭痛や嚥下痛, ときに腹痛などを訴える. 約1週間でアフタは消失する(図❸-2).

〔手足口病〕 原因はコクサッキーA群ウイルス(タイプ16など)かエンテロウイルス71感染で, 夏に多い. 生後6ヵ月から5歳くらいまでの乳幼児がかかりやすい. 口唇の内側, 頬粘膜, 舌の表面などに水疱やアフタ性の病変を生じる(図❸-3). 痛みがあり, 食事をいやがったりする. 手のひらや足の裏, 殿部にも米粒大の小水疱が出現するが, 痛みやかゆみはない. 熱はでないか, あっても微熱程度にとどまる. 1週間ほどで自然に治る. (斉藤 真木子)

hypertrophy of tonsil, adenoid のどの病気

扁桃肥大, アデノイド
へんとうひだい, あでのいど

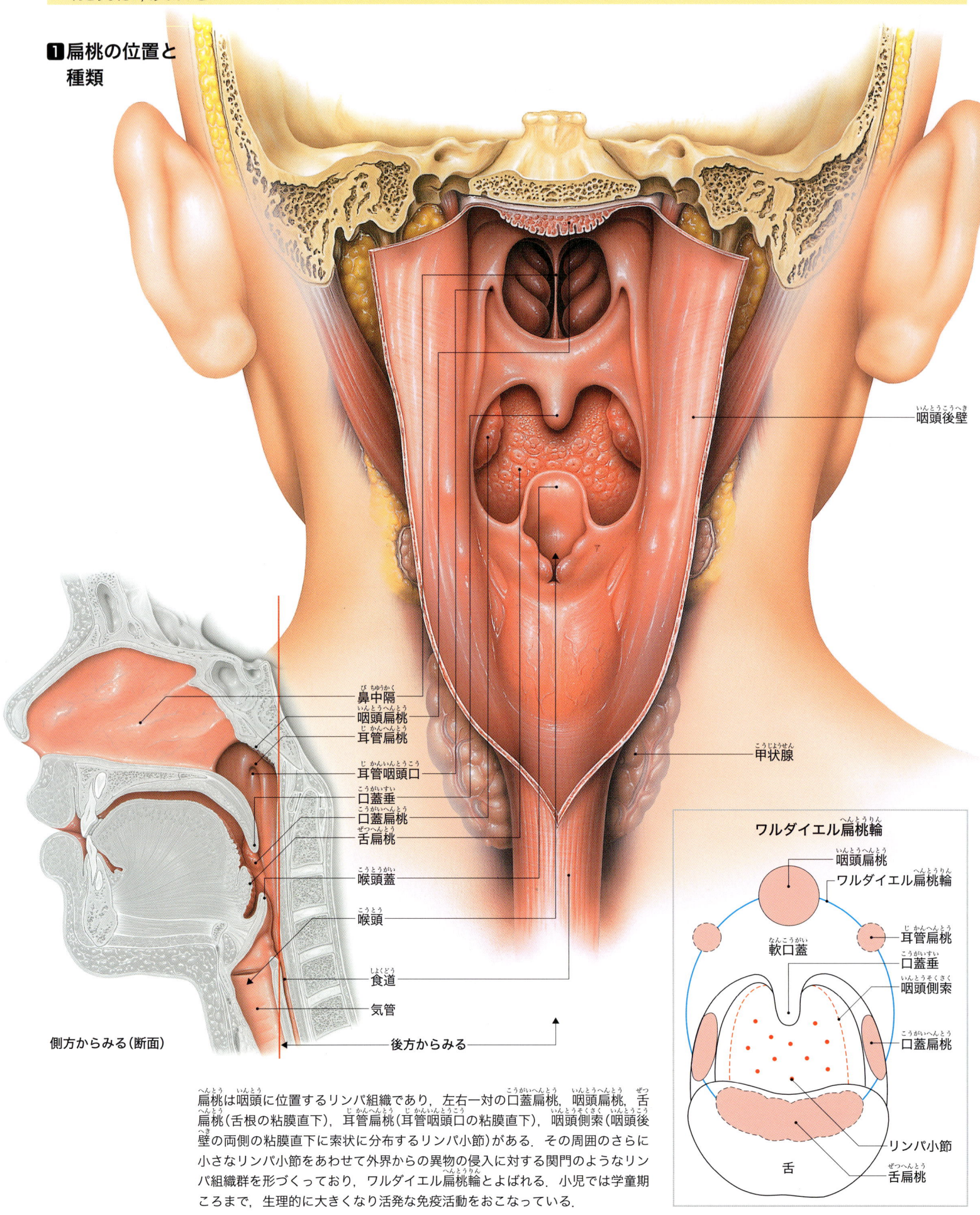

●関連のある病気
中耳炎→42ページ　副鼻腔炎→48ページ

❶扁桃の位置と種類

ラベル（後方からみる）:
- 咽頭後壁
- 甲状腺

ラベル（側方からみる 断面）:
- 鼻中隔（びちゅうかく）
- 咽頭扁桃（いんとうへんとう）
- 耳管扁桃（じかんへんとう）
- 耳管咽頭口（じかんいんとうこう）
- 口蓋垂（こうがいすい）
- 口蓋扁桃（こうがいへんとう）
- 舌扁桃（ぜつへんとう）
- 喉頭蓋（こうとうがい）
- 喉頭（こうとう）
- 食道（しょくどう）
- 気管（きかん）

ワルダイエル扁桃輪:
- 咽頭扁桃（いんとうへんとう）
- ワルダイエル扁桃輪（へんとうりん）
- 軟口蓋（なんこうがい）
- 耳管扁桃（じかんへんとう）
- 口蓋垂
- 咽頭側索（いんとうそくさく）
- 口蓋扁桃（こうがいへんとう）
- リンパ小節
- 舌
- 舌扁桃（ぜつへんとう）

扁桃は咽頭に位置するリンパ組織であり，左右一対の口蓋扁桃，咽頭扁桃，舌扁桃（舌根の粘膜直下），耳管扁桃（耳管咽頭口の粘膜直下），咽頭側索（咽頭後壁の両側の粘膜直下に索状に分布するリンパ小節）がある．その周囲のさらに小さなリンパ小節をあわせて外界からの異物の侵入に対する関門のようなリンパ組織群を形づくっており，ワルダイエル扁桃輪とよばれる．小児では学童期ころまで，生理的に大きくなり活発な免疫活動をおこなっている．

❷扁桃肥大（口蓋扁桃肥大）

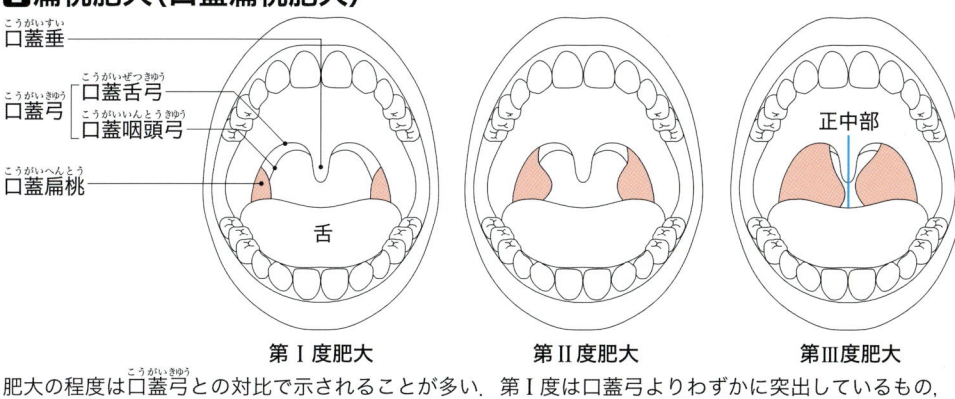

第Ⅰ度肥大　　第Ⅱ度肥大　　第Ⅲ度肥大

肥大の程度は口蓋弓との対比で示されることが多い．第Ⅰ度は口蓋弓よりわずかに突出しているもの，第Ⅱ〜Ⅲ度は口蓋弓をはるかに越えて突出するものをいうが，免疫能の発達段階にある幼児・学童期では第Ⅱ度程度の肥大は機能的なものと考えてよい．

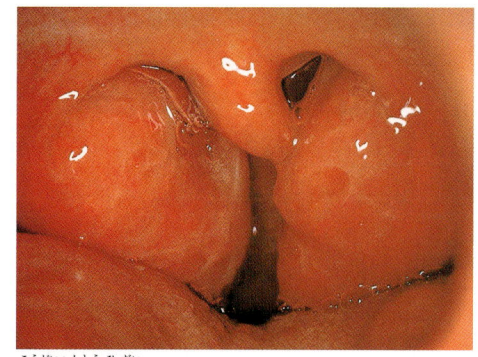

口蓋扁桃肥大　5歳，男児の単純性肥大像．肥大が高度の場合，随伴症状の程度や年齢によって慎重に手術適応が決められている．

❸アデノイド（咽頭扁桃肥大）

後鼻鏡でしらべる

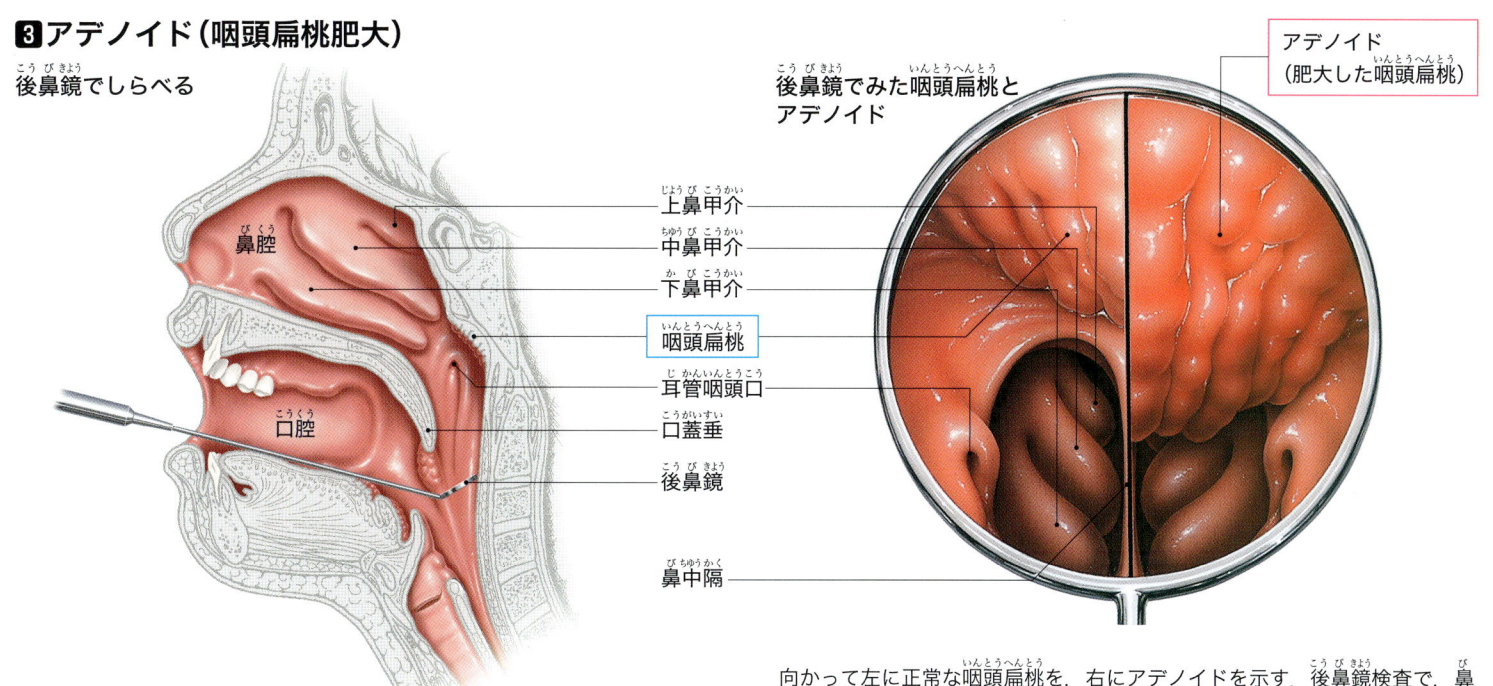

後鼻鏡でみた咽頭扁桃とアデノイド

鼻中隔をとりのぞき，右の鼻腔の外側壁をみる（断面）．

向かって左に正常な咽頭扁桃を，右にアデノイドを示す．後鼻鏡検査で，鼻腔後部に図のような凹凸のある分節状の肥大した咽頭扁桃が認められれば，診断は確実である．肥大の程度と症状はかならずしも一致しない．

　扁桃肥大はおもに口蓋扁桃の病的肥大をいい，アデノイドは病的症状を示した咽頭扁桃の肥大（腺様増殖症）をいう．

〔扁桃のはたらきと特徴〕　扁桃は咽頭に位置するリンパ組織で，気道や食道入口部にあって（図❶），外界からの病原体などの異物（抗原）の侵入に対して，活発な防御活動をおこなっている．口腔や咽頭の粘膜直下組織に多数のリンパ球が集まり，いろいろな抗原に対する免疫グロブリン（Ig，抗体タンパク）の産生がさかんである．また，初感染の病原体の場合，最初の関門である扁桃によって全身の免疫反応がひきおこされる可能性が高いといわれている．小児期は母親からうけついだ免疫グロブリンの影響が薄れていく時期であり，とうぜん扁桃も生理的な発育を示す．小児によっては，扁桃が生理的発育を超えていちじるしく大きくなって，鼻・口呼吸や食物の嚥下障害がおこることもあり，このような症状をともなうときに〈肥大〉というべきである．

〔扁桃肥大とアデノイド〕　扁桃といえば，一般に左右一対の口蓋扁桃をさし，咽頭扁桃それ自体をアデノイドということもある．

　口蓋扁桃は6〜10歳，咽頭扁桃は5〜8歳が生理的発育のピークであることが知られている．アデノイドはワルダイエル扁桃輪（図❶）の肥大のなかではもっとも多くみられる．口蓋扁桃，咽頭扁桃ともに学童期をすぎるとしだいに退行して小さくなり，萎縮する．両方の扁桃がたんに大きくなるだけでは自覚症状はほとんどないが，口蓋扁桃肥大（扁桃肥大）は高度になると呼吸障害や異物感を訴え，嚥下障害をみることもある（図❷）．同時にアデノイド（咽頭扁桃肥大，図❸）があれば，鼻腔後部をふさいでしまうため，鼻呼吸がさまたげられるので，鼻閉がおこったり，睡眠中に口を開け軟口蓋の運動による口呼吸をするため，いびきをかいたりするようになる．夜間の安眠がえられず疲労の回復が十分でなく，日中の集中力低下，頭痛，頭重感をもたらすこともある．鼻腔の換気が不十分であることもあり，鼻粘膜の抵抗力が低下して副鼻腔炎をおこしやすく，鼻閉などの症状が悪化する．また，咽頭扁桃の側下方に耳管咽頭口があるので，耳管狭窄をおこしたり，炎症の波及によって中耳炎をおこしたりする．　（斉藤　真木子）

upper respiratory infection
上気道炎——咽頭炎，喉頭炎
じょうきどうえん

のどの病気

●関連のある病気
結膜炎→40ページ　中耳炎→42ページ　副鼻腔炎→48ページ
口内炎→52ページ　扁桃肥大，アデノイド→54ページ

　上気道炎は，呼吸器系のなかでも鼻（鼻腔），のど（咽頭）におこる感染性の炎症性疾患の総称である．これには鼻炎・鼻咽頭炎，咽頭炎，喉頭炎などが含まれる．急性鼻炎・鼻咽頭炎はいわゆるふつうの〈かぜ〉である．

〔上気道の構造と病気〕　咽頭は構造上，3つに区分される（図１）．乳幼児は，外部からの病原性細菌やウイルスに対する関門の場である扁桃（リンパ組織）が未発達で，免疫をまだ十分にもたないため，感染しやすく，容易に咽頭炎（図２-1）や喉頭炎（図２-2）をおこす．病因によって，小児期に特徴的な症状や病理像を示す種々の疾患が含まれるが，なかでも喉頭の狭窄症状を示す疾患群（クループ症候群）は，ほぼ乳幼児にのみ認められる小児特有の病気である．

〔咽頭炎〕　咽頭粘膜の全般的な炎症で，扁桃炎をともなうことがある（図２-1-②）．病因となる1次病原体はウイルスが圧倒的に多く，一部が溶血性連鎖球菌（溶連菌）などの細菌，マイコプラズマによる．症状は咽頭痛，発熱，軽いせきなどである．ウイルス性の急性咽頭炎は，症状が軽症から中等症であることが多い．溶連菌による急性咽頭炎（図２-1-①）では発熱が著明で，頭痛や嘔吐，腹痛などをともないやすく，咽頭の発赤，腫れ（腫脹），滲出性変化が強い．アデノウイルスによる咽頭炎（咽頭結膜熱，図２-1-④）やEBウイルスによる咽頭炎（伝染性単核症，図２-1-⑥）では，溶連菌によるものと同程度の強い症状が現れることもある．年齢的には，2～3歳以下ではウイルス性が多く，溶連菌による咽頭炎は3歳以降に増加し，学童期にみられる．

〔喉頭炎〕　喉頭炎は声門下部の浮腫をともなうことが多く，声のかすれ（嗄声），無声，犬吠様のせき，息を吸うときに〈ぜーぜー〉する吸気性喘鳴が認められる．大半はウイルス性クループ（図２-2）で，通常，かぜ様症状にひきつづいておこるが，発熱や喉頭狭窄の症状が軽ければ数日で治る．

〔合併症〕　合併症としては中耳炎や副鼻腔炎があり，また，上気道から下気道へ波及して気管支炎，細気管支炎，肺炎を続発する場合もある．
（斉藤　真木子）

❶ 上気道の構造と咽頭・喉頭の区分

通常，喉頭までを上気道，気管から肺実質（肺胞）までを下気道という．

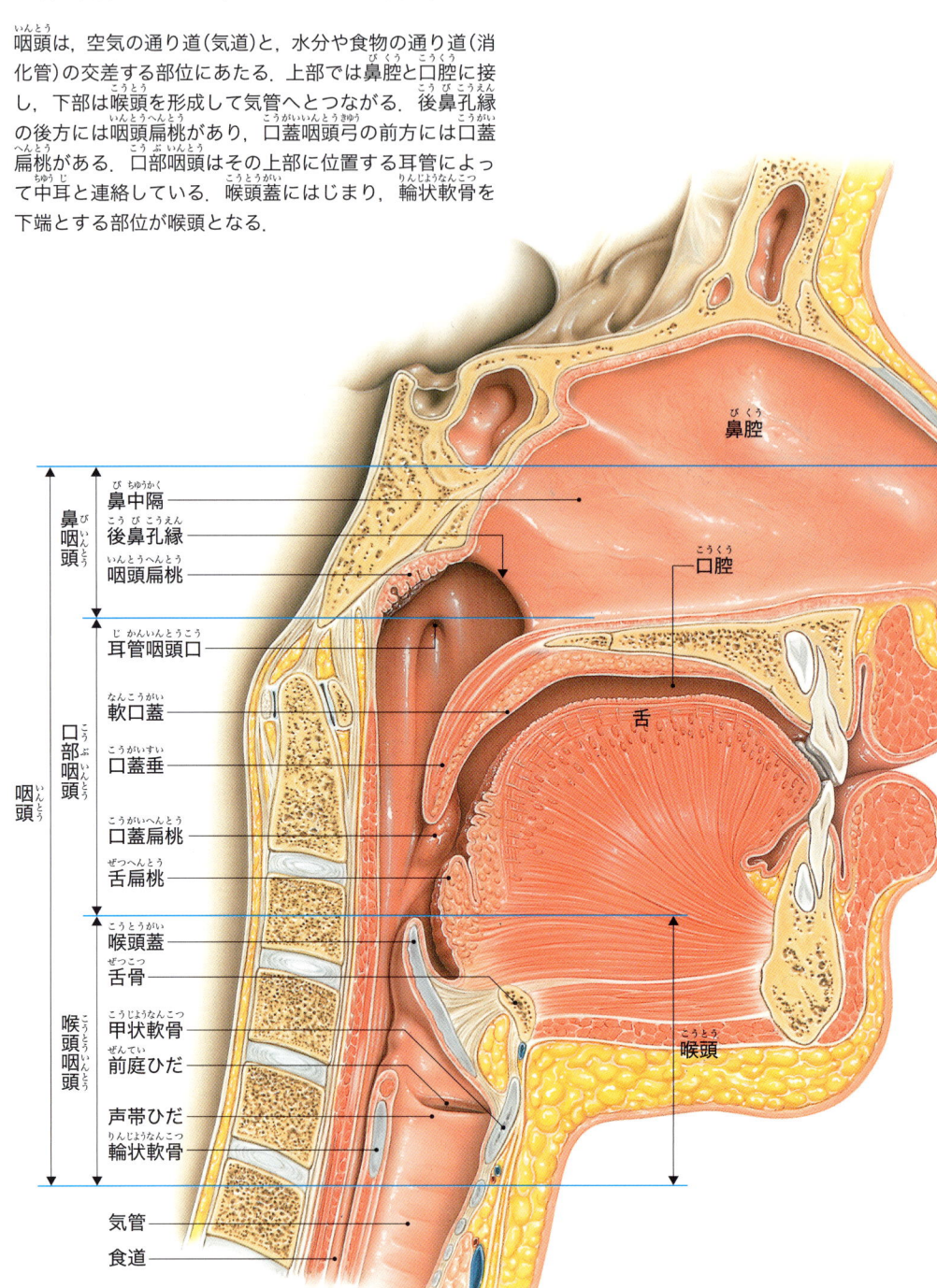

咽頭は，空気の通り道（気道）と，水分や食物の通り道（消化管）の交差する部位にあたる．上部では鼻腔と口腔に接し，下部は喉頭を形成して気管へとつながる．後鼻孔縁の後方には咽頭扁桃があり，口蓋咽頭弓の前方には口蓋扁桃がある．口部咽頭はその上部に位置する耳管によって中耳と連絡している．喉頭蓋にはじまり，輪状軟骨を下端とする部位が喉頭となる．

咽頭と喉頭のはたらき（生理機能）

- 咽頭と喉頭（喉頭咽頭）は気道の入り口で，①扁桃性免疫防御，②下気道への誤嚥防止，③気管・気管支粘膜上皮の線毛運動やせき反射（→68ページ図２）によって外部の病原体から個体を保護する，などの重要な役割をになっている
- 食物ののみくだし（嚥下）や発声にも関与している．口腔で咀嚼された食物の嚥下の第2段階に咽頭がかかわっており，食物が食道へ送りこまれるときには喉頭蓋が気道をふさぎ，誤嚥をふせぐ
- また，適度に閉じられた声門を呼気が通過するときに声帯が振動し，発声が可能となる

かぜ症候群→60ページ　気管支炎, 細気管支炎→62ページ　肺炎→64ページ
伝染性単核症→110ページ　溶血性連鎖球菌感染症→116ページ

❷上気道炎のおもなタイプ(病型)

1. 小児によくみられる咽頭炎(細菌性○とウイルス性○)

❶溶血性連鎖球菌感染による咽頭炎 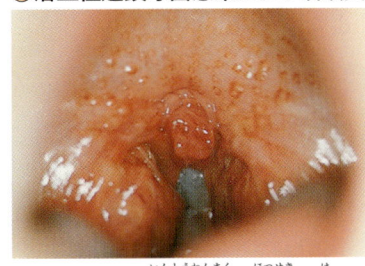
幼児・学童では咽頭粘膜の発赤や腫れ, 滲出性変化が強い.

❷扁桃炎(口蓋扁桃炎)をともなう咽頭炎 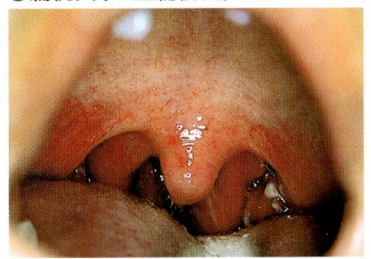
滲出性扁桃炎をともなう咽頭炎. 口蓋扁桃の発赤と腫れが著明である.

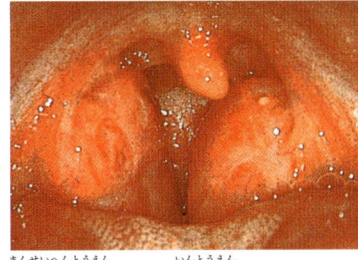

慢性扁桃炎による咽頭炎. 急な発熱や咽頭痛をともない, 炎症は反復する.

❸ジフテリアによる咽頭炎 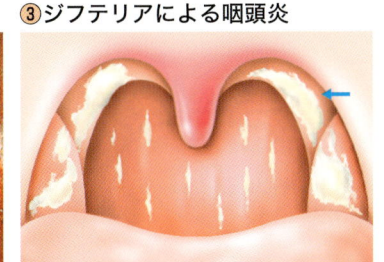
咽頭粘膜は高度に発赤し, 灰白色の偽膜(矢印)が咽頭側壁などに付着.

❹咽頭結膜熱にみられる咽頭炎 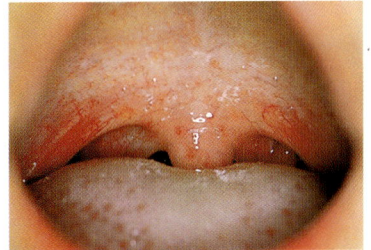
アデノウイルスによる咽頭結膜熱では咽頭痛が高度である.

❺ヘルパンギナにみられる咽頭炎 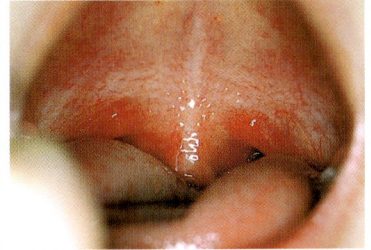
咽頭粘膜に小水疱やアフタ性の口内疹が混在. 年長児は咽頭痛を訴える.

❻伝染性単核症にみられる咽頭炎 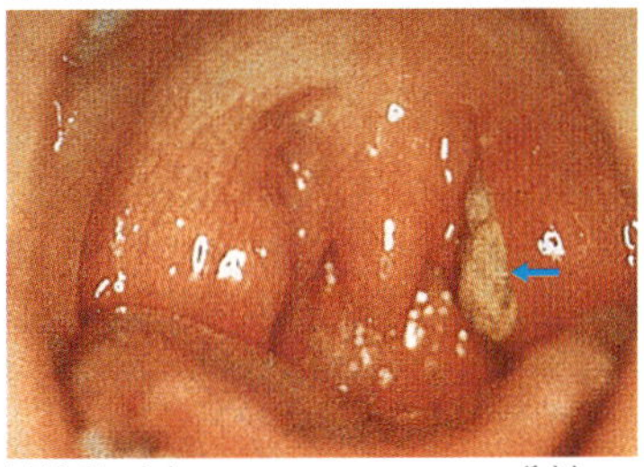
滲出性変化が著明で, しばしば偽膜(矢印)におおわれる.

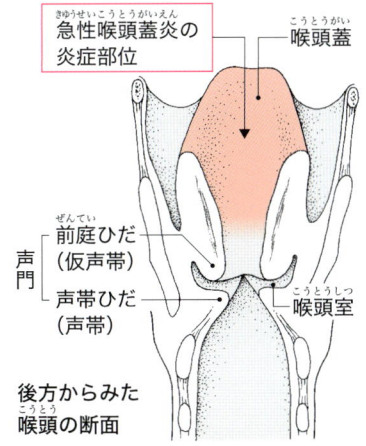

急性喉頭蓋炎の炎症部位　喉頭蓋
前庭ひだ(仮声帯)
声門 { 声帯ひだ(声帯)
喉頭室
後方からみた喉頭の断面

2. 喉頭炎によるクループ(クループ症候群)

①喉頭の発達

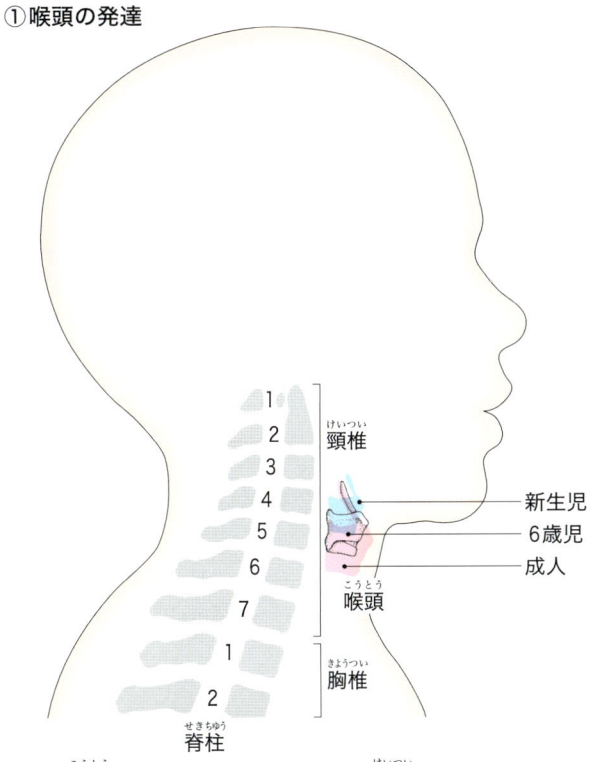

1～7 頸椎
新生児
6歳児
成人
喉頭
1～2 胸椎
脊柱

小児の喉頭の位置は通常, 新生児で第4頸椎, 6歳児で第5頸椎上縁にあるが, 思春期から成人にかけては第6頸椎の近くに位置する. 小児の喉頭は小さく, 喉頭蓋が声門に近くやわらかい. 内腔も成人にくらべ狭いので, 喉頭の炎症は容易に上気道をせばめ呼吸困難をひきおこす.

②クループ症候群

	急性喉頭蓋炎	ウイルス性クループ	痙性クループ
原因	・細菌感染(インフルエンザ菌など)	・ウイルス感染(パラインフルエンザウイルスなど) ・細菌感染もある	・ウイルス感染が先行することが多い ・アレルギーの関与も考えられる
炎症部位	・声門上部の炎症	・声門下部の炎症で, ときに気管・気管支におよぶ	・声門下部の非炎症性浮腫
好発年齢	・3～7歳くらいまで	・3ヵ月～3歳くらいまで	・1～3歳(とくに2歳以下の男児に多い)
発病と経過	・とつぜんに発病 ・急速に悪化	・ゆるやかに発病 ・ふつう, 1週間以内に自然に治る	・突発性で夜間(とくに冬季)に多い ・自然に治るがときに再発
症状	・軽いかぜ様症状のあとに, 急激に嚥下障害, あえぎ呼吸, 陥没呼吸を示す ・ふつうは声帯はおかされないため声がかすれない	・犬の吠えるようなせき(犬吠様のせき), 声のかすれ(嗄声), 吸気性喘鳴, 呼吸数の増加	・ときに緊急の治療を必要とする症状(チアノーゼ, 陥没呼吸, 脈拍の増加)

クループ症候群は喉頭狭窄を示す疾患群でクループとは, 急性喉頭炎による喉頭の狭窄と, 吸気性の呼吸困難をいう.

上気道炎 ― 57

| からだの成長 | **加齢による下顎骨の変化** |

下顎骨は顔面頭蓋の下部を構成する大きな単一の骨である．これに左右1対ずつ4種類の筋肉(咀嚼筋)がついてものをかむ運動(咀嚼運動)をおこなっている．ヒトの下顎骨ではおとがい(下顎)が突出するのが特徴であり，類人猿ではおとがいの形成はみられない．

　下顎骨の形態は加齢による変化が大きく，成長・発達にしたがって歯根をおさめる歯槽部が発達し，下顎枝後縁と下顎体のなす角度である下顎角はしだいに直角に近づくが，高齢になって歯が脱落し歯槽部が消失すると，小児のようにふたたび下顎角は大きくなる．

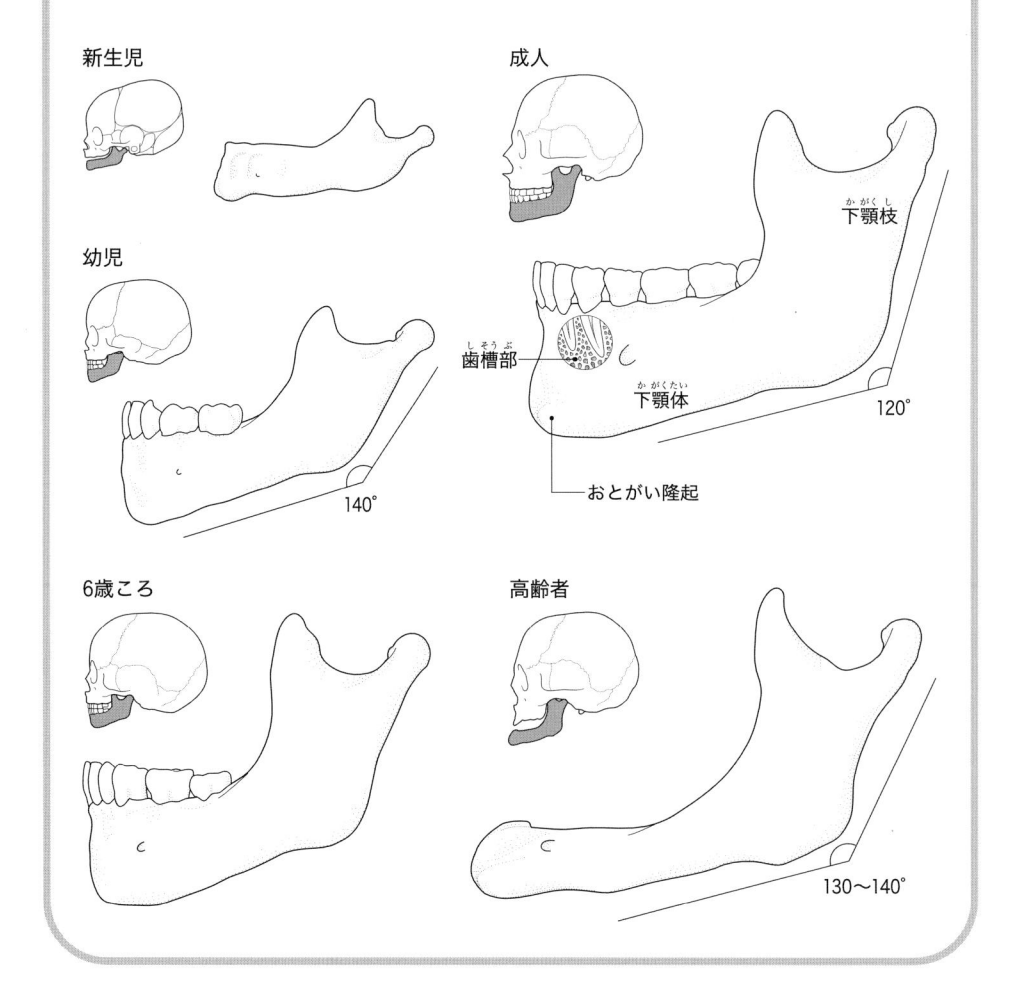

新生児

幼児

6歳ころ

成人

下顎枝
歯槽部
下顎体
おとがい隆起
120°

高齢者

130〜140°

140°

3
胸部の病気

common cold　　　呼吸器の感染性の病気

かぜ症候群——インフルエンザ
かぜしょうこうぐん

●関連のある病気
結膜炎→40ページ　口内炎→52ページ　上気道炎→56ページ
気管支炎, 細気管支炎→62ページ　肺炎→64ページ

❶かぜ症候群のタイプとおもな症状

タイプ(病型)	病原体	おもな症状
急性鼻咽頭炎	ライノウイルス	・くしゃみ, 鼻みず, 鼻づまり(鼻閉)
インフルエンザ	インフルエンザウイルス(A型, B型, C型)	・発熱, 頭痛, 倦怠感, 関節痛 ・乳幼児では発熱, 不機嫌, 食欲不振, ときに嘔吐, 下痢, 鼻出血
急性咽頭炎, 急性扁桃炎	アデノウイルス, マイコプラズマ, A群溶血性連鎖球菌などの2次感染	・発熱, 咽頭痛, 咽頭と扁桃の発赤や腫れ, 頸部リンパ節の腫れ ・嚥下痛, ときに頭痛など
ヘルパンギナ	コクサッキーウイルスA群	・咽頭痛, 嚥下痛, 口峡部に数個から十数個の小水疱など
咽頭結膜熱	アデノウイルス3型	・咽頭炎, 結膜炎, 発熱

❷インフルエンザ
1. 感染経路と感染部位

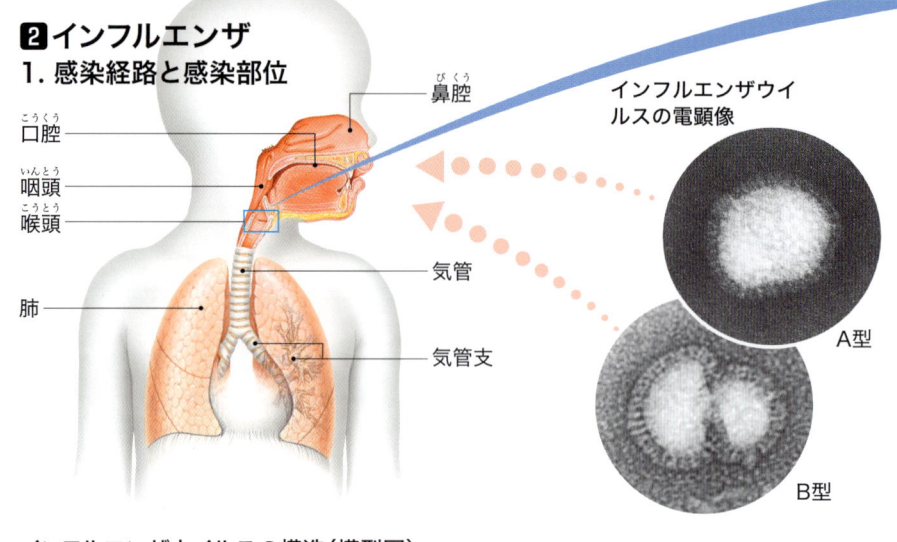

(図：鼻腔, 口腔, 咽頭, 喉頭, 気管, 気管支, 肺)

インフルエンザウイルスの電顕像
A型
B型

インフルエンザウイルスの構造(模型図)

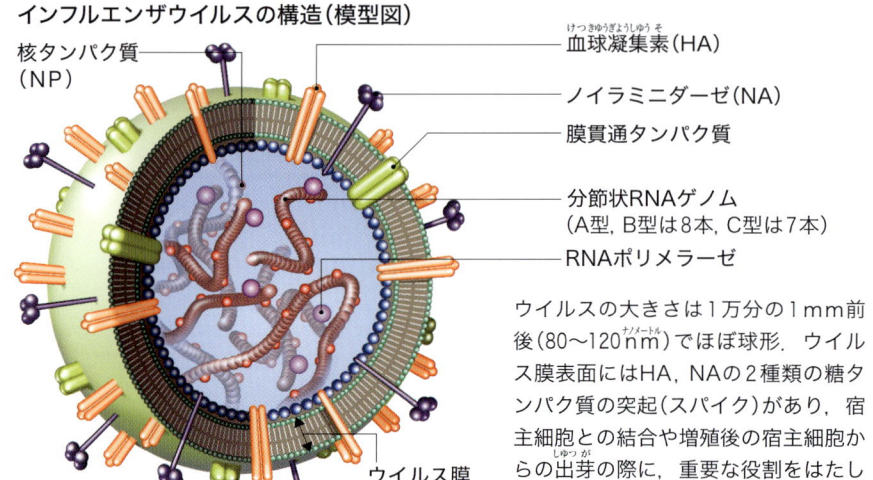

核タンパク質(NP)
血球凝集素(HA)
ノイラミニダーゼ(NA)
膜貫通タンパク質
分節状RNAゲノム(A型, B型は8本, C型は7本)
RNAポリメラーゼ
ウイルス膜(脂質二重層)

ウイルスの大きさは1万分の1mm前後(80〜120nm)でほぼ球形. ウイルス膜表面にはHA, NAの2種類の糖タンパク質の突起(スパイク)があり, 宿主細胞との結合や増殖後の宿主細胞からの出芽の際に, 重要な役割をはたしている.

　かぜ症候群は, いろいろな病原体によって鼻やのどなどの主として上気道に生じる炎症性病変の総称である(図❶). 多くはくしゃみ, 鼻みずなどの軽いかぜ症状であるが, 乳幼児などではそれらの病原体に対して未経験(初感染)のため, 病原体の種類や合併症によっては重くなることがある.

[かぜ症候群のタイプと特徴]　かぜ症候群のなかでもっとも頻度の高い鼻かぜ(急性鼻咽頭炎)は, ライノウイルス感染である. 通常, ライノウイルスは局所の増殖にとどまることもあって, 自然に治ることが多い. 一方, アデノウイルスやインフルエンザウイルスは局所にとどまらず全身移行(ウイルス血症)が認められる. アデノウイルス感染では咽頭炎が多いが, 発熱などの全身症状や下痢をともない, 中耳炎を合併することも少なくない. アデノウイルス3型感染による咽頭結膜熱は夏期に流行し, 俗にプール熱といわれる. 高熱を生じ, 鼻咽頭症状がでるほか耳介周辺や頸部リンパ節が腫れる. アデノウイルス7型の場合は, 乳幼児でときに重い全身症状を示すことがある. 急速に進行する肺炎や肝炎, 脳炎の合併があり, 生命にかかわる感染症である.

[インフルエンザ]　通常のかぜ症状と異なって全身症状が強いのが特徴である. 気道粘膜の線毛上皮細胞(図❷-1)に結合したインフルエンザウイルスは細胞内に侵入し, 増殖を開始する(図❷-3). 感染後, ごく短い潜伏期のあと, 急に悪寒, 発熱, 倦怠感, 筋肉痛などの全身症状ではじまる. 乳幼児ではときに急な高熱や不機嫌などの症状がみられる. 重大な合併症として脳炎があり, 発熱後数時間から24時間ほどのひじょうにはやい時期に全身けいれんや意識障害を示すことがあるので, 注意が必要である.

[変異と流行の原因]　インフルエンザウイルスは現在, A型, B型, C型が知られている. ヒトに感染するのはA型とB型である. ウイルス粒子内に7〜8本のウイルスRNA(RNAゲノム)の分節をもっている(図❷-1). このことは, 同じタイプの2種類のウイルスが宿主細胞に感染するとその複製過程でRNAゲノムの分節のいれかえがおこり, 双方の遺伝子をもった交雑ウイルスが生じてしまう変異の現象にかかわっている(図❷-2). A型は, サブタイプが鳥類やブタなど動物界に多く存在するために大変異する機会が多い. それが大流行の原因となってきた. B型は動物のなかにサブタイプが多くは存在せず, それが大変異の少ない理由とされている. 宿主細胞への結合や出芽にはたらくウイルス膜表面の血球凝集素やノイラミニダーゼは, その抗原性が変化しやすく(小変異), これが毎年の流行に関与している.　(岩田　力)

気道(喉頭)粘膜の拡大図

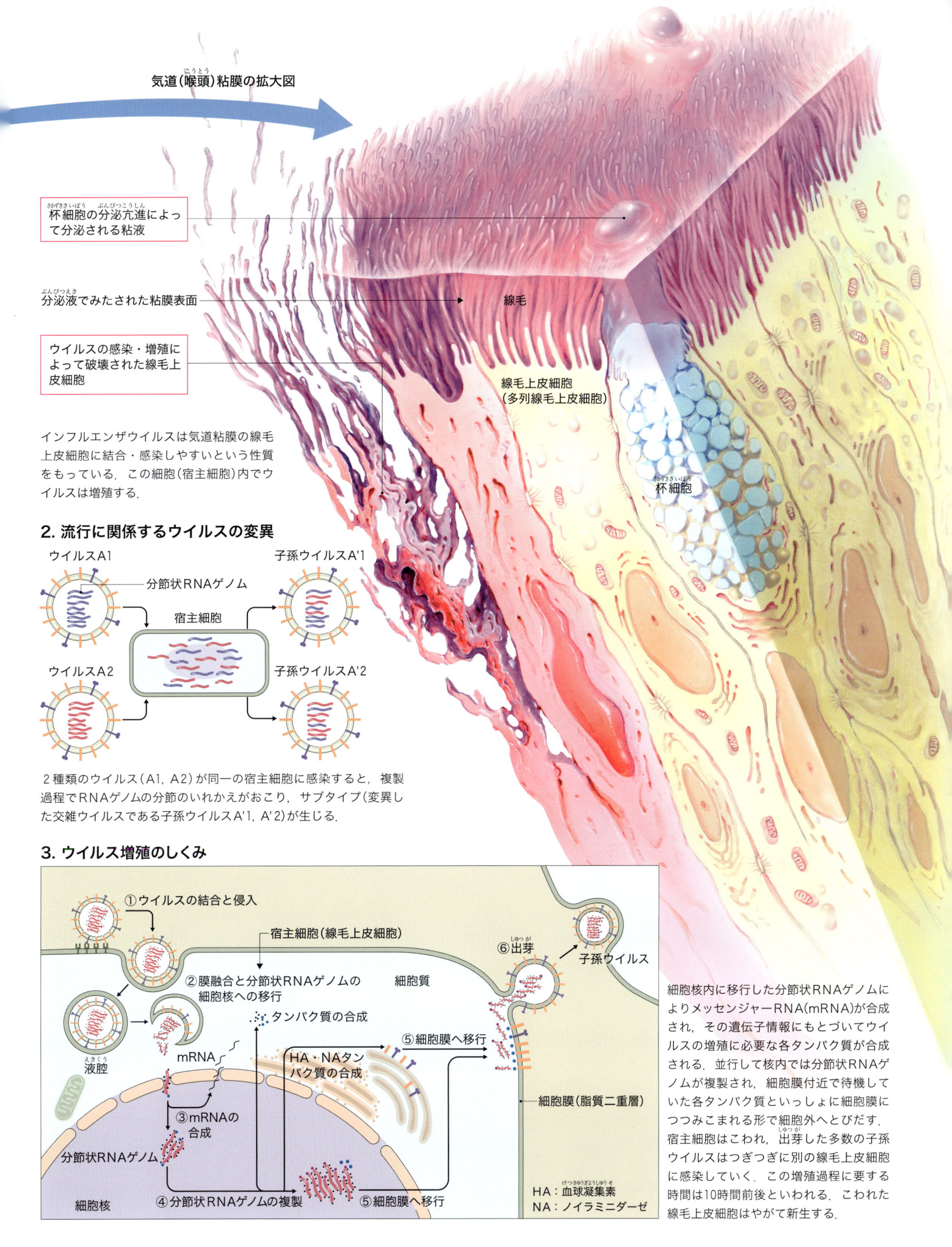

杯細胞の分泌亢進によって分泌される粘液

分泌液でみたされた粘膜表面

ウイルスの感染・増殖によって破壊された線毛上皮細胞

線毛

線毛上皮細胞（多列線毛上皮細胞）

杯細胞

インフルエンザウイルスは気道粘膜の線毛上皮細胞に結合・感染しやすいという性質をもっている．この細胞(宿主細胞)内でウイルスは増殖する．

2. 流行に関係するウイルスの変異

ウイルスA1 — 分節状RNAゲノム
ウイルスA2
宿主細胞
子孫ウイルスA'1
子孫ウイルスA'2

2種類のウイルス(A1, A2)が同一の宿主細胞に感染すると，複製過程でRNAゲノムの分節のいれかえがおこり，サブタイプ(変異した交雑ウイルスである子孫ウイルスA'1, A'2)が生じる．

3. ウイルス増殖のしくみ

①ウイルスの結合と侵入
宿主細胞（線毛上皮細胞）
②膜融合と分節状RNAゲノムの細胞核への移行
細胞質
⑥出芽
子孫ウイルス
液胞
タンパク質の合成
mRNA
HA・NAタンパク質の合成
⑤細胞膜へ移行
③mRNAの合成
分節状RNAゲノム
細胞膜（脂質二重層）
細胞核
④分節状RNAゲノムの複製
⑤細胞膜へ移行
HA：血球凝集素
NA：ノイラミニダーゼ

細胞核内に移行した分節状RNAゲノムによりメッセンジャーRNA(mRNA)が合成され，その遺伝子情報にもとづいてウイルスの増殖に必要な各タンパク質が合成される．並行して核内では分節状RNAゲノムが複製され，細胞膜付近で待機していた各タンパク質といっしょに細胞膜につつみこまれる形で細胞外へとびだす．宿主細胞はこわれ，出芽した多数の子孫ウイルスはつぎつぎに別の線毛上皮細胞に感染していく．この増殖過程に要する時間は10時間前後といわれる．こわれた線毛上皮細胞はやがて新生する．

かぜ症候群—61

bronchitis, bronchiolitis

気管支炎，細気管支炎

きかんしえん，さいきかんしえん

気管支の病気

●関連のある病気
上気道炎→56ページ　肺炎→64ページ
気管支喘息→66ページ　脱水症→144ページ

病原体の感染などによって，主として気管支・細気管支（図1-1）に，炎症性変化を生じる病気．気道の連続性から，気管支，細気管支単独の疾患ではなく，多くは急性上気道炎にひきつづきおこってくる．

●気管支炎

ウイルス感染により急性に発病するものが多い．感染をうけた気管支粘膜は腫れ，粘液の分泌が亢進し，粘膜上皮（線毛上皮細胞）の障害によって滲出物（たん）の排出が困難になるため，気管支の内腔はつまる（図2）．たんの貯留によって，呼吸のたびに〈ぜろぜろ〉という雑音が聞こえることがある．発熱をみることが多い．せきはしばしばたんをともなうが，乳幼児では吐きだすことができず飲みこんでしまうので，せきの刺激で嘔吐したときに，その吐物が大量のたんであることもめずらしくない．重い合併症は少ないが，ときに肺炎にいたることがあり，そのようなときは入院治療が必要である．多くは1～2週間程度で治る．

●細気管支炎

おもにRSウイルス感染による．2歳くらいまでにかかることが多い．くしゃみ，鼻みずなどの急性上気道炎が先行し，発熱につづいて，しだいにせきや喘鳴，多呼吸がみられるようになる．また食欲低下，不機嫌など，呼吸困難を思わせる症状がめだってくる．多呼吸のために哺乳困難となることも多い．軽い場合は数日で自然に治るが，重症化すると鎖骨上窩・肋間などにみられる陥没呼吸，鼻翼呼吸や多呼吸などが出現し，肺におけるガス交換の能率が低下して，チアノーゼが認められるようになる．また空気を吐きだす際に，胸郭内の圧が高まるため，気道の直径が0.5mm以下と狭い細気管支ではより閉塞状態となる．そのために空気の吐きだしがうまくおこなわれず，気管支喘息発作のときにみられるように肺が過膨張の状態となる．

治療は入院が原則である．呼吸不全の進行による低酸素血症，哺乳不良と多呼吸により増大する蒸散から，容易に脱水におちいるので，酸素の投与と輸液をおこなう必要がある．　　　　　　　（岩田　力）

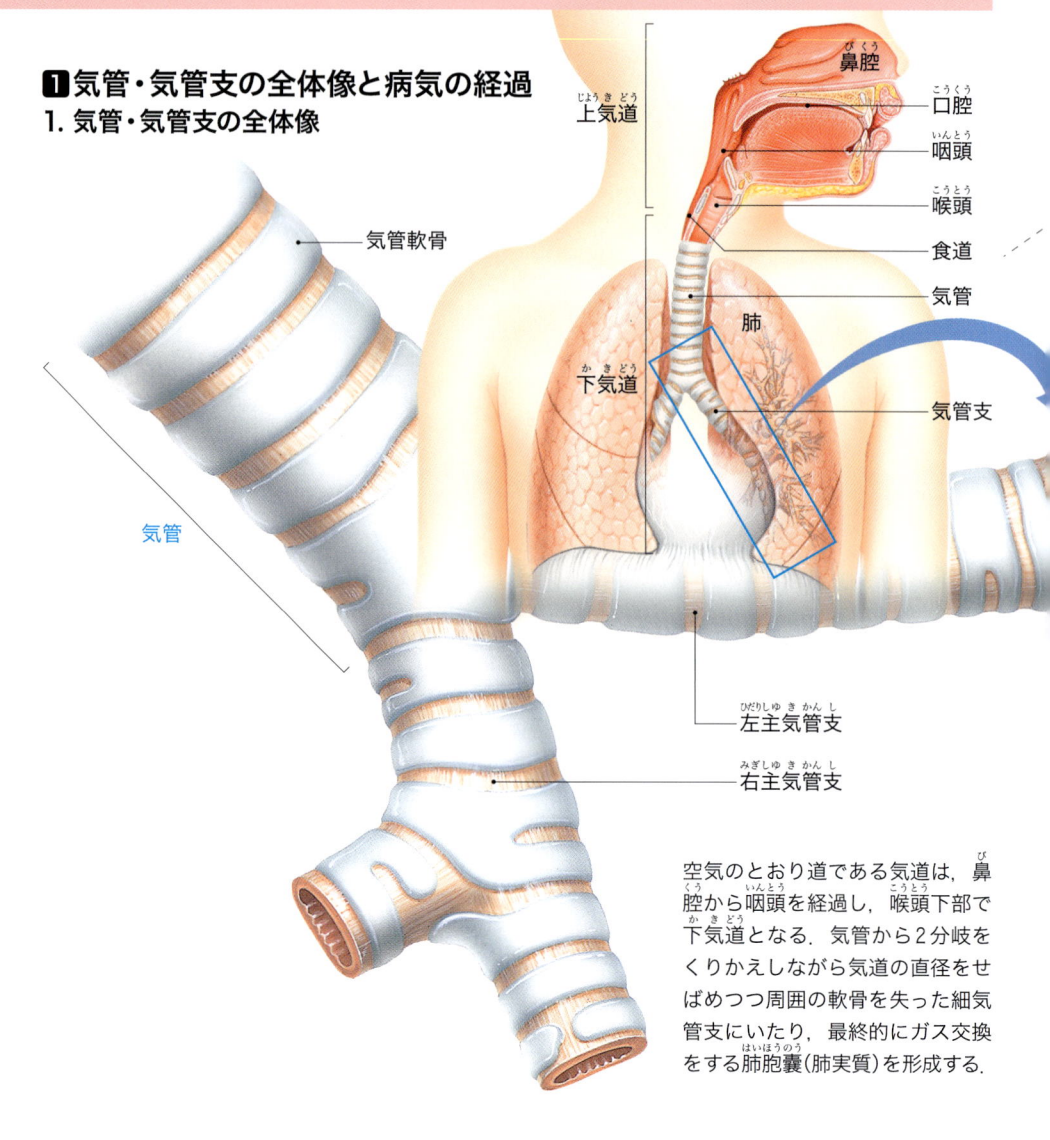

1 気管・気管支の全体像と病気の経過
1. 気管・気管支の全体像

空気のとおり道である気道は，鼻腔から咽頭を経過し，喉頭下部で下気道となる．気管から2分岐をくりかえしながら気道の直径をせばめつつ周囲の軟骨を失った細気管支にいたり，最終的にガス交換をする肺胞嚢（肺実質）を形成する．

2 急性気管支炎の病気の状態
炎症の場の模型図

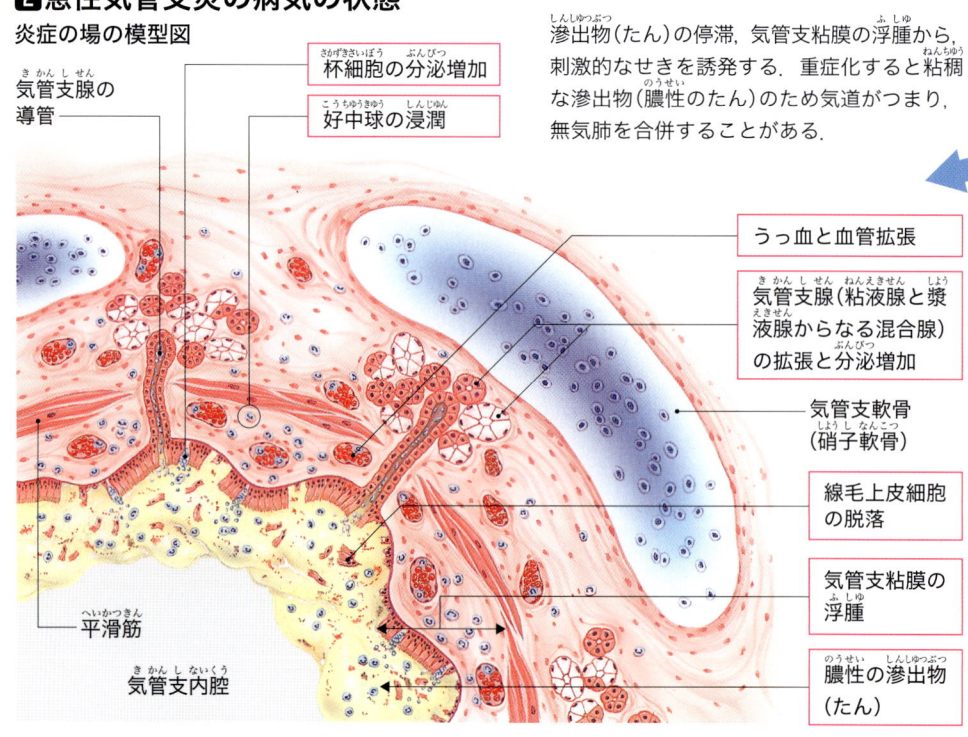

滲出物（たん）の停滞，気管支粘膜の浮腫から，刺激的なせきを誘発する．重症化すると粘稠な滲出物（膿性のたん）のため気道がつまり，無気肺を合併することがある．

2. 病気の経過

病因，病原体
- ウイルス感染：RSウイルス，ライノウイルスなど
- 細菌感染：インフルエンザ菌，肺炎球菌など

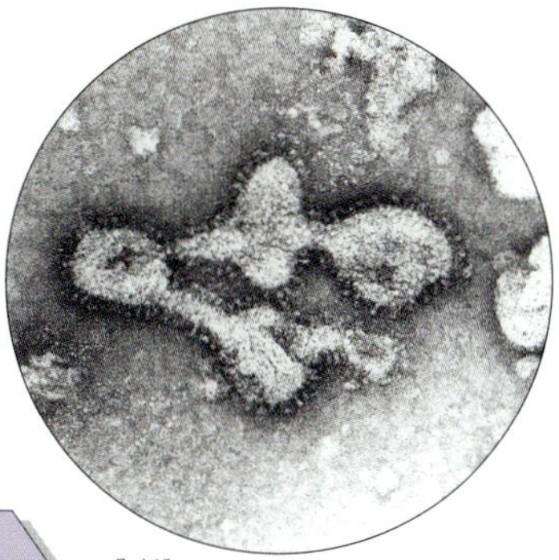

RSウイルスの電顕像

前駆症状
- 急性上気道炎にひきつづきおこることが多い

急性気管支炎
- 主症状は発熱，せき（はじめは乾性のせき，後に湿性のせき），たん
- たん（滲出物）は数日後に膿性
- 乳幼児はときに嘔吐

急性細気管支炎
- 軽いせきから3～7日のうちに呼気性呼吸困難，鎖骨上窩・肋間・胸骨下がへこむ陥没呼吸に発展
- 乳児では不機嫌，不眠をともなう

治癒

合併症
- 無気肺，せき刺激による嘔吐，脱水症，誤嚥，肺炎，肺気腫など

合併症
- 無気肺，心不全，脱水症，低酸素性の脳症など

気管支軟骨

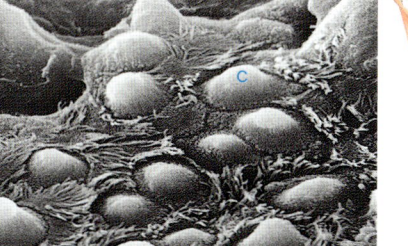

正常な終末細気管支の粘膜上皮　走査電子顕微鏡でみたもので，丈の低い線毛上皮細胞と線毛をもたない分泌細胞（クララ細胞，c）からなる．

気管・気管支の直径の比較

	新生児	乳幼児	学童	成人
気管	5mm前後	8mm前後	10mm前後	18mm前後
主気管支	4mm前後	6mm前後	8mm前後	13mm前後
終末細気管支	0.1mm前後	0.13mm前後	0.15mm前後	0.5mm前後

❸ 急性細気管支炎の病気の状態
呼吸細気管支における炎症の場の模型図

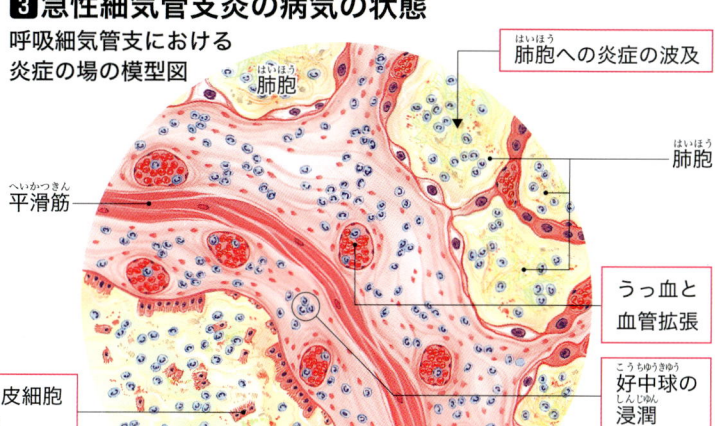

- 肺胞への炎症の波及
- 肺胞
- うっ血と血管拡張
- 好中球の浸潤
- 呼吸細気管支粘膜の浮腫
- 滲出物でみたされた呼吸細気管支の内腔
- 平滑筋
- 線毛上皮細胞の脱落

粘膜の浮腫，粘液分泌の亢進，線毛上皮細胞の脱落による線毛運動の欠如，それらによる滲出物の貯留と脱落した線毛上皮細胞塊，これらすべてが呼吸細気管支の内腔をふさぎ，特徴的な閉塞性の呼吸困難をひきおこす．

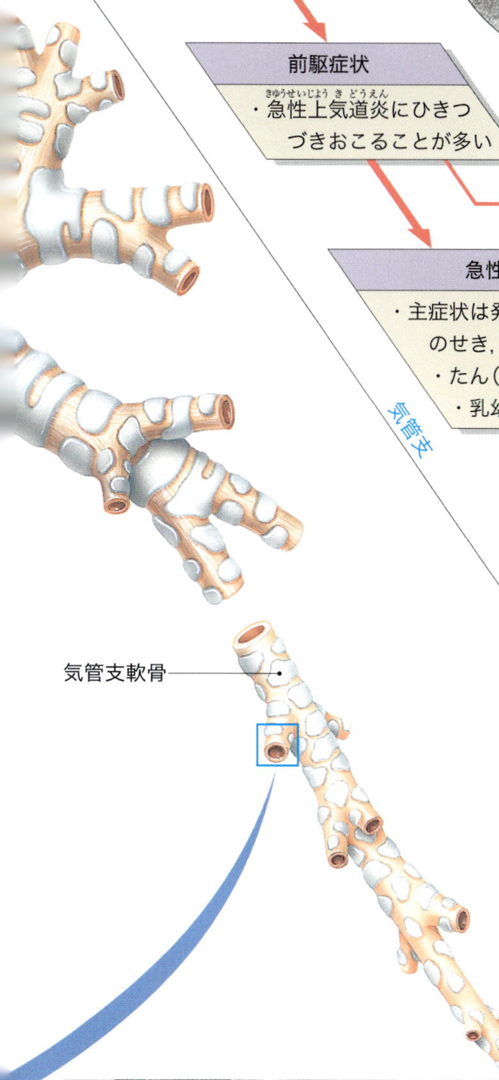

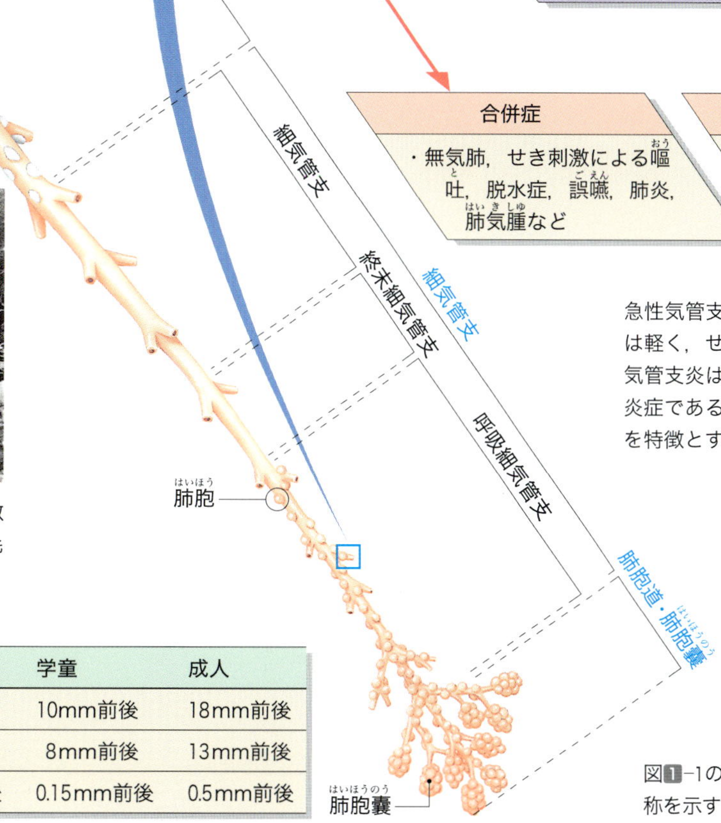

急性気管支炎は呼吸困難はあってもその程度は軽く，せきやたんが主症状である．急性細気管支炎はより気道の直径の狭い細気管支の炎症であるため，多呼吸と閉塞性の呼吸困難を特徴とする．

気管支／細気管支／終末細気管支／呼吸細気管支／肺胞道・肺胞嚢／肺胞／肺胞嚢

図❶-1の気管・気管支の図は気道分岐の名称を示すため，2分岐を考慮せず描いてある．

肺炎 ── マイコプラズマ肺炎
はいえん

pneumonia　　　　肺の病気

● 関連のある病気
上気道炎→56ページ　かぜ症候群→60ページ
気管支炎, 細気管支炎→62ページ

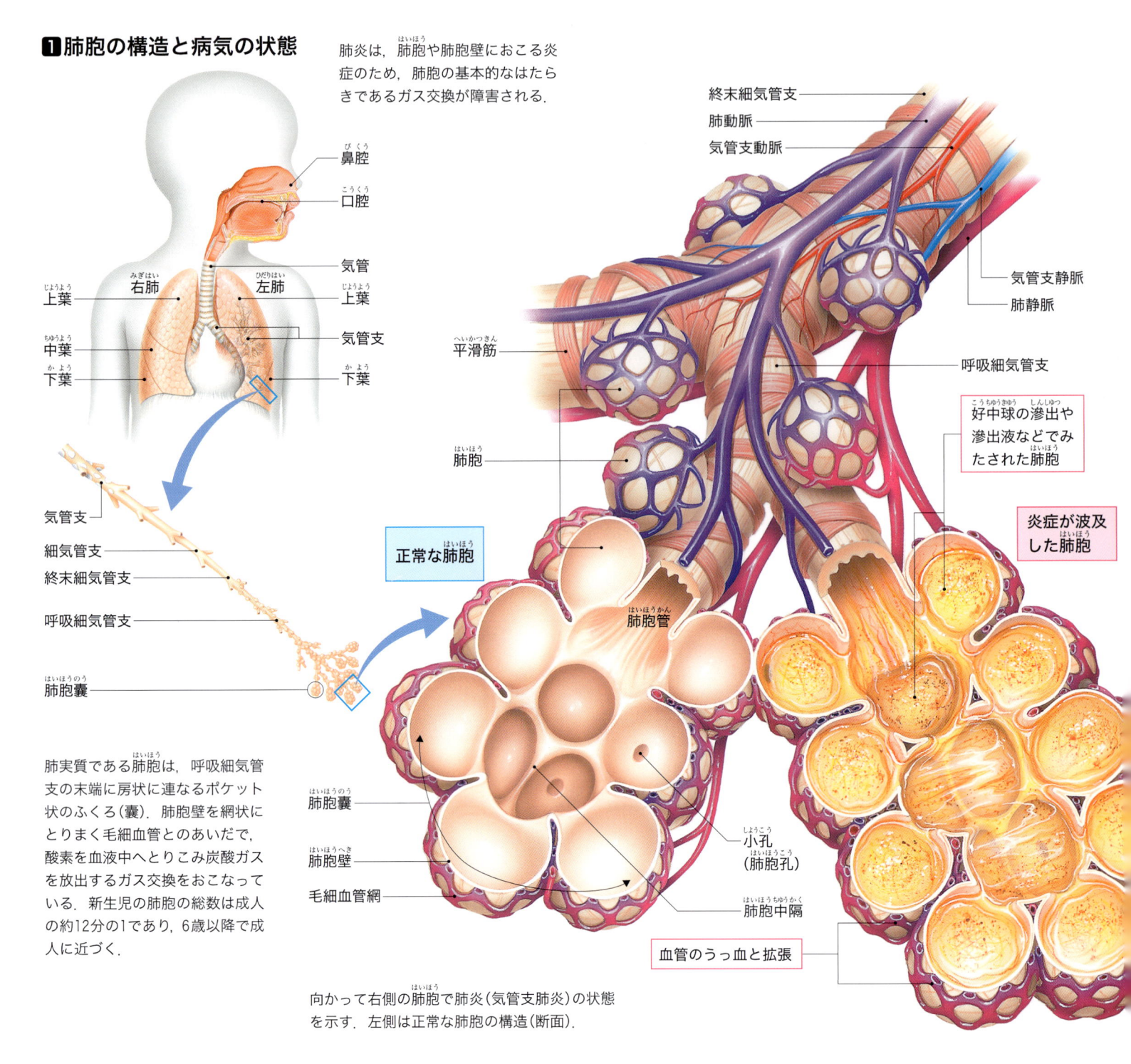

❶ 肺胞の構造と病気の状態

肺炎は, 肺胞や肺胞壁におこる炎症のため, 肺胞の基本的なはたらきであるガス交換が障害される.

[図中ラベル]
鼻腔, 口腔, 気管, 右肺, 左肺, 上葉, 中葉, 下葉, 気管支
気管支, 細気管支, 終末細気管支, 呼吸細気管支, 肺胞嚢
終末細気管支, 肺動脈, 気管支動脈, 気管支静脈, 肺静脈, 平滑筋, 呼吸細気管支, 肺胞
正常な肺胞, 肺胞管, 肺胞嚢, 肺胞壁, 毛細血管網, 小孔 (肺胞孔), 肺胞中隔
好中球の滲出や滲出液などでみたされた肺胞, 炎症が波及した肺胞, 血管のうっ血と拡張

肺実質である肺胞は, 呼吸細気管支の末端に房状に連なるポケット状のふくろ (嚢). 肺胞壁を網状にとりまく毛細血管とのあいだで, 酸素を血液中へとりこみ炭酸ガスを放出するガス交換をおこなっている. 新生児の肺胞の総数は成人の約12分の1であり, 6歳以降で成人に近づく.

向かって右側の肺胞で肺炎 (気管支肺炎) の状態を示す. 左側は正常な肺胞の構造 (断面).

　肺炎は, 一般に細菌やウイルスなどの病原体感染によって肺がおかされる病気である. 肺実質である肺胞に炎症がおこる肺炎と, おもに肺胞壁に炎症がおこる間質性肺炎にわけられる. しかし, 気管支から肺胞嚢にいたる肺組織の連続性から厳密な区分は困難であり, 肺炎といっても実際は肺胞のみが炎症をおこすのではなく, 病原体の侵入経路を考えると, とうぜん細気管支の炎症 (細気管支炎) も含めた気管支肺炎の形をとる. また, 肺の1葉あるいは2葉という広範囲な部位の炎症である大葉性肺炎もみられる.

【肺炎の種類と病気の特徴】　主たる原因である病原体の種類によって細菌性肺炎 (図❷-1), ウイルス性肺炎 (図❷-2), マイコプラズマ肺炎 (図❷-3) などにわけられる.

　多くの場合, 乳幼児ではRSウイルス, パラインフルエンザウイルス, アデノウイルスなどのウイルス感染にひきつづいて細菌性肺炎を合併する. ウイルス感染により細気管支粘膜の線毛上皮細胞が障害され脱落すると (→63ページ図❸), 異物を吐きだすための異物輸送能力が低下して細菌感染に対する細胞の抵抗性が弱まる. そのため, 一般に細菌性細気管支炎も生じたところから, 炎症が波及し肺胞内感染もおこると考えられる. 気管支肺炎は肺胞壁の毛細血管網のうっ血と拡張が初期にはいちじるしく, 炎症がさかんな時期 (極期) には, 肺胞内への好中球の滲出や赤血球の漏出,

❷ 感染を原因とするおもな肺炎とその特徴

1. 細菌性肺炎

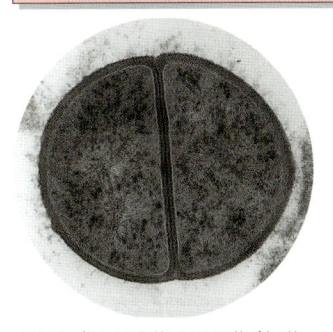

〔症状, 経過〕
- 鼻みず, くしゃみ, せきなどのかぜ（上気道炎）症状にひきつづいておこることが多い.
- 一般に39℃以上の高熱のことが多い.
- 乳幼児では多呼吸や鼻翼呼吸, 陥没呼吸などから呼吸困難がわかる. 全身状態もわるく, せきによる不眠, 食欲低下, 脱水（症）などがみられる.
- 年長児ではときに胸痛を訴える.

黄色ブドウ球菌の電顕像（超薄切片による分裂像）. 直径0.5〜1.5μmのグラム陽性球菌

〔X線写真〕 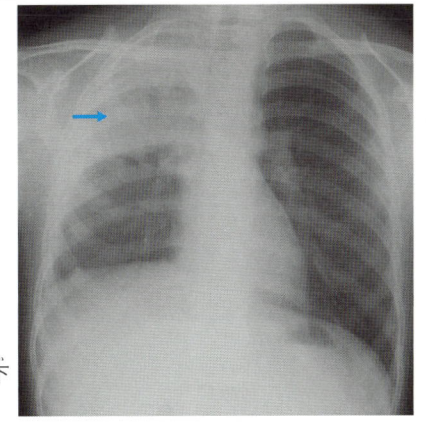
黄色ブドウ球菌肺炎　3歳, 女児. 右上葉のほぼすべて（矢印）, 中・下葉も部分的に浸潤影がみられる.

〔随伴症状, 合併症〕
- 中耳炎（→42ページ）
- 副鼻腔炎（→48ページ）
- 髄膜炎（→34ページ）
- 敗血症
- 皮膚膿瘍

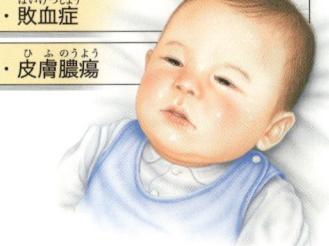

2. ウイルス性肺炎

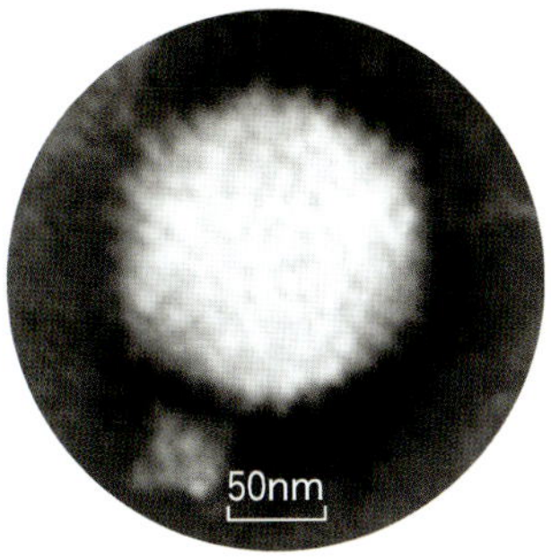

〔症状, 経過〕
- かぜ（上気道炎）症状が長びく感じで, 比較的おだやかに発病する.
- 熱はあまり高くないが, ときに高熱の場合もある.
- 多呼吸, 刺激に反応する反射的なせき, ときに喘鳴もともなう呼吸困難がみられる.
- 原因ウイルスによっては高熱をともない, 全身状態が急速に悪化することもある.

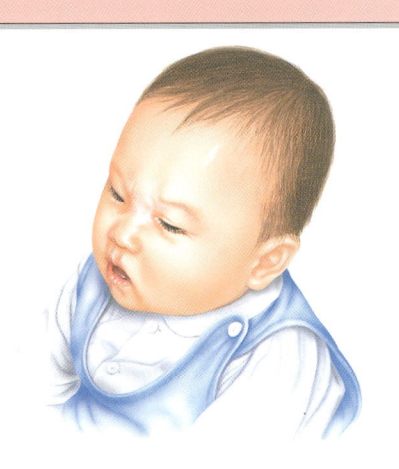

アデノウイルスの電顕像

〔随伴症状, 合併症〕
- 喉頭炎（→56ページ）
- 発疹（→20ページ）
- 嘔吐, 下痢などの消化器症状
- 筋肉痛, 関節痛

3. マイコプラズマ肺炎

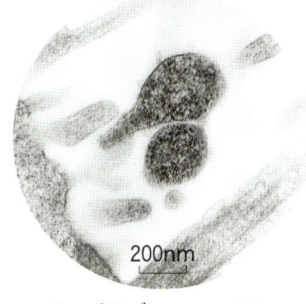

〔症状, 経過〕
- 頭痛や倦怠感, 発熱などの全身症状ではじまり, 約2週間くらいの経過でしだいにせきがめだってくる.
- せきは刺激的かつ頑固で, しだいにたんをともない, 夜間にめだつことがある.
- せき以外に発疹や髄膜炎が脳実質に波及した髄膜脳炎などの全身症状を合併することがある. 発病後3〜4週ほどで徐々に回復してくる.

マイコプラズマ-ニューモニエの電顕像. 細胞壁がないので形態が一定しない.

〔X線写真〕 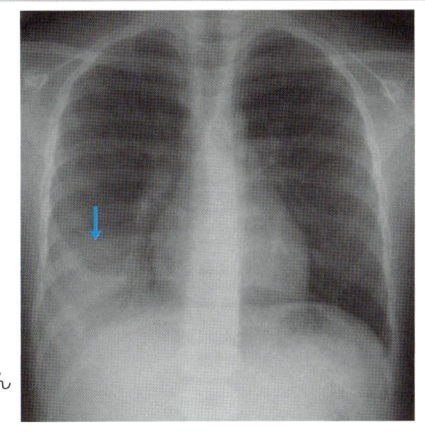
10歳, 男児. 右中・下葉にびまん性陰影（矢印）がみられる.

〔随伴症状, 合併症〕
- 中耳炎, 急性副鼻腔炎, 髄膜炎, 髄膜脳炎, 心筋炎, 心膜炎など
- 溶血性貧血, 関節炎など

4. そのほかの肺炎
- 真菌性肺炎（カンジダ, アスペルギルスなどによる）
- ニューモシスチス-カリニ肺炎, クラミジア肺炎など

フィブリンの蓄積, 滲出液がめだつようになる（図❶）. しかし, 炎症が治まるとともにそれらは溶解して吸収されていく. また, そのころにはせきによってたんが排出されるようになる.

細菌性肺炎の起因菌としては, 新生児ではグラム陰性菌やB群溶血性連鎖球菌など, 乳幼児では黄色ブドウ球菌, 肺炎桿菌, 肺炎球菌などの頻度が高い. なかでも, 黄色ブドウ球菌によるものは組織障害性が強く, 肺胞壁の破壊から大小さまざまの気腫（肺胞の過膨張と肺胞壁の破壊）をつくり, そのなかに膿性滲出液が貯留する.

いずれの肺炎においてもせき, 喘鳴, 多呼吸, 呼吸困難などの呼吸器症状が主体であるが, 細菌性肺炎ではウイルス性肺炎にくらべて発熱の程度が強く, 全身状態も悪化することが多い.

〔マイコプラズマ肺炎とそのほかの肺炎〕　マイコプラズマ-ニューモニエの感染によるマイコプラズマ肺炎の発病には免疫学的しくみが関与しているので, 初感染時よりその後における反応時に, 明らかな肺炎を呈するようになる. このため, 典型例は学童以上の年長児に多いが, 予後は良好である. 新生児期におけるクラミジア肺炎は, 体温上昇がないことも多く, なんとなく不機嫌, 多呼吸, あるいはチアノーゼの出現などで医療機関に受診してはじめて画像上から肺炎を証明されることがある.
（岩田　力）

bronchial asthma　　　　アレルギーの病気

●関連のある病気
アレルギー性鼻炎→46ページ

気管支喘息（小児気管支喘息）
きかんしぜんそく

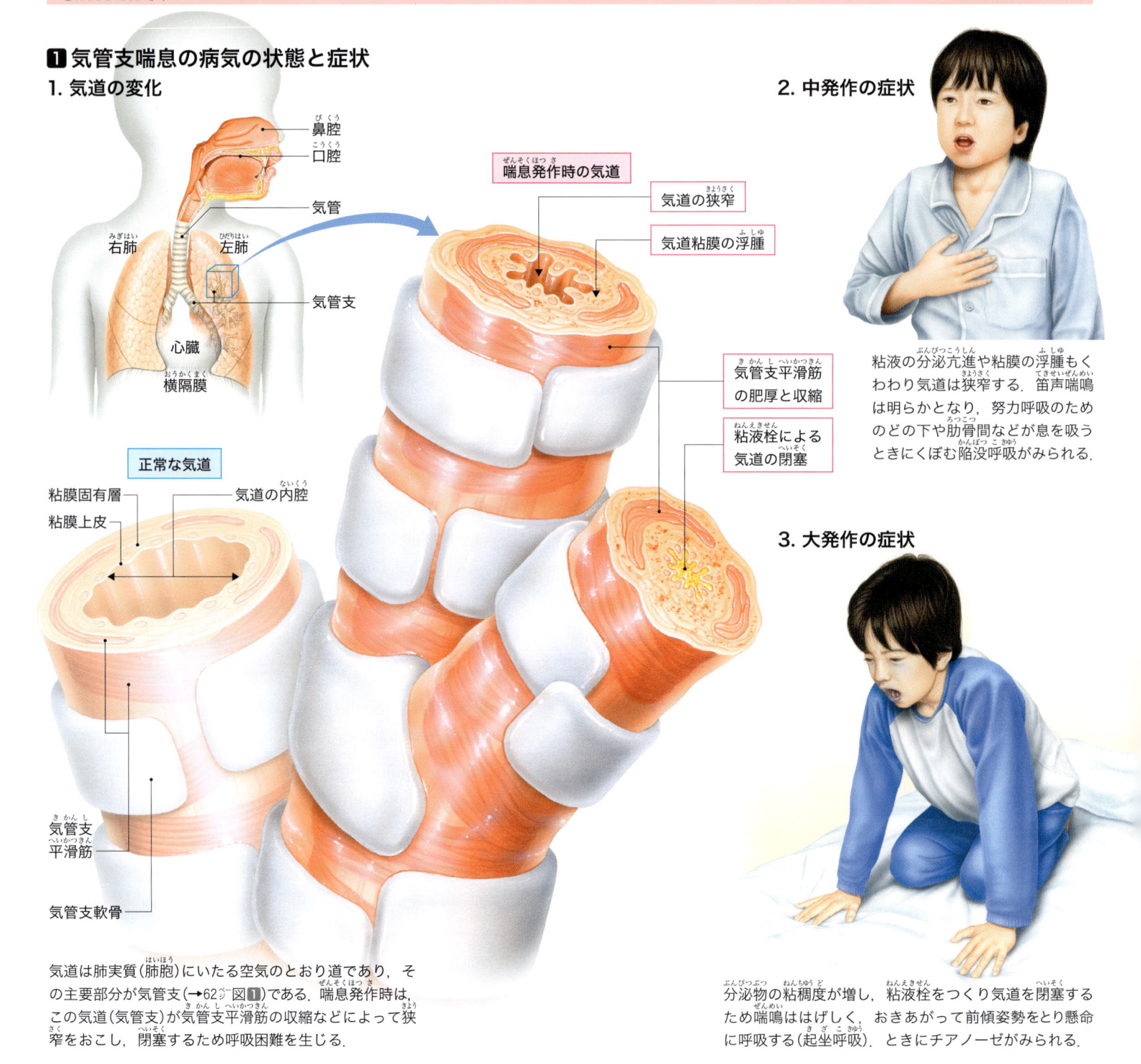

❶気管支喘息の病気の状態と症状

1. 気道の変化

鼻腔／口腔／気管／右肺／左肺／気管支／心臓／横隔膜

喘息発作時の気道
- 気道の狭窄
- 気道粘膜の浮腫
- 気管支平滑筋の肥厚と収縮
- 粘液栓による気道の閉塞

正常な気道
- 粘膜固有層
- 粘膜上皮
- 気道の内腔
- 気管支平滑筋
- 気管支軟骨

気道は肺実質（肺胞）にいたる空気のとおり道であり，その主要部分が気管支（→62ページ図❶）である．喘息発作時は，この気道（気管支）が気管支平滑筋の収縮などによって狭窄をおこし，閉塞するため呼吸困難を生じる．

2. 中発作の症状

粘液の分泌亢進や粘膜の浮腫もくわわり気道は狭窄する．笛声喘鳴は明らかとなり，努力呼吸のためのどの下や肋骨間などが息を吸うときにくぼむ陥没呼吸がみられる．

3. 大発作の症状

分泌物の粘稠度が増し，粘液栓をつくり気道を閉塞するため喘鳴ははげしく，おきあがって前傾姿勢をとり懸命に呼吸する（起坐呼吸）．ときにチアノーゼがみられる．

〈ぜぇーぜぇー〉〈ひゅーひゅー〉という喘鳴（これを笛声喘鳴という）をともなう呼吸困難をくりかえす症状を示しながらも，明らかな感染症や心疾患，先天異常などを除外できるものを気管支喘息とよぶ．気管支喘息としては成人にみられるものと本質的に大きなへだたりはないが，90％以上アトピー体質がみられるのが小児気管支喘息の特徴である．ハウスダスト，ダニ，ペットの毛やふけなどに対して免疫グロブリンE抗体（IgE抗体）を産生し，それらの抗原を吸いこむと急に気道の収縮症状を示す（図❶）．布団の上であばれて遊んでいると，そのうちにせきがでて，笛声喘鳴をおこす例がしばしばみられる．

〔発病の危険因子と診断〕　アトピー体質にくわえて気道の過敏性があると発病してくる．気道で常時生じているアレルギー反応も気道の粘膜を障害することによって過敏性をかたちづくり，かつ助長するが（図❷），ウイルス感染による気管支炎の発病も危険因子である．そのほかガスや石油のファンヒーターからでる窒素酸化物を高濃度に吸いこんだり，家人のタバコによる受動喫煙も危険因子である．

多くの例では，もともとアトピー体質をもっている小児が生後1歳近辺でかぜをひき気管支炎になると，低音性の喘鳴をおこして多少治りがわるい印象をうけることがある．そのようなことを

❷ 気管支喘息のおこるしくみ

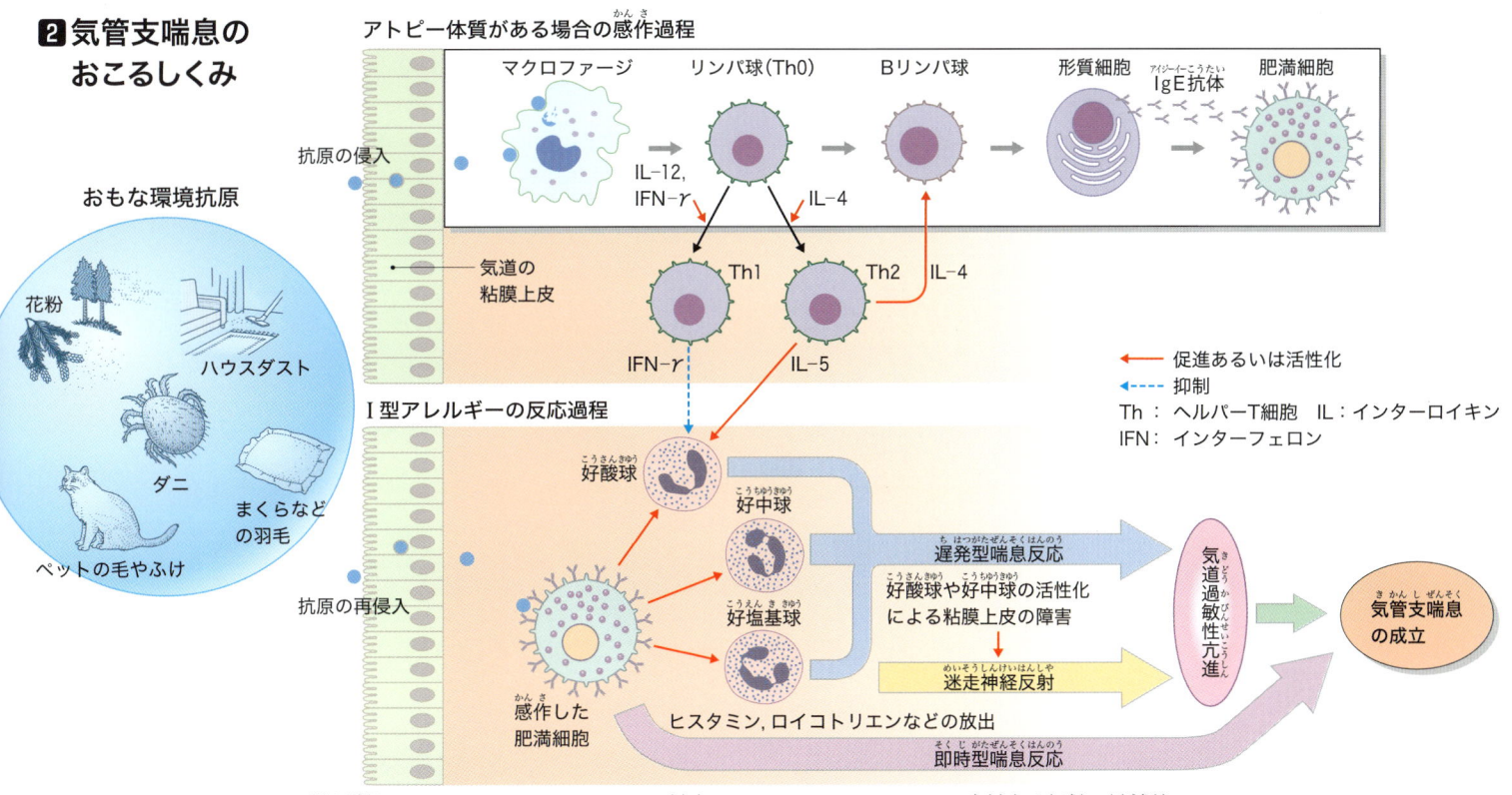

アトピー体質がある場合の感作過程

おもな環境抗原：花粉、ハウスダスト、ダニ、まくらなどの羽毛、ペットの毛やふけ

抗原の侵入 → マクロファージ → リンパ球（Th0）→ Bリンパ球 → 形質細胞 → IgE抗体 → 肥満細胞

気道の粘膜上皮：IL-12, IFN-γ、IL-4 → Th1、Th2 → IL-4

凡例：
― 促進あるいは活性化
--- 抑制
Th：ヘルパーT細胞　IL：インターロイキン
IFN：インターフェロン

Ⅰ型アレルギーの反応過程

抗原の再侵入 → 感作した肥満細胞 → 好酸球、好中球、好塩基球

IFN-γ、IL-5

遅発型喘息反応：好酸球や好中球の活性化による粘膜上皮の障害 → 迷走神経反射 → 気道過敏性亢進 → 気管支喘息の成立

即時型喘息反応：ヒスタミン、ロイコトリエンなどの放出

抗原の侵入により産生されるIgE抗体は肥満細胞に結合する（これを感作という．→46ページ図❶）．ふたたび同じ抗原が侵入すると，抗原は肥満細胞表面の抗体と結合し，ヒスタミンやロイコトリエン，遊走因子などの活性物質を放出する．活性物質が気管支平滑筋や粘液腺，粘膜下の血管を刺激するため気道は収縮し，閉塞する．一方，好酸球などの白血球の活性化によって粘膜上皮も障害され，迷走神経反射などもおこり気道過敏性がさらに亢進する．

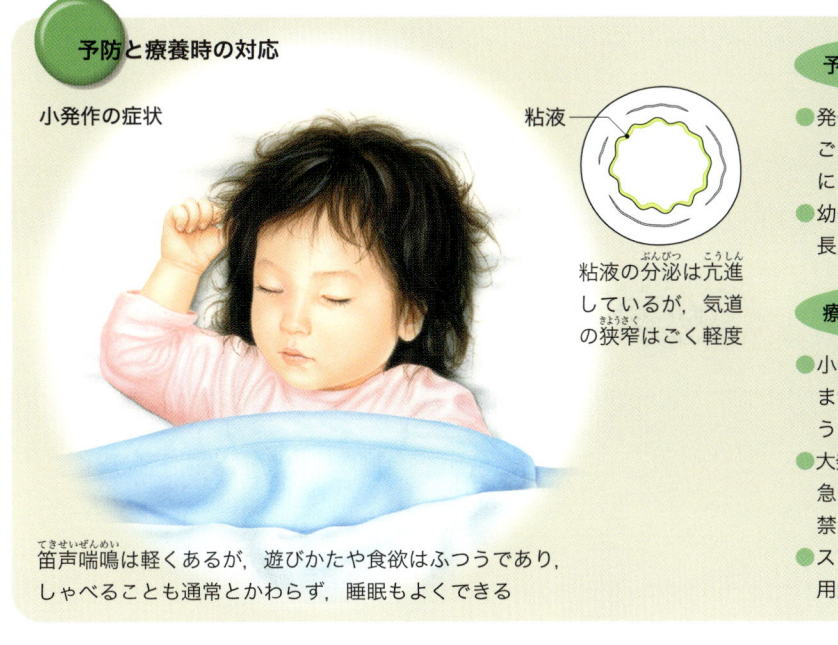

予防と療養時の対応

小発作の症状

粘液の分泌は亢進しているが，気道の狭窄はごく軽度

笛声喘鳴は軽くあるが，遊びかたや食欲はふつうであり，しゃべることも通常とかわらず，睡眠もよくできる

予防上の心得

- 発作の原因となる抗原を回避するためのくふうがたいせつである．日ごろからダニの繁殖をおさえるよう室内の掃除，寝具の手入れを頻繁におこない，冬季の暖房器具の選定などにも注意をはらう
- 幼少児では，過保護にせず，自立した生活習慣を身につけさせる．年長児では，疲労が蓄積しない程度に水泳などで体力をつけさせる

療養時の対応

- 小発作のときは坐位をとらせてゆっくりと大きな呼吸をさせ，水を飲ませることで治まることもあるが，発作に対しては適切な薬物治療をうけることがだいじで，いたずらにがまんさせるべきではない
- 大発作で，それまではげしかった喘鳴が小さくなったり（呼吸音の減弱），急に興奮して泣きさけんだり，あるいは意識がもうろうとなったり，失禁を認めたりするようなときは，ためらわず救急車の出動をあおぐ
- スプレー式の吸入薬が処方されているときは，効かないからといって，用法・用量を無視してなんども吸入するのはきわめて危険である

くりかえして，医師の診察時に気道の狭窄音が聴取できるとはじめて気管支喘息と診断をうける．診断時年齢は1歳，ないしは2歳から4歳くらいまでが多い．当初は親も発作時の対処やそもそも発作をみつけることがむずかしくて，明らかな呼吸困難になってはじめて医療機関をおとずれる場合が少なくない．

[対応と予後]　小児気管支喘息は，およそ70％が10代後半までによくなっていく．しかし，これはほうっておいてもよくなるというわけではない．成人の気管支喘息でも既往歴で小児期に気管支喘息を経験している人もある．治っても成人後は喫煙をしないなど，長期にわたる注意が必要である．

気管支喘息の大発作は死にいたることもあり得るという認識がだいじである．前傾姿勢で一所懸命呼吸をし，笛声喘鳴も大きく聞こえていた状態（図❶-3）から急に静かになった場合，治まったと思ってはならない．かならず顔色や呼吸のしかた，姿勢，意識をみなければならない．一方小児気管支喘息は，抗アレルギー薬，気管支拡張薬，抗炎症薬などを比較的長期に連用することによってコントロールでき，発作の頻度もしだいに低くなり，やがて治癒に近い状態まで改善する場合が多い．幼児期や学童期の前半では，たとえ薬を服用・吸入していても積極的に外で遊ぶような習慣をつけることが望ましい．

（岩田　力）

pertussis, whooping cough　　気道の細菌感染症

百日咳
ひゃくにちぜき

●関連のある病気
上気道炎→56ページ

痙咳とよばれる特有のけいれん発作様のせきを示す，伝染性の高い急性疾患である．

〔原因菌と毒素〕 百日咳は百日咳菌（図❶）の感染によっておこる．百日咳菌は気道粘膜の線毛上皮細胞（→60ページ図❶-1）に侵入する．このため，その産生する毒素（百日咳毒素）によって，特徴的なせき発作とリンパ球増加などの検査所見がみられる．菌が侵入した部位の炎症だけでなく，毒素の吸収によって全身的な影響をもたらす．

〔経過と症状〕 図❶に示すカタル期から痙咳期へと進展する症状にくわえて，リンパ球増加が証明されれば診断上有力な手がかりとなる．痙咳期では，激烈で連続するせき反射（図❷）のため吸気できずに，失神にいたることもある．乳児期の百日咳ではせき発作がかならずしも明らかでなく，無呼吸発作，チアノーゼとして現れることがあり，肺炎を合併したり，無酸素症からけいれん発作，感染後脳炎へと進展することもある．

断続する，また長びくせき発作によって顔面とくにまぶた（眼瞼）はむくみ，百日咳顔貌となる．ときに眼球結膜下に出血をきたすこともある．夜間に増強するせき発作のために睡眠障害や食欲不振，脱水におちいる場合もあるが，一方，比較的軽症の場合は，せき発作の合間では全身状態が良好にたもたれていることも多い．

激烈なせき発作もしだいに軽減してくると回復期にはいってくる．しかし，種々の刺激に対して容易にせき発作をきたす過敏な状態は，なお数週間つづくこともある．百日咳の名前のゆえんである．

〔治療と予防〕 治療薬としては通常，エリスロマイシンがもちいられる．乳児期の百日咳は重い疾患であるため，予防が重要である．菌体成分をもちいたワクチンが有効であり，現行の予防接種法では生後3ヵ月から接種可能である（→168ページ）．ジフテリア，破傷風，ポリオのワクチンを含むいわゆる4種混合ワクチンを20日以上の間隔で3回接種し，ついで6ヵ月以上をあけて，通常は12〜18ヵ月後に追加接種をする．効果持続のため，10年ほど後に追加接種が必要であるとの見解がある．　　　　（岩田　力）

❶百日咳の経過（病期）と特徴

	潜伏期	カタル期
病期（6〜9週）	（7〜10日）	1〜2週
病期の特徴	通常7日で10日以内がほとんど	かぜ様症状で発病，せきが増加（この時期には百日咳とはわからない）

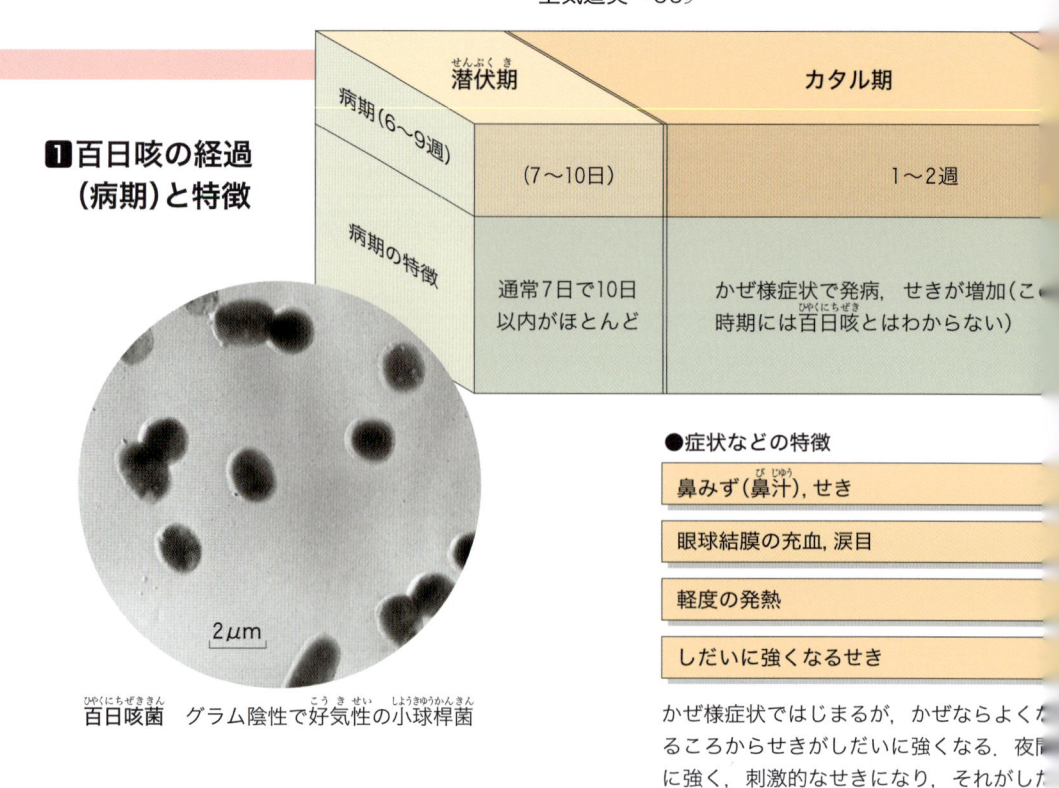

百日咳菌　グラム陰性で好気性の小球桿菌

●症状などの特徴

- 鼻みず（鼻汁），せき
- 眼球結膜の充血，涙目
- 軽度の発熱
- しだいに強くなるせき

かぜ様症状ではじまるが，かぜならよくなるころからせきがしだいに強くなる．夜間に強く，刺激的なせきになり，それがしだいに増強して痙咳期へと移行する．

❷せきのでるしくみとせき発作のサイクル
1. せきのでるしくみとせき反射の神経経路

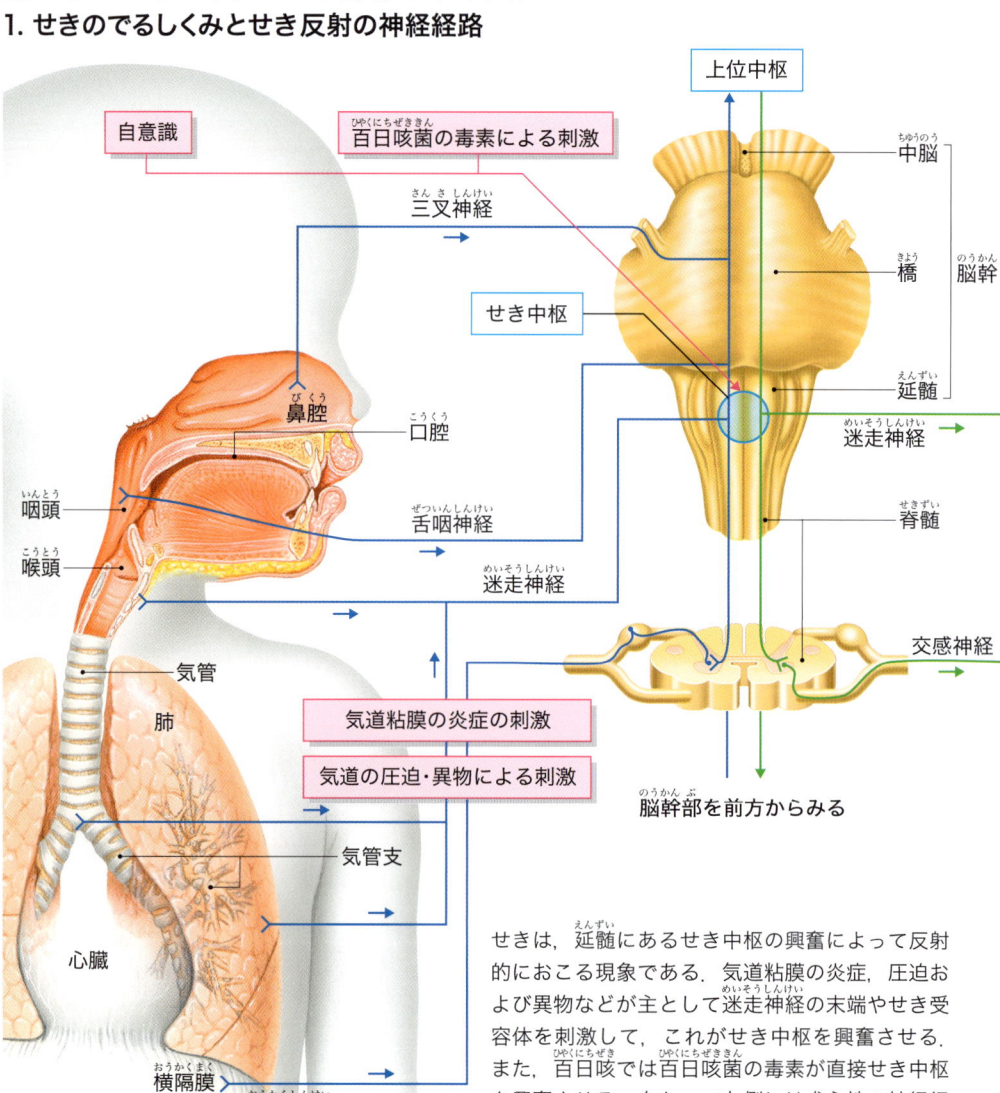

脳幹部を前方からみる

せきは，延髄にあるせき中枢の興奮によって反射的におこる現象である．気道粘膜の炎症，圧迫および異物などが主として迷走神経の末端やせき受容体を刺激して，これがせき中枢を興奮させる．また，百日咳では百日咳菌の毒素が直接せき中枢を興奮させる．向かって左側には求心性の神経経路（—）を，右側には遠心性の神経経路（—）を示す．

痙咳期	回復期
3〜4週	2〜3週
特徴的な発作性のせき，とくに夜間にめだつ（蔓延期に鼻咽頭粘膜から百日咳菌の分離可能）	合併症がなければ症状はしだいに減少

● 症状などの特徴

- 夜間に多い発作性のせき
- 発熱はない
- 眼瞼が浮腫状を呈する
- せきにともなう嘔吐
- 発汗がみられる
- 乳児は無呼吸発作が多い

せきはとつぜんはじまる．息をつく間もなく，顔をまっ赤にして，舌をつきだすように連続してはげしいせきがつづく．せきのために吐く．息のつづく限度を超えてせき反射があるためチアノーゼとなる．

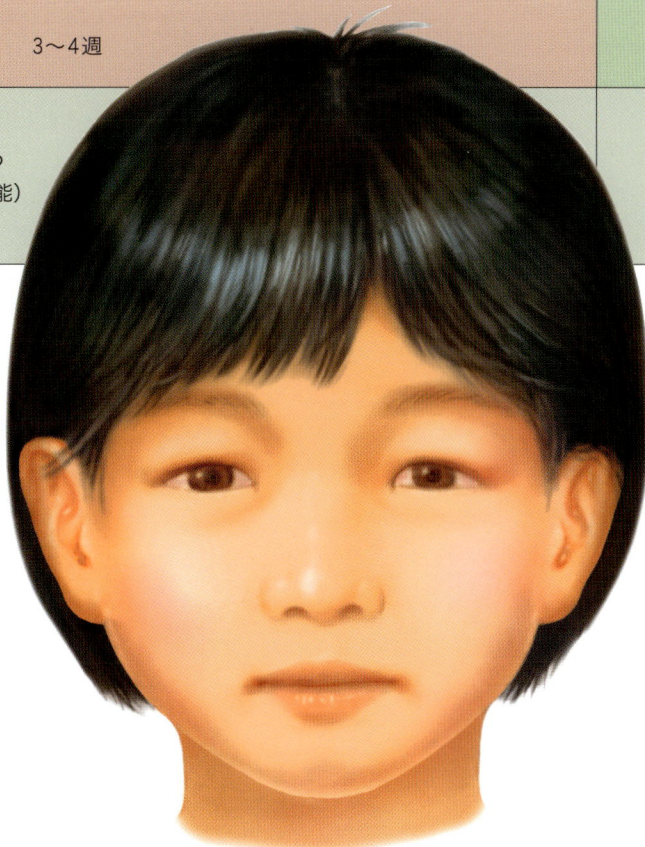

まぶた（眼瞼）が腫れぼったい百日咳顔貌

● 症状，予後の特徴

- せきと随伴症状の嘔吐の減少
- せきはときに数ヵ月におよぶ
- 菌が証明されれば終生免疫
- 上気道炎でときにせきが再発
- 6ヵ月未満の乳児で重症であった場合，肺機能に異常をのこすことがある

合併症がなければ，せき発作の回数や程度はしだいに減少する．嘔吐もなくなり食欲も改善してしだいに元気になってくる．1年間くらいは，あたかも百日咳が再発したかのようなせき発作をみることがある．

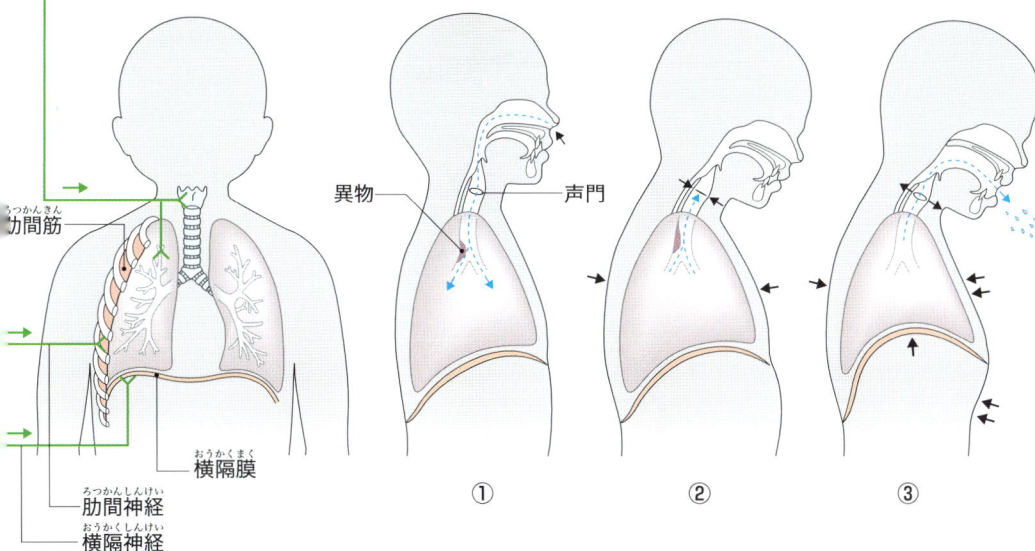

合併症
- 眼球結膜下出血，皮下点状出血
- 中耳炎（→42㌻）
- 乳児ではしばしばけいれん
- 肺炎（→64㌻）

けいれんは無酸素症によるものと考えられる．感染後脳炎（百日咳脳症）による脳浮腫もみられる．

2. せき発作のサイクル

肋間筋／横隔膜／肋間神経／横隔神経

異物　声門
① ② ③

まず声門が広く開き，深い吸気のあと（吸入期，①〜②），声門がとじ，肋間筋などの呼吸筋が収縮し，胸腔内圧が上昇している状態で（声門閉鎖期，②），一気に声門が開放されてせきとして空気が呼出される（③）．

百日咳で注意すべきこと

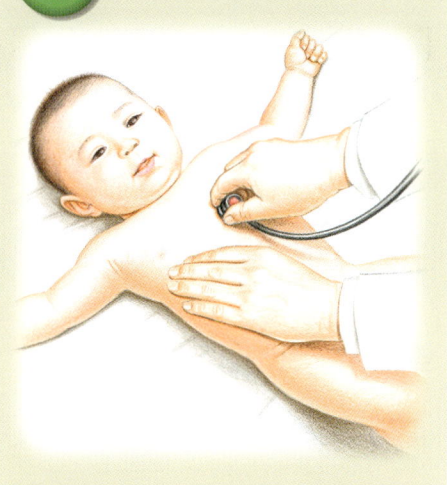

- 季節的には5〜9月に多発
- 予防接種をしていない5ヵ月未満の乳児では致命率が高い
- 学校保健法による第2類学校伝染病であるので，特有のせき発作（痙咳）が消失するまでは登校できない
- カタル期にもっとも感染力が強い．痙咳期に移行後1〜2週で感染性は減弱していく
- 予防接種の効果が高く，定期接種をしておくことが望ましい．患者に接触したことが明らかな7歳以下の者に対しては，予防接種の1回追加接種と抗生物質のエリスロマイシンの予防投与が，効果がある

congenital heart disease, CHD　　心臓の病気

先天性心疾患
せんてんせいしんしっかん

●関連のある病気
不整脈→72ページ

1 おもな症状

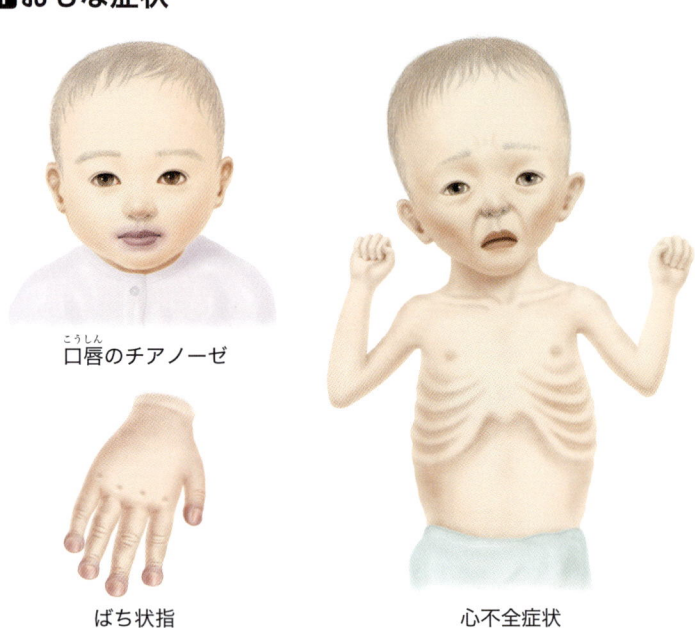

口唇のチアノーゼ

ばち状指

心不全症状

先天性心疾患のなかでも右室（あるいは右房）から左室（あるいは左房）に血液が流入する割合の高い右-左短絡疾患はチアノーゼをともなう．このタイプは体重増加は正常で，ぽっちゃり顔に青紫の口唇を認め，手足の指先が棍棒状に丸くなっている（ばち状指）．貧血時はチアノーゼは現れにくい．心不全症状は左-右短絡疾患に多くみられる．このタイプは肺血流量が多くなるため肺がふくらみにくく，努力性呼吸となる．これは吸気時に肋間・肋骨下がくぼむことや多呼吸でわかる．体重増加は不良でやせている．

2 出生前後の心臓の変化と血液循環

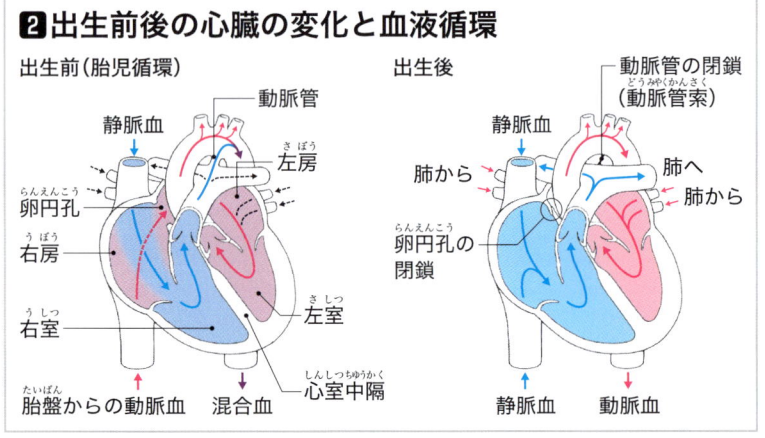

出生前（胎児循環）
- 動脈管
- 静脈血
- 左房
- 卵円孔
- 右房
- 右室
- 左室
- 胎盤からの動脈血
- 混合血
- 心室中隔

出生後
- 動脈管の閉鎖（動脈管索）
- 静脈血
- 肺から
- 肺へ
- 卵円孔の閉鎖
- 静脈血
- 動脈血

3 代表的な先天性心疾患

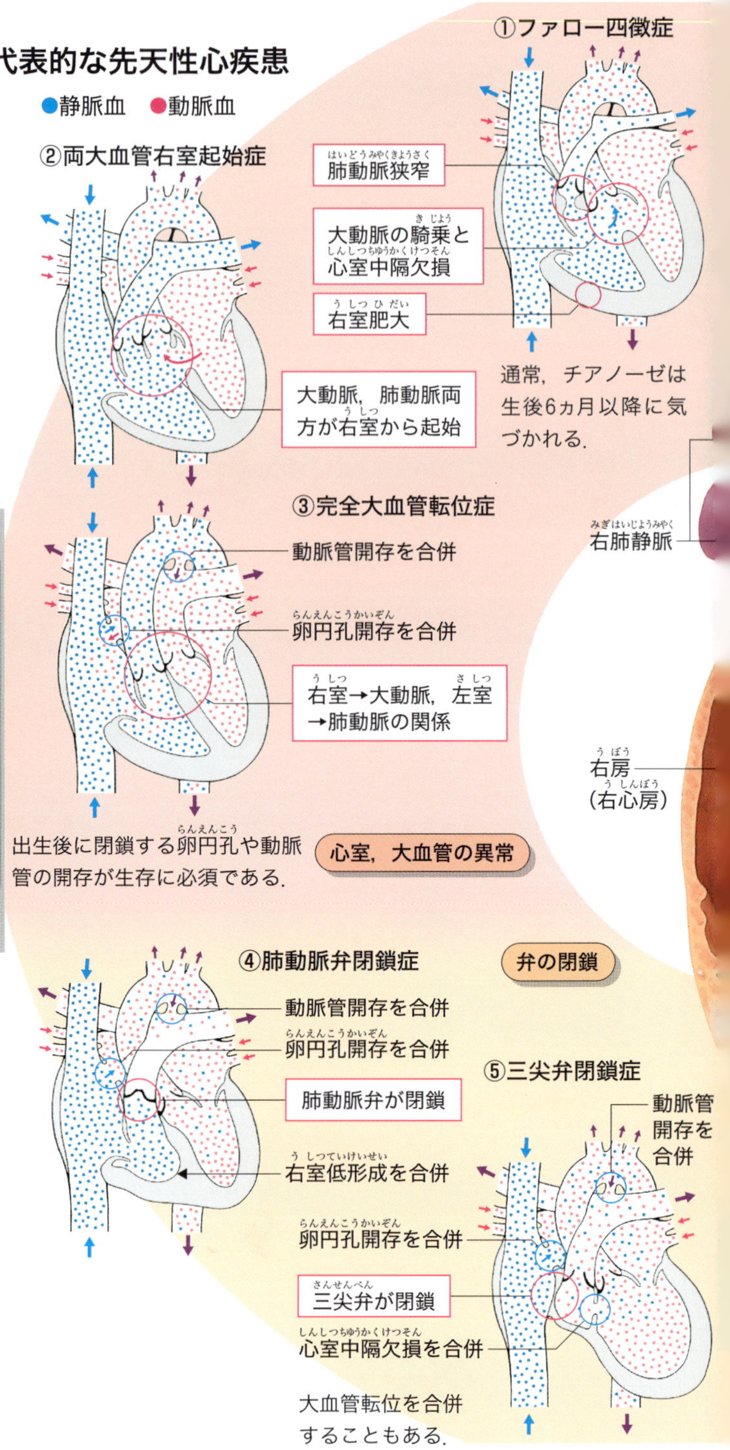

●静脈血　●動脈血

②両大血管右室起始症
- 大動脈，肺動脈両方が右室から起始

1. チアノーゼをともなうタイプ

③完全大血管転位症
- 動脈管開存を合併
- 卵円孔開存を合併
- 右室→大動脈，左室→肺動脈の関係

出生後に閉鎖する卵円孔や動脈管の開存が生存に必須である．

①ファロー四徴症
- 肺動脈狭窄
- 大動脈の騎乗と心室中隔欠損
- 右室肥大

通常，チアノーゼは生後6ヵ月以降に気づかれる．

右肺静脈
右房（右心房）

心室，大血管の異常

④肺動脈弁閉鎖症
- 動脈管開存を合併
- 卵円孔開存を合併
- 肺動脈弁が閉鎖
- 右室低形成を合併

弁の閉鎖

⑤三尖弁閉鎖症
- 動脈管開存を合併
- 卵円孔開存を合併
- 三尖弁が閉鎖
- 心室中隔欠損を合併

大血管転位を合併することもある．

　出生時に存在する心臓の形成異常や，肺動脈，上行大動脈，大動脈弓，肺静脈などの大血管の形成異常を先天性心疾患（congenital heart disease, CHD）という．

【先天性心疾患のタイプ】　CHDにはじつにさまざまなタイプがあり，おおよそ，肺動脈から肺への血流量（肺血流量）の増減とチアノーゼ（低酸素血症）の有無などで，つぎのようにわけられる．①肺血流量が多く心不全を呈し，かつチアノーゼをともなうタイプ（肺血流増加チアノーゼ群，図3-1-②の一部，3-1-③）は生命を維持することが困難なため，緊急手術が必要となる．②肺血流量が減少し，チアノーゼを呈するタイプは2つに細分される．1つはファロー四徴症（図3-1-①）に代表される肺動脈狭窄と心室中隔欠損症が合併するタイプ（図3-1-②の一部もはいる），2つめは肺動脈弁，三尖弁のどちらかが閉鎖し，肺動脈血流が動脈管を介して流れているタイプ（肺動脈血流動脈管依存群，図3-1-④，3-1-⑤）である．③肺血流量が増加しチアノーゼをともなわないタイプ（左-右短絡群，図3-2-①，③〜⑤）では，重症になると心不全症状（図1の右図）を呈する．④そのほかのタイプとして大動脈が狭窄したり，離断したりする疾患群がある．この場合，離断後の動脈血流は動脈管を介して肺動脈から供給される（大動脈血流動脈管依存群，図3-2-②）．

正常な心臓を正面からみる（断面）

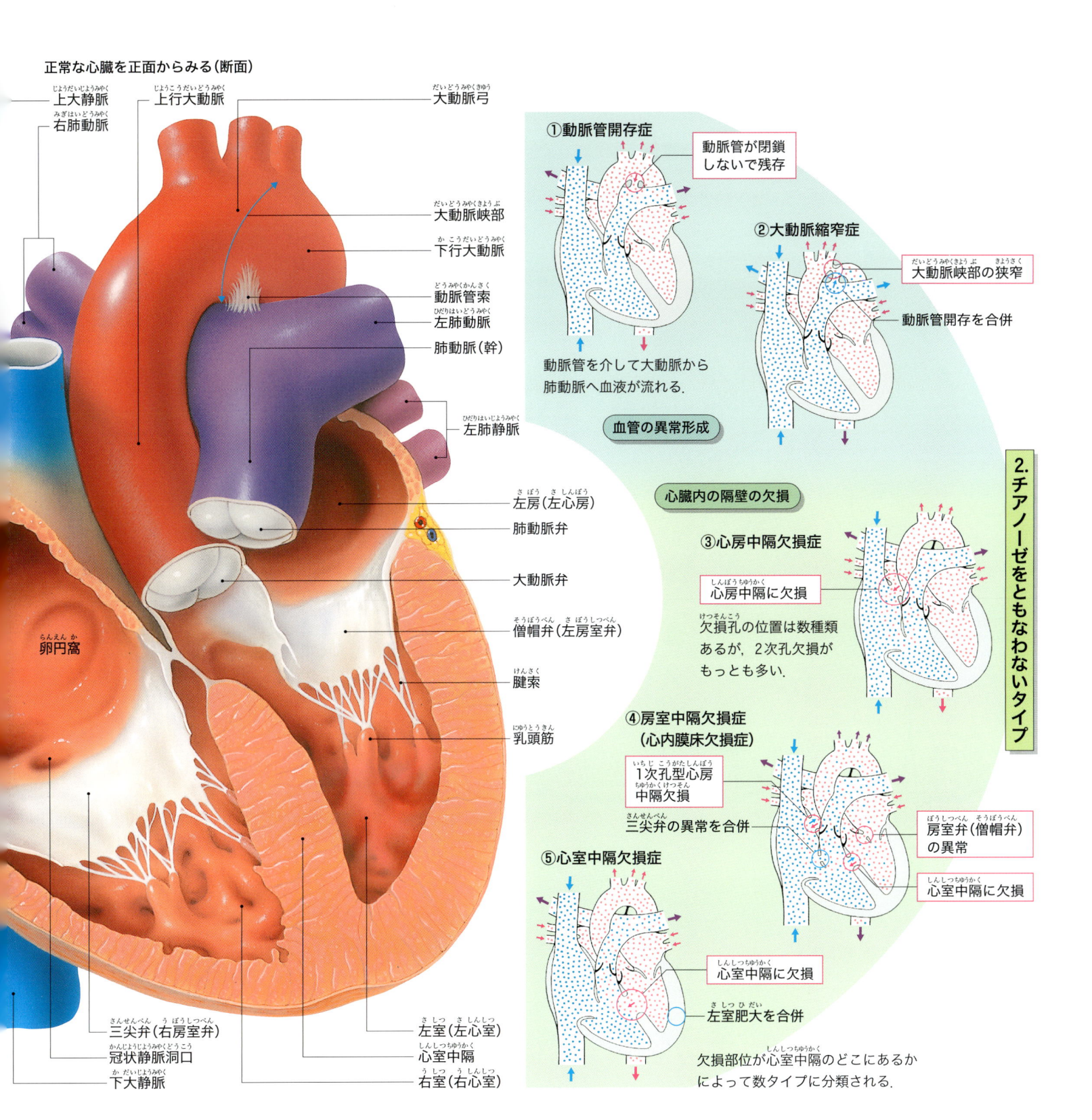

- 上大静脈（じょうだいじょうみゃく）
- 上行大動脈（じょうこうだいどうみゃく）
- 大動脈弓（だいどうみゃくきゅう）
- 右肺動脈（みぎはいどうみゃく）
- 大動脈峡部（だいどうみゃくきょうぶ）
- 下行大動脈（かこうだいどうみゃく）
- 動脈管索（どうみゃくかんさく）
- 左肺動脈（ひだりはいどうみゃく）
- 肺動脈（幹）
- 左肺静脈（ひだりはいじょうみゃく）
- 左房（左心房）（さぼう（さしんぼう））
- 肺動脈弁
- 大動脈弁
- 僧帽弁（左房室弁）（そうぼうべん（さぼうしつべん））
- 卵円窩（らんえんか）
- 腱索（けんさく）
- 乳頭筋（にゅうとうきん）
- 三尖弁（右房室弁）（さんせんべん（うぼうしつべん））
- 冠状静脈洞口（かんじょうじょうみゃくどうこう）
- 下大静脈（かだいじょうみゃく）
- 左室（左心室）
- 心室中隔（しんしつちゅうかく）
- 右室（右心室）（うしつ（うしんしつ））

血管の異常形成

① 動脈管開存症
- 動脈管が閉鎖しないで残存
- 動脈管を介して大動脈から肺動脈へ血液が流れる．

② 大動脈縮窄症
- 大動脈峡部（だいどうみゃくきょうぶ）の狭窄（きょうさく）
- 動脈管開存を合併

心臓内の隔壁の欠損

③ 心房中隔欠損症
- 心房中隔に欠損（しんぼうちゅうかく）
- 欠損孔（けっそんこう）の位置は数種類あるが、2次孔欠損がもっとも多い．

④ 房室中隔欠損症（心内膜床欠損症）
- 1次孔型心房中隔欠損（いちじこうがたしんぼうちゅうかくけっそん）
- 三尖弁の異常を合併（さんせんべん）
- 房室弁（僧帽弁）の異常（ぼうしつべん（そうぼうべん））

⑤ 心室中隔欠損症
- 心室中隔に欠損（しんしつちゅうかく）
- 左室肥大を合併（さしつひだい）
- 欠損部位が心室中隔のどこにあるかによって数タイプに分類される．

2. チアノーゼをともなわないタイプ

〔経過と対応〕　出生時に形成異常があってもすべてが新生児期に発症するわけではない．どの時期（新生児期，乳児期，幼児期，学童期，成人期）に発症するか，また，発症しても軽いか重いかは，形成異常の程度やタイプによってじつにさまざまであり，わが国の現状では，健診で発見されるのがほとんどである．

　CHDの治療では，診断よりも血行動態の把握（はあく）がたいせつであり，治療戦略を左右する．その点からも，小児のCHDが前記のどのグループに属するか，新生児期に緊急に手術が必要か否かが重要であって，その必要がなければ手術時期を余裕をもって決めることになる．新生児期に緊急に手術が必要となる疾患群は，前記の①や②の一部，④のグループである．

　心室中隔欠損症（図3-2-⑤）や心房中隔欠損症（しんぼうちゅうかくけっそんしょう）（図3-2-③），動脈管開存症（図3-2-①），房室中隔欠損症（図3-2-④）で重要なことは，肺高血圧症（心房中隔欠損症ではまれであるが）の合併の有無である．肺高血圧症の初期は，とくに症状を呈することはないが，肺高血圧症が重症化し，長期化した場合は，肺血管の動脈硬化が進行し，手術が不可能となる．また，肺血流量が多い例では，心不全を生じて体重増加不良が問題となり（図1の右図），呼吸器感染症（とくにRSウイルス感染による急性細気管支炎（きゅうせいさいきかんしえん）など）が重症化することが多い．

（賀藤　均）

先天性心疾患

arrhythmia
不整脈
ふせいみゃく

心臓の病気

●関連のある病気
先天性心疾患→70ページ

❶心臓の拍動をもたらす刺激伝導系と心電図

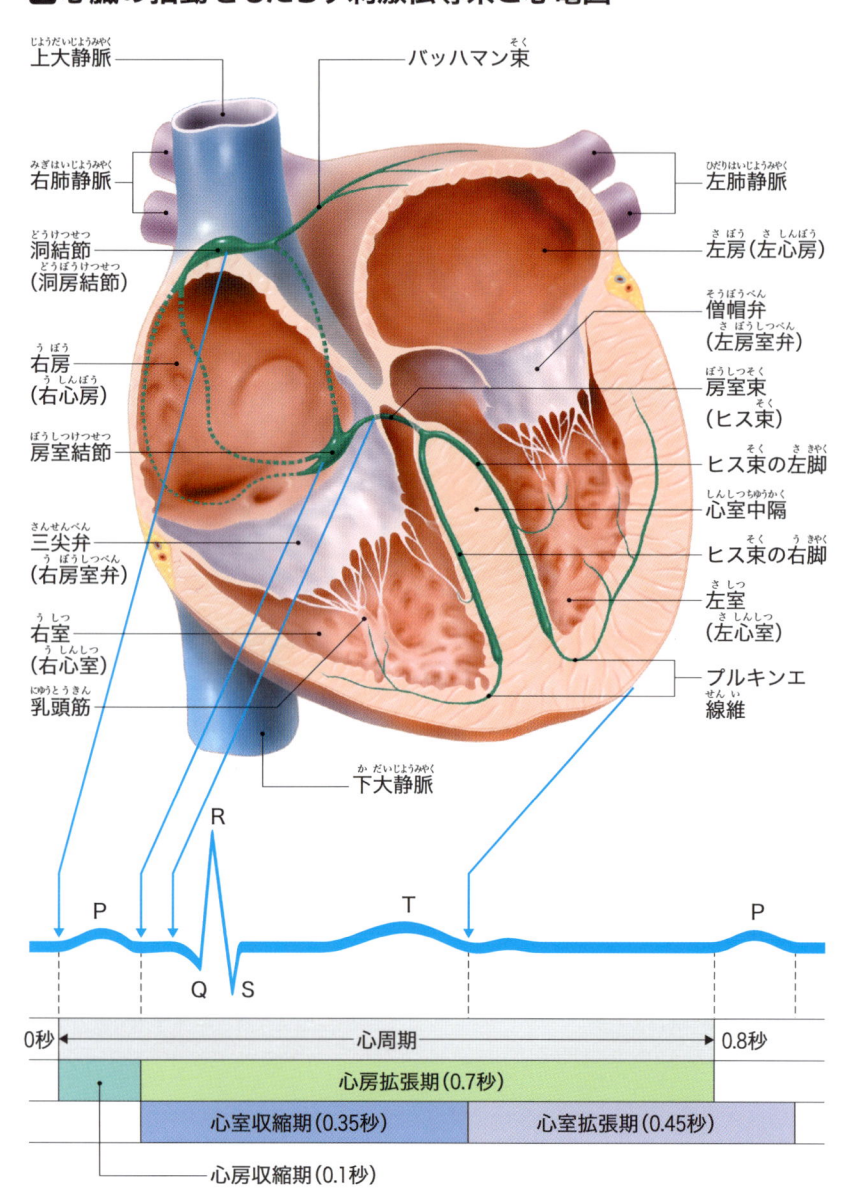

（図：心臓の解剖と刺激伝導系）
- 上大静脈
- バッハマン束
- 右肺静脈
- 左肺静脈
- 洞結節（洞房結節）
- 左房（左心房）
- 僧帽弁（左房室弁）
- 右房（右心房）
- 房室束（ヒス束）
- 房室結節
- ヒス束の左脚
- 三尖弁（右房室弁）
- 心室中隔
- 右室（右心室）
- ヒス束の右脚
- 乳頭筋
- 左室（左心室）
- プルキンエ線維
- 下大静脈

（心電図：P, Q, R, S, T, P）

- 0秒 — 心周期 — 0.8秒
- 心房拡張期（0.7秒）
- 心室収縮期（0.35秒）
- 心室拡張期（0.45秒）
- 心房収縮期（0.1秒）

心電図は，P波-QRS波-T波という一連の連続波が1回の心臓拍動（心周期といい，1回の脈拍に対応）を表す．P波は心房内伝導時間を，P-Q時間は房室間伝導時間を，QRS波は心室内伝導時間（心室脱分極時間）を，S-T部分は心室内興奮持続を，T波は電気刺激終了を示す．安静時の脈拍数のめやすは，新生児120〜140/分，乳幼児80〜120/分，学童期以降70〜100/分である．

❷不整脈のおもなタイプとその病態

1. 期外収縮
洞結節以外の部位から，正常より早期に異所性に出現した電気刺激による不整脈である．心室から生じるものを心室性，それ以外を上室性にわける．

- ①上室性期外収縮 — 異常刺激の発生
- ②心室性期外収縮 — 異常刺激の発生

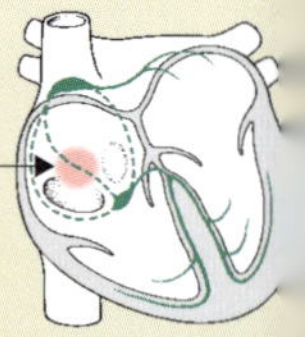

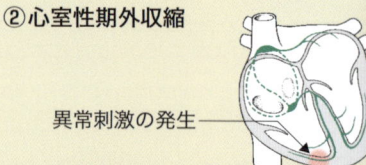

2. 房室ブロック
房室ブロックとは，心房から心室への電気刺激の伝導が延長・途絶した状態をいう．小児では房室伝導系組織の変性が想像される．伝導障害の程度によって1度，2度，3度（完全）に分類される．3度なら失神をおこすこともある．

- ①1度房室ブロック — 軽い部分的ブロック
- ②2度房室ブロック（ウェンケバッハ型） — 部分的ブロック
- ③3度房室ブロック（完全房室ブロック） — 完全ブロック

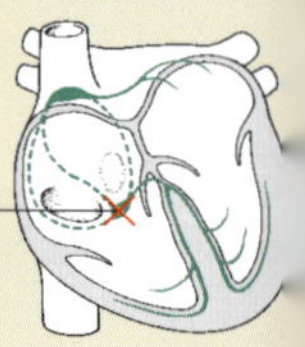

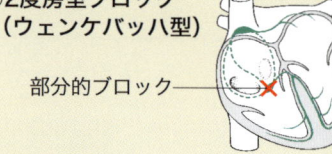

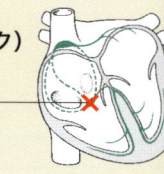

3. 発作性頻拍
いままでの心拍数から，不連続性に，とつぜんに1分間に100以上の頻拍になった状態をいう．頻拍時のR-R間隔は一定である．発作の停止時もとつぜんに不連続性に終息する．

- ①発作性上室性頻拍 — 異常刺激の発生
- ②発作性心室性頻拍 — 異常刺激の発生

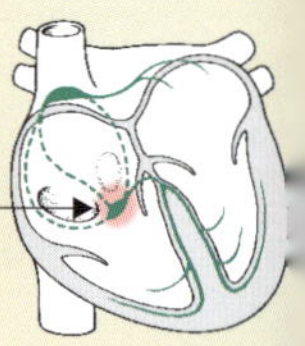

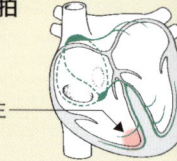

不整脈とは，心臓の拍動が不規則になったもので，拍動の末梢動脈壁への投影である脈拍の数やリズムが異常になっている状態である．通常，1回の拍動に対し1つの脈拍が対応する．

【拍動と不整脈の発生】　心臓は，意思とは無関係に自動的に拍動している．これは右房と上大静脈の連結部に存在する洞結節から，自動的に発生された電気信号が左右の心房を伝わり，房室結節を通過し，ヒス束，左右脚，プルキンエ線維を経て，心室筋を収縮させているからである．この電気信号の通路を刺激伝導系（図❶）とよぶ．不整脈は，正常な刺激伝導系の電気興奮伝導がなんらかの原因により途絶したり，異常回路が形成されたりして，異常な電気刺激が通過することによっておこる心臓拍動リズムをいう．

心電図上では，異所性（正常時と異なる部位）に心房刺激がおこれば異常なP波が，房室結節内の伝導に異常があればP-Q間隔の異常が，異所性の心室内電気刺激があれば異常なQRS波が出現する．

【小児の不整脈の特徴】　小児の不整脈の大部分は良性で，薬物による治療を要することはまれである．ただし，先天性心疾患など基礎心疾患に合併する不整脈は，その発生原因を治療しなければ軽快しない．また，不整脈の発生時期は，出生後数日以内にピークがあり，その後だいに発生頻度は減少し，6歳以降にふたたび

❸ 生活・運動上のめやす

	運動負荷試験	試験結果と条件	運動制限方針	
			ふつうの生活可 運動もすべて可	運動可

凡例: 運動可／運動制限あり／運動不可

〈運動制限あり〉とは，水泳，持久走，連続した器械体操などをさけることをいい，〈一部の体育〉とは，短距離走，持久走，連続した器械体操，なわとび，ポートボール，走り高とび，走り幅とび，サッカーなどの球技，柔道，剣道，弓道，スキー，スケートなどをさす．水泳については，空気中でのふつうの状態での運動負荷試験のみからでは判断できないので，そのあつかいは慎重にしなければならない．

●要定期的診察（かならずうける）

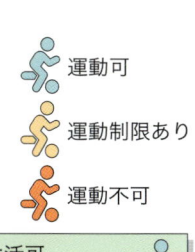

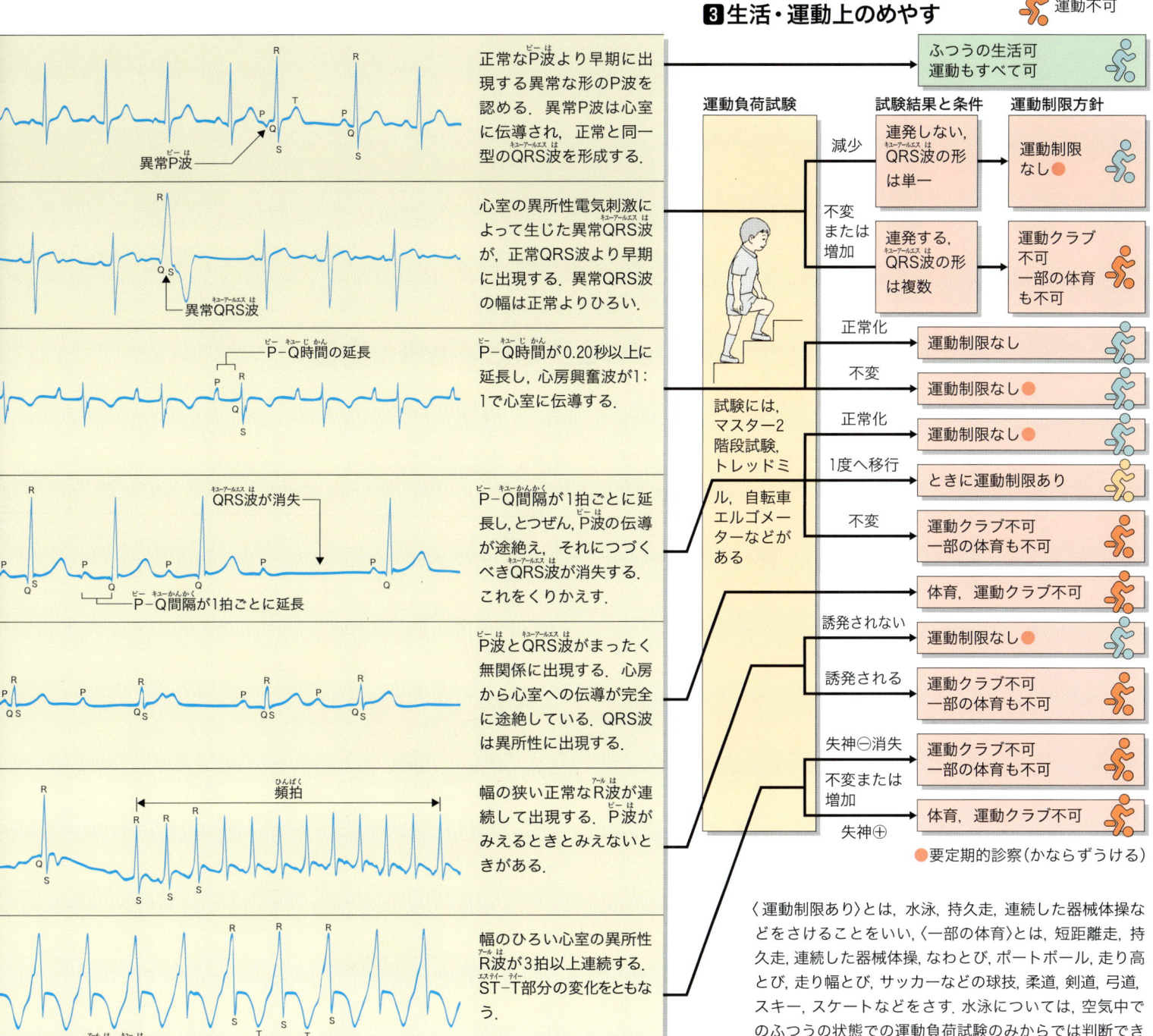

頻度が高くなる．

不整脈は，異常刺激の出現部位（心房か，心室か），徐脈（通常，1分間に50以下）か頻脈かで分類されるが，小児の不整脈では，上室性期外収縮と心室性期外収縮（図❷-1），1度房室ブロック（図❷-2-①），発作性上室性頻拍（図❷-3-①）がそのほとんどをしめる．その原因は，基礎疾患がなければ不明のことが多い．心房細動（心房全体が協調して収縮・弛緩せず，部分部分が不規則にふるえるように収縮する不整脈），心房粗動（心房が220～370/分の頻度で規則的に収縮する頻拍性不整脈）は心臓病の既往（病歴）がなければたいへんまれである．一方，患児自身が動悸などの症状を訴えることはまれであり，小児の不整脈は心臓検診やかぜなどでの受診時に，ぐうぜん発見されることがほとんどである．

【運動上の問題点】 不整脈による小児の突然死は，QT延長症候群や完全房室ブロック（図❷-2-③）以外，あまり心配ない．突然死のおそれがあるか否かは，運動時に失神がおこるかどうかがおおいに参考になる．ただし，じっさいは，運動時失神はまれである．問題になるのは，運動によって悪化するか否かであり，外来検査では運動負荷試験（24時間ホルター心電図で代用することもある）で判断する．運動負荷試験で悪化する不整脈なら，ある程度の運動制限はせざるをえない（図❸）．

（賀藤 均）

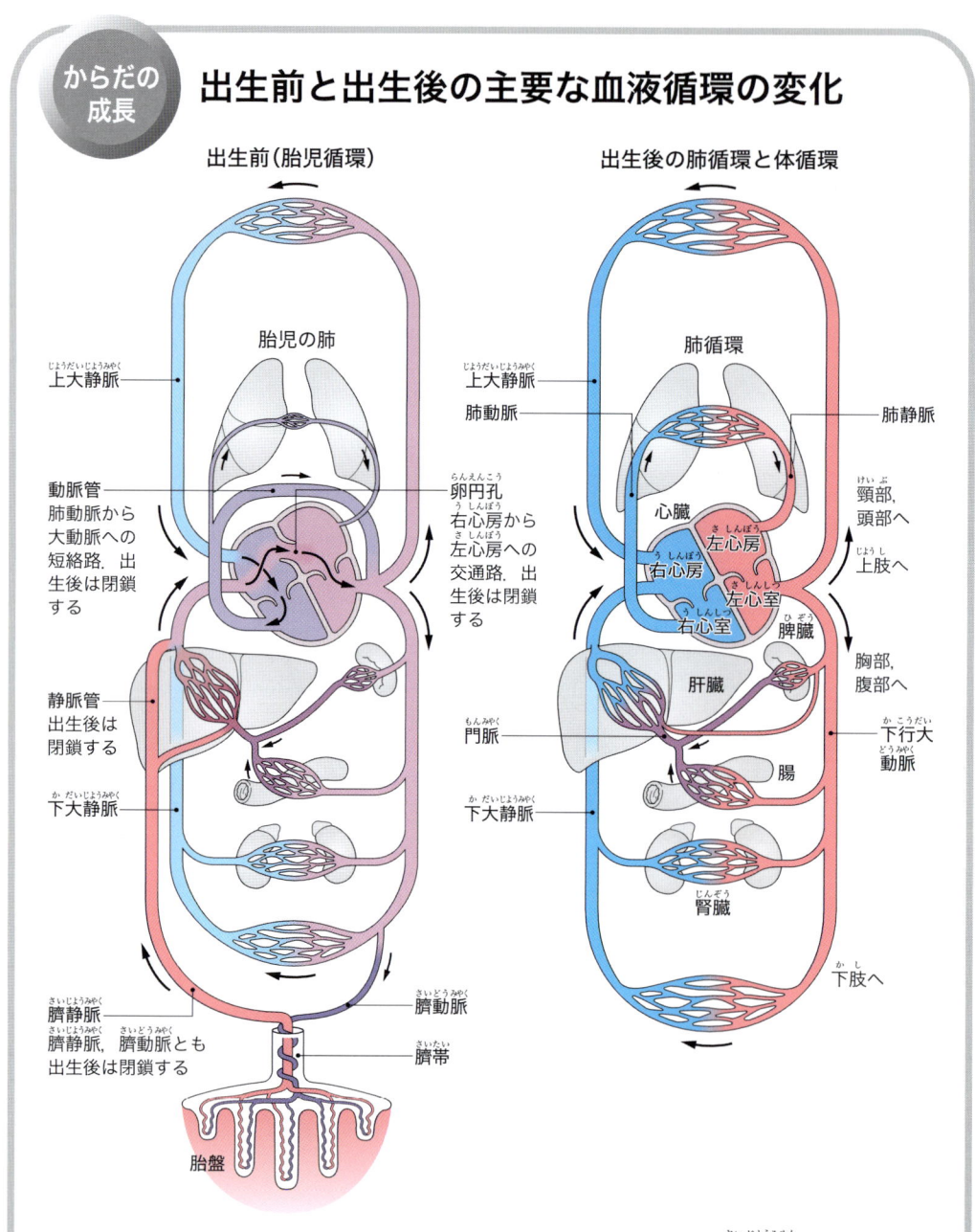

からだの成長 — 出生前と出生後の主要な血液循環の変化

出生前（胎児循環）

- 上大静脈
- 胎児の肺
- 動脈管　肺動脈から大動脈への短絡路．出生後は閉鎖する
- 卵円孔　右心房から左心房への交通路．出生後は閉鎖する
- 静脈管　出生後は閉鎖する
- 下大静脈
- 臍静脈
- 臍動脈
- 臍静脈，臍動脈とも出生後は閉鎖する
- 臍帯
- 胎盤

出生後の肺循環と体循環

- 肺循環
- 上大静脈
- 肺動脈
- 肺静脈
- 心臓
- 左心房
- 右心房
- 左心室
- 右心室
- 脾臓
- 肝臓
- 門脈
- 腸
- 下大静脈
- 下行大動脈
- 腎臓
- 頸部，頭部へ
- 上肢へ
- 胸部，腹部へ
- 下肢へ

胎児の肺はほとんどはたらいていない．母体（胎盤）の動脈血から臍静脈によって胎児の血液に酸素が供給されている（胎児循環）．出生後，最初の呼吸をきっかけに肺（肺胞）がはたらきはじめ，ガス交換がおこなわれるようになる（肺循環＝小循環）．肺で酸素をうけとった新鮮な血液はいちど心臓にもどったあと全身に送りだされる（体循環＝大循環）．

4
腹部の病気

diarrhea in childhood 　　　　　　　　　　　　　　腸の病気

● 関連のある病気
脱水症→144ページ

小児下痢症 ——乳幼児下痢症, 急性胃腸炎
しょうにげりしょう

❶小児下痢症のおもなタイプ・原因と症状, そのほかの特徴

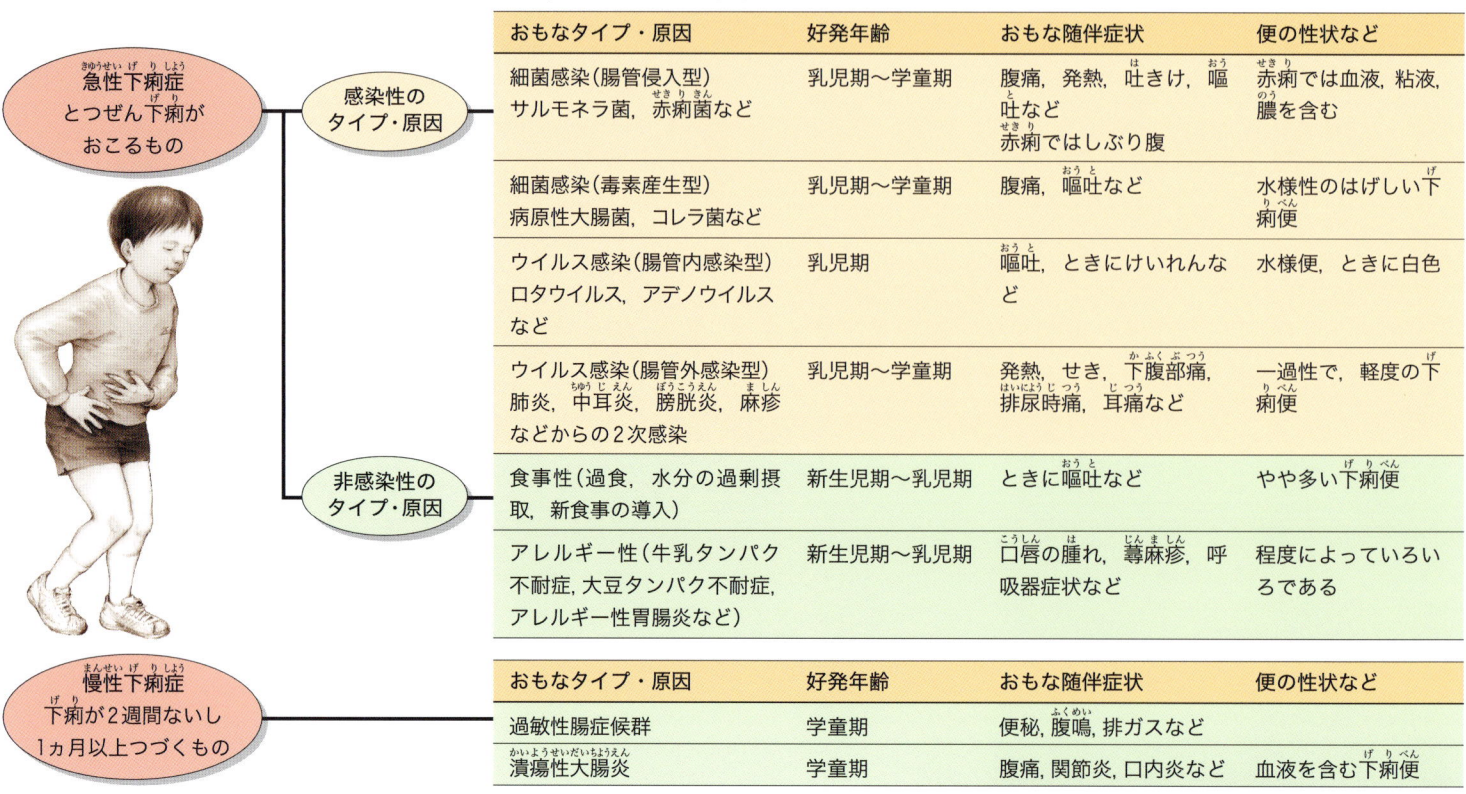

急性下痢症
とつぜん下痢が
おこるもの

── 感染性の
　　 タイプ・原因

── 非感染性の
　　 タイプ・原因

おもなタイプ・原因	好発年齢	おもな随伴症状	便の性状など
細菌感染（腸管侵入型）サルモネラ菌, 赤痢菌など	乳児期～学童期	腹痛, 発熱, 吐きけ, 嘔吐など　赤痢ではしぶり腹	赤痢では血液, 粘液, 膿を含む
細菌感染（毒素産生型）病原性大腸菌, コレラ菌など	乳児期～学童期	腹痛, 嘔吐など	水様性のはげしい下痢便
ウイルス感染（腸管内感染型）ロタウイルス, アデノウイルスなど	乳児期	嘔吐, ときにけいれんなど	水様便, ときに白色
ウイルス感染（腸管外感染型）肺炎, 中耳炎, 膀胱炎, 麻疹などからの2次感染	乳児期～学童期	発熱, せき, 下腹部痛, 排尿時痛, 耳痛など	一過性で, 軽度の下痢便
食事性（過食, 水分の過剰摂取, 新食事の導入）	新生児期～乳児期	ときに嘔吐など	やや多い下痢便
アレルギー性（牛乳タンパク不耐症, 大豆タンパク不耐症, アレルギー性胃腸炎など）	新生児期～乳児期	口唇の腫れ, 蕁麻疹, 呼吸器症状など	程度によっていろいろである

慢性下痢症
下痢が2週間ないし
1ヵ月以上つづくもの

おもなタイプ・原因	好発年齢	おもな随伴症状	便の性状など
過敏性腸症候群	学童期	便秘, 腹鳴, 排ガスなど	
潰瘍性大腸炎	学童期	腹痛, 関節炎, 口内炎など	血液を含む下痢便

急性下痢症の多くは, ロタウイルスなどの感染によるウイルス性胃腸炎が原因である. 非感染性の原因では腸重積症（→80ページ）や急性虫垂炎（→82ページ）との鑑別が必要である. 慢性下痢症では体重増加不良, 発達のおくれがめだつことがある. 便は水様とは限らず, 脂肪便もしばしばみられる.

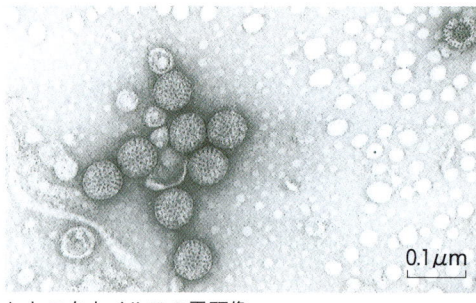

ヒトロタウイルスの電顕像 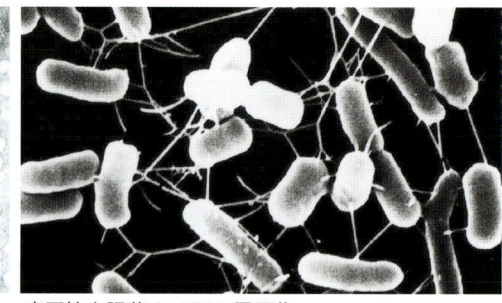　　　　病原性大腸菌O-157の電顕像

　小児下痢症は小児期の下痢を主症状とする病気である. 2歳までの乳幼児に多く, 重症化しやすい. 下痢とは, 便中の水分保有量がふえる状態をいい, ①水分や電解質の吸収不全, ②腸液の分泌亢進, ③蠕動不穏のいずれかによるものである（図❷）.

〔病気のタイプ・原因〕　感染性のタイプ・原因と非感染性のタイプ・原因にわけられる（図❶）. 感染性の原因によるものがもっとも多く, 経口的に細菌およびウイルスの感染がみられるのが腸管侵入型や腸管内感染型であり, 下痢の発症に先行して中耳炎や呼吸器感染症, 尿路感染症などが認められる場合が腸管外感染型である. 小児下痢症には乳幼児下痢症と学童の急性胃腸炎とがあるが, いずれの場合も, 下痢がとつぜんはじまるのが急性下痢症である. 下痢が2週間ないし1ヵ月以上にわたってつづいている場合は慢性下痢症といい, 体重減少をともなうことがある.

〔症状と対応〕　下痢以外の症状をともなわない場合（単一症候性下痢）と, ともなう場合がある. 下痢のほかに発熱や嘔吐, 腹痛があれば, 細菌やウイルス（とくにロタウイルス）の感染によることが多い. 病原性大腸菌O-157などによる食中毒の場合は同時に集団発生することが多く, 症状もはげしい.

　小児下痢症がうたがわれる場合は, 急性か慢性か, 全身状態はよいか, 随伴症状の有無, 便の色や形状, 血液・粘液・膿混入の有無, 過食の有無などに注意する. 下痢は原因によってそのおこるしくみが異なる. 共通しているのは腸管からの水分や電解質の喪失であり, この喪失は吸収の減少による場合と分泌の増加による場合があるが, 同時に進行していることが多い（図❷）.

　急性下痢症の場合, 軽症であれば食事療法のみで軽快するが, 乳幼児では脱水症をおこしやすい. 重症化すると電解質アンバランス, 酸塩基平衡異常（酸の増加による代謝性アシドーシス）, 末梢循環不全をきたして死亡することもあり得るので, 脱水症の程度に注意する. 下痢のおこる直前の体重がはかってあれば, より正確な指標となる. 肛門周囲が発赤・びらんしていたり, 腸雑音が亢進している場合はまだ下痢がつづいているので, その点も観察することがたいせつである.

（松井　陽）

❷病気の進行と腸管内の状態

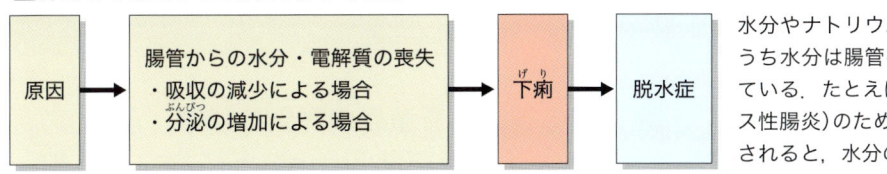

原因 → 腸管からの水分・電解質の喪失
・吸収の減少による場合
・分泌の増加による場合
→ 下痢 → 脱水症

水分やナトリウムなどの電解質の吸収はほとんど腸でおこなわれている．このうち水分は腸管の粘膜上皮細胞を介して受動的に，電解質は能動的に吸収されている．たとえば，ウイルス感染による炎症（ウイルス性胃腸炎ないしはウイルス性腸炎）のため微絨毛が欠損し，粘膜上皮細胞の電解質吸収のはたらきが障害されると，水分の吸収も減少して下痢をおこす．

1日の水分出納量の比較（Gambleによる）

乳児（体重7kg）
- 摂取量 700ml
- 細胞外水分 1400〜2100ml
- 排泄量 700ml

成人（体重70kg）
- 摂取量 2000ml
- 細胞外水分 14000ml
- 排泄量 2000ml

乳児の水分のだしいれは細胞外水分の1/2〜1/3であるが，成人のそれは1/7にすぎない．乳児では成人にくらべ約3倍の水分を必要としており，下痢などがあると容易に脱水症におちいる．

腸管の構造と病気の状態（病態生理）

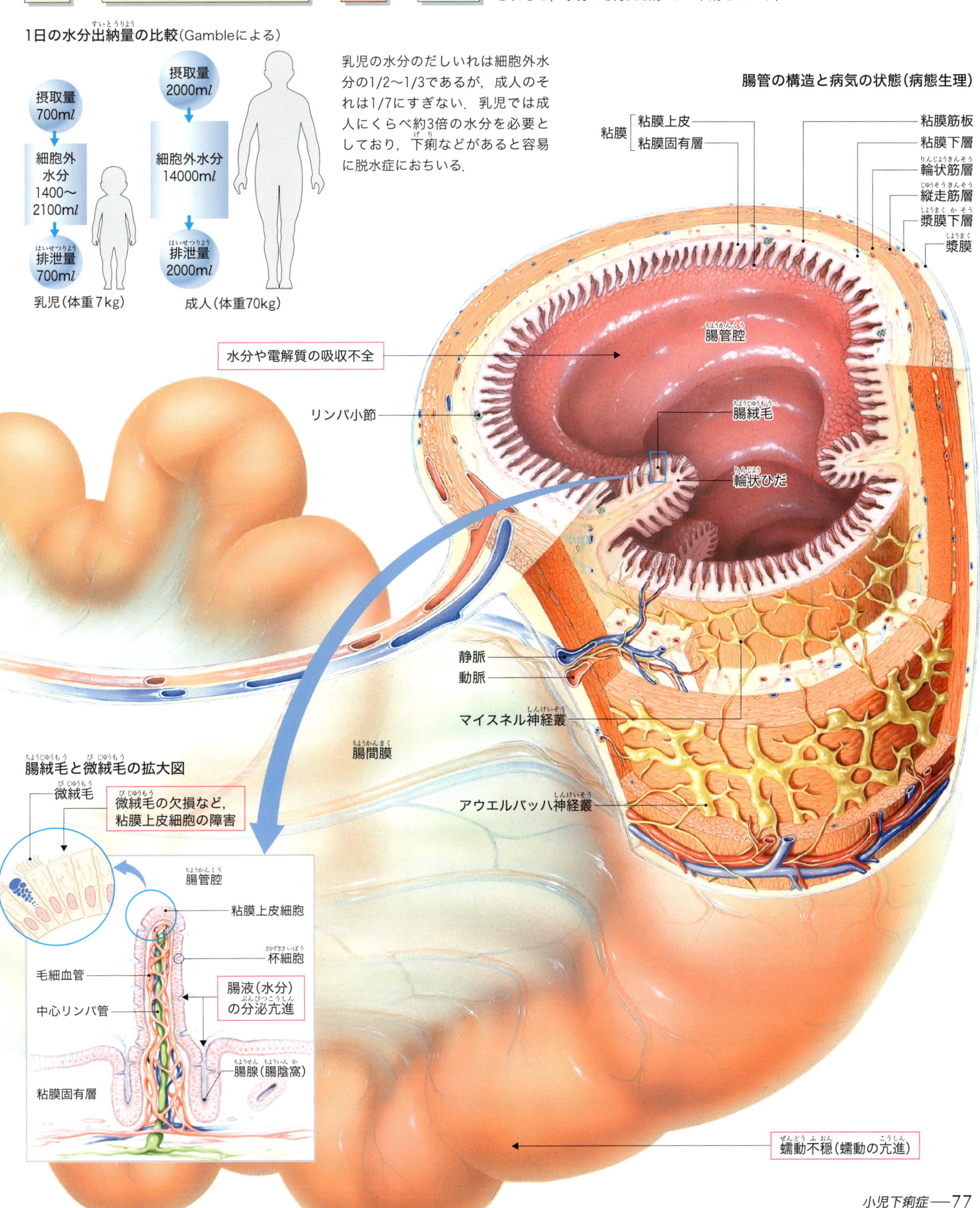

- 粘膜
  - 粘膜上皮
  - 粘膜固有層
- 粘膜筋板
- 粘膜下層
- 輪状筋層
- 縦走筋層
- 漿膜下層
- 漿膜
- 腸管腔
- 水分や電解質の吸収不全
- リンパ小節
- 腸絨毛
- 輪状ひだ
- 静脈
- 動脈
- マイスネル神経叢
- 腸間膜
- アウエルバッハ神経叢
- 蠕動不穏（蠕動の亢進）

腸絨毛と微絨毛の拡大図

- 微絨毛
- 微絨毛の欠損など，粘膜上皮細胞の障害
- 腸管腔
- 粘膜上皮細胞
- 杯細胞
- 毛細血管
- 腸液（水分）の分泌亢進
- 中心リンパ管
- 腸腺（腸陰窩）
- 粘膜固有層

peptic ulcer

胃腸の病気

●関連のある病気
心身症→126ページ

消化性潰瘍──胃潰瘍, 十二指腸潰瘍
しょうかせいかいよう

❶ ストレスに起因する潰瘍発生のしくみ

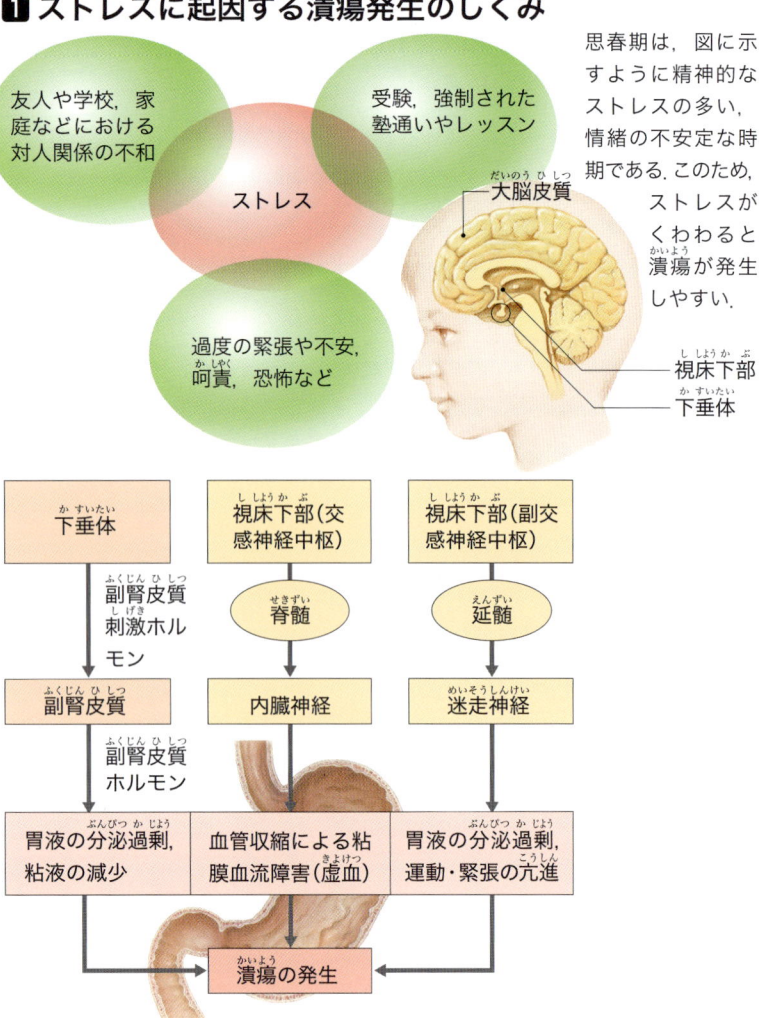

思春期は, 図に示すように精神的なストレスの多い, 情緒の不安定な時期である. このため, ストレスがくわわると潰瘍が発生しやすい.

ストレス刺激は大脳皮質から脳の中枢(視床下部)へと伝わり, これにより副交感神経系, 交感神経系, 下垂体-副腎系の3つのルートをとおして, 潰瘍発生のメカニズムを作動させる.

❷ 胃壁の構造と胃潰瘍の病気の状態

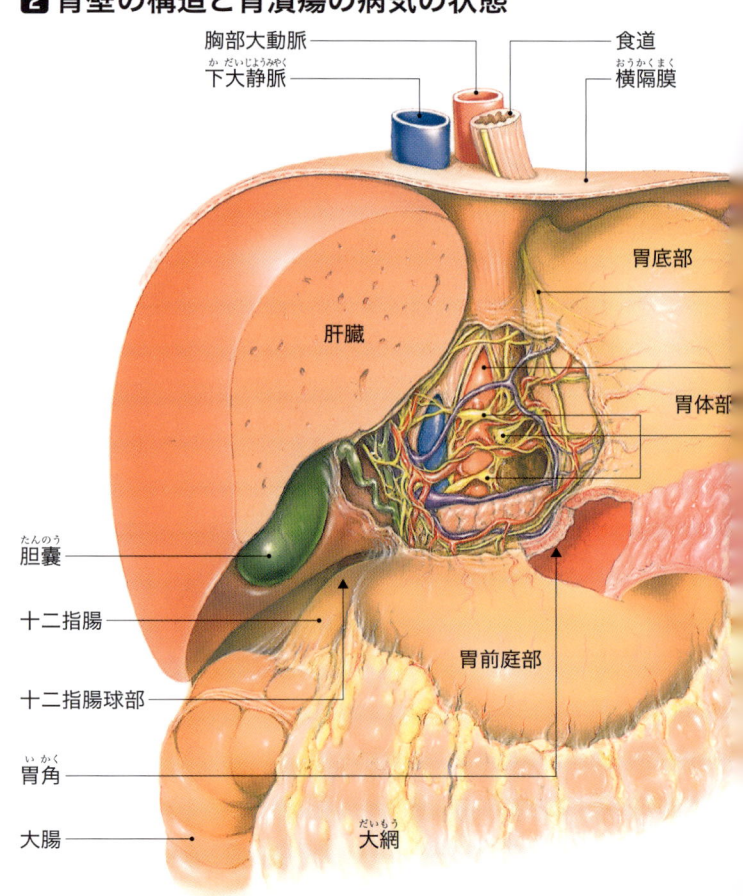

1歳以下では胃潰瘍が多いが, 成長とともに十二指腸潰瘍の頻度が高くなる. 発生部位は, 胃では小彎ぞい, とくに胃角付近に多く, 十二指腸では球部に多い. 潰瘍が筋層におよぶと胃壁に孔が開き(胃穿孔), 腹膜炎をおこすことがある.

　食物はおもに胃で消化され, 腸管から吸収される. 消化は胃酸やペプシンなど各種の消化酵素からなる胃液のはたらきによっておこなわれるが, その胃液のために胃壁や腸壁がおかされるのが胃潰瘍(図❷), 十二指腸潰瘍であり, 消化性潰瘍と総称される. 消化性潰瘍はどの年齢層でもおこり得るが, 小児の消化性潰瘍の特徴は, 自覚症状が少なく, 粘膜上皮の新生がさかんで治りやすい半面, 再発しやすいことである.

〔原因〕 胃液の消化作用のみで潰瘍が発生するのではなく, 粘液や血流などの消化管粘膜に対する粘膜防御因子と, 酸やペプシンの分泌亢進, 虚血などの粘膜攻撃因子の2つの力の総和とによって決定される. 防御因子が弱まり攻撃因子が強まれば潰瘍が発生するが, 攻撃因子が強まらなくても防御因子が弱まれば潰瘍は発生する. 新生児(新生児潰瘍)では, 肺炎や敗血症などの重症感染症, 心疾患などの基礎疾患から続発するものが多い. 一方, 10歳前後からの思春期には精神的なストレスに起因するもの(図❶)が少なくなく, 注意が必要である. また, ヘリコバクター-ピロリ菌の感染と消化性潰瘍の発病・再発には重要な関係がある.

〔症状と病態〕 新生児期では消化管出血(下血や吐血)と穿孔が主要な症状であるが, 幼児期以降では腹痛, 吐きけ・嘔吐, 腹部膨満感, 食欲不振, 胸やけ, 消化管出血, 貧血(急性の場合は失血性貧血, 慢性の場合は鉄欠乏性貧血)がおもなものである. 腹痛は持続性があり, 限局性であることが多い(図❸).

　通常, 潰瘍とは胃壁または腸壁の欠損が粘膜筋板を越えて粘膜下層におよんだ場合をいい, 治ってもあと(瘢痕)をのこすが(図❷), 粘膜筋板を越えないものはびらんとよばれ, 治っても瘢痕をのこさない. 思春期のストレス潰瘍(図❶)ではときとして, 出血性潰瘍のためにはげしい心窩部痛や急性の消化管出血がみられることもある. その場合の胃粘膜の変化として, 白苔を有する浅い急性の潰瘍性変化が多発するもの, 出血性びらんの多発するもの, びまん性の粘膜出血をみるものが認められる(図❹). いずれも薬による治療が効果的であり, 精神的なストレスをのぞく適切な対応がとられれば予後は良好である.

(松井　陽)

❸ 腹痛部位

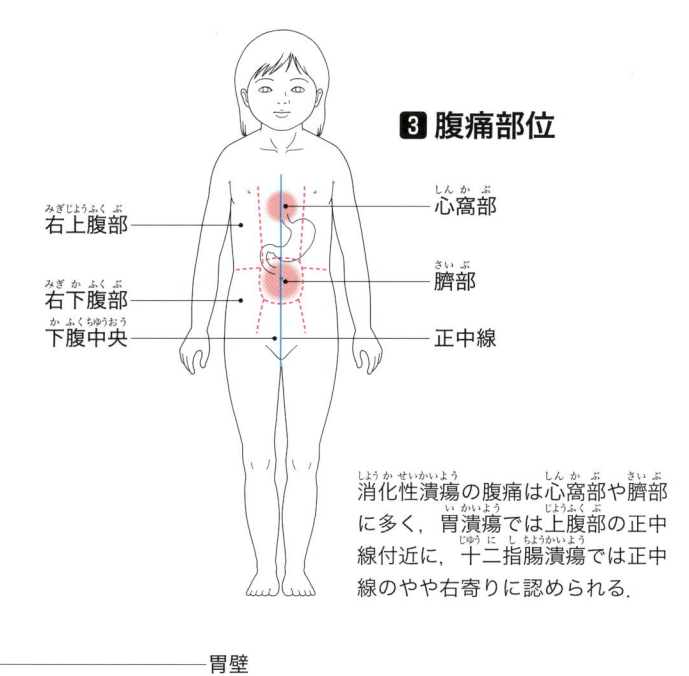

右上腹部／心窩部／右下腹部／臍部／下腹中央／正中線

消化性潰瘍の腹痛は心窩部や臍部に多く，胃潰瘍では上腹部の正中線付近に，十二指腸潰瘍では正中線のやや右寄りに認められる．

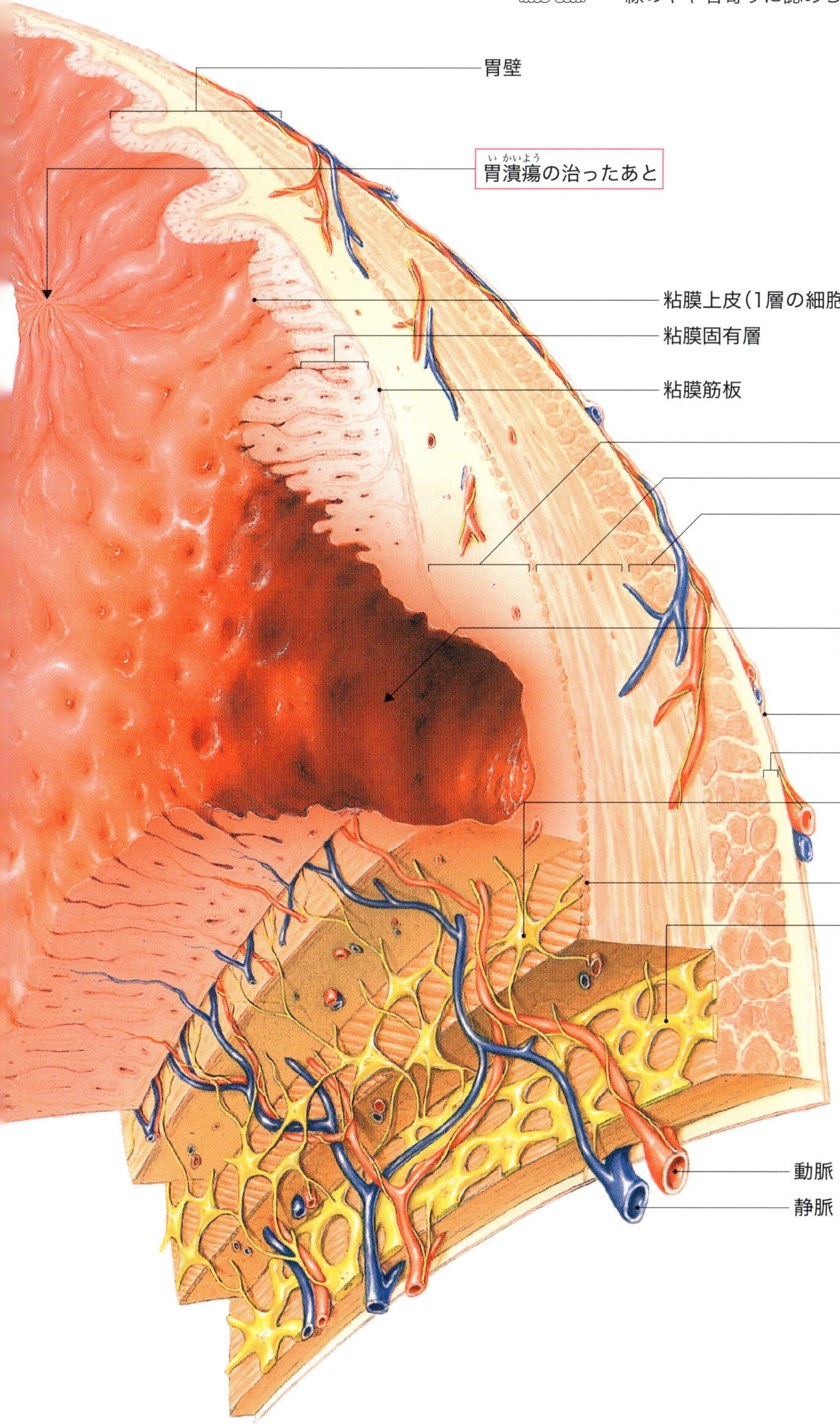

❹ 内視鏡でみる消化性潰瘍の病態

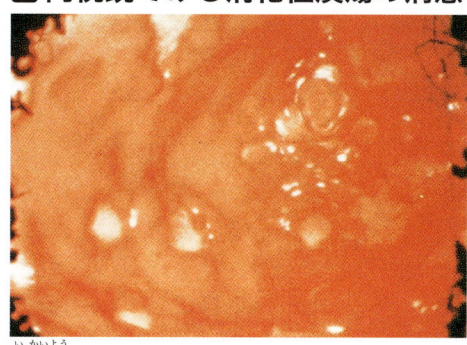

胃潰瘍 14歳，男子．テスト前夜と当日朝にきまってはげしい心窩部痛が現れ，吐血と下血をくりかえす．胃体部に不整形の浅い潰瘍が多発．

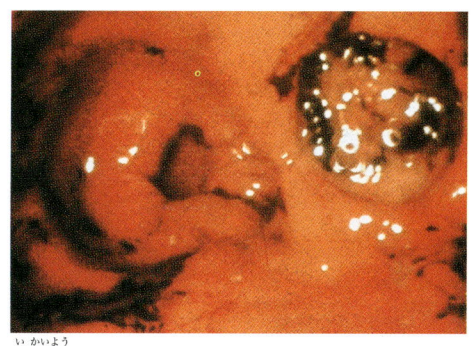

胃潰瘍 9歳，男児．複数の塾通いを強制されていた．胃角部に出血性潰瘍がみられ，胃体部から胃前庭部にかけて出血性びらんや粘膜出血をみる．

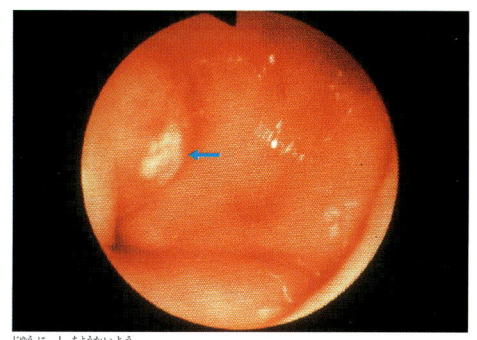

十二指腸潰瘍 10歳，男児．1ヵ月間の反復性腹痛があり，十二指腸球部に浅い潰瘍（矢印）を認める．

脾臓／前迷走神経の前胃枝／腹部大動脈／胃神経叢／胃壁／胃潰瘍の治ったあと／粘膜上皮（1層の細胞からなる）／粘膜固有層／粘膜筋板／粘膜下層／輪状筋層／縦走筋層／胃潰瘍／漿膜／漿膜下層／マイスネル神経叢／斜走筋層／アウエルバッハ神経叢／動脈／静脈

胃腸は摂取食物の消化と栄養吸収の場であり，神経系，血管系，リンパ系がよく発達している．神経系は自律神経（交感神経と副交感神経）の支配によっている．胃壁の壁在神経叢として輪状筋層と縦走筋層のあいだには筋層間神経叢（アウエルバッハ神経叢）が，粘膜下層には粘膜下神経叢（マイスネル神経叢）が分布する．前者は主として交感神経である内臓神経からなり，胃の蠕動運動に関与する．後者は主として副交感神経である迷走神経からなり，胃液や粘液の分泌に関与する．

消化性潰瘍 — 79

intussusception, invagination　腸の病気

●関連のある病気
紫斑病→134ページ　脱水症→144ページ

腸重積症
（ちょうじゅうせきしょう）

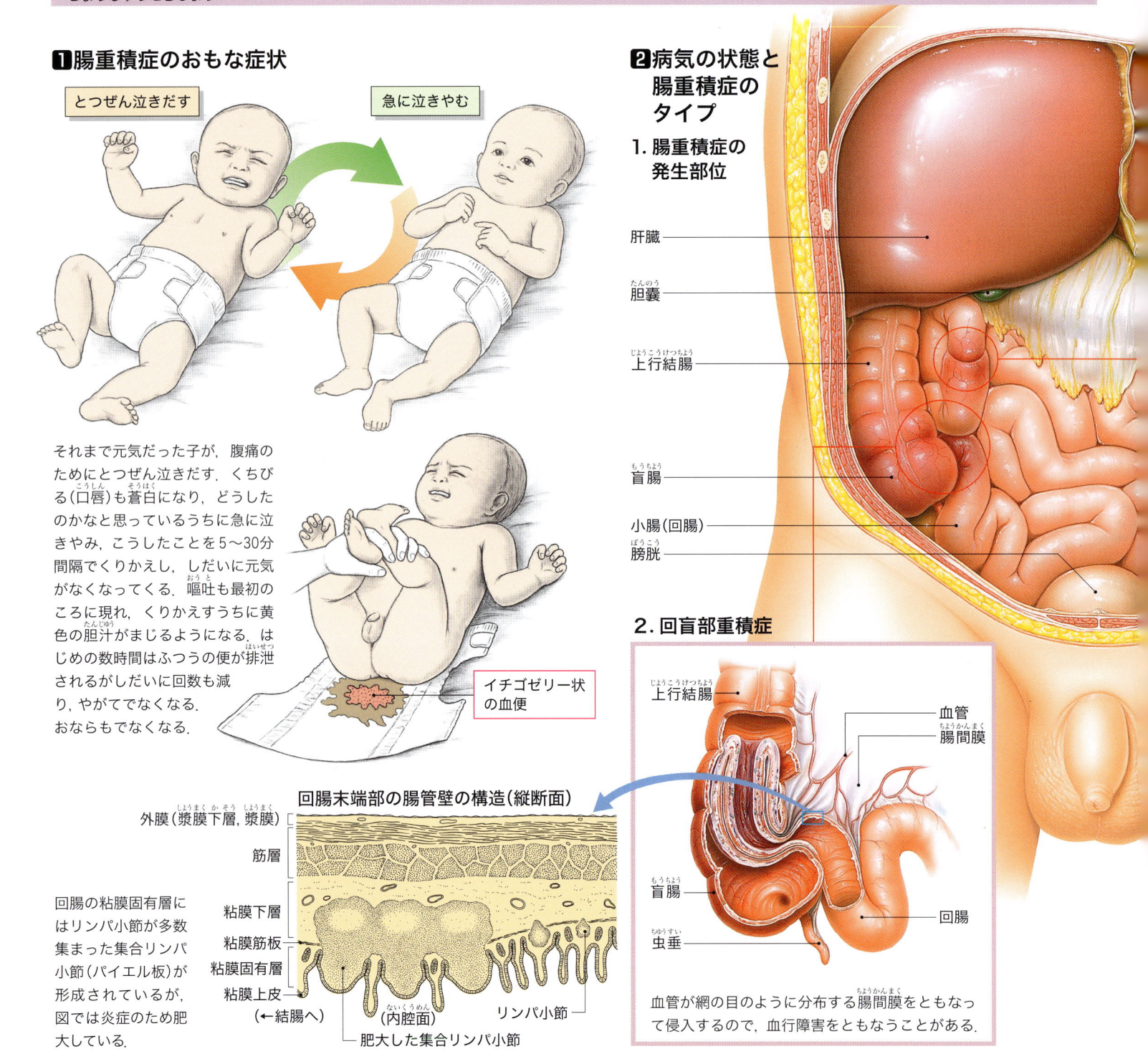

1 腸重積症のおもな症状

とつぜん泣きだす　急に泣きやむ

それまで元気だった子が，腹痛のためにとつぜん泣きだす．くちびる（口唇）も蒼白になり，どうしたのかなと思っているうちに急に泣きやみ，こうしたことを5〜30分間隔でくりかえし，しだいに元気がなくなってくる．嘔吐も最初のころに現れ，くりかえすうちに黄色の胆汁がまじるようになる．はじめの数時間はふつうの便が排泄されるがしだいに回数も減り，やがてでなくなる．おならもでなくなる．

イチゴゼリー状の血便

2 病気の状態と腸重積症のタイプ

1. 腸重積症の発生部位

肝臓
胆嚢
上行結腸
盲腸
小腸（回腸）
膀胱

2. 回盲部重積症

上行結腸
血管
腸間膜
盲腸
回腸
虫垂

血管が網の目のように分布する腸間膜をともなって侵入するので，血行障害をともなうことがある．

回腸末端部の腸管壁の構造（縦断面）

外膜（漿膜下層，漿膜）
筋層
粘膜下層
粘膜筋板
粘膜固有層
粘膜上皮
（←結腸へ）
（内腔面）
肥大した集合リンパ小節
リンパ小節

回腸の粘膜固有層にはリンパ小節が多数集まった集合リンパ小節（パイエル板）が形成されているが，図では炎症のため肥大している．

　腸管が腸管のなかにはいりこみ，腸のとおりがわるくなる病気である．2歳以下の乳幼児，とくに生後4〜9ヵ月の乳児に多い．生後3ヵ月未満や3歳以上では少ない．男児は女児の約2倍と多い．
【原因と病気の状態】　原因の多くは不明であるが，かぜ様症状や下痢のあとに発病する場合も多いので，回腸のリンパ組織（パイエル板，図2-2）が炎症のため肥大し，回盲弁（→83ページ図3-1）のなかにはいりこんでいくためではないかとも考えられている．また頻度は低いがはいりこんだ先進部にメッケル憩室，ポリープ，迷入膵，血管性紫斑病，リンパ腫などの器質的病変が認められることもある．とくに年長児の場合はこれらに注意が必要である．

　腸重積が発生する部位としては，回腸（小腸の後半部分）が大腸（結腸）のはじまりのところにはいりこむ回腸結腸型と，盲腸もまきこんだ回腸盲腸型を含めた回盲部重積症（図2-2）が全体の80〜90%と多い．小腸が小腸にはいりこむタイプの小腸重積症（図2-3）はまれであり，開腹術後などにみられる．
　腸重積がおこると，腸管のなかを食物や水分がとおらなくなり，粘膜がむくんだり，血行がわるくなる．放置すると，腸管に壊死や穿孔がおこる．自然に治ることはまれで，注腸（造影剤や空気を注入）や手術による治療がおこなわれるようになった19世紀中ごろまでは，ほとんど死亡していたと報告されている．

小児の腸重積症では回腸が大腸（結腸）の起始部にはいりこむ回盲部重積症がもっとも多い．小腸が小腸にはいりこむ小腸重積症はまれである．

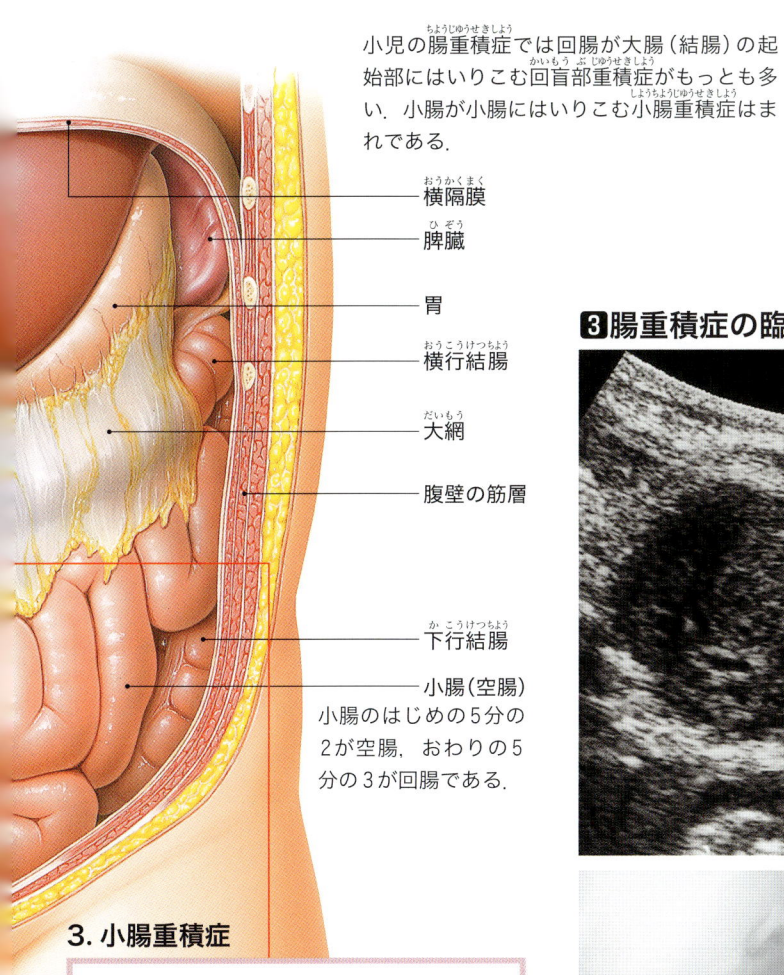

- 横隔膜
- 脾臓
- 胃
- 横行結腸
- 大網
- 腹壁の筋層
- 下行結腸
- 小腸（空腸）

小腸のはじめの5分の2が空腸，おわりの5分の3が回腸である．

腸重積症の観察のポイント

- それまで機嫌がよかったのに，とつぜん泣きだす
- 脚を腹にひきよせるなど，おなかを痛そうにしている
- 数分間，ひどく苦しんだかと思うと急に治まる
- しばらくするとまた，同じように痛がって泣きだす
- 生後4〜9ヵ月の乳児に多くみられ，満3歳以上は少ない

❸腸重積症の臨床像

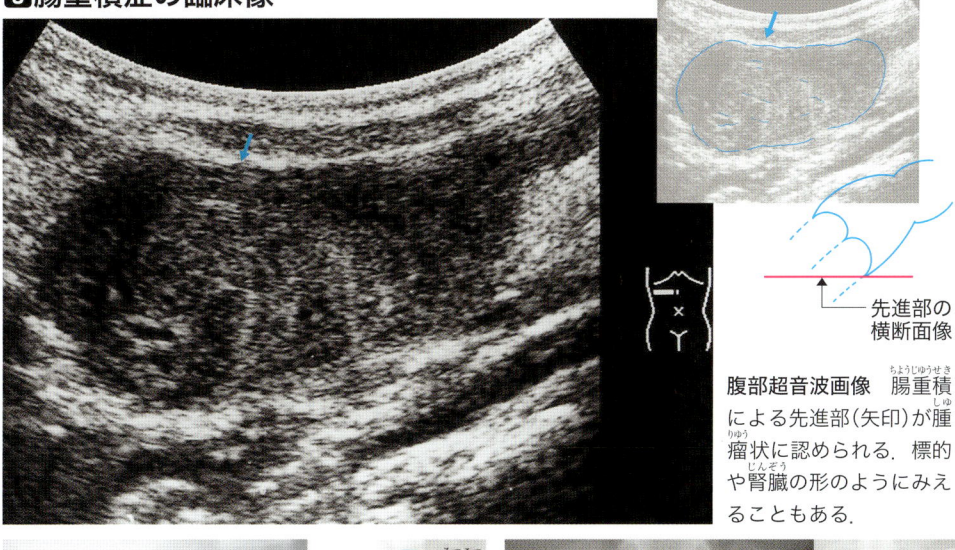

腹部超音波画像　腸重積による先進部（矢印）が腫瘤状に認められる．標的や腎臓の形のようにみえることもある．

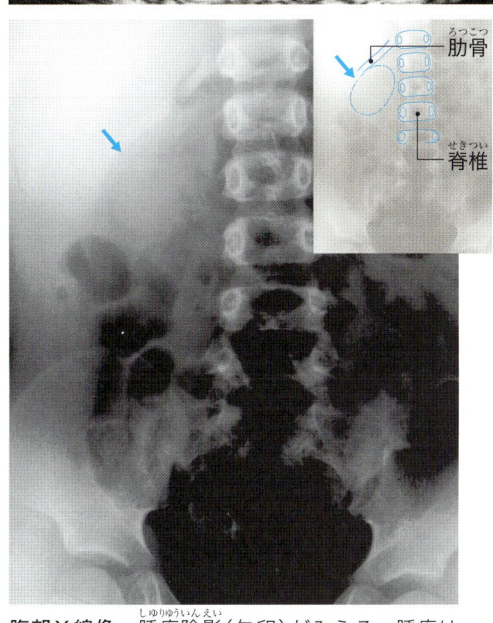

3. 小腸重積症

- 血管
- 腸間膜
- 頸部
- 退出筒
- 進入筒
- 嵌入筒
- 先進部
- 回腸

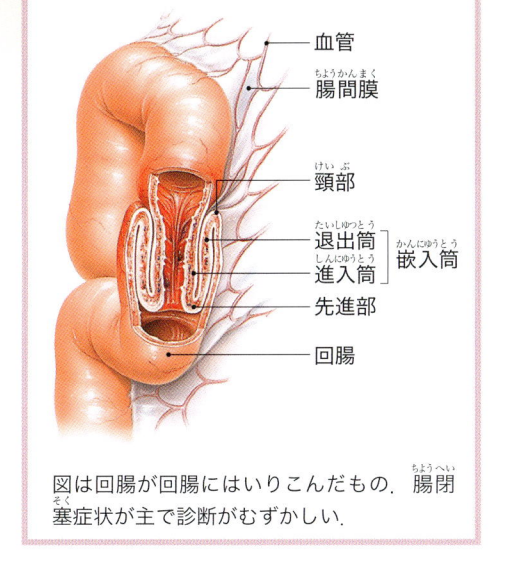

図は回腸が回腸にはいりこんだもの．腸閉塞症状が主で診断がむずかしい．

腹部X線像　腫瘤陰影（矢印）がみえる．腫瘤は丸くふれたり，ソーセージ様にふれることがある．

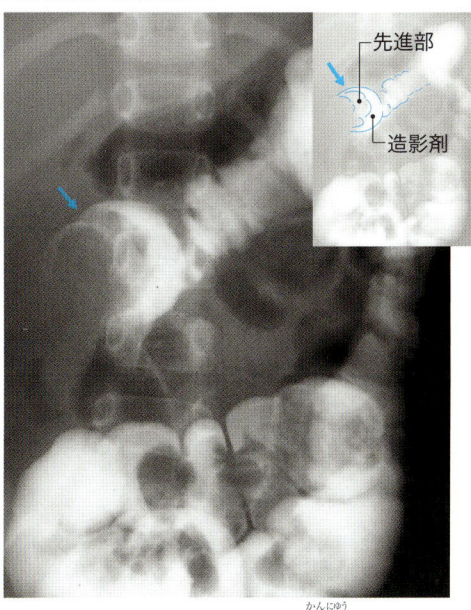

- 肋骨
- 脊椎

腹部X線像　造影剤（バリウム）は嵌入した先進部でとまり，カニ爪状（矢印）の陰影欠損がみられる．

- 先進部
- 造影剤

〔症状と経過〕　典型的には図❶に示すように間欠的な腹痛発作，嘔吐，血便が現れるが，これらがすべて現れるのは全体の3分の1にすぎない．血便は12時間以内に約60%でみられ，粘液まじりのイチゴゼリー状と表現されるが，症状がすすんだ段階でないと現れないこともある．経過から腸重積がうたがわれる場合は，肛門から直腸内に指（人さし指や小指）を静かに挿入し，ぬいたときの粘血便の付着や，グリセリン浣腸による粘血便の確認が診断の手がかりになる．泣きやんだときにおなかをそっとさわると丸い，あるいはソーセージ様の腫瘤をふれることがある（図❸の写真）．

症状がすすむと，便やガスの通過障害のため腹部がふくらむ．さらに腸管の血行障害が悪化したり腸管に穿孔がおこると，高熱がでたり，ショック症状が現れ，顔面蒼白になる．また，脈拍が弱くなり，息づかいも浅く，荒くなってくる．

〔おもな合併症〕〔脱水〕　病気の初期には少ないが，食物や水分の経口摂取ができなくなると，水分や電解質の異常が現れることがある．

〔消化管の壊死・穿孔〕　発病後20時間以上経過し，全身状態の悪化が認められる例では，腸重積をおこした腸管が壊死をおこし，注腸整復をおこなうと穿孔する場合があり，開腹手術による治療も考慮した対応が必要である．

（荒川　洋一）

acute appendicitis　　　虫垂の病気

急性虫垂炎
きゅうせいちゅうすいえん

大腸のはじまりの場所である盲腸の先端にとびだしている，小指のような形の突起を虫垂とよぶ．その内腔がなんらかの原因でふさがり，炎症がおこって化膿した状態を虫垂炎（俗に盲腸炎）といい，多くは急性に発病する．小児では1歳以下はまれで，幼児は少なく，小・中学生に多い．

[原因とおもな症状]　虫垂の内腔がふさがる原因として，糞石，ウイルス・細菌感染，異物，まれに寄生虫などがある．

症状は，典型的には，はじめ食欲がなくなり，上腹部を痛がり，しだいに腹痛が右下腹部に集中（限局）してくる．腹痛は比較的持続する．初期に嘔吐や下痢をともなう場合もある（図1）．幼児は症状をうまく訴えられずに進行した状態になってはじめて受診することが多い．発熱は38℃前後が多いが，38.5℃以上の場合は腹膜炎（急性細菌性腹膜炎）をともなったり，穿孔による膿瘍（膿が一定の場所にたまった状態）が形成されていることが多い．

[病気の状態と経過・進展]　虫垂の内腔（図2）が，リンパ組織の増殖や糞石などにより閉塞すると，内圧が高まり，血液の流れがわるくなって，内腔表面の粘膜上皮の細胞が酸素や栄養不足のためにこわれる．いたんだ粘膜組織で細菌が増殖して，虫垂壁の外側でも細菌が増加するようになる．さらに進行するとやがて虫垂壁に穿孔がおこる（図3-1, 3-2）．

[合併症と予後]　穿孔をおこすと，炎症が腹腔内に波及し，虫垂周囲膿瘍や横隔膜下膿瘍（図3-3）などが形成される．通常は骨盤腔，大網や近くの小腸で炎症がくいとめられることが多いが，幼児では大網が未発達で小さく，腹部全体にひろがりやすい．腹膜炎をおこすと，腸管の動きが弱くなり，麻痺性イレウス（図3-4）をおこし細菌が腸間膜の血管から全身にひろがり，敗血症や肝膿瘍の原因となる．適切な時期に外科的治療をおこなえば，良好な経過で回復する．死亡例はまれだが，幼児では約70%で虫垂穿孔や腹膜炎を合併するといわれている．腹膜炎がもとで癒着によりイレウス（腸閉塞）をくりかえす場合もある．（荒川 洋一）

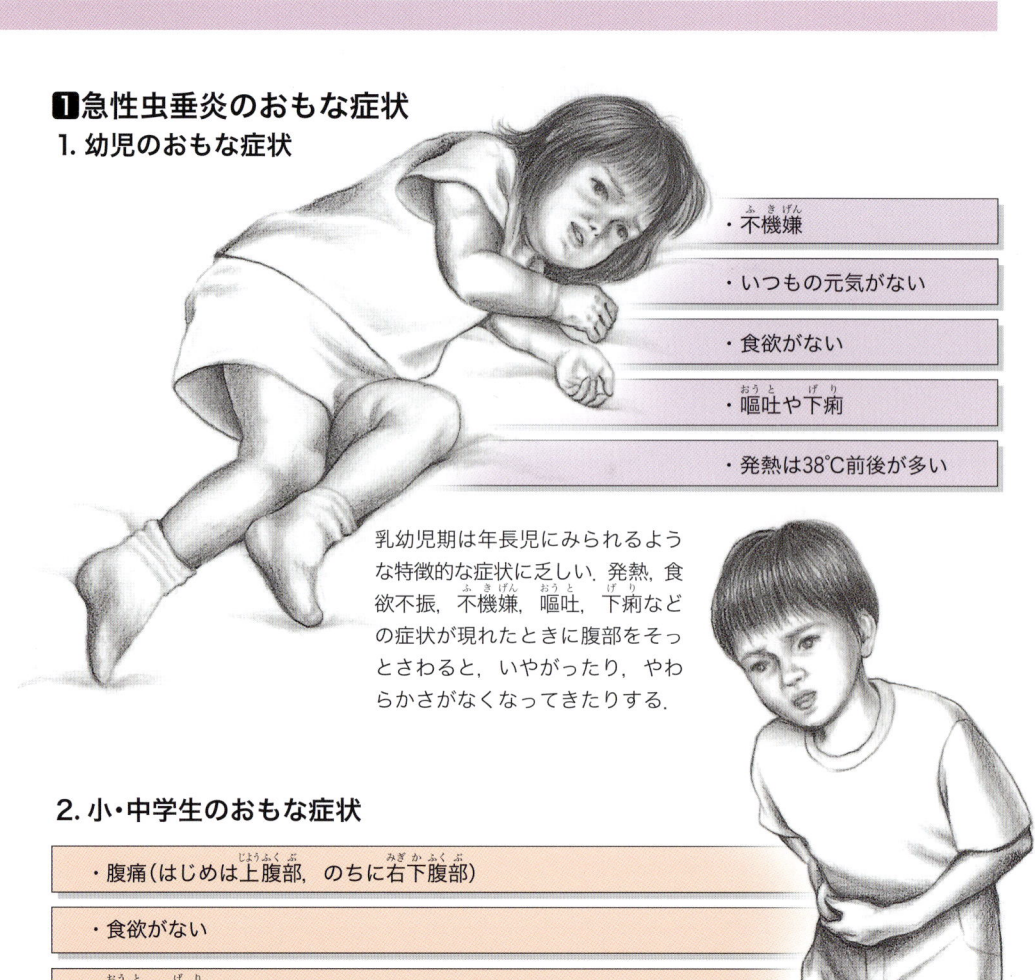

1 急性虫垂炎のおもな症状

1. 幼児のおもな症状

- 不機嫌
- いつもの元気がない
- 食欲がない
- 嘔吐や下痢
- 発熱は38℃前後が多い

乳幼児期は年長児にみられるような特徴的な症状に乏しい．発熱，食欲不振，不機嫌，嘔吐，下痢などの症状が現れたときに腹部をそっとさわると，いやがったり，やわらかさがなくなってきたりする．

2. 小・中学生のおもな症状

- 腹痛（はじめは上腹部，のちに右下腹部）
- 食欲がない
- 嘔吐や下痢
- 発熱は38℃前後が多いが，進行するとさらに上昇する
- 血液検査で白血球（好中球）数が増加

腹痛は，はじめへそ（臍部）より上を痛がるが，しだいに右下腹部に集中（限局）してくる．歩くと痛みのために少し前かがみになり，右下腹部を手でおさえて静かに歩く．片足ずつけんけんをすると右側のほうが痛みが現れやすい．

2 虫垂の形と構造

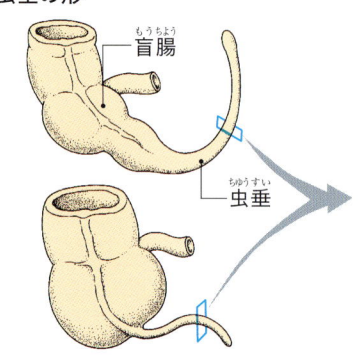

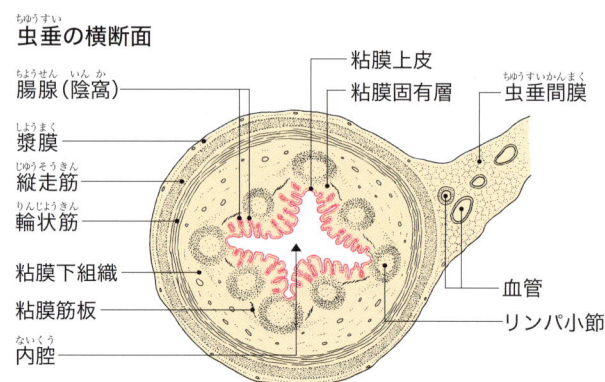

虫垂の形：盲腸／虫垂

虫垂の横断面：腸腺（陰窩），漿膜，縦走筋，輪状筋，粘膜下組織，粘膜筋板，内腔，粘膜上皮，粘膜固有層，虫垂間膜，血管，リンパ小節

上は3〜4歳以下の小児に認められる虫垂．盲腸に開口している部位が広く漏斗状で閉塞しにくいので，3歳以下では急性虫垂炎は少ないと考えられている．下は年長児の虫垂

3 病気の状態と経過・進展

1. 糞石などで虫垂内腔が閉塞

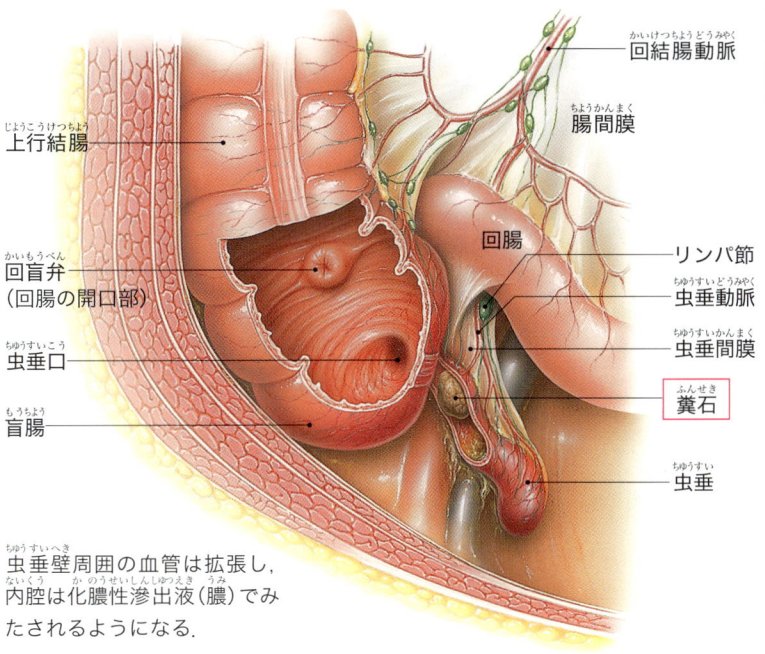

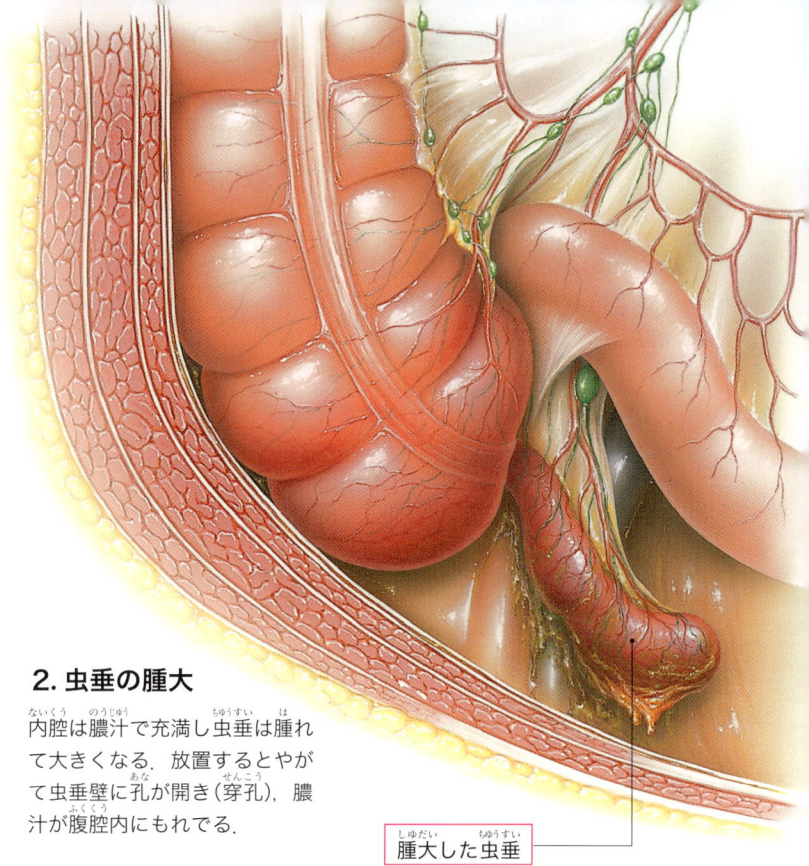

- 上行結腸
- 回盲弁（回腸の開口部）
- 虫垂口
- 盲腸
- 回結腸動脈
- 腸間膜
- 回腸
- リンパ節
- 虫垂動脈
- 虫垂間膜
- 糞石
- 虫垂

虫垂壁周囲の血管は拡張し，内腔は化膿性滲出液（膿）でみたされるようになる．

2. 虫垂の腫大

内腔は膿汁で充満し虫垂は腫れて大きくなる．放置するとやがて虫垂壁に孔が開き（穿孔），膿汁が腹腔内にもれでる．

- 腫大した虫垂

3. 腹膜炎の初期の状態

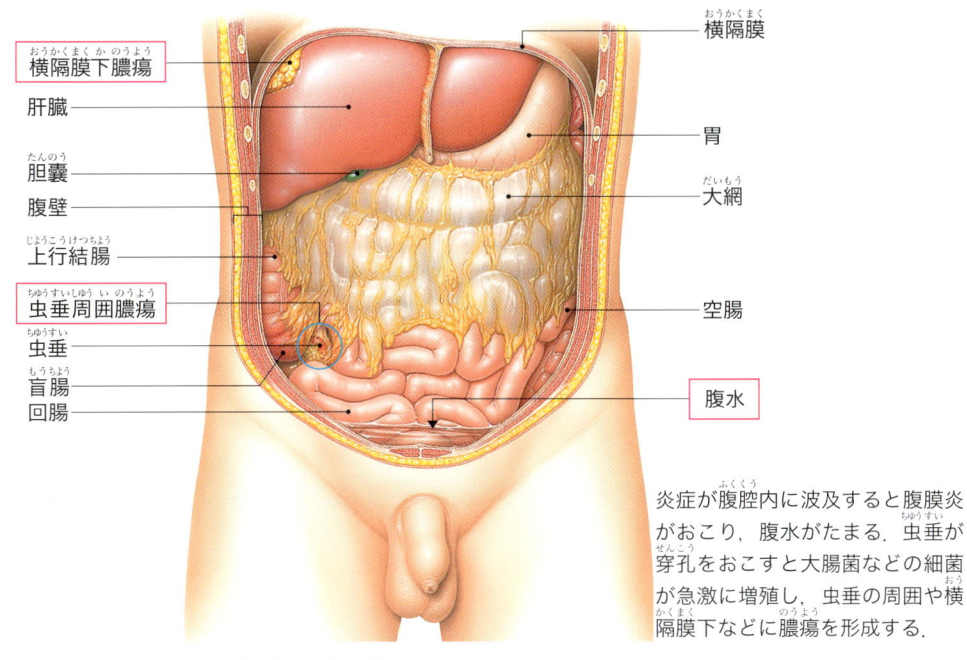

- 横隔膜下膿瘍
- 肝臓
- 胆嚢
- 腹壁
- 上行結腸
- 虫垂周囲膿瘍
- 虫垂
- 盲腸
- 回腸
- 横隔膜
- 胃
- 大網
- 空腸
- 腹水

炎症が腹腔内に波及すると腹膜炎がおこり，腹水がたまる．虫垂が穿孔をおこすと大腸菌などの細菌が急激に増殖し，虫垂の周囲や横隔膜下などに膿瘍を形成する．

4. 急性虫垂炎と合併症の臨床像

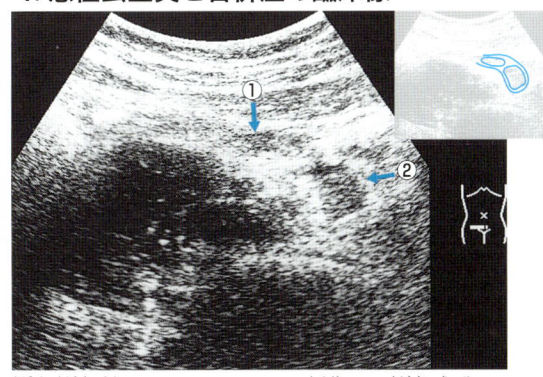

急性虫垂炎の腹部超音波画像 腫大した虫垂基部（矢印①）と先端部（矢印②）．13歳，女子

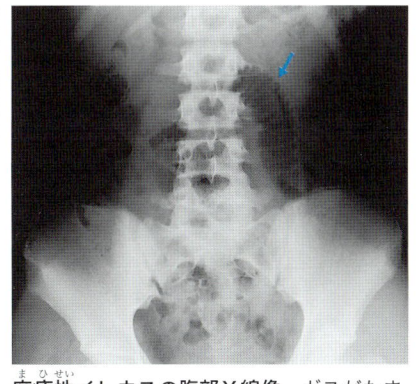

麻痺性イレウスの腹部X線像 ガスがたまり拡張した小腸のひだ（矢印）が明瞭に認められる．13歳，女子

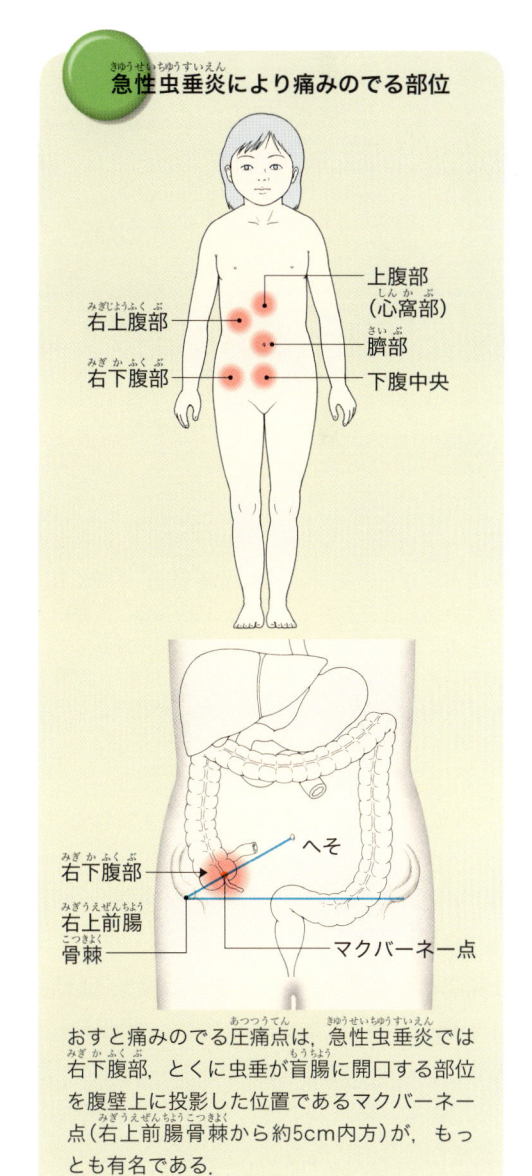

急性虫垂炎により痛みのでる部位

- 右上腹部
- 右下腹部
- 上腹部（心窩部）
- 臍部
- 下腹中央
- 右下腹部
- 右上前腸骨棘
- へそ
- マクバーネー点

おすと痛みのでる圧痛点は，急性虫垂炎では右下腹部，とくに虫垂が盲腸に開口する部位を腹壁上に投影した位置であるマクバーネー点（右上前腸骨棘から約5cm内方）が，もっとも有名である．

inguinal hernia, umbilical hernia　　　　腸管が脱出する病気

鼠径ヘルニア，臍ヘルニア
そけいへるにあ，さいへるにあ

●関連のある病気
陰嚢水腫，停留睾丸→96ページ

❶腹膜鞘状突起の発生と睾丸（精巣）の下降

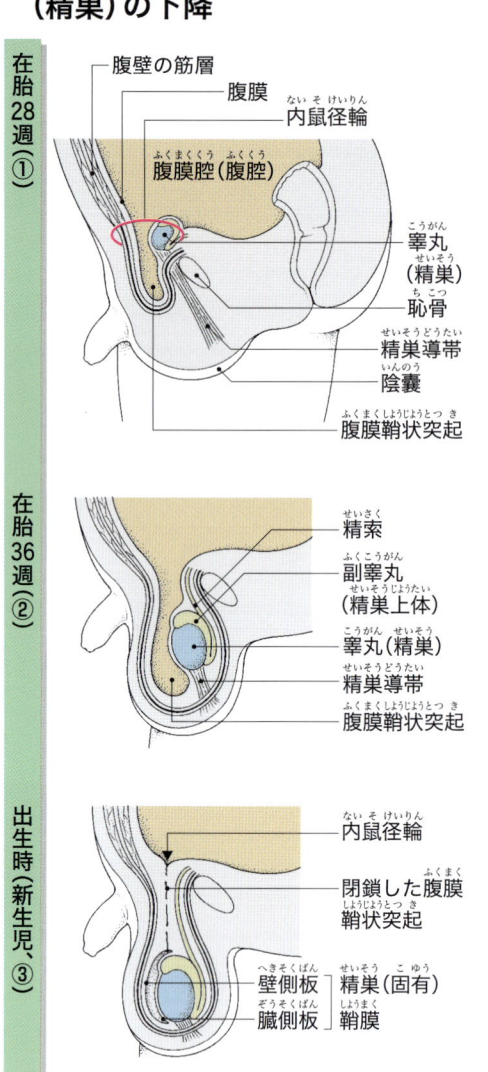

在胎28週①
- 腹壁の筋層
- 腹膜
- 内鼠径輪
- 腹膜腔（腹腔）
- 睾丸（精巣）
- 恥骨
- 精巣導帯
- 陰嚢
- 腹膜鞘状突起

在胎36週②
- 精索
- 副睾丸（精巣上体）
- 睾丸（精巣）
- 精巣導帯
- 腹膜鞘状突起

出生時（新生児，③）
- 内鼠径輪
- 閉鎖した腹膜鞘状突起
- 壁側板　精巣（固有）
- 臓側板　鞘膜

胎生のはじめに，第3腰椎付近（腎臓の高さ）にあった睾丸は，成長につれ下降する（①）．このころ腹膜が内鼠径輪をおしてポケット状の突起（腹膜鞘状突起）をつくる．睾丸は腹膜鞘状突起の伸長にともない内鼠径輪を越えて下降をつづけ（②），陰嚢底までおりて下降を完了する．腹膜鞘状突起は出生前後に精巣鞘膜をのこして閉鎖される（③）．

❷鼠径ヘルニアの病気の状態
1．初期の鼠径ヘルニア

- 腸管（小腸）
- 腸間膜
- 下腹壁動静脈
- 腹横筋膜
- 腹横筋
- 内腹斜筋
- 外腹斜筋
- 膀胱
- 腹膜
- 鼠径部へ脱出した腸管（小腸）
- 外精筋膜
- 内精筋膜
- 精巣挙筋と精巣挙筋膜

小児の鼠径ヘルニアのほとんどが外側鼠径ヘルニアのタイプであり，男児では右側に多い．進行するにつれ，男児は陰嚢内へ，女児は大陰唇上部へ膨隆がすすんでいく．女児では卵巣が脱出することもある．

ヘルニアとは，体内にあるべき腸管などの内臓が，それをとりかこむ外壁に生じた通路をとおって，腹腔外へ脱出することをいう．小児の代表的なヘルニアが鼠径ヘルニアと臍ヘルニアである．

●鼠径ヘルニア
〔発病のしくみと頻度〕　男児の睾丸は胎生期に腹腔内で形づくられ，成長とともにしだいに下降し，出生時には陰嚢内におさまる（図❶）．睾丸が移動した道筋をネズミ（鼠）のとおり道にたとえて鼠径管とよぶ．睾丸の下降に先行して，腹膜が鼠径管にそって伸展し睾丸を陰嚢内にみちびく形になり，これを腹膜鞘状突起という．女児でも同様の腹膜鞘状突起が形成され，鼠径管内には子宮円索（子宮円靱帯）がとおる．睾丸の下降後には消失するはずの腹膜鞘状突起が，ときには不完全にのこる場合がある．そこに内臓（おもに腸管）がはいりこんで鼠径管内をすすみ，鼠径部のふくらみや陰嚢の腫れを生じるのが鼠径ヘルニアである（図❷-1，❷-2）．体内側からみると，外側の出口である外側鼠径窩（内鼠径輪）から脱出するため，外側鼠径ヘルニアとよばれる．小児の鼠径ヘルニアはまれな疾患ではなく，約20人に1人と高頻度にみられる．生後数ヵ月から1年までに発病することが多く，男児のほうが女児より3〜4倍も多い．

〔おもな症状〕　鼠径ヘルニアを発病しても通常は痛みはなく，た

2. 陰嚢内へすすんだ鼠径ヘルニア

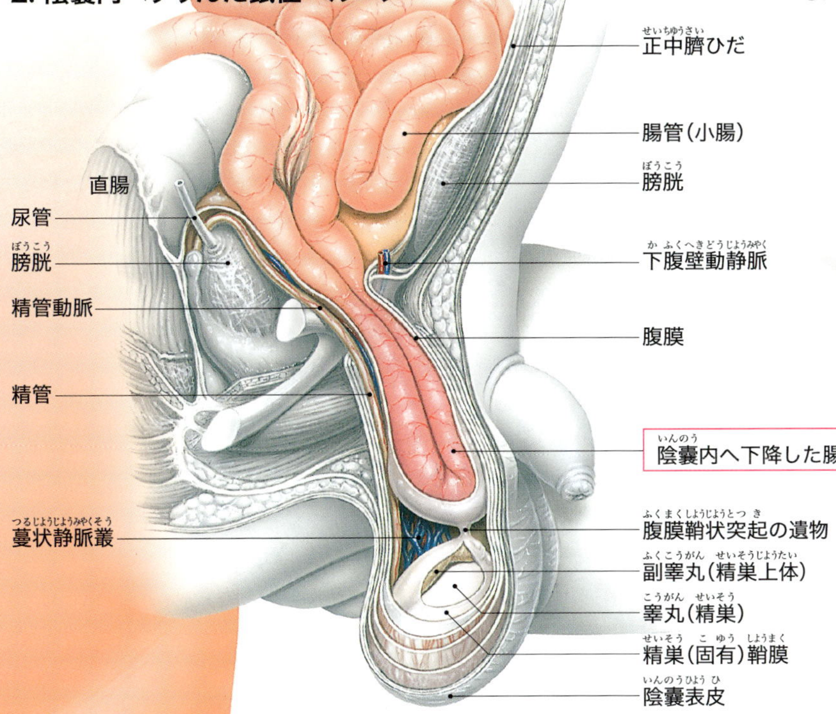

- 正中臍ひだ
- 腸管（小腸）
- 直腸
- 尿管
- 膀胱
- 膀胱
- 精管動脈
- 下腹壁動静脈
- 精管
- 腹膜
- 陰嚢内へ下降した腸管
- 蔓状静脈叢
- 腹膜鞘状突起の遺物
- 副睾丸（精巣上体）
- 睾丸（精巣）
- 精巣（固有）鞘膜
- 陰嚢表皮

精索（精管とそれに伴行する血管や神経，被膜をあわせて精索という）にそって下降し，副睾丸の直上まで達したヘルニア

3. 嵌頓をおこしたヘルニア

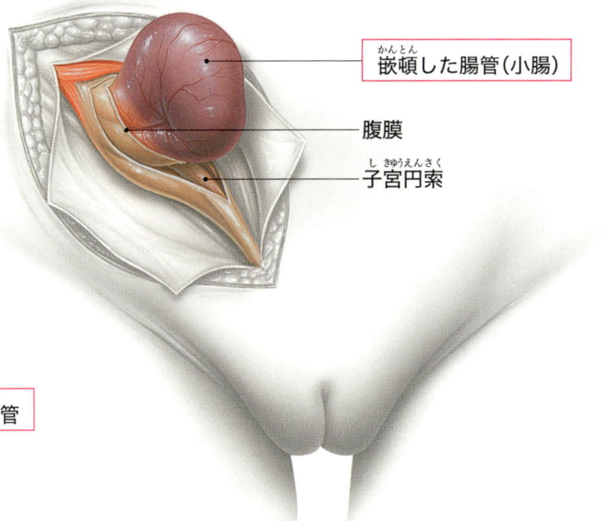

- 嵌頓した腸管（小腸）
- 腹膜
- 子宮円索

脱出した腸管がもとにもどらなくなった状態（嵌頓）．嘔吐など全身症状をともなう．腸管はうっ血し，最悪の場合は壊死におちいる．

ヘルニア門（下腹部前壁の模型図）

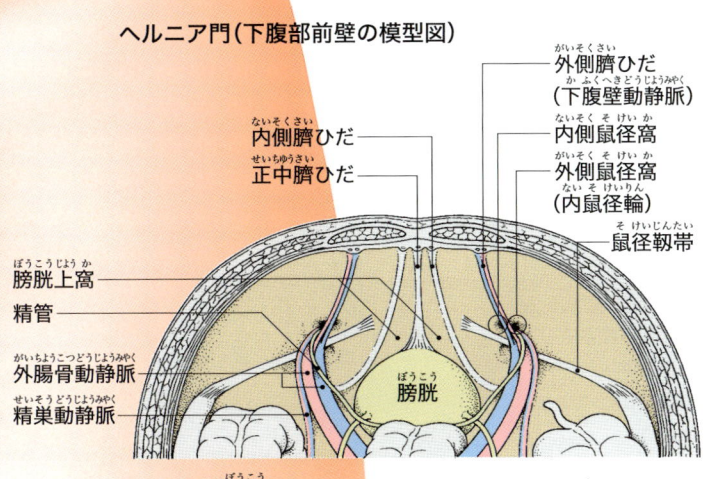

- 外側臍ひだ（下腹壁動静脈）
- 内側臍ひだ
- 内側鼠径窩
- 正中臍ひだ
- 外側鼠径窩（内鼠径輪）
- 鼠径靱帯
- 膀胱上窩
- 精管
- 外腸骨動静脈
- 精巣動静脈
- 膀胱

へそ（臍）と膀胱を中心として5本の腹膜ひだがある．そのあいだに左右の膀胱上窩，内側鼠径窩があり，外側臍ひだが鼠径靱帯に接する外側に外側鼠径窩がある．外側鼠径窩は鼠径管の体内側の入り口であるため内鼠径輪ともよばれる．

3 臍ヘルニアの病気の状態

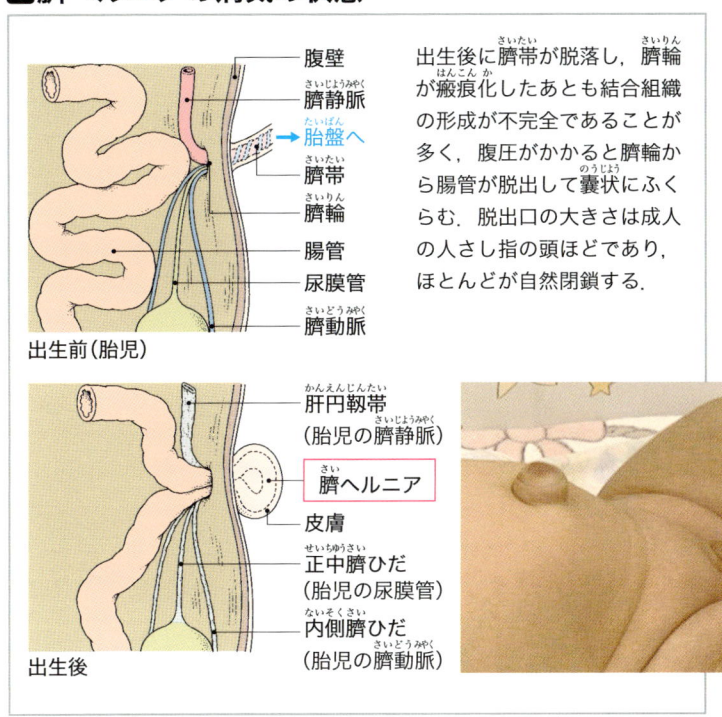

出生前（胎児）
- 腹壁
- 臍静脈
- →胎盤へ
- 臍帯
- 臍輪
- 腸管
- 尿膜管
- 臍動脈

出生後にに臍帯が脱落し，臍輪が瘢痕化したあとも結合組織の形成が不完全であることが多く，腹圧がかかると臍輪から腸管が脱出して囊状にふくらむ．脱出口の大きさは成人の人さし指の頭ほどであり，ほとんどが自然閉鎖する．

出生後
- 肝円靱帯（胎児の臍静脈）
- 臍ヘルニア
- 皮膚
- 正中臍ひだ（胎児の尿膜管）
- 内側臍ひだ（胎児の臍動脈）

だのふくらみとして気づかれるだけである．泣いたときなど腹圧がかかると出現し，安静にしていると自然にもとにもどる．あるいはていねいにおしこむことでヘルニア内容を腹腔内へもどすことができる．しかし，脱出した腸管がヘルニアの出口（内鼠径輪）で締めつけられて，もとにもどらなくなる場合がまれにあり，これをヘルニアの嵌頓という（図2-3）．嵌頓したときには腹痛，嘔吐にくわえて鼠径部のふくらみがかたくふれるなど，いつもとは明らかにちがう様子を示す．嵌頓をおこさない場合は自然に治る可能性もあるが，一般的には手術がおこなわれる．類似の病態を示す疾患に停留睾丸，陰嚢水腫，精索水腫（→96ページ）などがある．

●臍ヘルニア

胎生期に胎児と母体を結ぶ臍帯動静脈がとおっていた臍帯と腹壁の付着部が臍輪である．臍帯は出生後に糸でかたく結ばれ（結紮され），5〜6日のうちに脱落し，臍輪は結合組織でふさがれるが，閉鎖が不十分であることが少なくない．腹壁の中央に位置する臍輪に欠損孔が生じると，容易に腸管などが皮下に脱出してくる．こうして嚢状にふくらんでくるのが臍ヘルニアである（図3）．ときには皮膚がぴんと張りつめるほどに大きくもりあがるが，嵌頓する危険はほとんどなく90％以上が2歳までに自然に治るため，手術をおこなう例はごくまれである．

（佐々木 暢彦）

肝炎 ── ウイルス性肝炎

hepatitis 　　　　肝臓の病気

●関連のある病気
黄疸→26ページ

❶ 小児期におけるおもな肝炎と病気の状態

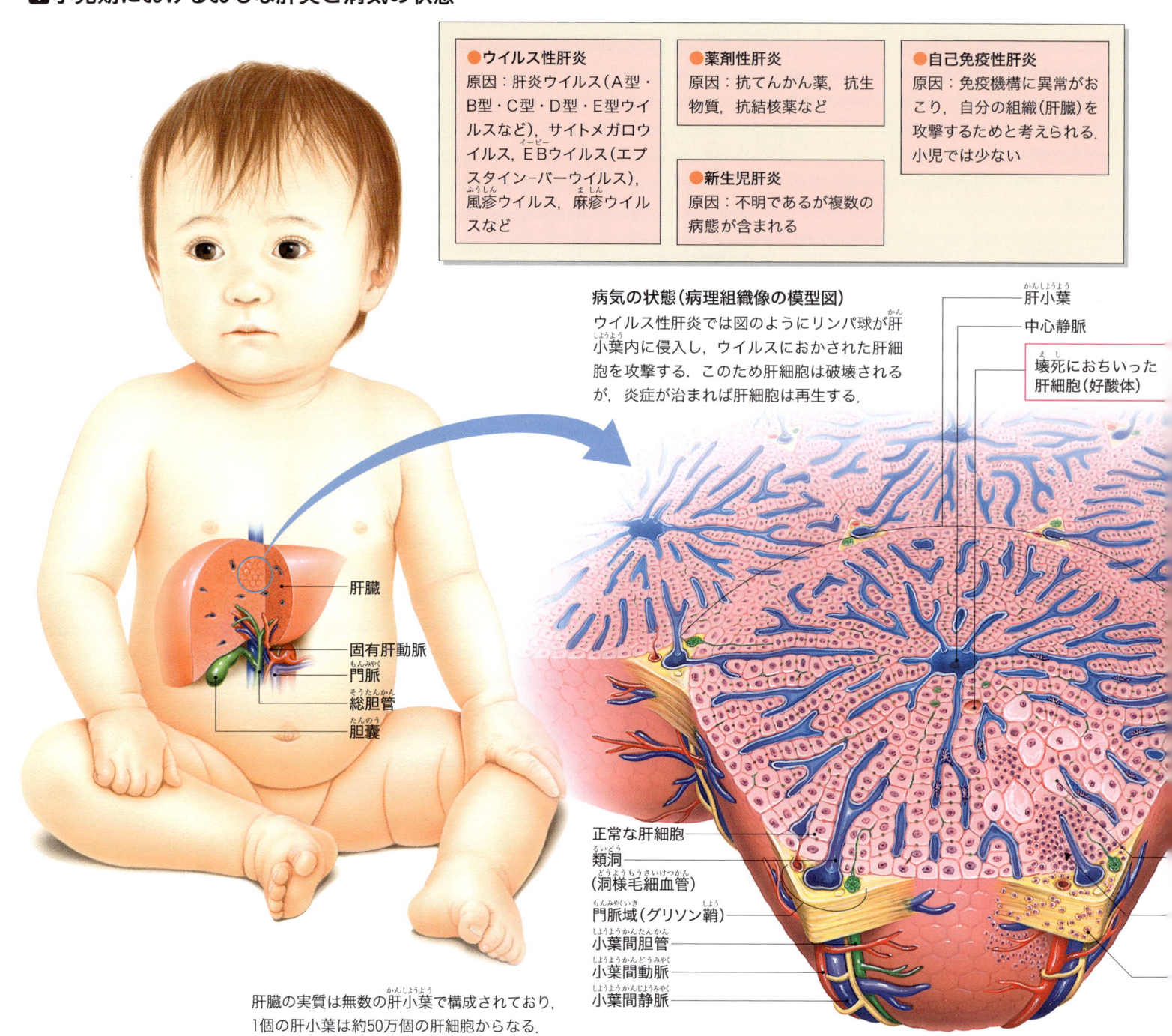

● **ウイルス性肝炎**
原因：肝炎ウイルス（A型・B型・C型・D型・E型ウイルスなど），サイトメガロウイルス，EBウイルス（エプスタイン-バーウイルス），風疹ウイルス，麻疹ウイルスなど

● **薬剤性肝炎**
原因：抗てんかん薬，抗生物質，抗結核薬など

● **新生児肝炎**
原因：不明であるが複数の病態が含まれる

● **自己免疫性肝炎**
原因：免疫機構に異常がおこり，自分の組織（肝臓）を攻撃するためと考えられる．小児では少ない

病気の状態（病理組織像の模型図）
ウイルス性肝炎では図のようにリンパ球が肝小葉内に侵入し，ウイルスにおかされた肝細胞を攻撃する．このため肝細胞は破壊されるが，炎症が治まれば肝細胞は再生する．

肝小葉
中心静脈
壊死におちいった肝細胞（好酸体）

肝臓
固有肝動脈
門脈
総胆管
胆嚢

正常な肝細胞
類洞（洞様毛細血管）
門脈域（グリソン鞘）
小葉間胆管
小葉間動脈
小葉間静脈

肝臓の実質は無数の肝小葉で構成されており，1個の肝小葉は約50万個の肝細胞からなる．

　肝臓のはたらきが障害される病気である．肝炎の原因はウイルス感染がもっとも多く，そのほかにアルコール性，薬剤性，自己免疫性などがある．アルコール性肝炎を別にすれば，小児の肝炎でも成人の肝炎とかわりはない．しかし，小児では肝炎ウイルス以外のウイルスによる肝炎（図❶）もまれではなく，肝炎と似た症状を示す先天性代謝異常もみられる．したがって小児の肝炎の特徴は，①母親から子へのウイルス感染（母子垂直感染）なども含め，その内容が幅広いことと，②診断にあたって考慮すべき小児特有の病気（図❸）が少なくないことである．

〔おもな症状〕 肝臓のはたらきは胆汁を生成・排泄するほか，からだに必要な糖や脂質などの合成と貯蔵，からだに害をおよぼす物質の処理（解毒作用）などである．肝炎ではこれらのはたらきが障害をうけ，さまざまな症状が出現する．通常みられるのは黄疸，肝臓の腫れ（肝腫大），代謝異常（低血糖，高アンモニア血症，脳症，その他）などであるが，ウイルス性肝炎（図❷）の初期には発熱や全身倦怠感，食欲不振，吐きけ・嘔吐など，それほど肝炎に特異的ではない症状がみられる．肝腫大，尿の色が濃い，便の色が白っぽい，眼が黄色い（黄疸）などの症状があれば採血して肝機能をしらべる必要がある．

〔急性肝炎と慢性肝炎〕 前記のような症状がみられ，血液検査で

A型肝炎ウイルスの電顕像

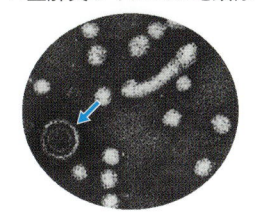

B型肝炎ウイルスの電顕像．HBV（矢印）とその関連粒子

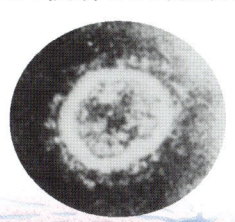

C型肝炎ウイルスの電顕像

腫大した肝細胞

リンパ球の浸潤と壊死におちいった肝細胞（巣状壊死巣）

―リンパ球

❷ウイルス性肝炎のおもなタイプと特徴

肝炎のタイプ	感染経路	発病様式	症状，経過，そのほかの特徴
A型肝炎	・ウイルス（HAV）は便中に排泄される ・HAVに汚染された食品や水の経口摂取により感染	・潜伏期は平均で30日 ・急性肝炎のみを発病，慢性化はしない ・感染しても発病するのは5％以下と不顕性感染が多く，劇症化はまれ	・発熱，嘔吐などかぜ様症状のあとに黄疸が出現するが，1ヵ月ほどの経過で治る ・一般に小児は成人よりも症状が軽い
B型肝炎	・ウイルス（HBV）は輸血や注射針の事故などにより血液を介して感染 ・分娩時に母親から子へ感染（母子垂直感染）	・潜伏期は100～120日 ・母子垂直感染や乳児期の感染でキャリア化し，慢性肝炎へすすむ ・年長児や成人での感染は一過性の急性肝炎ですむが，ときに劇症化することがある	・急性肝炎では全身倦怠感などを訴えるが発熱は少なく，黄疸を示すのも半数以下である ・慢性肝炎の状態から肝硬変や肝がんへの進行がはやい例もみられる
C型肝炎	・ウイルス（HCV）は輸血や注射針の事故などにより血液を介して感染 ・母子垂直感染はごく少ない	・潜伏期は30～60日 ・小児でも輸血で感染した場合は急性肝炎を発病 ・成人と同様に半数以上で慢性化するが，劇症化はまれ	・急性肝炎の症状はほかのウイルス性肝炎と同じであるが，慢性化する率が高く，成人以降に肝硬変，肝がんへすすむ ・B型肝炎のように急速に進行することはない

❸肝炎とまぎらわしいおもな病気

生後 1ヵ月　1年　　6年　　　15年

新生児肝炎
胆道閉鎖症
先天性胆道拡張症
ガラクトース血症などの代謝異常
ウィルソン病
脂肪肝
ウイルス性肝炎（どの年齢でもおこり得る）

11歳男児の脂肪肝（腹部のCT画像）

肝臓　厚い皮下脂肪

肝臓内に脂肪が多くたまると全体が黒っぽく写る．そのため門脈（血管）を流れる血液は白くみえる．

門脈　脊柱　脾臓

先天性代謝異常には，ガラクトース血症のように新生児期に肝機能障害を示す例もみられるが，もっとも重要なのはウィルソン病である．これは銅の代謝異常で肝臓と脳に障害が生じるため，肝機能障害やいろいろな神経症状が現れる．

胆道閉鎖症（肝外胆道閉鎖症）

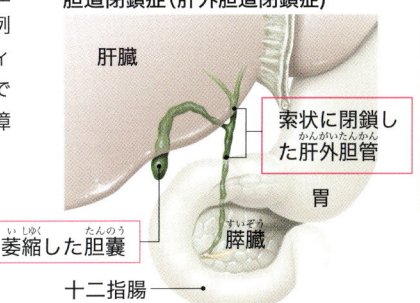

肝臓
索状に閉鎖した肝外胆管
萎縮した胆嚢
胃
膵臓
十二指腸

胆汁が腸管へ排泄されず，黄疸が生じる．

先天性胆道拡張症

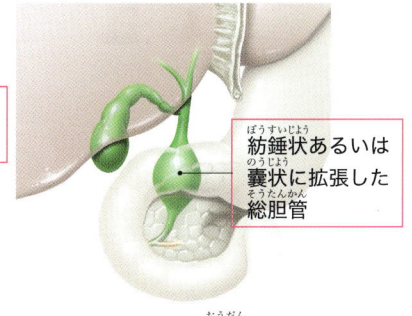

紡錘状あるいは嚢状に拡張した総胆管

感染が生じると発熱や黄疸が出現する．

肝機能異常があれば急性肝炎である．多くはウイルス性であるが，薬剤性もあり得る．劇症化しなければ予後はよい．肝機能異常が6ヵ月以上つづくものを慢性肝炎としている．ほぼウイルス性肝炎と考えてよく，代表的なものはB型肝炎ウイルス（HBV）とC型肝炎ウイルス（HCV）によるものである．慢性B型肝炎は，母親がHBVキャリアで分娩時の垂直感染予防がうまくいかなかった場合と考えられる．慢性C型肝炎は，HCV検査が確立されていなかった時期に輸血治療がおこなわれた人に多い．HCVの母子感染は少ない．ときに自己免疫性肝炎やウィルソン病などの先天性代謝異常もみられるが，いずれも自覚症状に乏しい．

［新生児肝炎と胆道閉鎖症］　どちらも生後1～2ヵ月以内の乳児期に黄疸で発病し，たがいに区別しづらいことも多い．新生児肝炎の原因はよくわかっていないが，肝外胆管に閉塞はみられず，多くは保存的治療で治る．なんらかのウイルス感染や，いまだ知られていない先天性代謝異常などによると考えられている．

一方，胆道閉鎖症は肝臓から十二指腸に胆汁を流す胆管が，生後間もない時期に閉じてしまう病気である（図❸）．その結果，胆汁は肝臓内にたまることになり黄疸が生じる．生後60日以内に手術をして胆汁を腸管内に流すことができなければ，肝硬変へすすみ，さまざまな合併症を生じることになる．　　　（佐々木　暢彦）

glomerulonephritis 腎臓の病気

糸球体腎炎（腎炎）
しきゅうたいじんえん

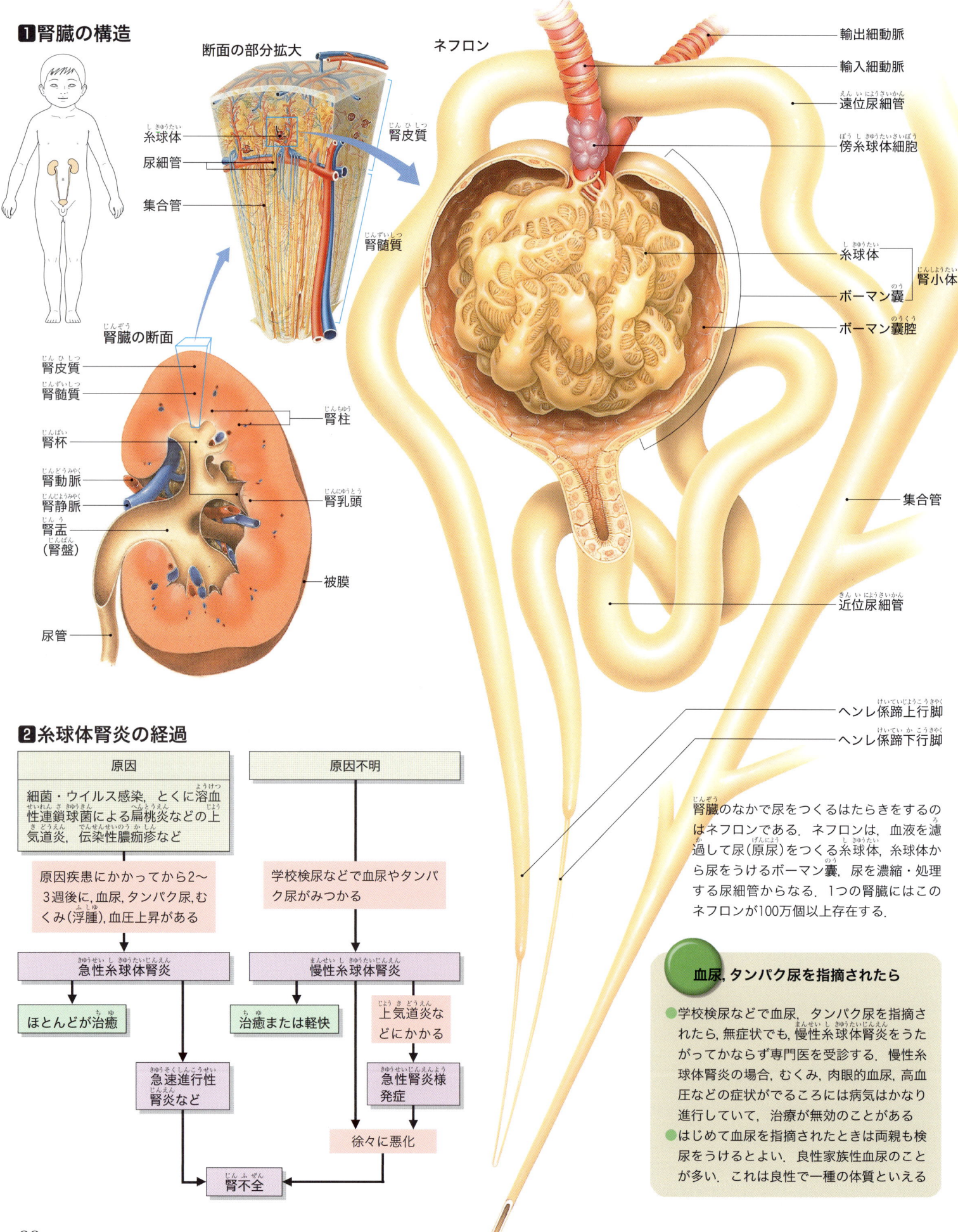

● 関連のある病気
上気道炎→56ページ　伝染性膿痂疹→114ページ
溶血性連鎖球菌感染症→116ページ

❶腎臓の構造

断面の部分拡大：糸球体／尿細管／集合管／腎皮質／腎髄質

腎臓の断面：腎皮質／腎髄質／腎杯／腎動脈／腎静脈／腎盂（腎盤）／尿管／腎柱／腎乳頭／被膜

ネフロン：輸出細動脈／輸入細動脈／遠位尿細管／傍糸球体細胞／糸球体／ボーマン嚢／ボーマン嚢腔／腎小体／集合管／近位尿細管／ヘンレ係蹄上行脚／ヘンレ係蹄下行脚

腎臓のなかで尿をつくるはたらきをするのはネフロンである．ネフロンは，血液を濾過して尿（原尿）をつくる糸球体，糸球体から尿をうけるボーマン嚢，尿を濃縮・処理する尿細管からなる．1つの腎臓にはこのネフロンが100万個以上存在する．

❷糸球体腎炎の経過

原因
細菌・ウイルス感染，とくに溶血性連鎖球菌による扁桃炎などの上気道炎，伝染性膿痂疹など
↓
原因疾患にかかってから2〜3週後に，血尿，タンパク尿，むくみ（浮腫），血圧上昇がある
↓
急性糸球体腎炎
↓
ほとんどが治癒
↓
急速進行性腎炎など
↓
腎不全

原因不明
↓
学校検尿などで血尿やタンパク尿がみつかる
↓
慢性糸球体腎炎
↓
治癒または軽快／上気道炎などにかかる
↓
急性腎炎様発症
↓
徐々に悪化
↓
腎不全

血尿，タンパク尿を指摘されたら

● 学校検尿などで血尿，タンパク尿を指摘されたら，無症状でも，慢性糸球体腎炎をうたがってかならず専門医を受診する．慢性糸球体腎炎の場合，むくみ，肉眼的血尿，高血圧などの症状がでるころには病気はかなり進行していて，治療が無効のことがある
● はじめて血尿を指摘されたときは両親も検尿をうけるとよい．良性家族性血尿のことが多い．これは良性で一種の体質といえる

❸ 糸球体腎炎の種類

1. 急性糸球体腎炎の状態

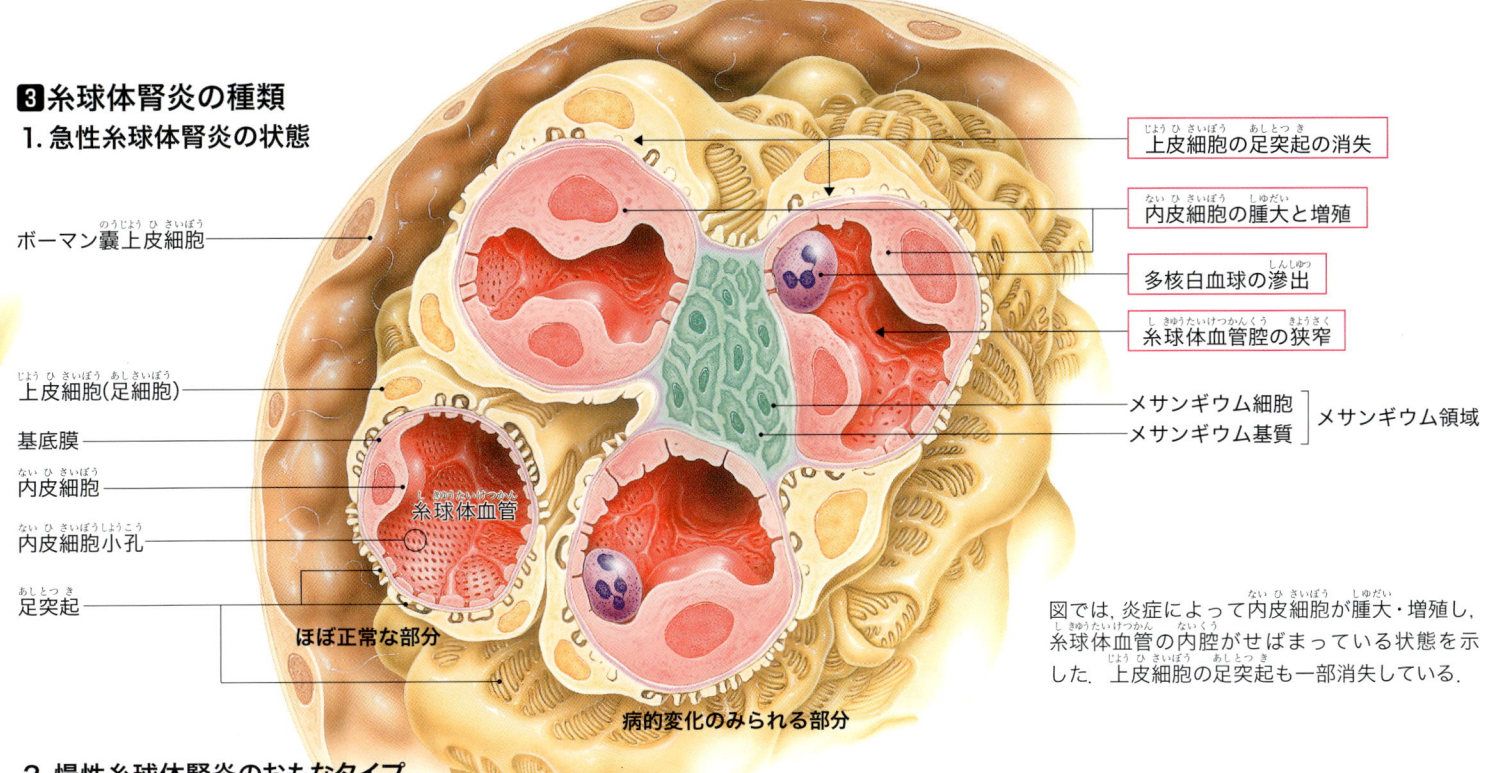

図中ラベル：
- ボーマン嚢上皮細胞
- 上皮細胞(足細胞)
- 基底膜
- 内皮細胞
- 内皮細胞小孔
- 足突起
- ほぼ正常な部分
- 糸球体血管
- 病的変化のみられる部分
- 上皮細胞の足突起の消失
- 内皮細胞の腫大と増殖
- 多核白血球の滲出
- 糸球体血管腔の狭窄
- メサンギウム細胞／メサンギウム基質（メサンギウム領域）

図では、炎症によって内皮細胞が腫大・増殖し、糸球体血管の内腔がせばまっている状態を示した。上皮細胞の足突起も一部消失している。

2. 慢性糸球体腎炎のおもなタイプ

① 管外増殖性糸球体腎炎
- 半月体の形成
- 内皮細胞の腫大と増殖
- 糸球体血管腔の狭窄
- メサンギウム細胞・基質の増殖

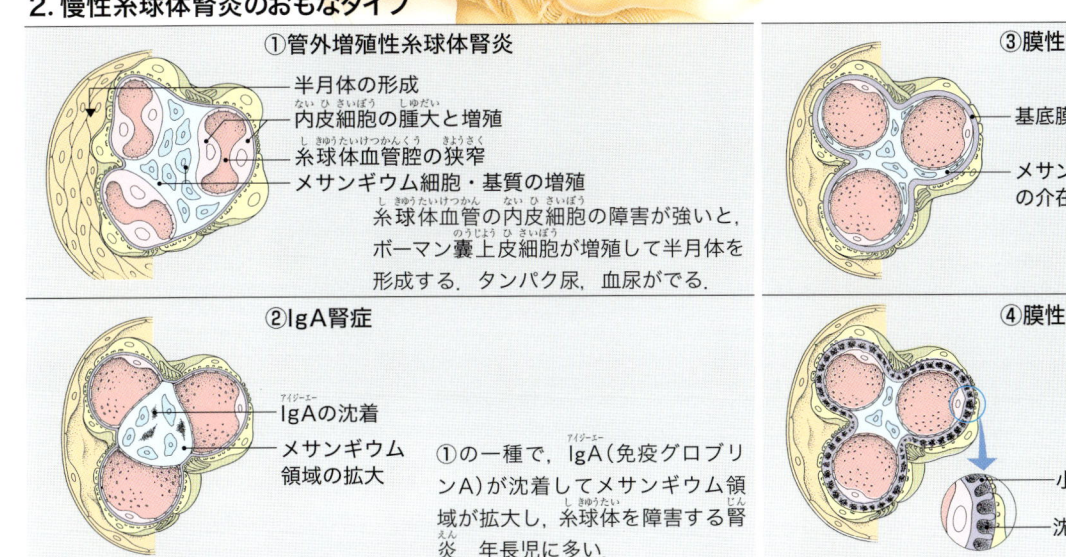

糸球体血管の内皮細胞の障害が強いと、ボーマン嚢上皮細胞が増殖して半月体を形成する。タンパク尿、血尿がでる。

② IgA腎症
- IgAの沈着
- メサンギウム領域の拡大

①の一種で、IgA（免疫グロブリンA）が沈着してメサンギウム領域が拡大し、糸球体を障害する腎炎。年長児に多い。

③ 膜性増殖性糸球体腎炎1型
- 基底膜の肥厚
- メサンギウムの介在

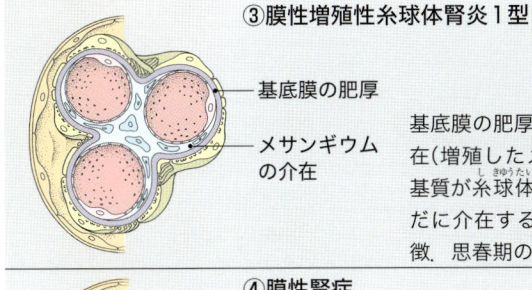

基底膜の肥厚とメサンギウムの介在（増殖したメサンギウム細胞・基質が糸球体血管と基底膜のあいだに介在するようにのびる）が特徴。思春期の女子に多い。

④ 膜性腎症
- 小突起
- 沈着物

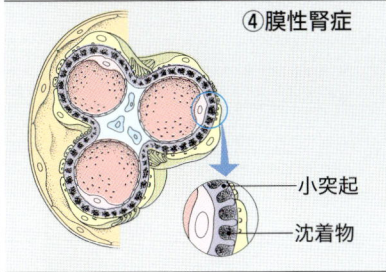

基底膜に沈着物があり、基底膜が肥厚して、小突起（スパイク）ができる腎炎。主症状はタンパク尿で、年長児に多い。

腎臓の糸球体（図❶）は血液を濾過して尿（原尿）をつくる器官である。この糸球体の炎症によっておこる血尿やタンパク尿を主症状とする病気を糸球体腎炎という。これまで異常のなかった人にこうした尿の異常が急におこった場合を急性糸球体腎炎とよび、尿の異常が6ヵ月以上つづいている場合を慢性糸球体腎炎とよぶ。

●急性糸球体腎炎

〔原因〕 溶血性連鎖球菌（溶連菌）やウイルスなどの病原体に感染し、病原体の一部である抗原が体内に侵入すると、体内ではそれに対して抗体ができる。抗体は主として糸球体血管壁の内皮細胞で抗原と結合し、免疫複合体となって内皮細胞に炎症をおこす。この状態が急性糸球体腎炎（図❸-1）である。

〔溶連菌感染後急性糸球体腎炎〕 小児の急性糸球体腎炎のなかでもっとも多く、溶連菌による扁桃炎などにかかってから10〜14日後に肉眼的血尿やむくみなどで気づかれる。炎症によって糸球体血管壁の内皮細胞が腫れ、血管の内腔がせばまって血流が減り、腎機能低下や高血圧をおこす。内皮細胞も障害されるので血尿やタンパク尿がでる。小児では安静や薬でほとんどが治り、腎機能も回復するが、年長児では治癒後も腎機能障害をのこすことがある。

●慢性糸球体腎炎

〔種類、経過〕 慢性糸球体腎炎には種々のタイプがある（図❸-2）。そのうちもっとも多いのはIgA腎症（図❸-2-②）である。これはIgA（免疫グロブリンA）がメサンギウム領域に沈着し、メサンギウム細胞・基質が増殖して糸球体を障害するもので、血尿とタンパク尿がでる。放置すると15年後には約4割が末期腎不全になる。小児の場合、成人にくらべ治療成績のよいのが特徴であるが、治らずに病気をもちこしたまま成人になる例もある。同じく血尿とタンパク尿がでる膜性増殖性糸球体腎炎1型（図❸-2-③）は近年、学校検尿による早期発見と早期治療で治る例がふえている。家族性におこる腎炎のアルポート症候群は予後がわるく、15〜30歳で末期腎不全になる。男児に好発し、血尿、タンパク尿、難聴がある。

〔良性家族性血尿〕 血尿だけがでる良性の腎炎。遺伝的に糸球体基底膜が正常より薄いために赤血球がもれる。　　（五十嵐　隆）

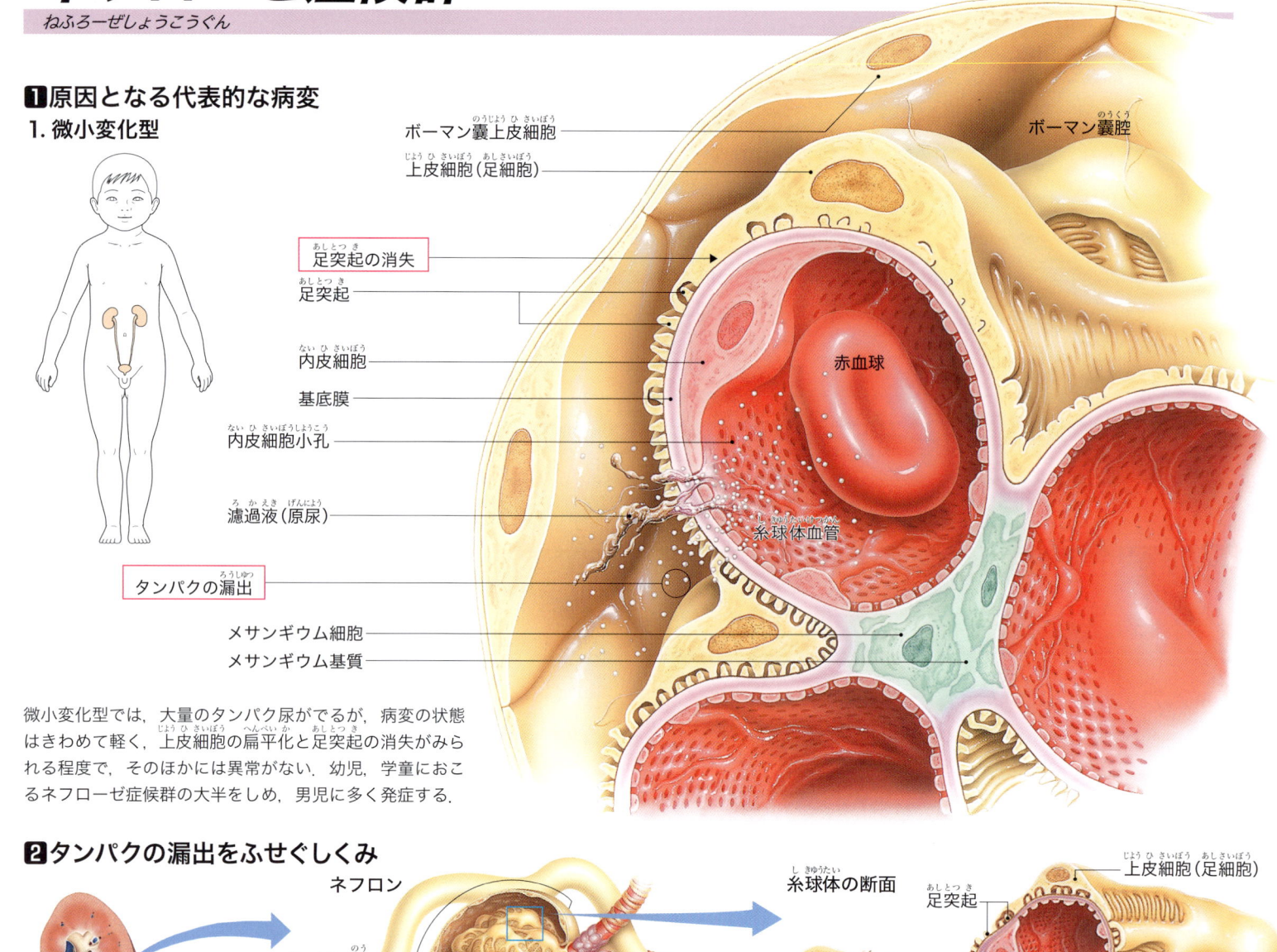

ネフローゼ症候群
nephrotic syndrome

ねふろーぜしょうこうぐん

腎臓の病気

●関連のある病気
糸球体腎炎→88ページ

❶原因となる代表的な病変
1. 微小変化型

- ボーマン嚢上皮細胞
- ボーマン嚢腔
- 上皮細胞（足細胞）
- 足突起の消失
- 足突起
- 内皮細胞
- 基底膜
- 内皮細胞小孔
- 赤血球
- 濾過液（原尿）
- 糸球体血管
- タンパクの漏出
- メサンギウム細胞
- メサンギウム基質

微小変化型では，大量のタンパク尿がでるが，病変の状態はきわめて軽く，上皮細胞の扁平化と足突起の消失がみられる程度で，そのほかには異常がない．幼児，学童におこるネフローゼ症候群の大半をしめ，男児に多く発症する．

❷タンパクの漏出をふせぐしくみ

- 腎臓の断面
- ネフロン
- ボーマン嚢
- 糸球体
- 遠位尿細管
- 近位尿細管
- 集合管
- 糸球体の断面
- 上皮細胞（足細胞）
- 足突起
- 糸球体血管
- 基底膜

正常では，糸球体血管の基底膜は陰性に荷電（−）しているため，同じく陰性に荷電しているタンパク（−）とのあいだに斥力がはたらいてタ

ネフローゼ症候群とは，腎臓の糸球体の障害によって，糸球体から大量のタンパクが尿にもれ（タンパク尿），そのため血液中のタンパクが減り（低タンパク血症），下肢や眼瞼にむくみ（浮腫）がでる状態（図❸）をいう．糸球体に障害をもたらす原因はさまざまであるが，小児にとくに多いのは糸球体腎炎の一タイプ（病型）の微小変化型である．

[ステロイド反応性ネフローゼ症候群] ステロイドがよく効いてタンパク尿が消えるネフローゼ症候群であり，幼児や学童に多く，この年齢層におこるネフローゼ症候群の約90％をしめる．原因のほとんどは糸球体病変の軽微な微小変化型（図❶-1）である．

ステロイド反応性ネフローゼ症候群は，ステロイドが効くとはいえ，70％はステロイドをやめると再発し，そのつどステロイドが必要になる．また全体の約20％はステロイドをまったくやめられないステロイド依存状態になり，長期にステロイドをつかった結果，低身長，肥満，多毛，白内障，緑内障，感染しやすい（易感染性），などの副作用が現れる．この場合は強力な免疫抑制薬をつかえば，ステロイドをある程度はやめられるようになる．全般的にはこのタイプのネフローゼ症候群は，思春期をすぎるころには病勢がおとろえ，治るのがほとんどである．なお，再発の際に急性腎不全をおこすことがある．

2. 巣状糸球体硬化症

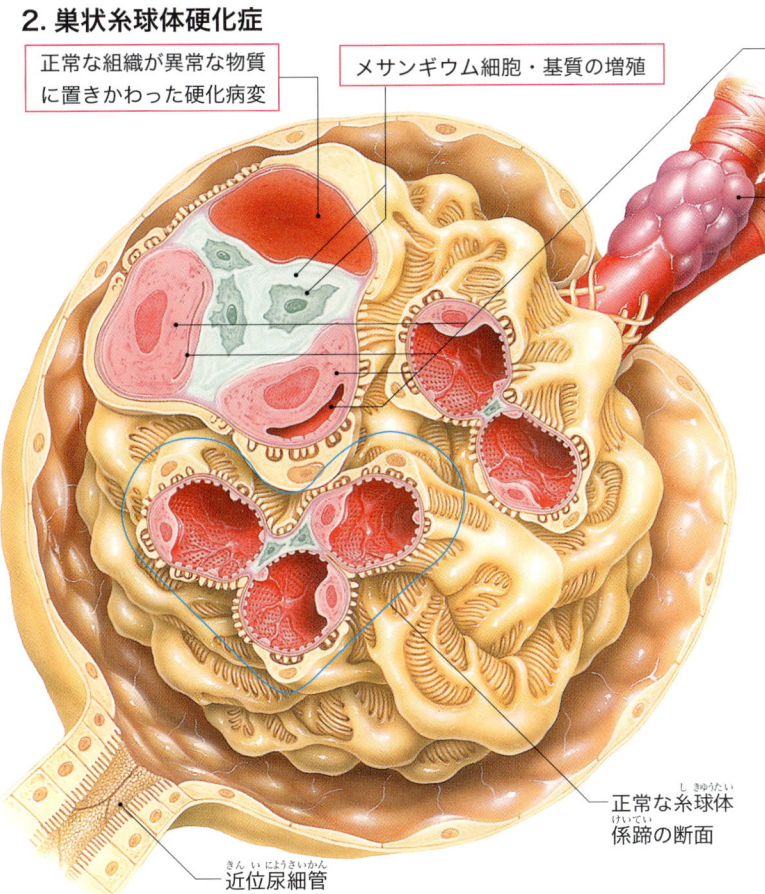

図中ラベル:
- 正常な組織が異常な物質に置きかわった硬化病変
- メサンギウム細胞・基質の増殖
- 糸球体血管内皮細胞の腫大，変性による血管腔の狭窄
- 輸入細動脈（輸入管）
- 輸出細動脈（輸出管）
- 傍糸球体細胞（レニン顆粒細胞）
- 正常な糸球体係蹄の断面
- 近位尿細管

巣状糸球体硬化症は，一部の糸球体係蹄の血管のみが，メサンギウム細胞・基質の増殖や内皮細胞の腫大によって圧迫され，血管腔が狭窄し，ついには正常な組織が異常な物質に置きかわる（硬化病変という）病気である．

糸球体血管壁の部分拡大

図中ラベル:
- 糸球体血管腔
- タンパク（アルブミン 径32.5nm※）
- 血漿
- 斥力
- 内皮細胞小孔（75～100nm）
- 基底膜
- 上皮細胞の足突起
- 濾過隙（25～40nm）
- スリット膜
- 濾過液（原尿）
- ボーマン嚢腔

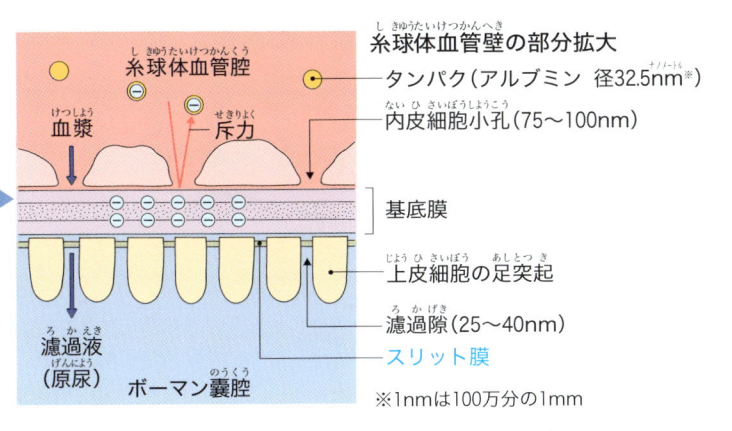

※1nmは100万分の1mm

ンパクは基底膜を通過しにくくなっている．さらに足突起のあいだのスリット膜もタンパクのボーマン嚢腔へのもれをふせいでいる．

❸ ネフローゼ症候群のおこるしくみ

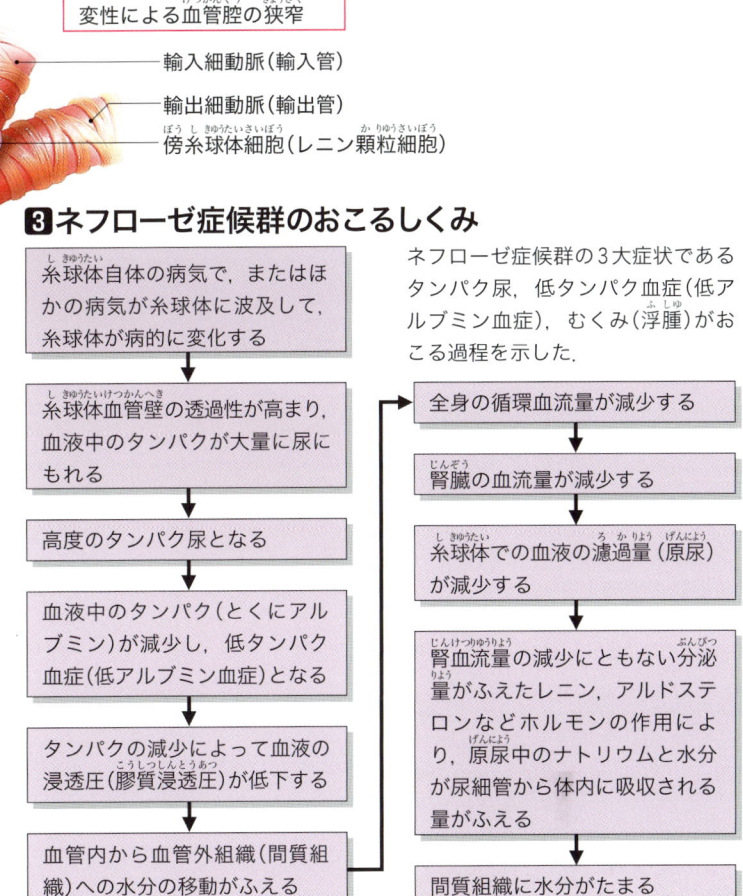

ネフローゼ症候群の3大症状であるタンパク尿，低タンパク血症（低アルブミン血症），むくみ（浮腫）がおこる過程を示した．

フローチャート:
- 糸球体自体の病気で，またはほかの病気が糸球体に波及して，糸球体が病的に変化する
- → 糸球体血管壁の透過性が高まり，血液中のタンパクが大量に尿にもれる
- → 高度のタンパク尿となる
- → 血液中のタンパク（とくにアルブミン）が減少し，低タンパク血症（低アルブミン血症）となる
- → タンパクの減少によって血液の浸透圧（膠質浸透圧）が低下する
- → 血管内から血管外組織（間質組織）への水分の移動がふえる
- → 全身の循環血流量が減少する
- → 腎臓の血流量が減少する
- → 糸球体での血液の濾過量（原尿）が減少する
- → 腎血流量の減少にともない分泌量がふえたレニン，アルドステロンなどホルモンの作用により，原尿中のナトリウムと水分が尿細管から体内に吸収される量がふえる
- → 間質組織に水分がたまる
- → むくみ（浮腫）が現れる

家庭で注意すること

- 急激な体重増加やむくみ（浮腫）がみられたら，ネフローゼ症候群をうたがって，すぐに近くの病院で受診する．学校検尿ではじめて強いタンパク尿を指摘されたときも，2次検尿をまたずにすぐに受診する
- ネフローゼ症候群にかかり通院で治療をうけている場合は，毎朝，早朝尿（起床直後の尿）を測定する．タンパク尿陽性がつづくときは，主治医に連絡して指示をうける
- 大量のタンパク尿とむくみがみられるときは，食事の塩分制限が必要である．病院栄養士の指導をうけるとよい
- 治療薬のステロイドには，長期につかうと骨折しやすくなるなどの副作用がある．ステロイドを飲んでいるときは骨折の可能性の高い運動はひかえるが，逆に，日常動作を過度に制限すると骨粗鬆症をおこすおそれがある

〔ステロイド抵抗性ネフローゼ症候群〕　ステロイドがあまり効かず，タンパク尿が完全には消えないネフローゼ症候群であり，年長児がかかる頻度が高い．近年，強力な免疫抑制薬で病状が改善されるケースがふえてきたが，どんな治療もまったく効果がなく，数年後には末期腎不全になるケースもある．ステロイド抵抗性ネフローゼ症候群の原因となる糸球体腎炎には微小変化型の一部，巣状糸球体硬化症（図❶-2），管外増殖性糸球体腎炎などがある．そのほか，紫斑病性腎炎，IgA腎症，膜性増殖性糸球体腎炎Ⅰ型，膜性腎症などの慢性糸球体腎炎も，大量のタンパク尿がでる場合にはこのタイプのネフローゼ症候群をおこす．

〔先天性ネフローゼ症候群〕　1歳未満の乳児におこるたいへん重いタイプのネフローゼ症候群であり，フィンランド型先天性ネフローゼ症候群やびまん性メサンギウム硬化症などが知られている．前者は，糸球体上皮細胞のスリット膜（図❷）に機能するタンパクであるネフリンの先天的異常により，生後3ヵ月以内に大量のタンパク尿をおこす．後者はフランス型先天性ネフローゼ症候群ともよばれ，生後数ヵ月ごろから大量のタンパク尿をおこし，3歳ごろには末期腎不全となる．いずれも有効な治療法はない．対症療法としてタンパク（アルブミンやガンマグロブリン）を補い，腎移植がおこなわれる．

（五十嵐　隆）

urinary tract infection　尿路の病気

尿路感染症
にょうろかんせんしょう

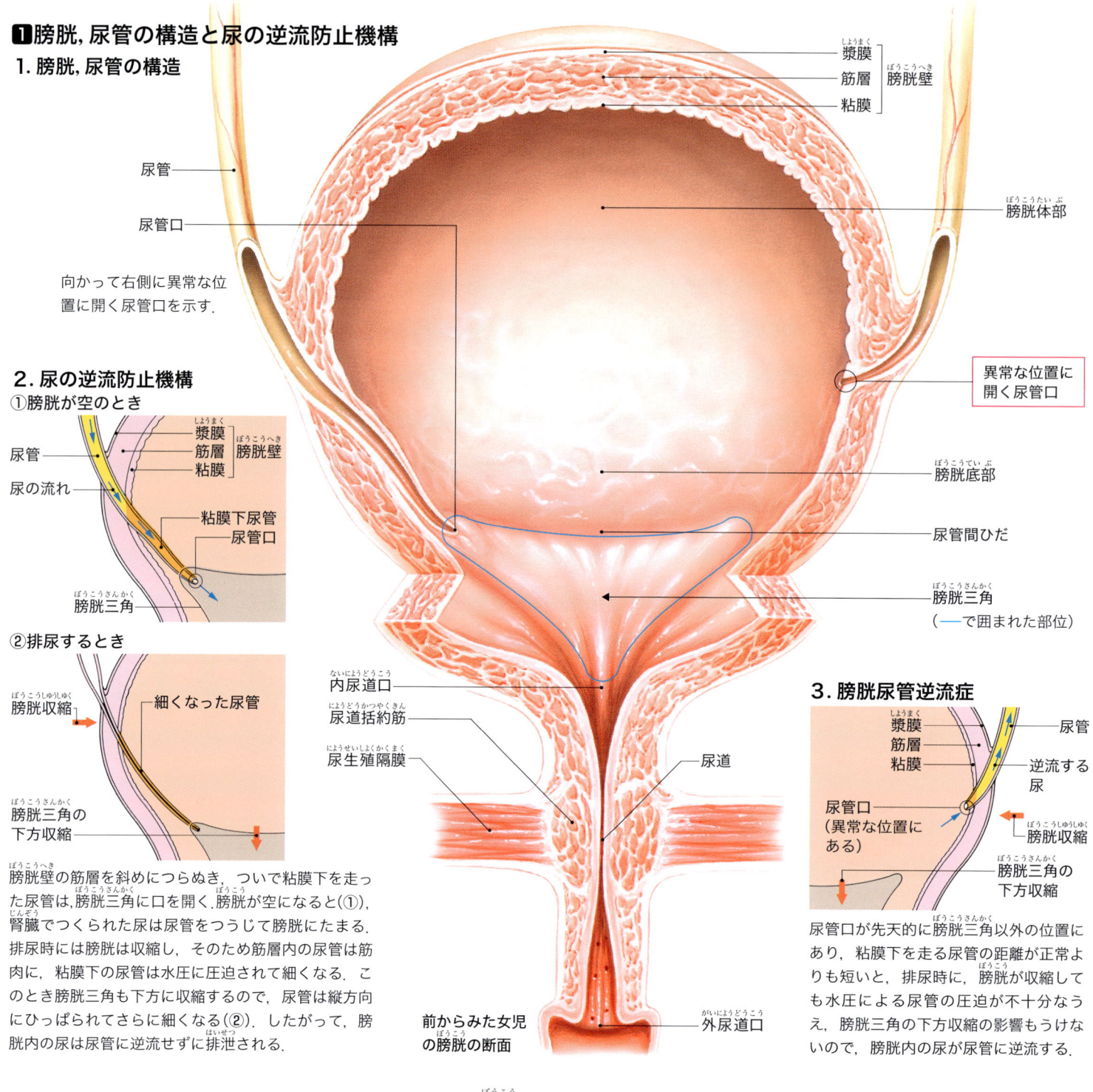

●関連のある病気
黄疸→26ページ

1 膀胱, 尿管の構造と尿の逆流防止機構

1. 膀胱, 尿管の構造

- 漿膜（しょうまく）
- 筋層
- 粘膜
- 膀胱壁（ぼうこうへき）
- 尿管
- 尿管口
- 膀胱体部（ぼうこうたいぶ）
- 向かって右側に異常な位置に開く尿管口を示す.
- 異常な位置に開く尿管口
- 膀胱底部（ぼうこうていぶ）
- 尿管間ひだ
- 膀胱三角（ぼうこうさんかく）（──で囲まれた部位）
- 内尿道口（ないようどうこう）
- 尿道括約筋（にょうどうかつやくきん）
- 尿生殖隔膜（にょうせいしょくかくまく）
- 尿道
- 外尿道口（がいにょうどうこう）
- 前からみた女児の膀胱の断面

2. 尿の逆流防止機構

①膀胱が空のとき
- 尿管
- 尿の流れ
- 漿膜／筋層／粘膜＝膀胱壁
- 粘膜下尿管
- 尿管口
- 膀胱三角（ぼうこうさんかく）

②排尿するとき
- 膀胱収縮（ぼうこうしゅうしゅく）
- 細くなった尿管
- 膀胱三角の下方収縮

膀胱壁の筋層を斜めにつらぬき, ついで粘膜下を走った尿管は, 膀胱三角に口を開く. 膀胱が空になると(①), 腎臓でつくられた尿は尿管をつうじて膀胱にたまる. 排尿時には膀胱は収縮し, そのため筋層内の尿管は筋肉に, 粘膜下の尿管は水圧に圧迫されて細くなる. このとき膀胱三角も下方に収縮するので, 尿管は縦方向にひっぱられてさらに細くなる(②). したがって, 膀胱内の尿は尿管に逆流せずに排泄（はいせつ）される.

3. 膀胱尿管逆流症

- 漿膜／筋層／粘膜
- 尿管
- 逆流する尿
- 尿管口（異常な位置にある）
- 膀胱収縮
- 膀胱三角の下方収縮

尿管口が先天的に膀胱三角以外の位置にあり, 粘膜下を走る尿管の距離が正常よりも短いと, 排尿時に, 膀胱が収縮しても水圧による尿管の圧迫が不十分なうえ, 膀胱三角の下方収縮の影響もうけないので, 膀胱内の尿が尿管に逆流する.

　尿路感染症とは, 病原体の感染によって, 尿路（尿道, 膀胱, 尿管, 腎盂, 腎臓）のどこかに炎症がおこる病気で, 尿道, 膀胱などの下部尿路におこる下部尿路感染症と, 尿管, 腎盂, 腎臓などの上部尿路におこる上部尿路感染症にわけられる. 前者は幼児以降の女児に, 後者は乳幼児では男児（1歳未満では80％以上が男児）に, 年長児では女児に多い. 炎症をおこす病原体の大半は細菌のなかまのグラム陰性桿菌で, なかでも大腸菌が80％をしめる. 小児の尿路感染症は, 成人にくらべ, 尿路の機能的・形態的異常が引き金となっておこる割合が高いのが特徴である. 上部尿路感染症やくりかえす下部尿路感染症では, 感染症の治療だけでなく尿路の異常の有無をしらべ適切な対応をとる必要がある.

【下部尿路感染症】　尿道炎と膀胱炎（以上, 図2-1）が代表的である. 尿道炎では排尿痛や下腹部の違和感, 膀胱炎では排尿痛, 頻尿, 残尿感, 下腹部痛などがあるが, 小児, とくに乳幼児は症状を正しく訴えることができない. 発熱は, あっても38℃未満である. 抗生物質を飲むと熱やそのほかの症状は48時間以内に消失するが, 症状が消えても, 細菌が完全にいなくなるまでさらに7日間ぐらいは薬を飲みつづけることがたいせつである.

【上部尿路感染症】　下部尿路感染症が上部尿路にひろがっておこる腎盂腎炎（図2-1）が代表的. 主症状は38℃以上の高熱, 悪寒,

❷尿路感染症と尿路の異常

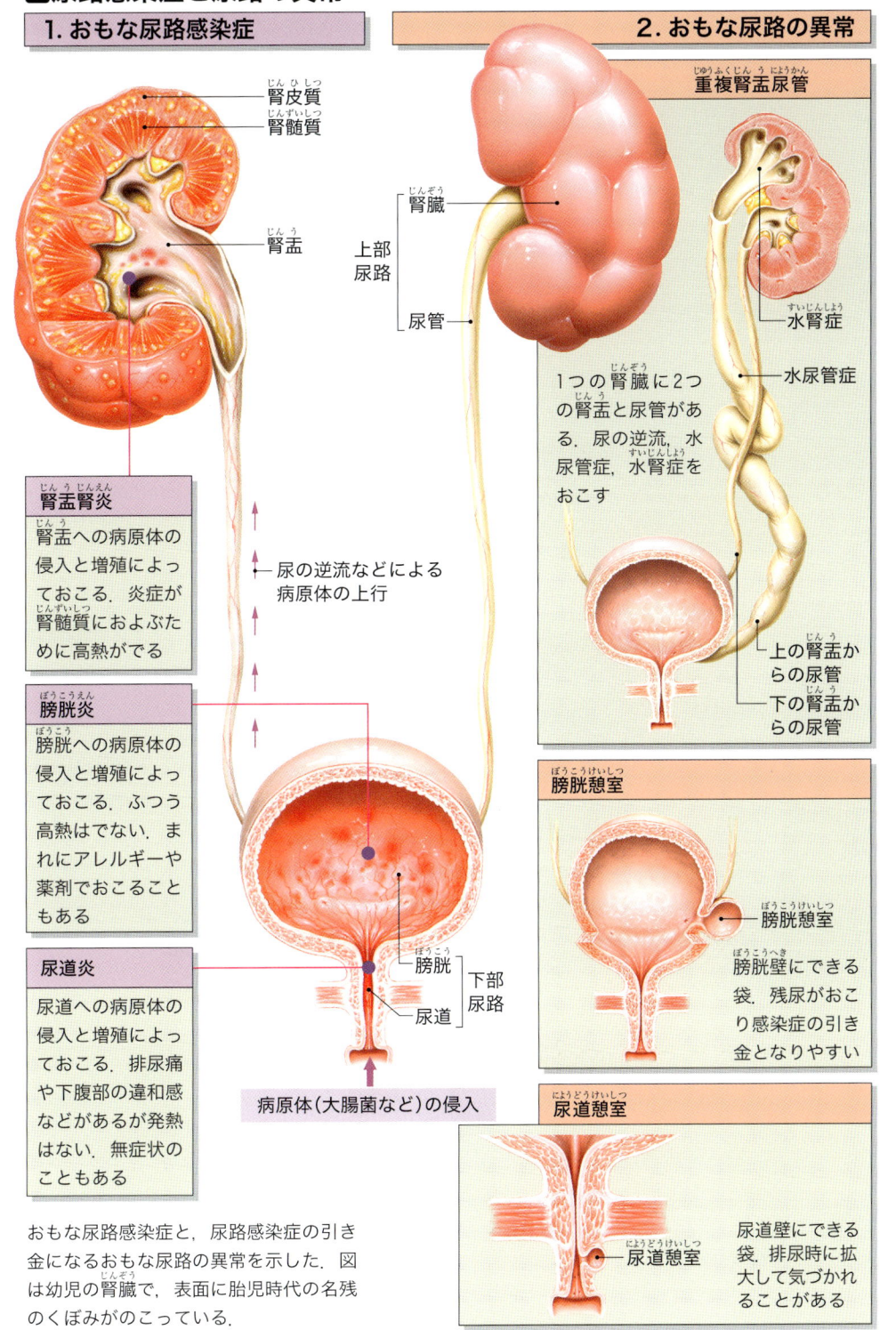

1. おもな尿路感染症

- 腎皮質
- 腎髄質
- 腎盂
- 上部尿路
- 尿管
- 膀胱
- 尿道
- 下部尿路
- 病原体(大腸菌など)の侵入
- 尿の逆流などによる病原体の上行

腎盂腎炎
腎盂への病原体の侵入と増殖によっておこる．炎症が腎髄質におよぶために高熱がでる

膀胱炎
膀胱への病原体の侵入と増殖によっておこる．ふつう高熱はでない．まれにアレルギーや薬剤でおこることもある

尿道炎
尿道への病原体の侵入と増殖によっておこる．排尿痛や下腹部の違和感などがあるが発熱はない．無症状のこともある

おもな尿路感染症と，尿路感染症の引き金になるおもな尿路の異常を示した．図は幼児の腎臓で，表面に胎児時代の名残のくぼみがのこっている．

2. おもな尿路の異常

重複腎盂尿管
- 腎臓
- 水腎症
- 水尿管症
- 上の腎盂からの尿管
- 下の腎盂からの尿管

1つの腎臓に2つの腎盂と尿管がある．尿の逆流，水尿管症，水腎症をおこす

膀胱憩室
膀胱壁にできる袋．残尿がおこり感染症の引き金となりやすい

尿道憩室
尿道壁にできる袋．排尿時に拡大して気づかれることがある

❸尿路感染症のおもな症状

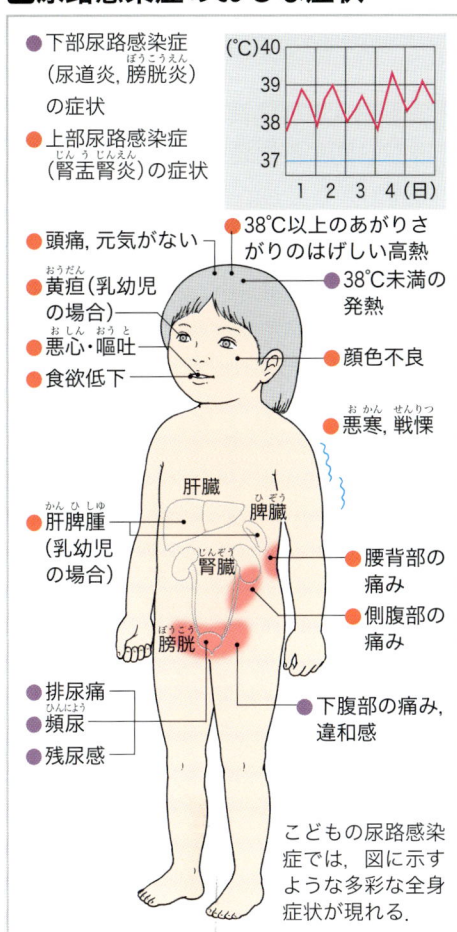

- 下部尿路感染症（尿道炎,膀胱炎）の症状
- 上部尿路感染症（腎盂腎炎）の症状

- 頭痛,元気がない
- 黄疸（乳幼児の場合）
- 悪心・嘔吐
- 食欲低下
- 38℃以上のあがりさがりのはげしい高熱
- 38℃未満の発熱
- 顔色不良
- 悪寒,戦慄
- 肝脾腫（乳幼児の場合）
- 肝臓
- 脾臓
- 腎臓
- 膀胱
- 腰背部の痛み
- 側腹部の痛み
- 排尿痛
- 頻尿
- 残尿感
- 下腹部の痛み, 違和感

こどもの尿路感染症では，図に示すような多彩な全身症状が現れる．

家庭で注意したい5つのポイント

- かぜ症状のみられない高熱では，腎盂腎炎の可能性があるのですぐ受診する．熱をだしやすい子の場合も，発熱時に1回は検尿をしてもらう
- 大腸菌の尿道への侵入をふせぎ尿路感染症を予防するため，排便後は肛門から後方へ向けてふく
- 尿路感染症にかかったら水分を十分にとる．体内の細菌を流しだす効果がある
- 熱が37.5℃以下で本人が元気なら，清潔をたもつ意味でも入浴をしたほうがよい
- 尿路感染症は再発しやすいので，症状が治まっても，指示どおり薬は最後まで飲む

不快感，腰背部痛，側腹部痛，顔色不良，食欲低下などで，乳幼児では肝脾腫，黄疸がみられることもある．高熱があって，せき，鼻みずなどのかぜ症状がみられない場合には，腎盂腎炎の可能性があるので診察や検査をうける必要がある．腎盂腎炎は腎盂ばかりでなく尿管や腎組織をそこない，末期腎不全の原因となることがあるので，早期診断，早期治療がたいせつである．熱は，抗生物質をつかえばふつう48時間以内にさがる．さがらない場合は，つかわれた抗生物質が細菌を殺すのに適していない可能性がある．なお，熱がさがったあともさらに1〜2週間の治療が必要である．

〔尿路の異常〕 おもな尿路の異常には，膀胱内の尿が尿管に逆流する膀胱尿管逆流症（図❶-3），尿道や膀胱の壁に袋ができる尿道・膀胱憩室，1つの腎臓に2つの腎盂と尿管がある重複腎盂尿管（以上，図❷-2）などがある．腎盂腎炎をひきおこす尿路異常の80％は膀胱尿管逆流症である．これは膀胱内の尿管の出口が先天的に異常な位置にあるため，尿が逆流して腎盂腎炎発病の引き金になるものである．定期的な尿検査や抗生物質の予防投与で感染症をふせぐなど内科的管理をすれば，多くはこどもの成長とともに尿管も発達して位置も正常に近くなる．逆流の程度が強い，抗生物質の予防投与をしても感染症をくりかえす，両方の尿管に異常がある，など重症の場合は手術が必要となる．　　（五十嵐　隆）

夜尿症
bedwetting
やにょうしょう

泌尿器と精神・神経の病気

●関連のある病気
脱水症→144ページ

❶膀胱生理の発育と夜尿症

1. 排尿に関する神経系の発達

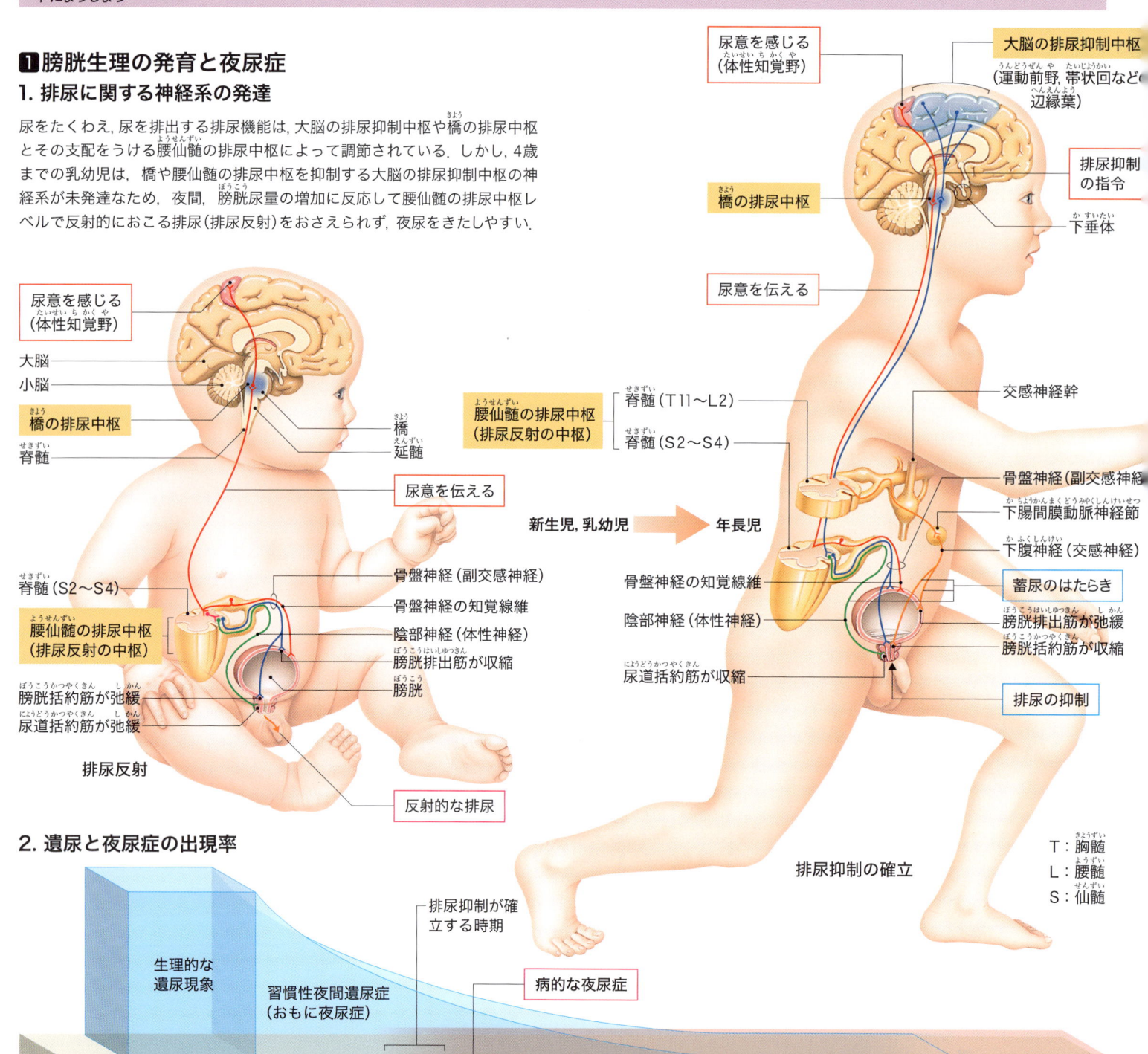

尿をたくわえ，尿を排出する排尿機能は，大脳の排尿抑制中枢や橋の排尿中枢とその支配をうける腰仙髄の排尿中枢によって調節されている．しかし，4歳までの乳幼児は，橋や腰仙髄の排尿中枢を抑制する大脳の排尿抑制中枢の神経系が未発達なため，夜間，膀胱尿量の増加に反応して腰仙髄の排尿中枢レベルで反射的におこる排尿（排尿反射）をおさえられず，夜尿をきたしやすい．

2. 遺尿と夜尿症の出現率

からだに特別な異常がない5歳以上の小児が，1週間に2晩以上〈おもらし〉があり，その期間が3ヵ月以上つづく場合を夜尿（症）とよぶ．一方，昼間めざめているときに〈おもらし〉をする場合を遺尿（症）とよぶ．また，1年間以上夜尿がなかったのに夜尿がふたたびはじまる場合を2次性夜尿とよぶ．

〔膀胱生理の発育〕　腎臓で生成された尿（図❷-1）を膀胱にたくわえ効率よく排泄するには，排尿に関係する神経系がたがいに協調してはたらくことが必要である．尿意の自覚は2〜3歳で可能となるが，思うままの排尿ができるのは，大脳の排尿抑制中枢が確立される4歳ころである（図❶-1）．したがって4歳までの夜尿は病的でないことが多い．遺尿や多尿を呈する場合には原因疾患をくわしくしらべなければならない．夜尿は7歳で約20％，13歳でも約1％認められる（図❶-2）．

〔おもな原因〕　病的な夜尿の原因には，①排尿に関係する神経のはたらきが先天的に異常な神経因性膀胱，②脊椎の形成異常があり，脂肪組織が拡大して脊髄神経を圧迫する二分脊椎，③膀胱形成不全がある．このような疾患があると，膀胱に十分な尿をたくわえることができず，夜尿や遺尿の原因となる．神経因性膀胱は排尿機構に関与する神経系の異常により，膀胱に少量の尿がたまっただけで反射的に排尿がおこる状態と，膀胱はある程度の尿量

❷尿生成のしくみとその異常
1. 尿生成のしくみ

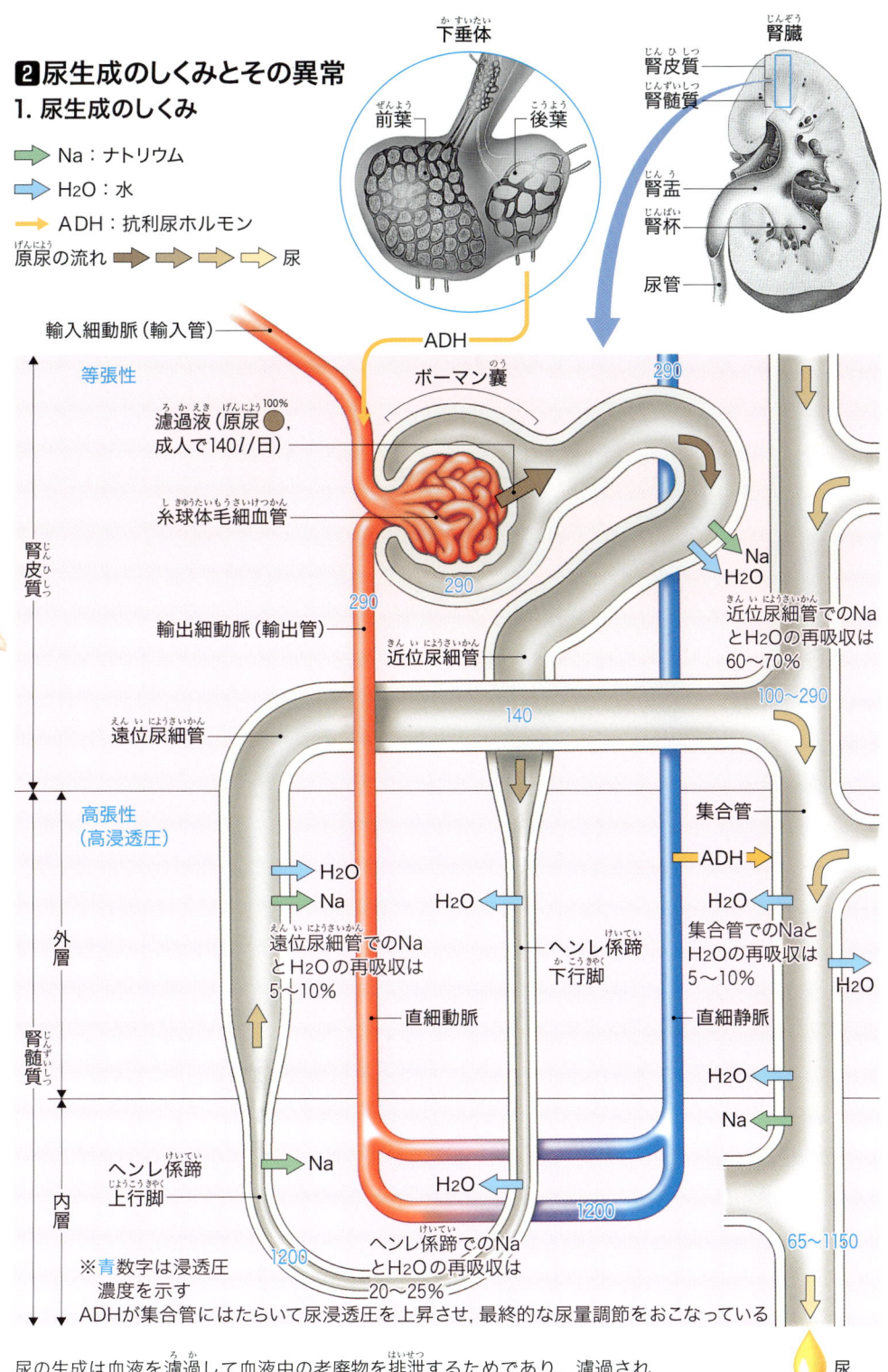

⇨ Na：ナトリウム
⇨ H_2O：水
⇨ ADH：抗利尿ホルモン
原尿の流れ ⇨⇨⇨⇨ 尿

下垂体：前葉・後葉
腎臓：腎皮質・腎髄質・腎盂・腎杯・尿管

等張性
- 輸入細動脈（輸入管）
- 濾過液（原尿●、成人で140l/日）100%
- 糸球体毛細血管
- ボーマン嚢
- 輸出細動脈（輸出管）290
- 近位尿細管：近位尿細管でのNaとH_2Oの再吸収は60〜70%
- 遠位尿細管

高張性（高浸透圧）
- 遠位尿細管でのNaとH_2Oの再吸収は5〜10%
- ヘンレ係蹄下行脚
- 直細動脈／直細静脈
- 集合管：集合管でのNaとH_2Oの再吸収は5〜10%
- ヘンレ係蹄上行脚
- ヘンレ係蹄でのNaとH_2Oの再吸収は20〜25%

※青数字は浸透圧濃度を示す
ADHが集合管にはたらいて尿浸透圧を上昇させ、最終的な尿量調節をおこなっている

（成人で1.4l/日程度）

尿の生成は血液を濾過して血液中の老廃物を排泄するためであり、濾過された原尿の99％が再吸収されるのは、体液の恒常性をたもつためにNaやH_2Oが必要だからである．再吸収（尿の濃縮力）が減少すれば多尿となる．

2. 中枢性尿崩症

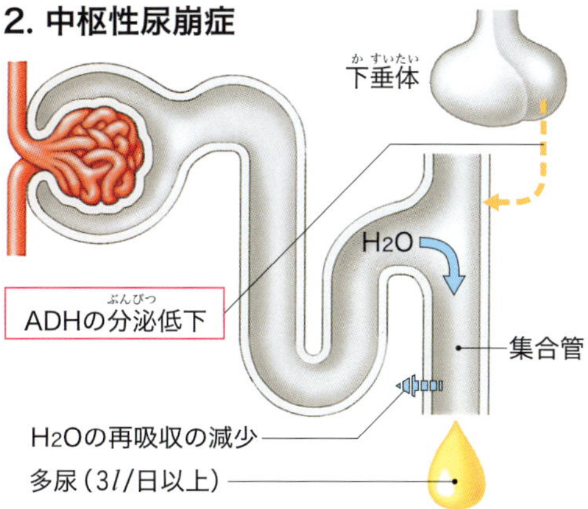

ADHの分泌低下
H_2Oの再吸収の減少
多尿（3l/日以上）

脳の下垂体後葉から分泌されるADHが少ないため，尿の濃縮力が低下して多尿となる病気である．

3. 腎性尿崩症

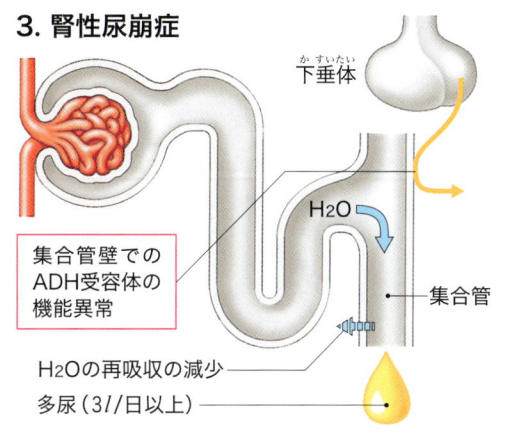

集合管壁でのADH受容体の機能異常
H_2Oの再吸収の減少
多尿（3l/日以上）

集合管壁の細胞に分布するADHをとりこむ受容体のはたらきが不十分なため，尿の濃縮力が低下して多尿をきたす病気である．

夜尿症のチェックポイント
- 夜尿がしばしば遺伝性疾患であることを忘れてはならない
- 親がこどもに対して〈おこさず〉〈おこらず〉〈あせらず〉の姿勢をとる
- 就寝前3時間の飲水，飲食を制限し，塩分の多い食事は控えさせる
- 冷え症状は夜尿を悪化させるので，就寝前に入浴剤をいれた風呂に入浴させる
- 冬は布団をあらかじめ保温する

をためられるがいきおいよく排尿ができず完全に膀胱内を空にすることができない状態とがある．しばしば膀胱炎などの尿路感染症を合併する．また、膀胱炎が夜尿の原因となることがある．

2歳ころには夜間睡眠中に抗利尿ホルモン（ADH）が十分に分泌されて成人と同じ程度に尿を濃縮することが可能となるが、ADH分泌不全（中枢性尿崩症、図❷-2）や、尿細管機能異常を合併する先天性腎疾患（腎異形成・低形成、若年性ネフロン癆、図❷-3の腎性尿崩症など）では、尿を濃縮するはたらきが低下し尿量が増加して、夜尿や遺尿の原因となる．2次性夜尿では弟や妹の誕生、入園・入学、転居などの生活の変化や心理的動揺、不安が原因と

なることが多く、遺尿や多尿をともなう2次性夜尿はくわしくしらべる必要がある．

【おもな注意点】 明らかな原因がない夜尿（特発性夜尿）の大部分は中学生になるころまでには消失するので、そのときまでは、こどもを①夜排尿させるためにおこしたり、②夜尿をしたときにしかったり、③「はやく治さないとだめ」などといってあせらせたりしてはならない．合宿や修学旅行などの集団生活をする際、夜尿が負担になる場合には、三環系抗うつ薬や抗コリン薬、抗利尿ホルモンなどの薬を投与することがある．尿意を感じても排尿をできるだけがまんさせる自律訓練も有効である． （五十嵐　隆）

hydrocele testis, cryptorchidism

陰嚢と睾丸の病気

●関連のある病気
鼠径ヘルニア→84ページ

陰嚢水腫，停留睾丸
いんのうすいしゅ，ていりゅうこうがん

1 睾丸（精巣）をつつむ膜

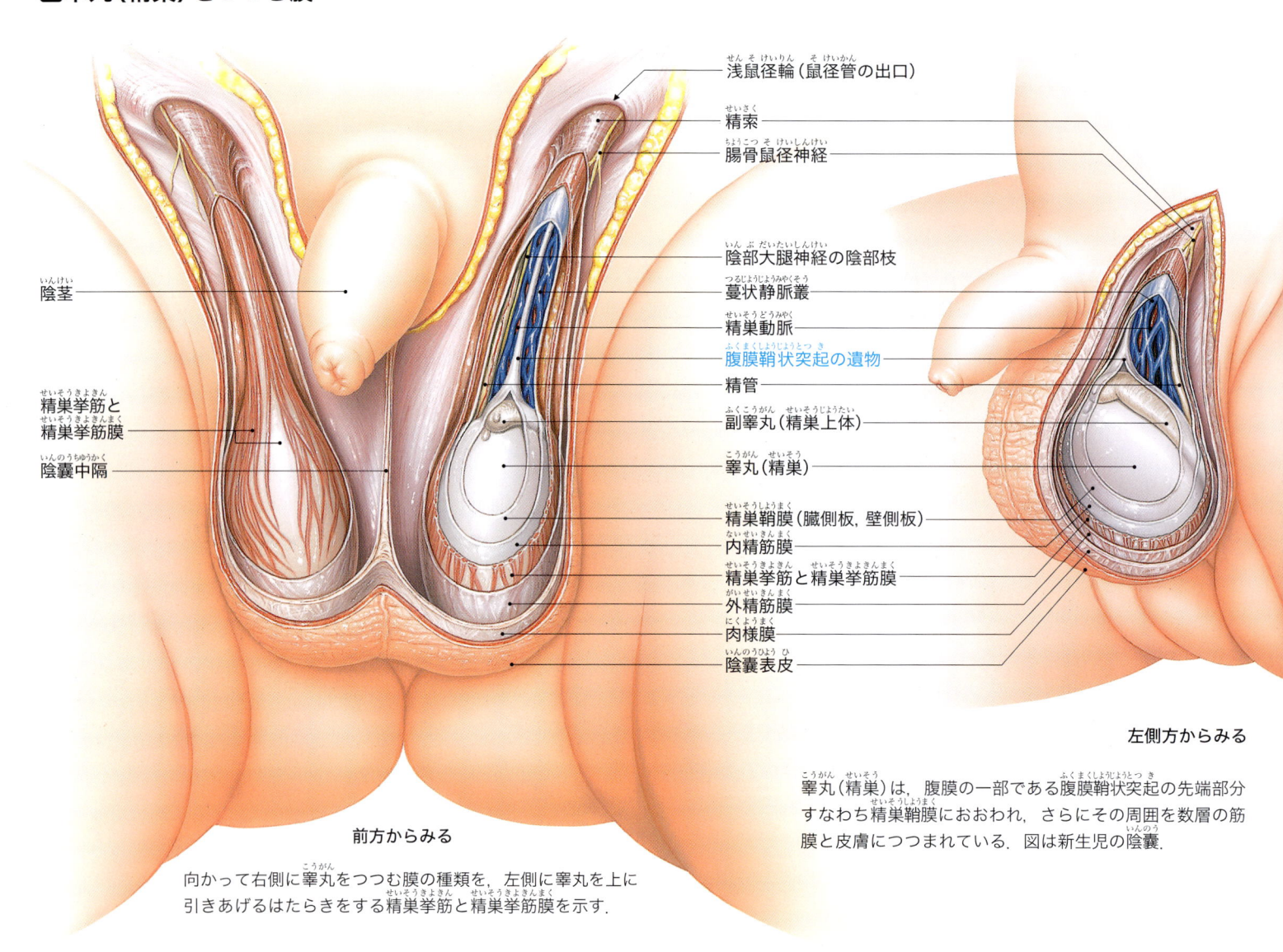

前方からみる

向かって右側に睾丸をつつむ膜の種類を，左側に睾丸を上に引きあげるはたらきをする精巣挙筋と精巣挙筋膜を示す．

左側方からみる

睾丸（精巣）は，腹膜の一部である腹膜鞘状突起の先端部分すなわち精巣鞘膜におおわれ，さらにその周囲を数層の筋膜と皮膚につつまれている．図は新生児の陰嚢．

睾丸（精巣）のはいっている袋を陰嚢という．陰嚢に水がたまって大きくなった状態が陰嚢水腫である．睾丸は胎児の腹腔内ででき，その後，鼠径管（図1）をとおって，在胎36週ごろ陰嚢内に降りてくるが，途中でとまって降りてこないものを停留睾丸という．

●陰嚢水腫

〔発病のしくみ〕 睾丸は，鼠径管のなかを，腹膜の一部が突起状にのびだした腹膜鞘状突起にそって陰嚢に降りてくる．その時点では，腹腔内と陰嚢とは腹膜鞘状突起で連絡しているが，生まれるころには腹膜鞘状突起は癒着・閉鎖し，腹腔と陰嚢との連絡は途絶え，腹膜鞘状突起の先端は精巣鞘膜となる（図2）．この過程で，陰嚢内の精巣鞘膜の壁側板と臓側板のすきまに水がたまったものが陰嚢水腫（図3-1）で，成熟児の10％，未熟児の30％にみられる．出生後も腹膜鞘状突起の閉鎖が不完全で，腹膜鞘状突起のなかに水がたまったものは精索水腫（図3-2）という．

〔症状と経過〕 陰嚢水腫は，出生時または生後数ヵ月以内に出現し，陰嚢の腫大で気づかれる．片側の場合と両側の場合があり，さわっても痛がらない．多くは数週から数ヵ月後に陰嚢内の水は自然消失する．同じく陰嚢が腫大する鼠径ヘルニアとのみわけが重要であるが，陰嚢水腫では陰嚢の腫大に変動がなく，透光試験（図5）をすると，水分を反映して陰嚢が明るくみえるのでみわけがつく．

●停留睾丸

〔症状〕 停留睾丸（図4）は成熟児の約3％，未熟児の約半数にみられ，片側の場合と両側におこる場合がある．睾丸が完全に降りてきていない陰嚢は小さく，さわっても睾丸がわからない．

〔停留位置と治療〕 一般に陰嚢の近くに停留する睾丸は，多くは陰嚢内に自然下降する．陰嚢から遠く離れた位置や腹腔内に停留するものは自然下降の可能性が低く，睾丸自体も未発達の傾向が強い．自然下降しない睾丸では1歳ごろまでに陰嚢内に引きさげ固定する手術がおこなわれる．放置すると，将来，男性不妊症の原因となったり，がん化のおそれがあるとされる．陰嚢内にふだんは左右同じ大きさの睾丸があるが，ときに片方がみあたらないことがある．これは移動性睾丸で自然に治る．　（五十嵐　隆）

❷睾丸（精巣）の自然下降

| 在胎28週 | 在胎36週 | 新生児 |

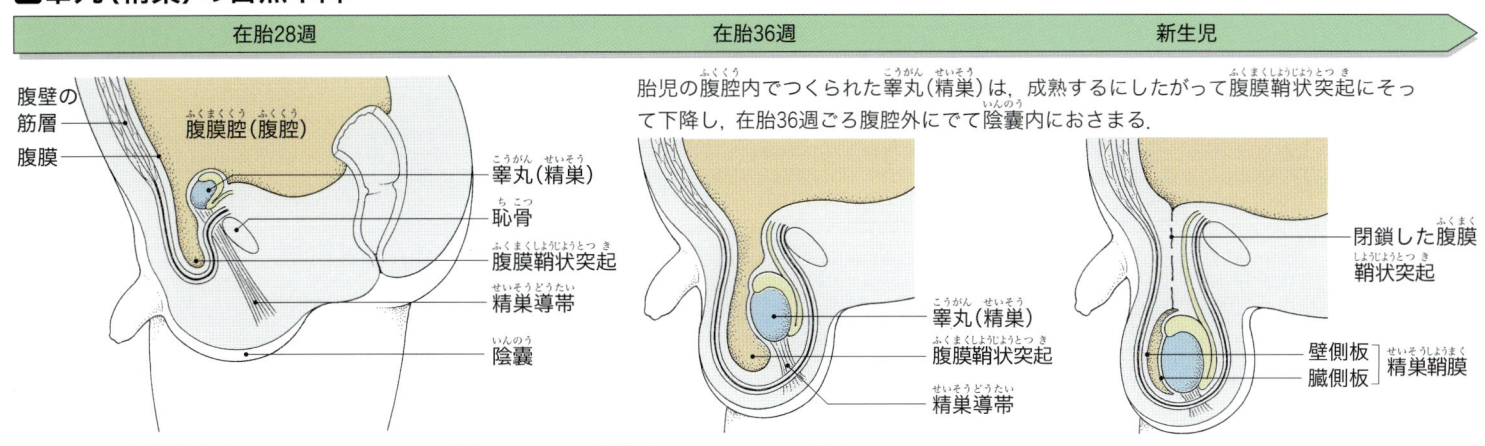

胎児の腹腔内でつくられた睾丸（精巣）は，成熟するにしたがって腹膜鞘状突起にそって下降し，在胎36週ごろ腹腔外にでて陰嚢内におさまる．

出生すると腹膜鞘状突起は閉鎖し，先端のみは睾丸をつつむ精巣鞘膜になる．図では鼠径管はみえていない．

❸陰嚢水腫の種類

1. 陰嚢水腫

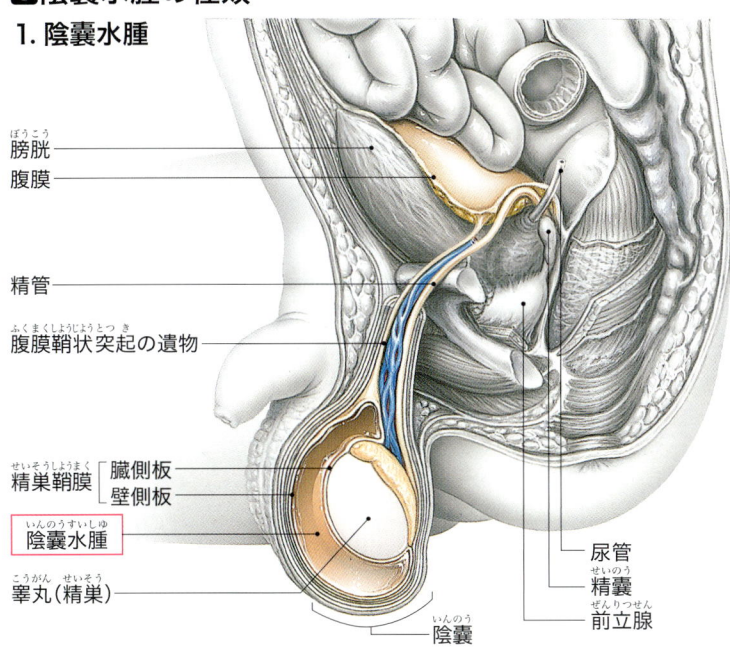

水のたまる部位は睾丸の周囲で，水のたまる量に応じて，小さなものから直径7～8cmにおよぶものまでさまざまな大きさとなる．

2. 精索水腫

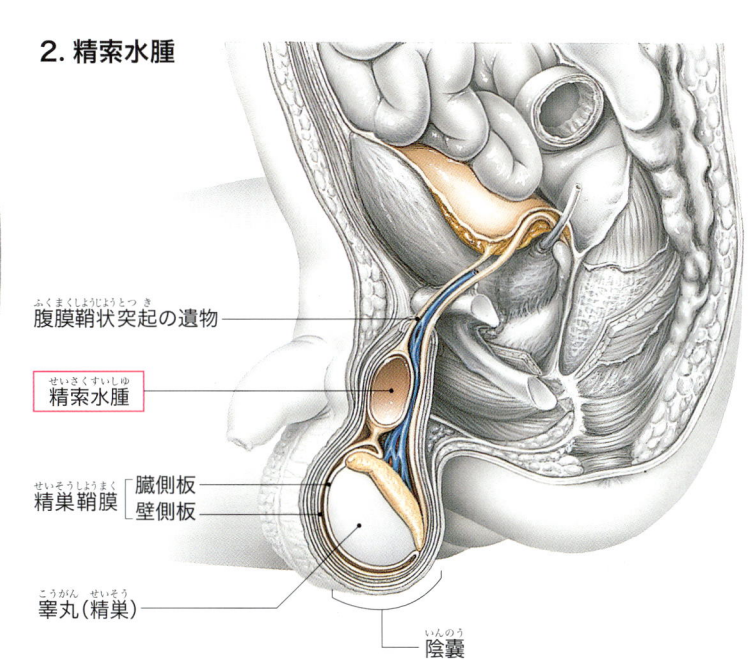

多くの場合，腫瘤（精索水腫）の直径は2～3cm程度で，睾丸の直上にできる．

❹停留睾丸の分類

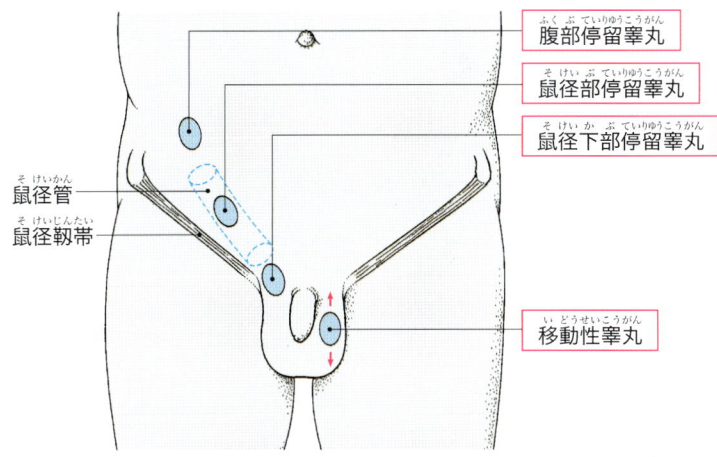

停留睾丸は，睾丸の停留位置により鼠径下部停留睾丸，鼠径部停留睾丸，腹部停留睾丸に分類され，ほかに，ふだんは陰嚢内にあるが寒冷時などに陰嚢から脱出する移動性睾丸がある．停留睾丸は，鼠径管にそった皮下に停留する場合はさわればわかるが，腹腔内の場合は超音波検査などが必要である．陰嚢から遠くに停留する睾丸ほど発達がわるく，サイズも小さいことが多い．

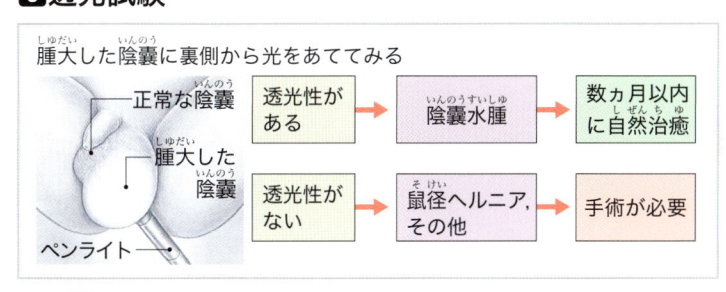

❺透光試験

腫大した陰嚢に裏側から光をあててみる

- 透光性がある → 陰嚢水腫 → 数ヵ月以内に自然治癒
- 透光性がない → 鼠径ヘルニア，その他 → 手術が必要

赤ちゃんの陰嚢の観察のしかた

- おむつを替えるとき，陰嚢の大きさ，左右差，陰嚢に睾丸はあるか，などに注意する．陰嚢が小さい，睾丸がない，足の付け根（鼠径部）の皮下に直径1cm弱の腫瘤がある，などの場合は停留睾丸の可能性がある
- 陰嚢が大きいがやわらかく，大きさに変化がない場合は，陰嚢をペンライトで照らしてみる．明るくみえれば陰嚢水腫で，心配はない
- 赤ちゃんが泣いたときなどに陰嚢が大きくなるが，またもとの大きさにもどる場合は，鼠径ヘルニアの可能性があるので外科医を受診する

からだの成長　成長にともなう胃の形態変化

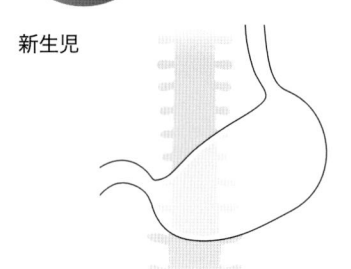

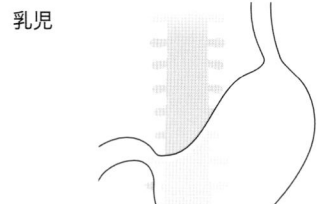

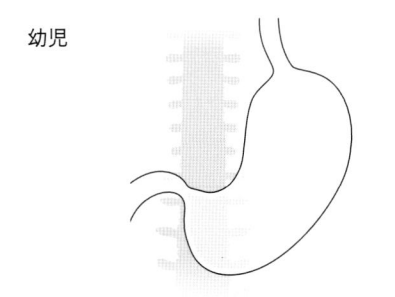

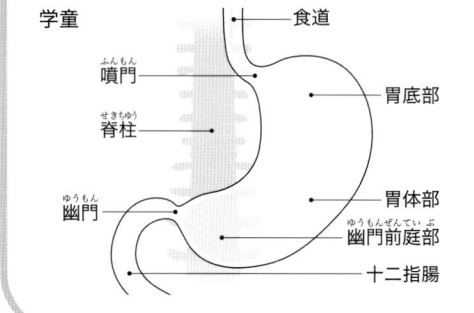

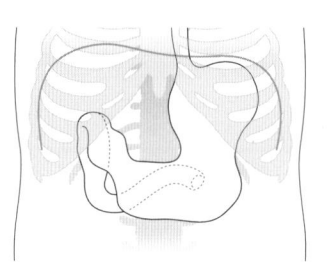

新生児

乳児

幼児

学童
- 食道
- 噴門（ふんもん）
- 脊柱（せきちゅう）
- 胃底部
- 胃体部
- 幽門（ゆうもん）
- 幽門前庭部（ゆうもんぜんていぶ）
- 十二指腸

膨満時の胃の体表への投影

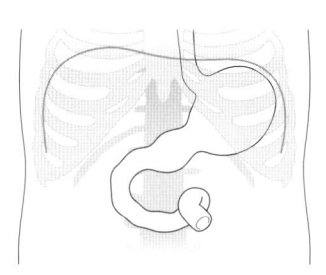

空腹時の胃の体表への投影

新生児の胃は正面からみると，横にねている状態に近い．このため，生後3ヵ月ころまでの乳児は胃の内容が食道へ逆流するのをふせぐ噴門（ふんもん）のはたらきが未発達なこともあって，溢乳（いつにゅう）をおこしやすい（嘔吐（おうと）→24ページ）．成長・発達するにつれて上部（胃底部）に大きく，向かって右上うしろから左下手前に向かう立位（斜めの縦軸）を示すように変化していく．学童期高学年以降の成人に近い胃では，膨満時には下方に向かって鉤状（かぎじょう）にひろがり，空腹時には前後に扁平（へんぺい）な形になる．

exanthema subitum
突発性発疹
とっぱつせいほっしん

感染症, 皮膚の病気

●関連のある病気
発疹→20ページ

❶原因ウイルスと感染経路

感染経路

原因ウイルス

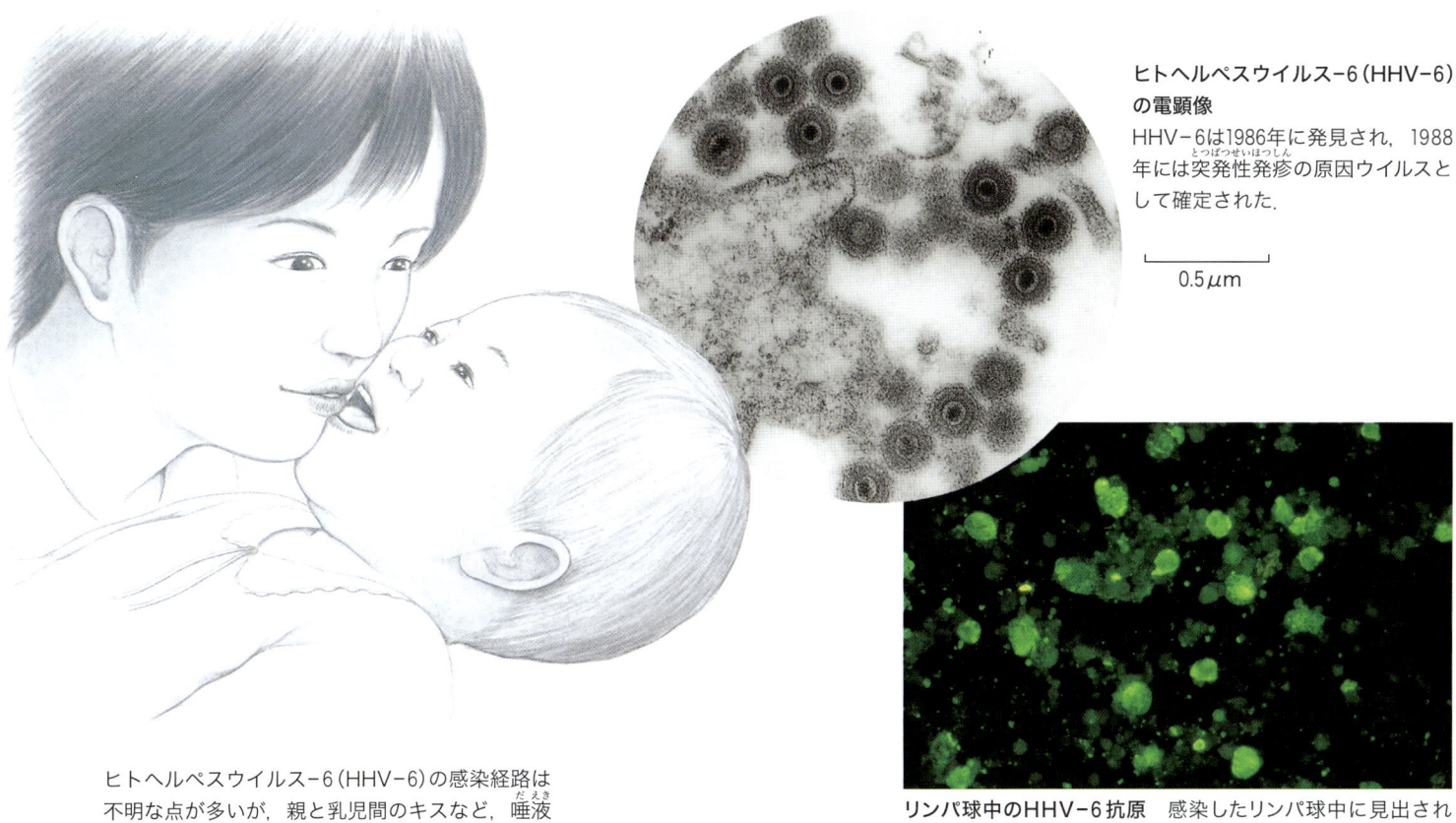

ヒトヘルペスウイルス-6(HHV-6)の電顕像
HHV-6は1986年に発見され, 1988年には突発性発疹の原因ウイルスとして確定された.

0.5μm

ヒトヘルペスウイルス-6(HHV-6)の感染経路は不明な点が多いが, 親と乳児間のキスなど, 唾液を介しての感染の可能性が考えられる.

リンパ球中のHHV-6抗原　感染したリンパ球中に見出された抗原(蛍光抗体法による観察)

　突発性発疹は, 3〜4日つづく高熱と, 下熱と同時に現れる麻疹ないし風疹様の発疹を特徴とする良性の急性ウイルス感染症である. 罹患年齢は2歳未満, とくに1歳未満の乳児が圧倒的に多く, 2歳以上での罹患はほとんどない.

〔原因ウイルス〕　突発性発疹の原因は長いあいだ不明であったが, ヒトに感染する6種めのヘルペスウイルスとして発見されたヒトヘルペスウイルス-6(HHV-6)が, 1988年に原因ウイルスとして確定された(図❶). その後, 7種めのヘルペスウイルスとしてヒトヘルペスウイルス-7(HHV-7)が発見され, このウイルス感染による突発性発疹の例も報告されている.

　HHV-6感染による突発性発疹が生後6ヵ月以下で少ないのは, 母親由来の免疫機能(移行抗体)によるものと考えられ, また6ヵ月をすぎての発症例が多いのは(図❷-1), そのころに母親由来の免疫機能が消退しはじめることによると考えられる. 感染経路は確定されていないが, 親子間の唾液を介しての感染が考えられる.

〔症状〕〔発熱〕　発熱は, 出現のしかたや持続期間, あとにつづく発疹との関連で, 突発性発疹を特徴づけるもっとも典型的かつ定形的な症状である. すなわち, ①生後はじめての発熱であることが多い, ②なんの前ぶれもなく, ある日とつぜん39℃台の高熱として出現する, ③有熱期間は大半の例で3〜4日である, ④分利的に下熱し, 発疹がでるときにはすでに下熱している(図❷-3, 図❸), などの点で, ほかの感染症における発熱とくらべて特異的である.

〔発疹〕　ほとんどが下熱当日に胸部, 腹部, 背中などの体幹部と顔面に出現する(図❹). 四肢におよぶことはごくまれである. 形状は薄い紅色の丘疹で, 麻疹や風疹の発疹に似ている. 持続期間は2〜3日のことが多いが, 数時間で消える場合もある. かゆみや落屑, 色素沈着はない.

〔その他の症状〕　発熱, 発疹以外で比較的よくみられる症状は不機嫌, 下痢, 嘔吐, 食欲不振などである. 下痢ではときに血液がまじることもある. 高熱による熱性けいれんをみる場合もある.

〔予後と合併症〕　高熱が3日ほどつづくわりには患児の全身状態は良好で, 合併症も通常はほとんど心配ない. 特別な治療も必要とせず, 発熱や下痢, 嘔吐などに対する対症療法ですむ場合がほとんどである. しかし, 嘔吐が頻回で, 授乳や食事ができないようであれば, ほかの病気の可能性もある. また, まれではあるが, 重症例では腸重積症や肝機能障害, 脳炎および脳症などの合併症が報告されているので, 患児の全身状態がわるい場合やおむつの交換時にはげしく泣くなどの場合は, できるだけはやめに専門医に相談する必要がある.

(山中　龍宏)

5
全身の病気

❷ HHV-6感染による突発性発疹の主要症状

1. 発症年齢（中耳炎合併の3例を含む49例）

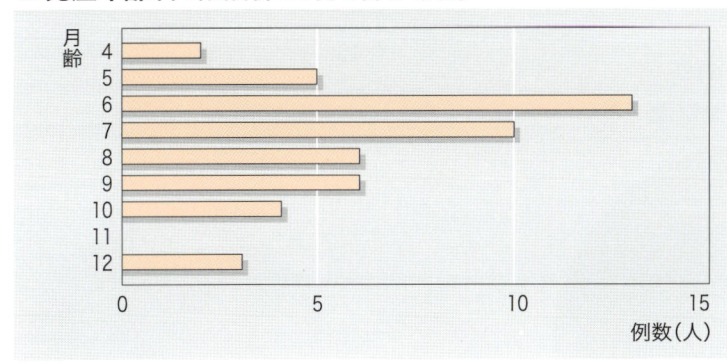

2. 最高体温（中耳炎合併の3例をのぞく46例）

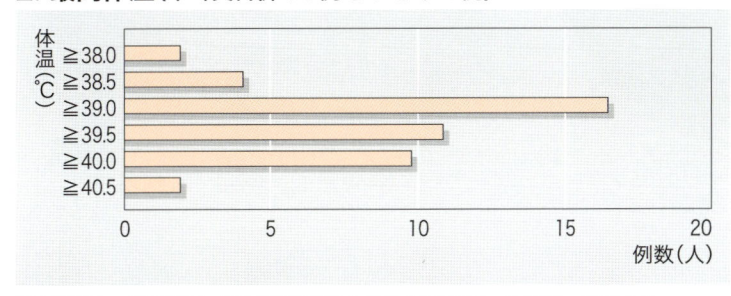

3. 有熱期間と発疹出現時期（中耳炎合併の3例をのぞく46例）

有熱期間：2日、3日、4日、5日

発疹出現時期（下熱以降）：下熱当日、翌日、翌々日

発疹出現病日（発熱を1病日めとする）：3病日め、4病日め、5病日め、6病日め

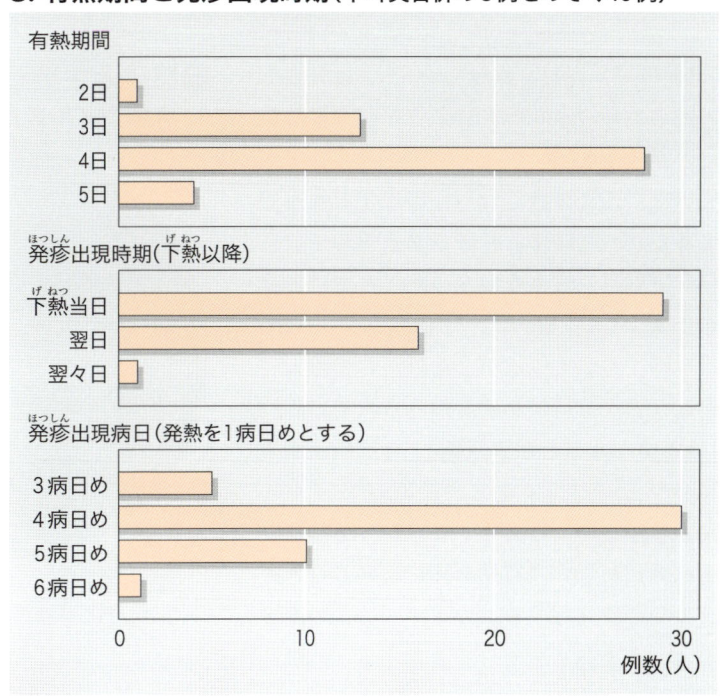

⑪広瀬瑞夫：豊原清臣, ほか編《開業医の外来小児科学》, 南山堂, 2002より

❸ 体温と発疹の経過（7ヵ月児例）

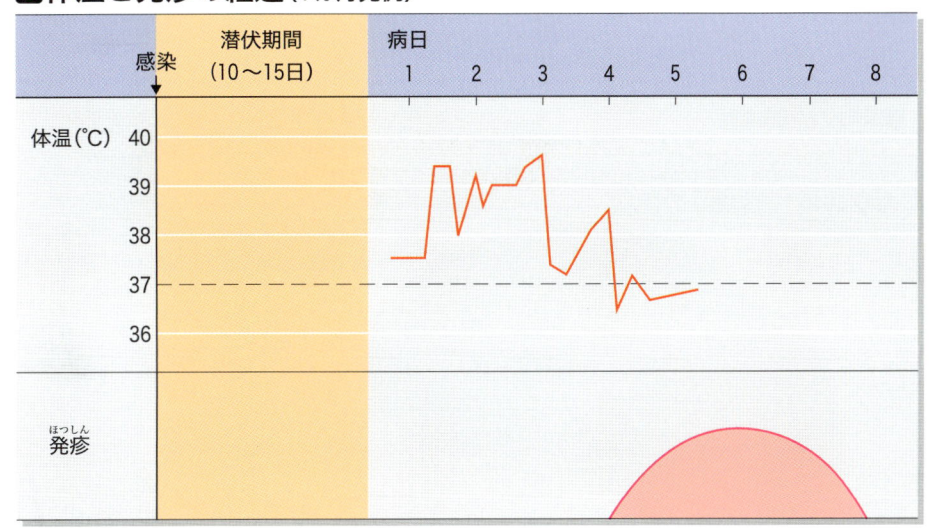

潜伏期間（10～15日）

体温
- 39℃台の高熱として出現している．
- 有熱期間の大半は39℃台で推移している．
- 38℃以上の熱は4病日めまでつづいている．

発疹
- 下熱当日の4病日めに出現している．
- 期間は，4病日めから7病日めまでである．

実際の症例から，体温（発熱）と発疹の特徴を検討したものであるが，いずれも図❷の傾向とほぼ一致していることがわかる．

❹ 発疹の特徴

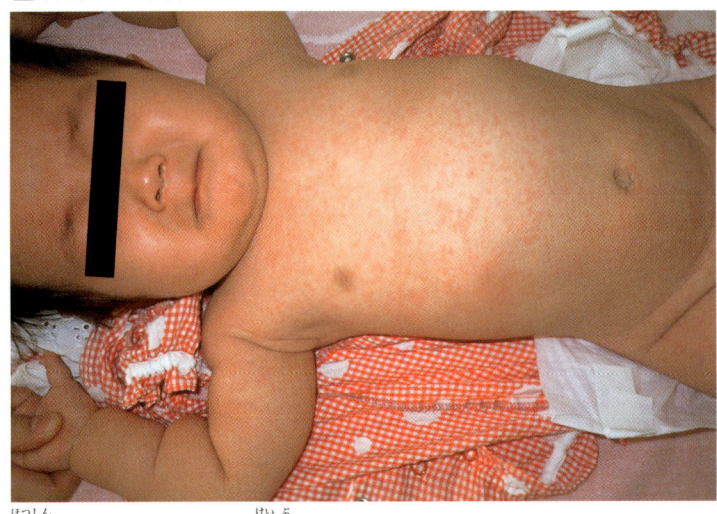

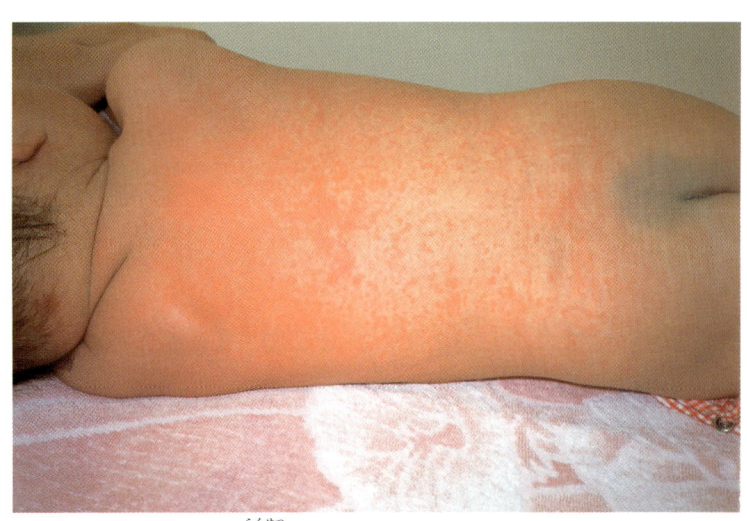

発疹は体幹部にはじまり，頸部，顔面へとひろがる．体幹部にもっとも多く，体幹部のみの場合もある．落屑や色素沈着をともなわず，通常は2～3日で消える．

measles, rubeola　　　感染症，皮膚の病気　　●関連のある病気　発疹→20ページ

麻疹（はしか）
ましん

麻疹は，一般には〈はしか〉とよばれる小児期の急性ウイルス感染症である．〈はしかにかかるようなもの〉というたとえがあるくらいに，かつてはだれもが罹患する疾患であったが，1969年に麻疹ワクチンの予防接種が実施されるようになったことで，患者数は減少した．近年は，国内での新たな流行は制圧されているが，海外からの輸入症例による小流行がしばしばみられている．

〔麻疹ウイルスと感染経路〕　麻疹ウイルスはパラミクソウイルス科のRNAウイルスで，ヒト以外には感染しないが，その感染力は非常に強い．自然麻疹に感染した者は終生免疫を獲得する．ウイルスは，のどや鼻などの上気道を介して感染する（図■）．

〔症状〕　10～12日の潜伏期をすぎたあと，とつぜんの発熱とともに発症し，せき，鼻汁，結膜充血などがみられる．この時期（カタル期）の後半には頬粘膜にコプリック斑がみられる（図■-1）．これは麻疹の診断上，重要な症状である．

発疹は，いったん熱がさがり，翌日ふたたび発熱する際に出現する．発疹の特徴は図■-2に示したが，出現当初は独立した多数の紅斑性丘疹である．その後融合していき，褐色の色素沈着をのこして消える．

〔合併症〕　図■に示した中耳炎，肺炎，および喉頭炎，下痢などがしばしばみられる．脳炎（麻疹脳炎）は，1000例に1～2例みられ，発疹出現後2～5日ころに意識障害，けいれんなどの神経症状がみられる．

〔治療と予防〕　治療は対症療法が中心となる．有熱期には安静臥床を基本とし，高熱やカタル期の諸症状には薬物療法で対応する．食事の経口摂取の低下にともなう脱水症状に対しては，輸液が必要な場合もあり，重症例では入院を要する．

予防としては乾燥弱毒生麻しん風しん混合ワクチンがある（→168ページ）．1歳以上2歳未満のできるだけ早いうちに1回目を接種し，5歳以上7歳未満のいわゆる年長児の時期に2回目を接種する．麻疹患者と接触したあとの発症の予防には，γ-グロブリンの注射がおこなわれるが，接触後5日以内でないと効果は期待できない．　（太神 和廣）

■感染と主要症状の経過
1. 麻疹ウイルスと感染経路

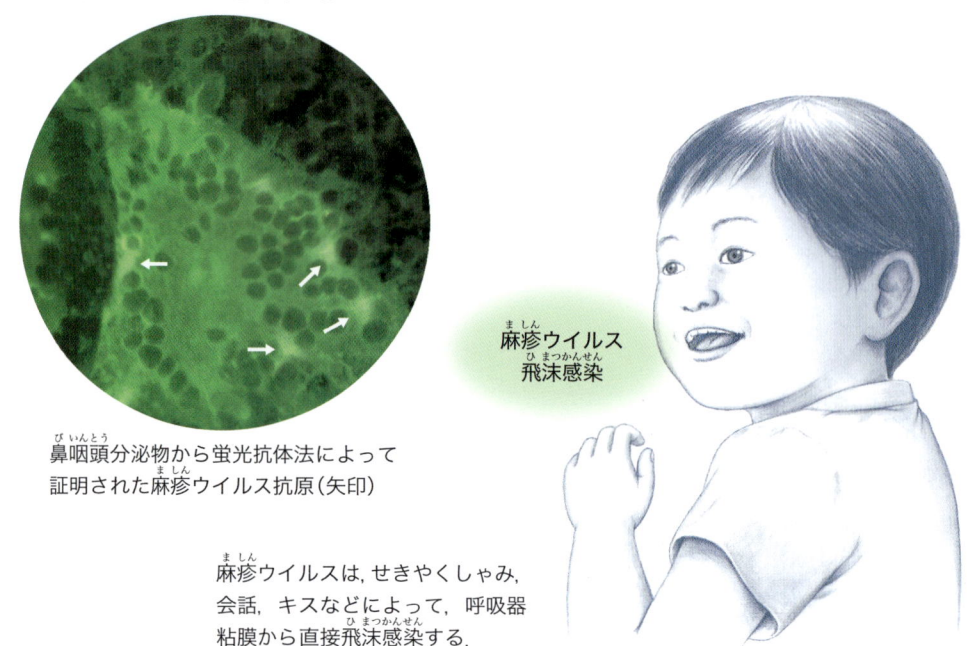

鼻咽頭分泌物から蛍光抗体法によって証明された麻疹ウイルス抗原（矢印）

麻疹ウイルス飛沫感染

麻疹ウイルスは，せきやくしゃみ，会話，キスなどによって，呼吸器粘膜から直接飛沫感染する．

潜伏期間

■主要症状の特徴
1. カタル期（前駆期）の症状

カタル期中に，ほとんどの例で結膜炎が出現し，眼脂（めやに）や涙の過多，羞明などがみられる．鼻カタルの症状としては，鼻汁やくしゃみがみられる．

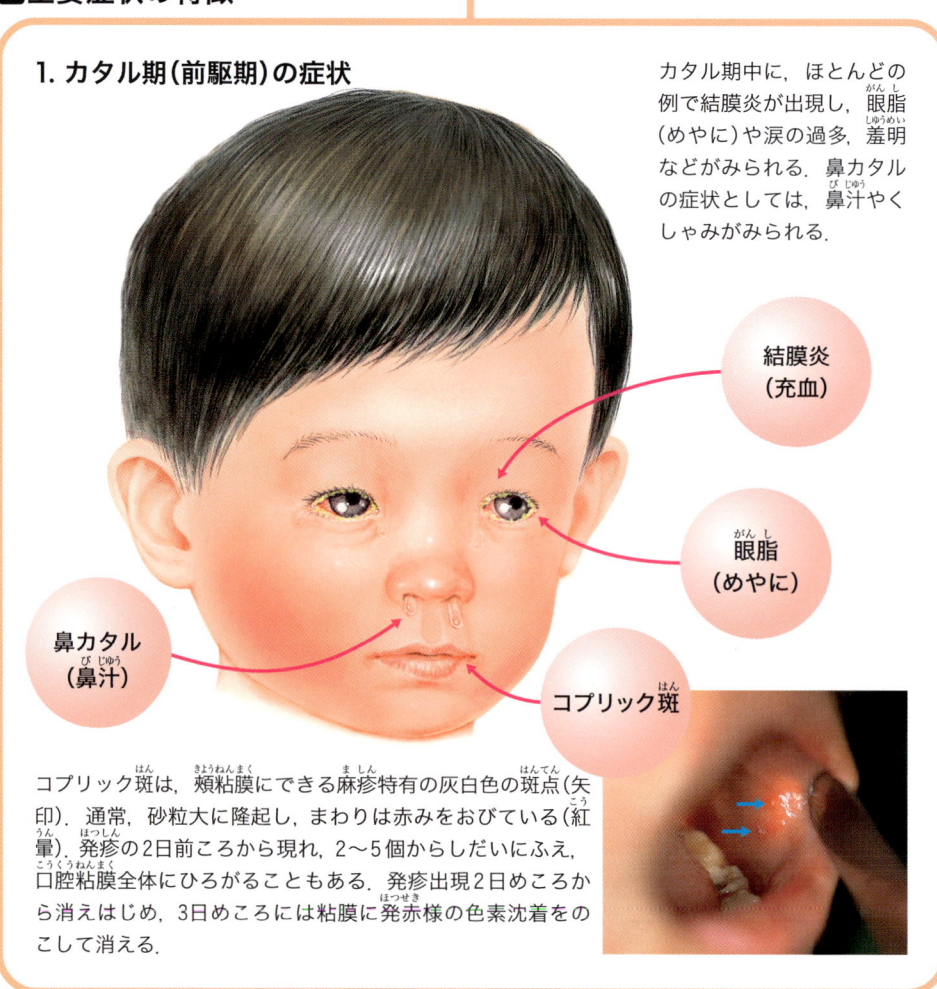

結膜炎（充血）

眼脂（めやに）

鼻カタル（鼻汁）

コプリック斑

コプリック斑は，頬粘膜にできる麻疹特有の灰白色の斑点（矢印）．通常，砂粒大に隆起し，まわりは赤みをおびている（紅暈）．発疹の2日前ころから現れ，2～5個からしだいにふえ，口腔粘膜全体にひろがることもある．発疹出現2日めころから消えはじめ，3日めころには粘膜に発赤様の色素沈着をのこして消える．

2. 主要症状の経過

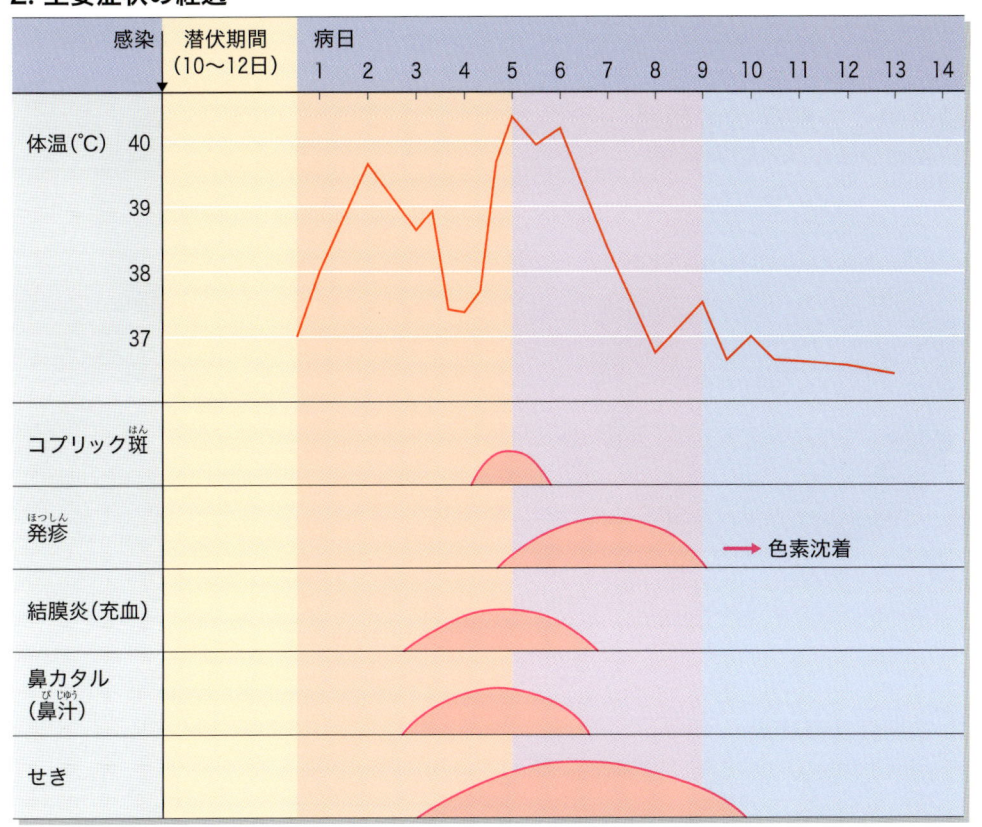

	感染	潜伏期間 (10〜12日)	病日														
			1	2	3	4	5	6	7	8	9	10	11	12	13	14	

体温(℃): 37〜40の範囲で推移

- コプリック斑
- 発疹 → 色素沈着
- 結膜炎（充血）
- 鼻カタル（鼻汁）
- せき

カタル期（前駆期） → 発疹期 → 回復期

❸ おもな合併症

脳
まれではあるが，重篤な麻疹脳炎がおこる

耳
中耳炎がもっとも多い．発病2週めにはいったころ両耳におこりやすい

肺
気管支肺炎がもっとも多い．下熱の時期をすぎても発熱がつづく場合は，肺炎の可能性を考える

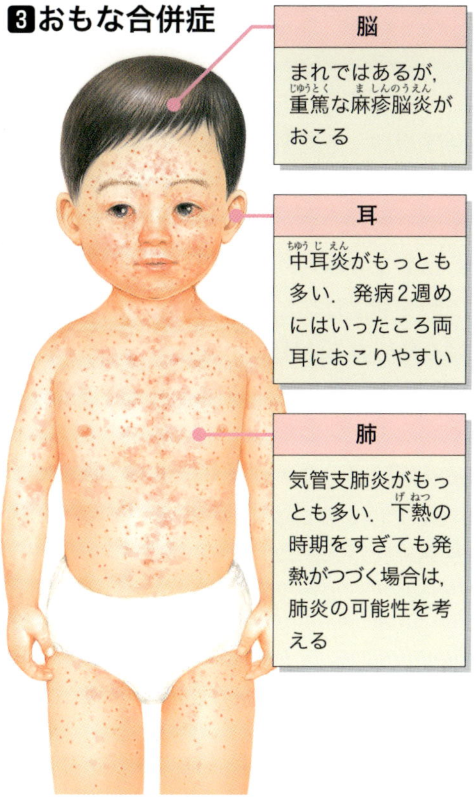

麻疹罹患時は，免疫力は低下状態にある．したがって，麻疹ウイルスによる炎症の影響や，他の病原菌が原因となる2次感染によって，さまざまな合併症がおこり得る．

2. 発疹期の症状

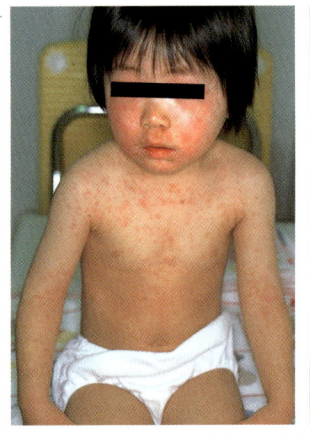

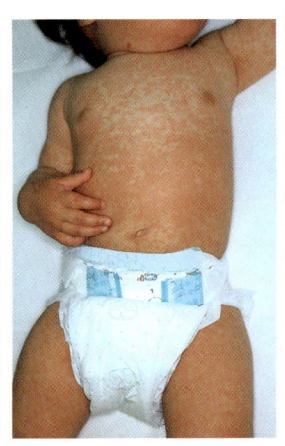

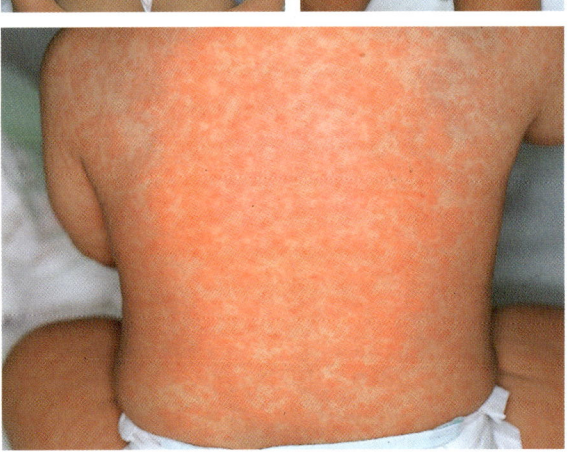

発疹は，いったん下降した体温がふたたび上昇しはじめる4〜5病日ころに出現する．耳のうしろや頬からではじめ，急速にくびのうしろや顔面，上腕および胸部，ついで背中，腹部，下肢にひろがっていく．当初，点状ないし小豆大の鮮紅色の丘疹であるが，ひろがるにつれ融合して網目状となる．色調も暗赤色となる．

発疹の経過

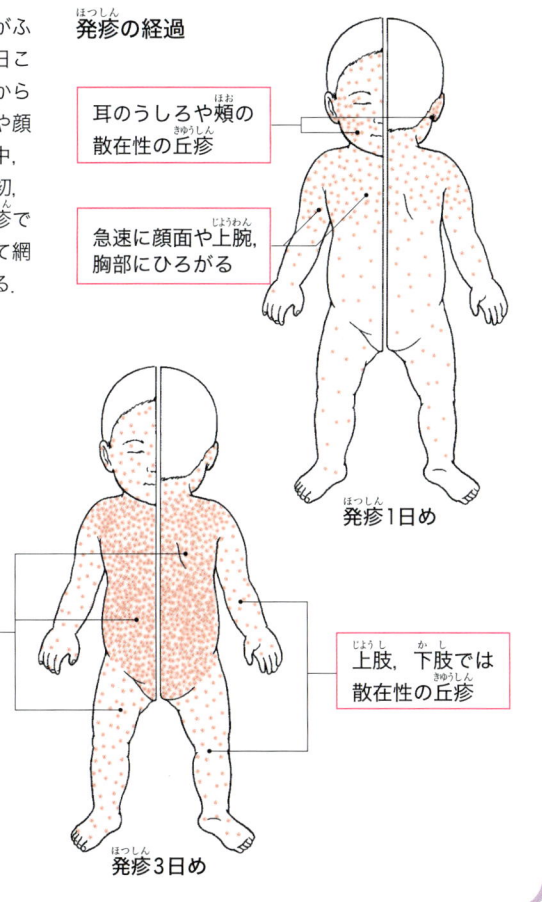

発疹1日め
- 耳のうしろや頬の散在性の丘疹
- 急速に顔面や上腕，胸部にひろがる

発疹3日め
- 背中や腹部，下肢へひろがり，丘疹は融合する
- 上肢，下肢では散在性の丘疹

麻疹

rubella

感染症，皮膚の病気

風疹（三日はしか）
ふうしん

●関連のある病気
発疹→20ページ

風疹は，小児期の発疹性ウイルス感染症として麻疹や水痘とならぶ重要な疾患の一つであるが，近年，予防接種の普及により流行はあまりみられなくなってきた．しかし，予防接種率はかならずしも十分ではなく，今後も流行の可能性は念頭に置く必要がある．

原因となる風疹ウイルスはRNAウイルスで，ヒトからヒトへと気道を介して伝播する（図1-1）．ウイルスは上気道に感染後，所属リンパ節で増殖し，ウイルス血症により全身にひろがる．

[症状] 発疹は顔面より出現し，すみやかに頸部や体幹，四肢にひろがり，通常3日以内に消退する（図2）．淡紅色の3mm大の紅斑，丘疹を特徴とし，小さな出血斑が混在する．ときに麻疹様，猩紅熱様になる．発疹の消退後は色素沈着はのこさない．

発熱は発疹とほぼ同時にみられ，2～3日で下熱するが，ときに5日以上つづくこともある．リンパ節の腫脹は風疹の特徴の一つであり，とくに頸部（図2），耳介後部，後頭部の腫大がめだつ．

[経過，合併症] 風疹は予後良好な疾患であり，自然治癒する．風疹ウイルスに直接作用する抗ウイルス薬はなく，治療は下熱薬投与などの対症療法のみとなる．

合併症としては，血小板減少性紫斑病，関節炎，脳炎などがある．いずれも一過性であるが，血小板減少性紫斑病や脳炎はまれに重症例がみられる．

[先天性風疹症候群について] 妊娠中に風疹に罹患すると，妊娠早期（妊娠第1三半期）の場合，胎盤を介して胎児に感染し，流産，死産の原因となるほか，出生時において白内障，先天性心疾患，難聴を3大症状とする先天性風疹症候群（CRS）となることがある（図3）．風疹の大流行があるとこれらの障害をもつ新生児の増加がみられることが知られている．

[予防] 乾燥弱毒生麻しん風しん混合ワクチン（→168ページ）の接種により罹患の予防が可能である．近年は小児期での罹患者はほぼみられなくなった．しかし風疹の免疫がない，または減弱した成人では小流行がみられ，対策が重要である．　（太神 和廣）

1 感染と主要症状の経過
1. 風疹ウイルスと感染経路

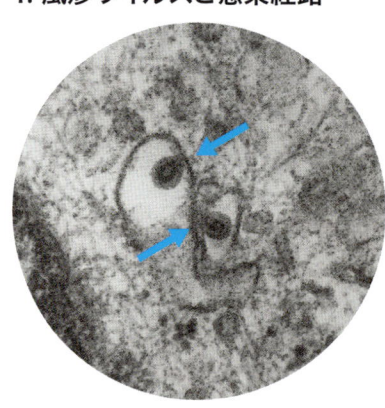

感染した細胞の細胞質部空胞内に出現した風疹ウイルス粒子（矢印，69,000倍）

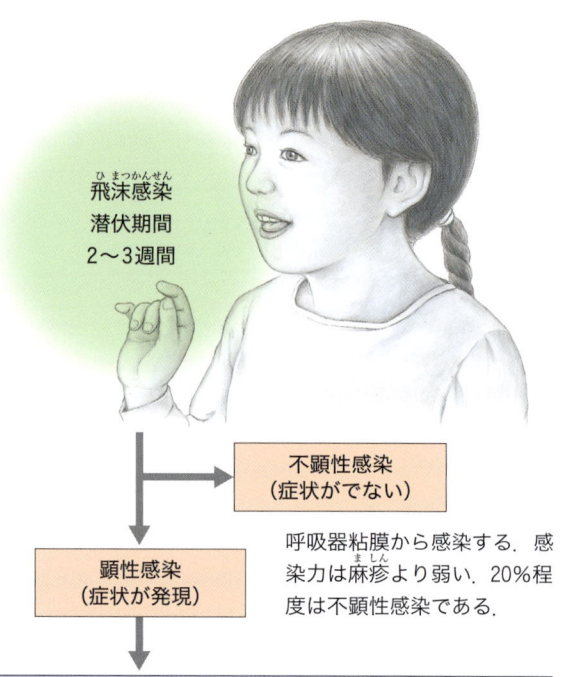

飛沫感染
潜伏期間
2～3週間

不顕性感染（症状がでない）

顕性感染（症状が発現）

呼吸器粘膜から感染する．感染力は麻疹より弱い．20％程度は不顕性感染である．

2. 主要症状の経過

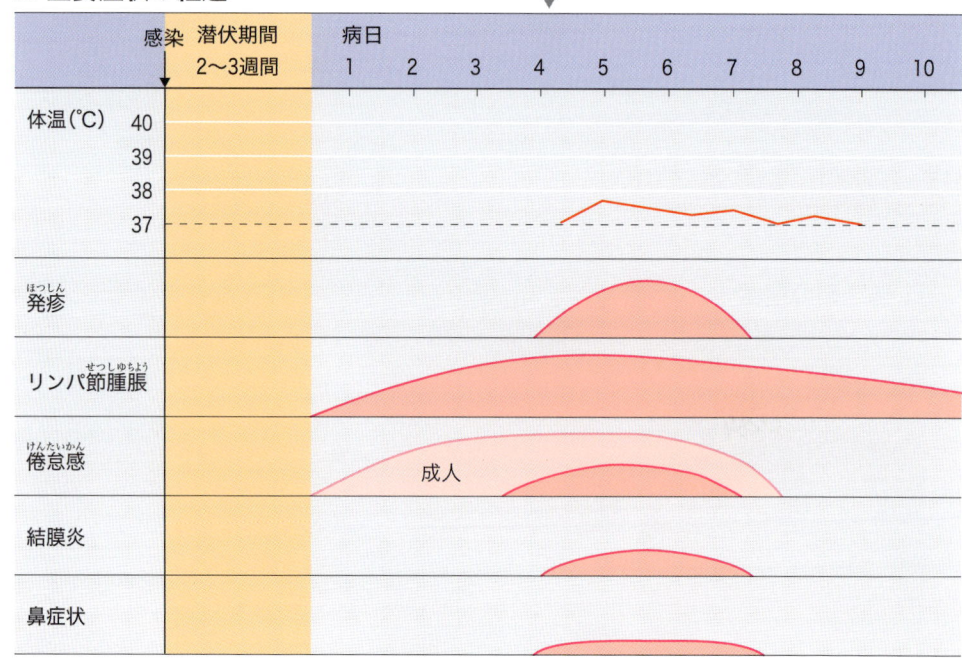

		感染	潜伏期間 2～3週間	病日 1	2	3	4	5	6	7	8	9	10
体温(℃)	40 39 38 37												
発疹														
リンパ節腫脹														
倦怠感							成人							
結膜炎														
鼻症状														

2 主要症状の特徴

リンパ節腫脹

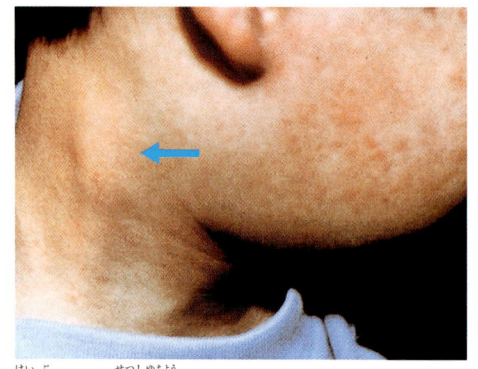

頸部リンパ節腫脹（矢印）．リンパ節腫脹は全身におよぶが，頸部や耳介後部に多い．

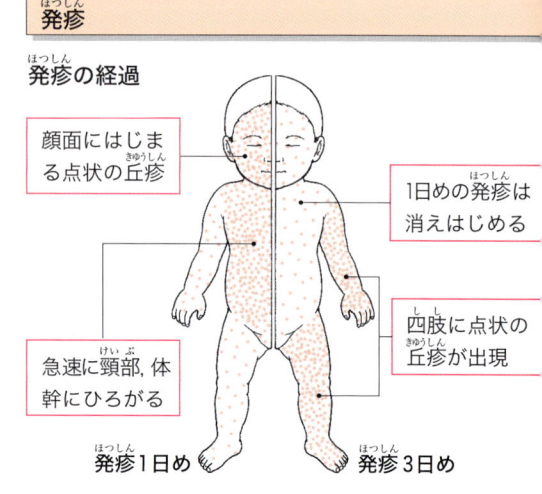

発疹

発疹の経過

顔面にはじまる点状の丘疹

急速に頸部，体幹にひろがる

1日めの発疹は消えはじめる

四肢に点状の丘疹が出現

発疹1日め　発疹3日め

❸妊婦の感染と先天性風疹症候群

障害がでやすい子宮内感染の期間				妊娠週数		児の発育と器官の発生，形成
				3		●眼の原基の発生　●耳の原基の発生　●心臓の原基の発生
				4		●脈管系の発生
		白内障		5	胎芽期	
	先天性心疾患			6		●心臓の外形の完成
				7		●4つの心腔の形成
				8		●内耳の基本構造の形成
難聴				9		
				10		
				11		
				12		
				13		
				14	胎児期	
				15		
				16		
				17		
				18		
				19		
				20		

妊娠3ヵ月までの期間は，さまざまな器官の発生・形成時期にあたり，薬物やウイルスの影響をとくにうけやすい．おもにこの時期に妊婦が風疹に感染すると，子宮内の胎児も感染することによって先天性風疹症候群が発症することがある．図は妊娠週数での器官の発生，形成と，感染した時期での症状の出現のおおよその関係をみたもの．

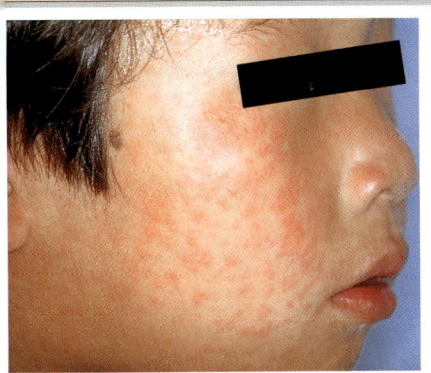

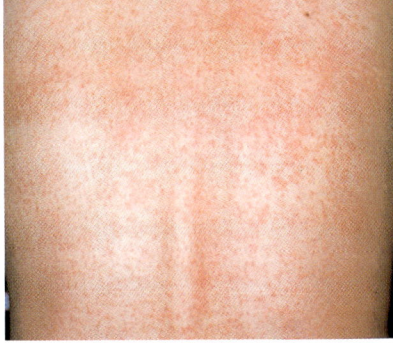

発疹は，わずかに盛りあがった淡紅色の丘疹である．顔面の場合はやや大きく，融合する傾向がある．顔面から，頸部や体幹，四肢にひろがる．通常は3日ほどで消える．

chickenpox, varicella　　　感染症，皮膚の病気

水痘（水ぼうそう）
すいとう

●関連のある病気
発疹→20ページ

水痘−帯状疱疹ウイルスの初感染によっておこる発疹性の病気で，6歳までの発症が圧倒的に多い．感染力は麻疹についで強く，家族内，とくに兄弟・姉妹間の感染率はきわめて高く，あとから罹患したほうが症状もひどくなる．水痘は一度罹患すると，顕性，不顕性を問わず終生免疫となるが，将来，いずれの場合も帯状疱疹を発症する可能性がある．水痘罹患から帯状疱疹の発症にいたる経緯は図❸を参照されたい．

〔症状〕　症状は発熱と発疹が主となる．発熱は，ほとんど気づかない程度のものから，39℃台の高熱をみるものまでさまざまである．有熱期間は3〜4日が多い．

発疹は，発熱例では発熱とともに出現し，かゆみが強い．体幹を中心に，顔面や頭部に分布することが多く，1〜2日間で，紅斑，丘疹，水疱，膿疱，痂皮（かさぶた）の順に変化する特有の経過をたどる．この経過中にも新しい発疹がつぎつぎと出現し，各種の発疹が混在することになる．すべての発疹が痂皮になるまでには1週間ほどを要し，発疹がでる1〜2日前からこの期間中は感染の可能性がある（図❶-2）．

〔感染に注意が必要なケース〕　健常児が罹患した場合は良好に推移し，治療も抗ウイルス薬の投与やかゆみをとめることと，2次感染予防に重点が置かれる．しかし，図❷に示したように，妊娠期間中や分娩後の母体感染は児への悪影響が懸念される．その意味からも，妊娠を望む場合は，あらかじめ水痘−帯状疱疹ウイルスに対する抗体検査をうけ，抗体がない場合は妊娠していない時期にワクチン接種をうけ，接種後2ヵ月間は避妊する．

気管支喘息やアトピー性皮膚炎などでステロイド薬を使用している場合，小児白血病などの悪性腫瘍がある場合，免疫不全の状態にある場合などは重症化しやすい．発疹も出血性や壊疽性となりやすく，致死率の高い脳炎や肺炎を合併することがある．

また，水痘罹患中にアスピリンを服用すると，はげしい嘔吐やけいれん，意識障害をひきおこすライ症候群が発症することがあるので注意が必要である．　　（山中　龍宏）

❶ 感染から症状が発現するまでの経過
1. 水痘−帯状疱疹ウイルスの感染（初感染）

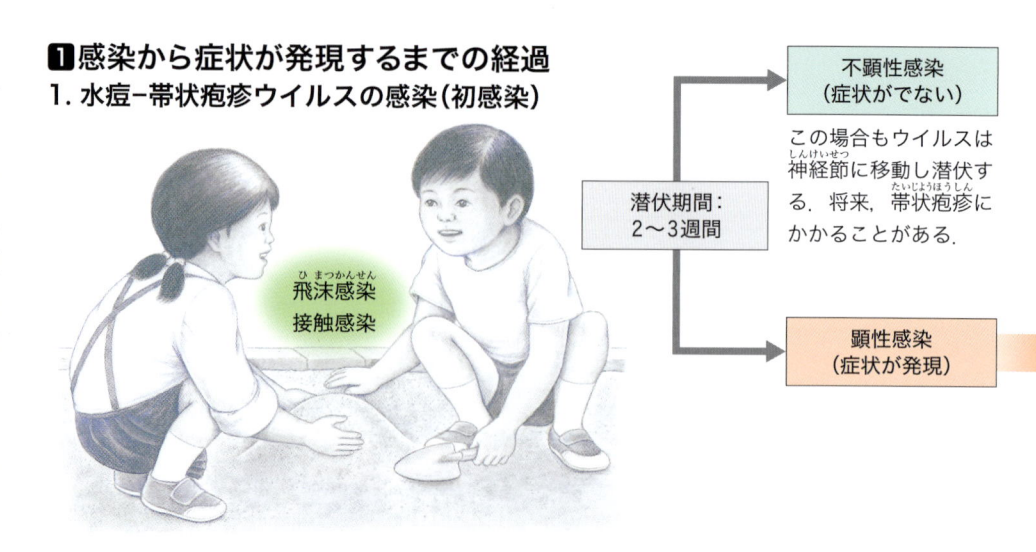

飛沫感染
接触感染

潜伏期間：2〜3週間

→ 不顕性感染（症状がでない）
この場合もウイルスは神経節に移動し潜伏する．将来，帯状疱疹にかかることがある．

→ 顕性感染（症状が発現）

❷ 妊婦の感染と児への影響

母体の感染時期		児への影響
妊娠初期		流産することがある／奇形などの障害がでることがある
妊娠中期から分娩前3週		先天性水痘になる心配はほとんどない／小児期に帯状疱疹が発症することがある
妊娠後期から分娩後	分娩前3週〜分娩前5日	先天性水痘の確率は高まるが，症状は軽い／小児期に帯状疱疹が発症することがある
	分娩前4日〜分娩後2日	先天性水痘の確率は高まる／症状が重く，死亡率も高い
	分娩後3日以降	潜伏期間（14日前後）をすぎて水痘にかかる／死亡率も高まるので注意が必要

❸ 水痘から帯状疱疹へ

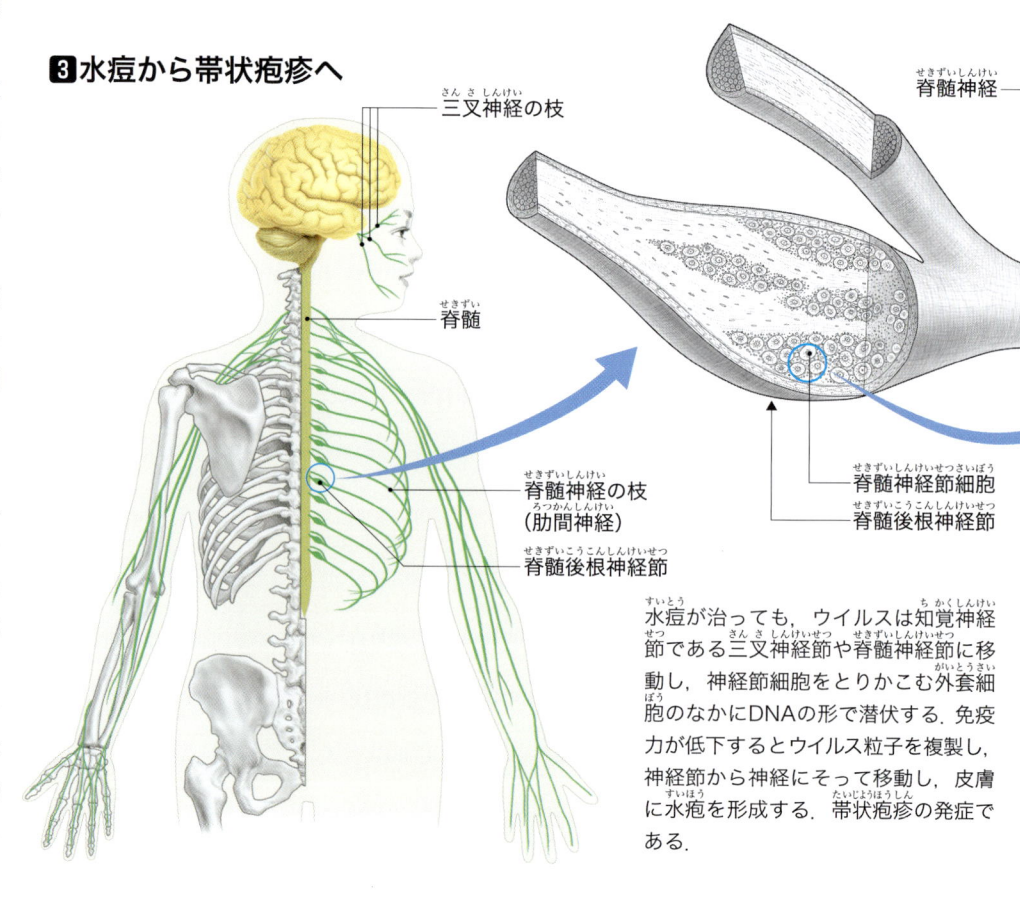

三叉神経の枝
脊髄
脊髄神経の枝（肋間神経）
脊髄後根神経節
脊髄神経
脊髄神経節細胞
脊髄後根神経節

水痘が治っても，ウイルスは知覚神経節である三叉神経節や脊髄神経節に移動し，神経節細胞をとりかこむ外套細胞のなかにDNAの形で潜伏する．免疫力が低下するとウイルス粒子を複製し，神経節から神経にそって移動し，皮膚に水疱を形成する．帯状疱疹の発症である．

2. 症状の発現
①発疹の経過

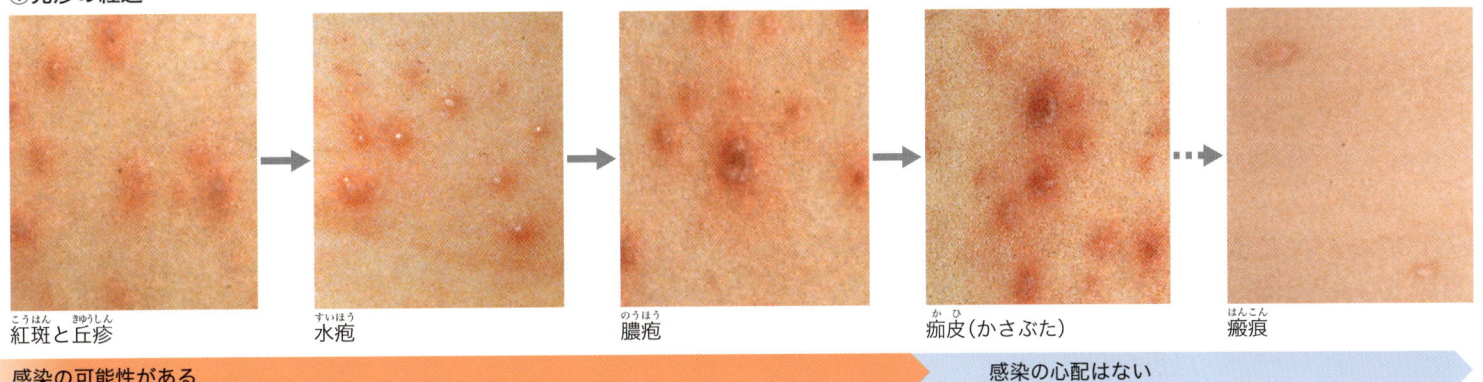

紅斑と丘疹 → 水疱 → 膿疱 → 痂皮(かさぶた) ⇢ 瘢痕

感染の可能性がある　　　　　　　　　　　　　　　感染の心配はない

水痘における発疹は，写真に示したような経過をたどる．発疹はつぎつぎとできるので，各段階の発疹が混在する．すべての発疹が痂皮(かさぶた)になるまでは感染の可能性がある．通常は瘢痕をのこさないが，痂皮を早期にはがすと瘢痕をみることがある．

②主要症状の経過

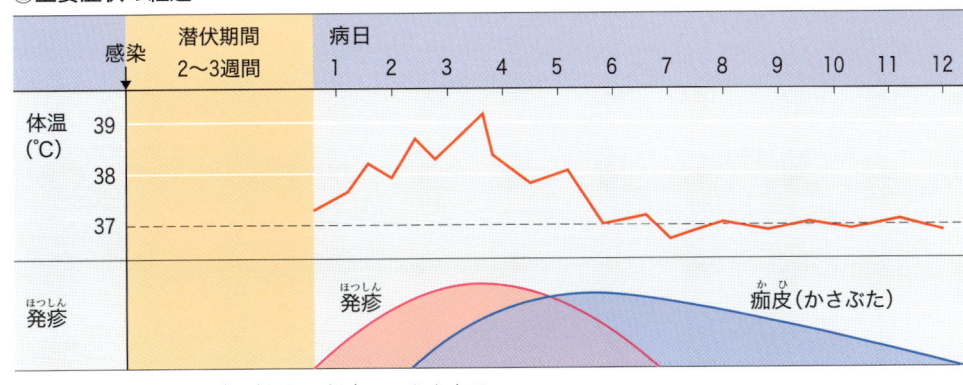

感染 | 潜伏期間 2〜3週間 | 病日 1 2 3 4 5 6 7 8 9 10 11 12

体温(℃): 37, 38, 39

発疹 / 痂皮(かさぶた)

発熱は高熱のことも，気づかない程度のこともある．

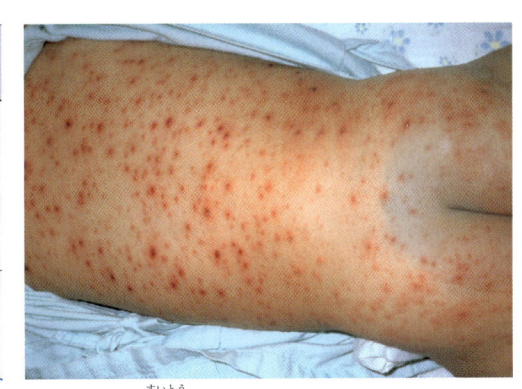

重症度の高い水痘例

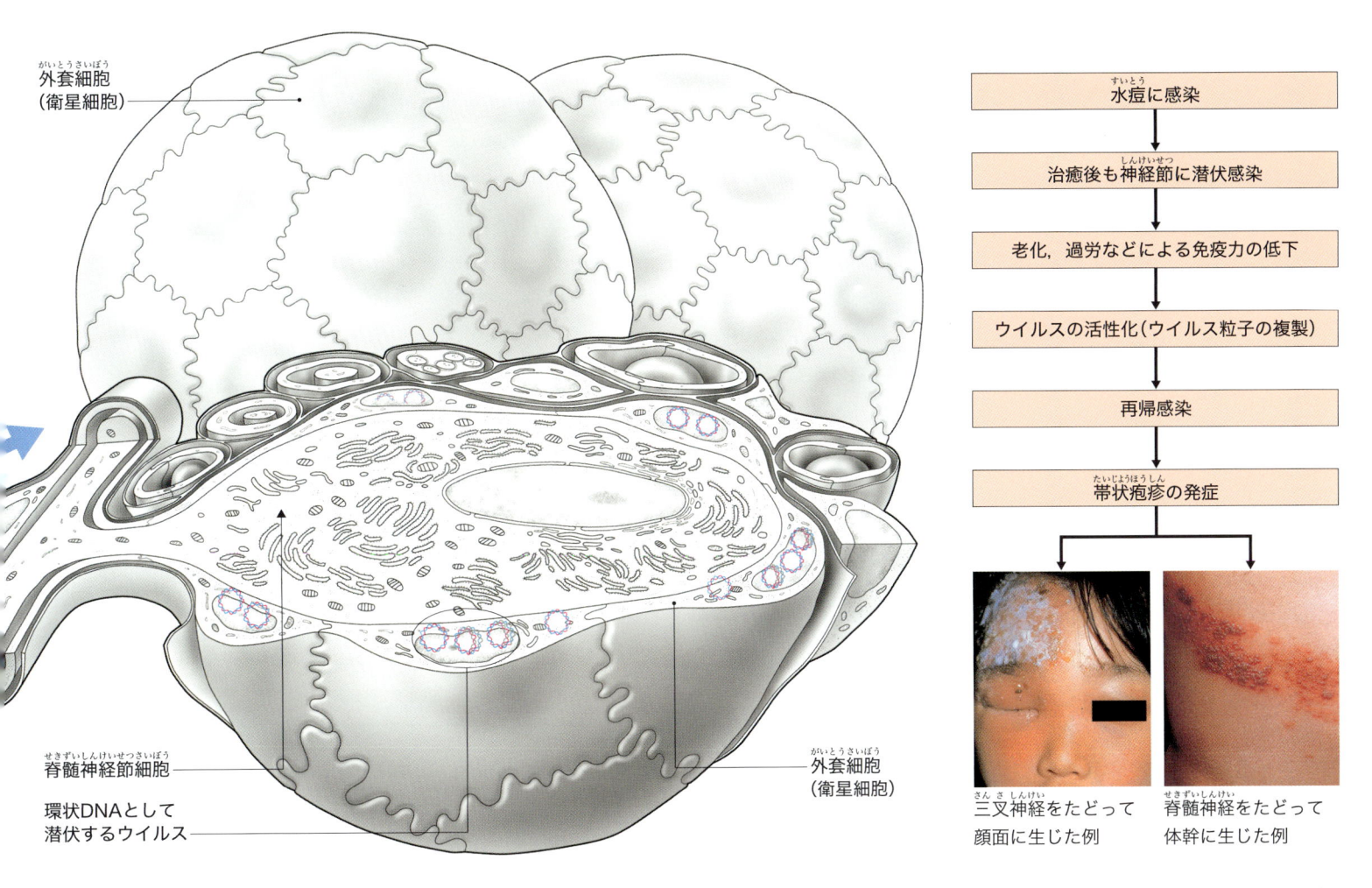

外套細胞（衛星細胞）

脊髄神経節細胞

環状DNAとして潜伏するウイルス

外套細胞（衛星細胞）

水痘に感染
↓
治癒後も神経節に潜伏感染
↓
老化，過労などによる免疫力の低下
↓
ウイルスの活性化（ウイルス粒子の複製）
↓
再帰感染
↓
帯状疱疹の発症

三叉神経をたどって顔面に生じた例　　　脊髄神経をたどって体幹に生じた例

水痘

erythema infectiosum　　　　感染症，皮膚の病気

伝染性紅斑（りんご病）
でんせんせいこうはん

●関連のある病気
発疹→20ページ　貧血→130ページ
紫斑病→134ページ

❶ヒトパルボウイルスB19感染の全体像

1. 原因ウイルスと感染後の経過

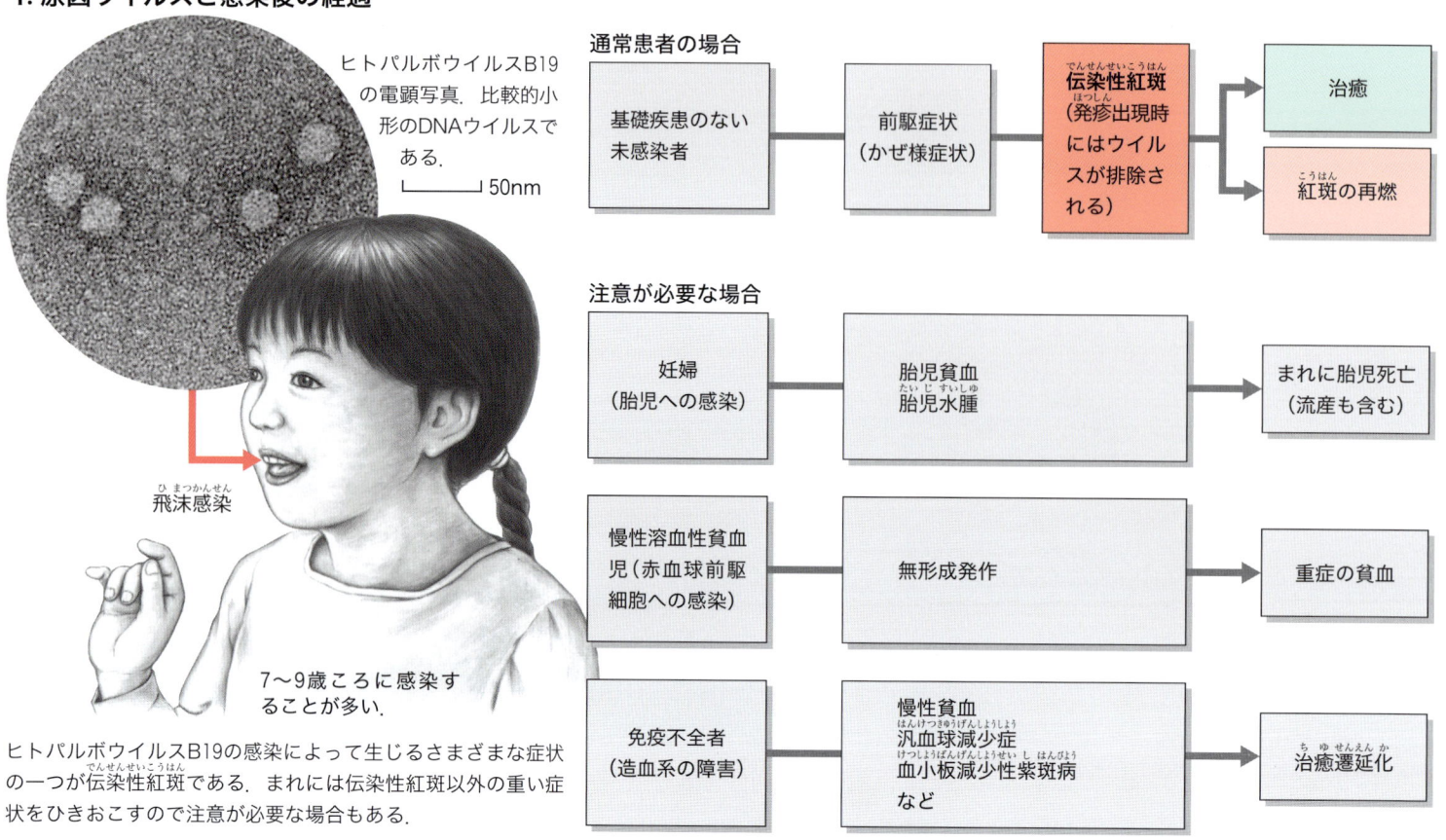

ヒトパルボウイルスB19の電顕写真．比較的小形のDNAウイルスである．
├─── 50nm

飛沫感染

7〜9歳ころに感染することが多い．

ヒトパルボウイルスB19の感染によって生じるさまざまな症状の一つが伝染性紅斑である．まれには伝染性紅斑以外の重い症状をひきおこすので注意が必要な場合もある．

通常患者の場合
基礎疾患のない未感染者 → 前駆症状（かぜ様症状） → **伝染性紅斑**（発疹出現時にはウイルスが排除される） → 治癒／紅斑の再燃

注意が必要な場合
妊婦（胎児への感染） → 胎児貧血・胎児水腫 → まれに胎児死亡（流産も含む）

慢性溶血性貧血児（赤血球前駆細胞への感染） → 無形成発作 → 重症の貧血

免疫不全者（造血系の障害） → 慢性貧血・汎血球減少症・血小板減少性紫斑病　など → 治癒遷延化

2. 感染による造血障害

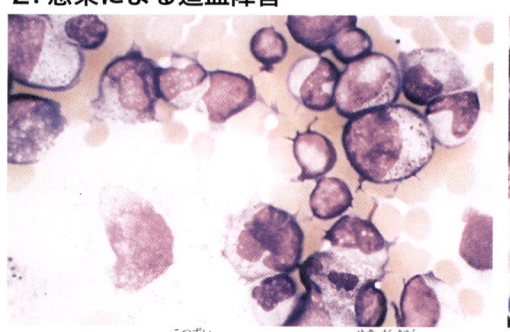

造血障害発作時の骨髄像　写真中には赤芽球がみられない．写っているのは骨髄芽球など．

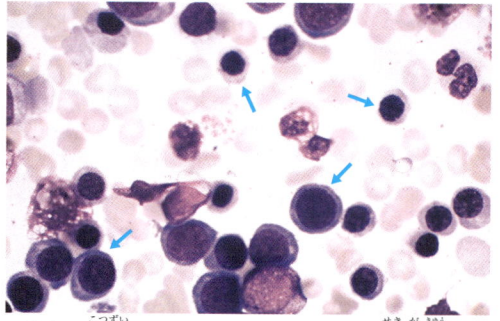

回復期の骨髄像　矢印のタイプの細胞が赤芽球．左の写真とくらべていちじるしく増殖している．

ヒトパルボウイルスB19の感染によって赤血球の産生は一時的に障害され減少するが，通常の場合，多くは無症状である．赤血球寿命の短縮している慢性溶血性貧血の患児では無形成発作（aplastic crisis）による重症の貧血を生じる．胎内感染では胎児水腫がおこり得る．これは赤血球の分化・増殖がもっともさかんである胎児期の感染による無形成発作が原因となって生じると思われる．免疫に障害をもつ患児はウイルスの排除ができずに感染が持続し，貧血が長びくこともある．

　伝染性紅斑はウイルス感染によってひきおこされる発疹性の病気である．一般には特徴のある顔面の発疹により〈りんご病〉とよばれている．感染年齢は5〜15歳が70％，それ以降が20％であるが，感染者の約半数は無症状である．症状がでても，通常の小児には特別に治療を必要としない良性の病気である．

〔原因ウイルス〕　原因ウイルスはヒトパルボウイルスB19（図❶-1）である．このウイルスは，イヌやネコなどにも病気をひきおこすパルボウイルスのなかで，唯一ヒトにのみ病気をひきおこすウイルスである．感染は呼吸器を介するヒトからヒトへの飛沫感染であり，冬から春にかけて流行することが多い．おもに骨髄や胎児の肝臓にある血液細胞の一つである赤芽球に感染し増殖する（図❶-2）．赤芽球はウイルスに感染することにより，正常な赤血球への成長が障害される．その結果，赤血球が減少し，貧血となることがある．

〔伝染性紅斑の経過と症状〕〔前駆症状〕　ウイルスの感染から7〜10日のあいだに前駆症状が現れるが，このときに軽度の感冒（かぜ）様症状がみられる．患児が他人に感染させる可能性をもつのはこの時期である．伝染力は比較的弱いので，家族内においても未感染者の約半数が感染する程度である．

〔紅斑の出現〕　前駆症状につづく第2期症状として，通常，感染から10〜14日のあいだに特徴的な発疹が現れる．発疹はウイルスに対する免疫反応により生じるとされている．実際に発疹が出現

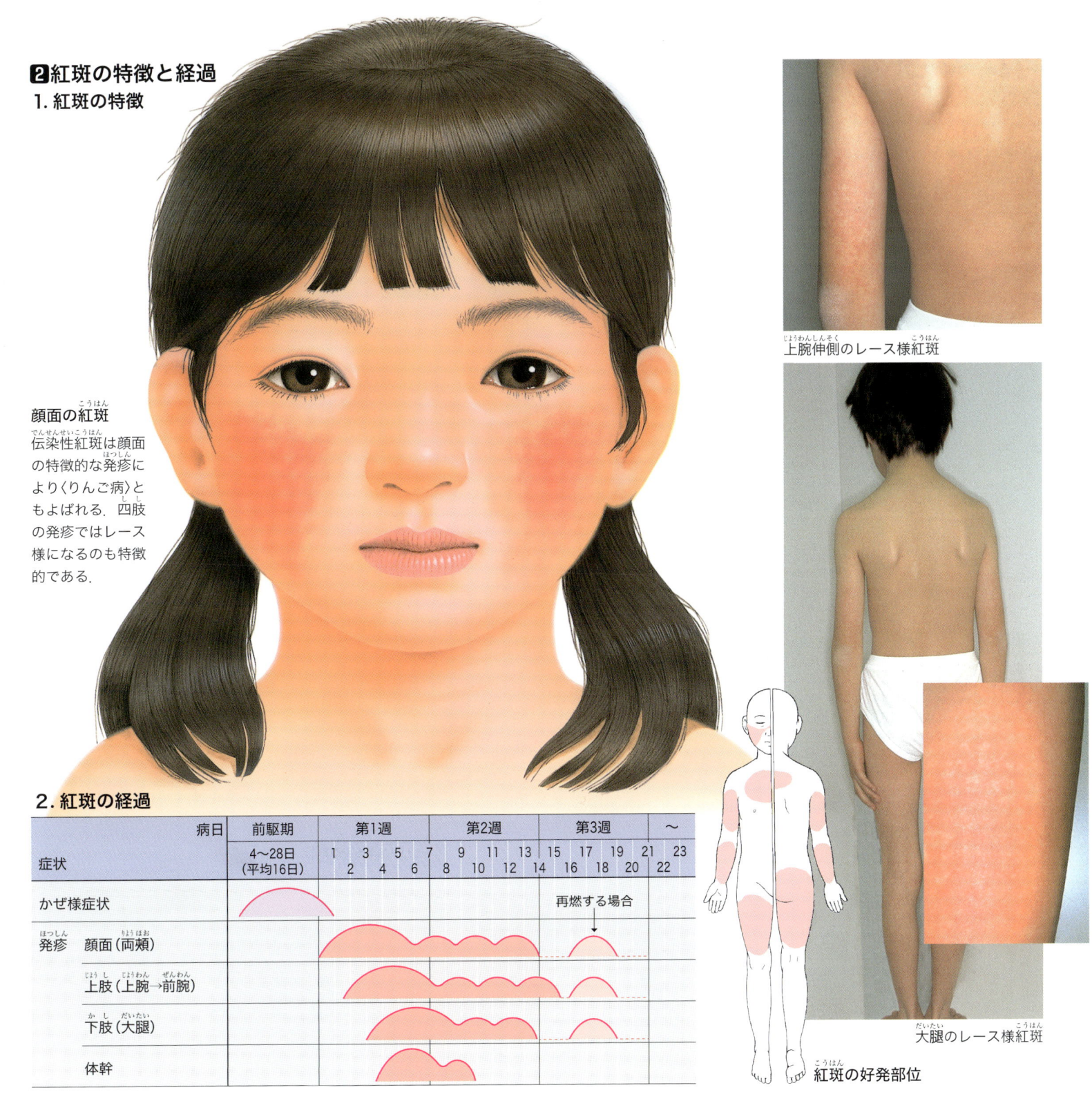

❷紅斑の特徴と経過
1. 紅斑の特徴

顔面の紅斑
伝染性紅斑は顔面の特徴的な発疹により〈りんご病〉ともよばれる。四肢の発疹ではレース様になるのも特徴的である。

上腕伸側のレース様紅斑

大腿のレース様紅斑

紅斑の好発部位

2. 紅斑の経過

症状	病日	前駆期 4〜28日（平均16日）	第1週 1 2 3 4 5 6 7	第2週 8 9 10 11 12 13 14	第3週 15 16 17 18 19 20	〜 21 22 23
かぜ様症状		⌒			再燃する場合	
発疹	顔面（両頬）		⌒⌒	⌒⌒	⌒	
	上肢（上腕→前腕）		⌒	⌒⌒	⌒	
	下肢（大腿）			⌒⌒	⌒	
	体幹			⌒		

したとき以降はウイルスの感染性はないものと考えられている。この時期での特徴的な症状は両頬にみられる紅斑である（図❷-1）。紅斑部は熱感（ほてり）があり、圧痛（おしたときの痛み）はみられない。ときに紫斑様になることもある。1〜2日後には四肢の伸側にも同じような紅斑が出現し、左右対称に体幹部に近い所から遠い所へとひろがるが、手の平や足底にはみられない。四肢での発疹は中心部の発赤（赤い部分）が消えていくことによりレース様になるのも特徴的である（図❷-1）。体幹部、頸部、殿部にも発疹がみられることがある。発疹は数日から数週間で消えていくが、ときに入浴、日光など局所への刺激、運動、ストレスなどにより再燃する。およそ半数の患児は発疹出現後10日の時点でも発疹がのこっているといわれる（図❷-2）。流行時の場合、約半数の患児に軽い全身症状として発熱（38〜38.5℃）、全身倦怠感、咽頭痛、軽度の上気道炎症状などがみられる。

〔注意が必要な場合〕 まれにウイルス感染の重い合併症が生じる。妊婦の感染により胎児への垂直感染もおこり得る。胎児の赤血球産生が障害されることにより重症の貧血、心不全、胎児水腫となり、約6％が胎児死亡となる。多くの胎児死亡は妊娠20週以内の感染でおこるとされる。胎内感染があったとしても人工妊娠中絶の対象とはならない。また慢性溶血性貧血児では重症の貧血を生じ得る。免疫に障害をもつ患児は慢性貧血、汎血球減少症、血小板減少性紫斑病などを生じる可能性がある。　　　（太神　和廣）

伝染性単核症

infectious mononucleosis　　　感染症

でんせんせいたんかくしょう

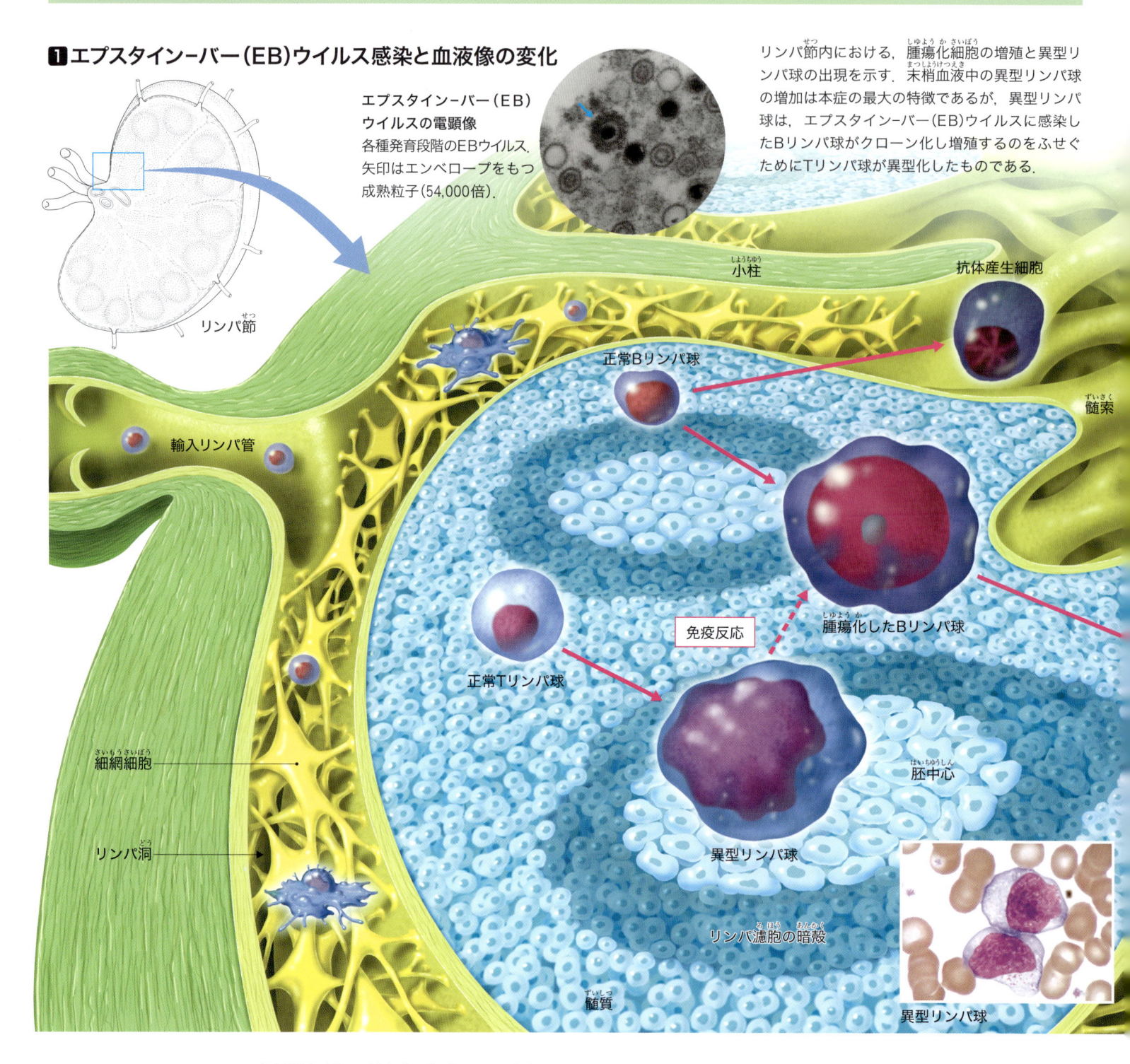

❶ エプスタイン−バー（EB）ウイルス感染と血液像の変化

エプスタイン−バー（EB）ウイルスの電顕像
各種発育段階のEBウイルス．矢印はエンベロープをもつ成熟粒子（54,000倍）．

リンパ節内における，腫瘍化細胞の増殖と異型リンパ球の出現を示す．末梢血液中の異型リンパ球の増加は本症の最大の特徴であるが，異型リンパ球は，エプスタイン−バー（EB）ウイルスに感染したBリンパ球がクローン化し増殖するのをふせぐためにTリンパ球が異型化したものである．

リンパ節／小柱／抗体産生細胞／正常Bリンパ球／髄索／輸入リンパ管／免疫反応／腫瘍化したBリンパ球／正常Tリンパ球／細網細胞／胚中心／リンパ洞／異型リンパ球／リンパ濾胞の暗殻／髄質／異型リンパ球

　伝染性単核症は，発熱，全身倦怠感，咽頭痛，頸部リンパ節腫脹などを特徴とする急性ウイルス感染症である．病名の由来は，この病気の最盛期に，末梢血液中に異型リンパ球（単核リンパ球）がいちじるしく増加することによる．

〔原因ウイルス〕　原因ウイルスの90％以上は，エプスタイン−バー（EB）ウイルスである（図❶）．現在，一般に伝染性単核症という場合は，EBウイルスによる定形的感染症を意味する．このウイルスは，伝染性単核症の原因ウイルスであるだけでなく，バーキットリンパ腫，上咽頭がんの原因ともなっており，発がんウイルスとしても重要なウイルスである．

　伝染性単核症は，5〜10％はサイトメガロウイルス，アデノウイルス，トキソプラズマなど，ほかの病原微生物によっておこることもあるが，これらは伝染性単核症様疾患とよばれている．最近では急性の感染症である伝染性単核症だけでなく，慢性活動性EBウイルス感染症もあることが知られてきた（図❷）．

〔EBウイルスの感染率〕　EBウイルスは，人種，地域を問わず普遍的に存在しており，全世界の人口の95％が感染するといわれている．日本では思春期でのEBウイルス感染率（抗体保有率）は90〜95％，成人ではほぼ100％といわれている．こどもでは症状のでない不顕性感染により2〜3歳以内に80％が抗体陽性となる．年少児

❷ おもな症状と経過

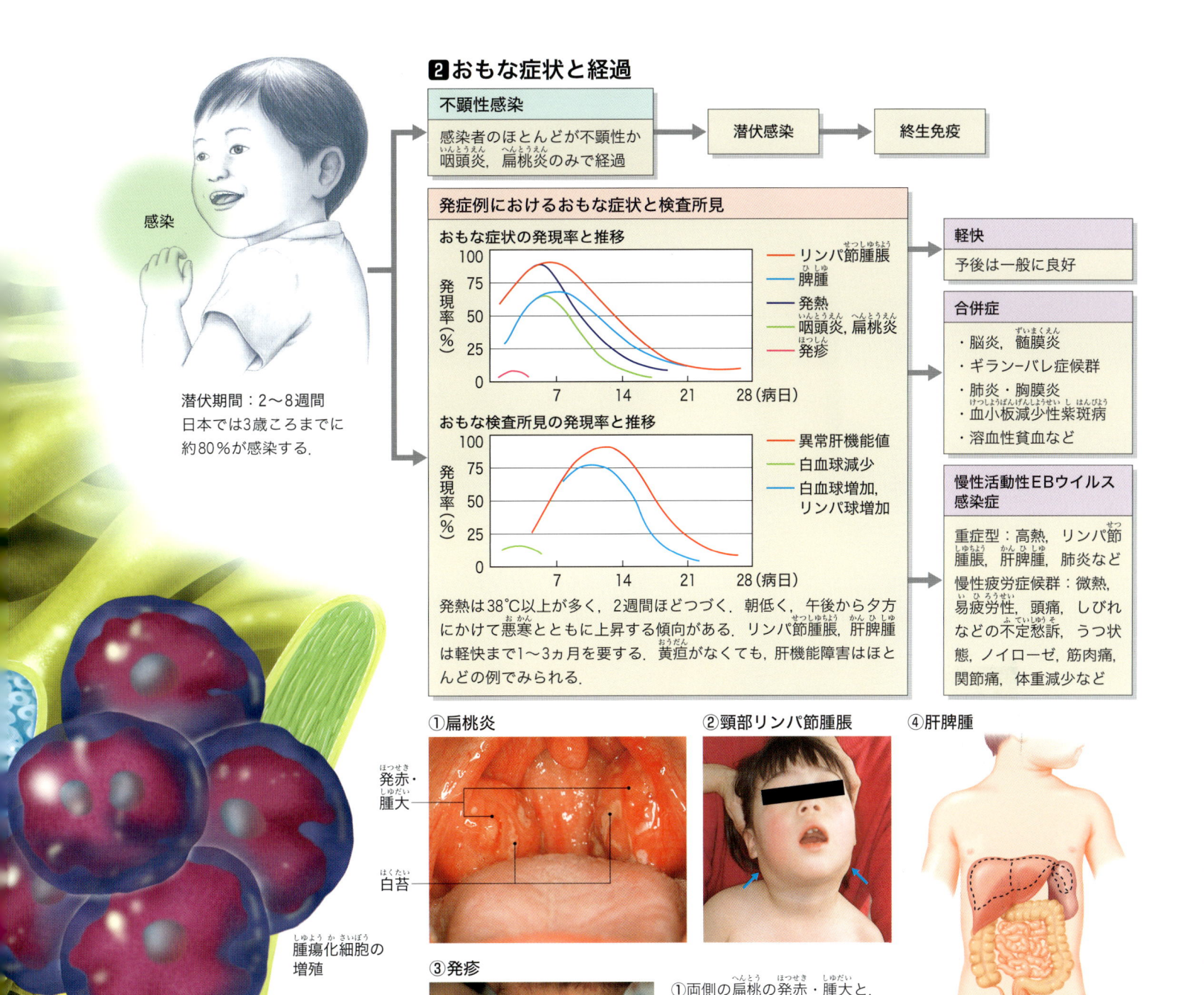

不顕性感染
感染者のほとんどが不顕性か咽頭炎，扁桃炎のみで経過 → 潜伏感染 → 終生免疫

発症例におけるおもな症状と検査所見

おもな症状の発現率と推移
- リンパ節腫脹
- 脾腫
- 発熱
- 咽頭炎，扁桃炎
- 発疹

おもな検査所見の発現率と推移
- 異常肝機能値
- 白血球減少
- 白血球増加，リンパ球増加

発熱は38℃以上が多く，2週間ほどつづく．朝低く，午後から夕方にかけて悪寒とともに上昇する傾向がある．リンパ節腫脹，肝脾腫は軽快まで1〜3ヵ月を要する．黄疸がなくても，肝機能障害はほとんどの例でみられる．

感染
潜伏期間：2〜8週間
日本では3歳ころまでに約80％が感染する．

腫瘍化細胞の増殖

軽快
予後は一般に良好

合併症
・脳炎，髄膜炎
・ギラン-バレー症候群
・肺炎・胸膜炎
・血小板減少性紫斑病
・溶血性貧血など

慢性活動性EBウイルス感染症
重症型：高熱，リンパ節腫脹，肝脾腫，肺炎など
慢性疲労症候群：微熱，易疲労性，頭痛，しびれなどの不定愁訴，うつ状態，ノイローゼ，筋肉痛，関節痛，体重減少など

① 扁桃炎 — 発赤・腫大，白苔
② 頸部リンパ節腫脹
③ 発疹
④ 肝脾腫

① 両側の扁桃の発赤・腫大と，白苔がみられる．
② 全身におよぶこともあるが，頸部リンパ節がもっとも多い（矢印）．通常，無痛性である．
③ 発疹は経過中にしばしば出現するが，頻度は低い．風疹様，猩紅熱様，麻疹様など定形的でない．

肝腫大は70〜90％にみられ，血清トランスアミナーゼ値の上昇をともなうことが多い．脾腫は40〜70％にみられる重要な所見．かたさは比較的やわらかい．破線は正常な大きさと位置を示す．

の感染では不顕性感染で終わることが多いが，思春期以降の感染では顕性感染となり，後述する症状を示しやすい．ウイルスの伝播は，こども同士の密接な接触，思春期以降のキスなどによる唾液を介するのがおもな経路だといわれている．

〔症状と経過〕 伝染性単核症のおもな症状は，発熱，全身倦怠感，咽頭痛である．初期には扁桃咽頭炎，その後，頸部リンパ節腫脹が出現し，徐々にめだってくる．頸部以外のリンパ節腫脹はあまりみられない．通常，発熱はリンパ節腫脹とともにはじまり，7〜10日前後持続することが多いが，2週間ほどつづく場合もある．約半数の患者では肝脾腫（肝臓・脾臓の腫大）が発熱よりややおくれてめだってくる．リンパ節腫脹は下熱後もしばらくのこる．リンパ節腫脹，肝脾腫はおそくとも1〜3ヵ月以内には軽快する．ほかの症状としては，紅斑様ないし不定形発疹がしばしばみられる．眼瞼（まぶた）の浮腫や黄疸がみられることもある．合併症がなければ特別な後遺症をのこすことなく完治する．

〔合併症〕 ふつうみられないが，まれに脳炎，心筋炎，肺炎，溶血性貧血，血小板減少，脾臓破裂などがある．

〔治療〕 特別な治療法はなく，対症療法が主となる．脾腫が著明な場合は安静にし，完全に回復するまでは過激な運動をさける．飛沫感染ではないので，隔離の必要はない．　　　（太神 和廣）

mumps, epidemic parotitis ウイルス感染症

流行性耳下腺炎（おたふくかぜ）
りゅうこうせいじかせんえん

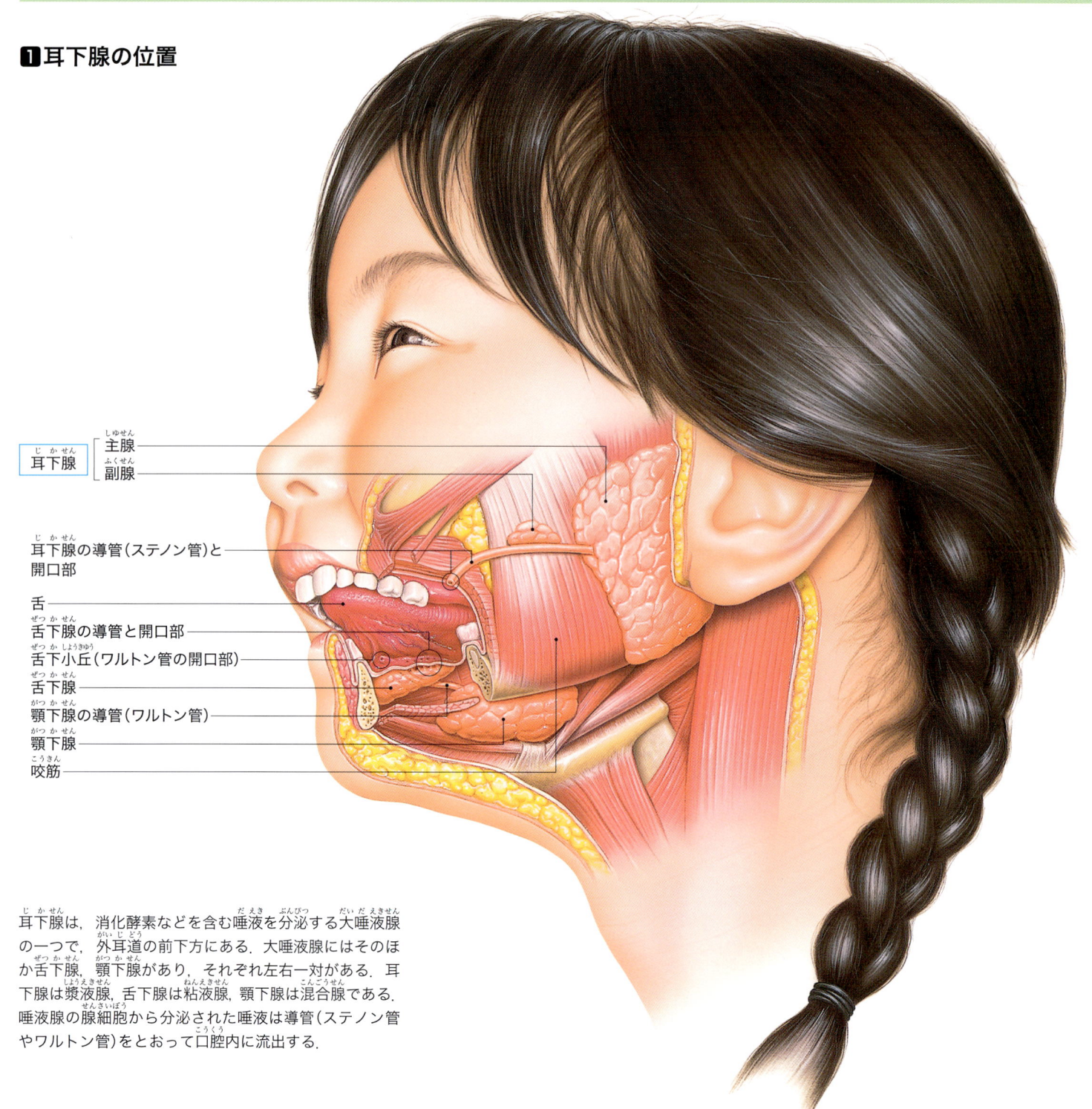

●関連のある病気
髄膜炎→34ページ

❶耳下腺の位置

耳下腺 ─ 主腺（しゅせん）
　　　　 副腺（ふくせん）
耳下腺の導管（ステノン管）と開口部
舌
舌下腺の導管と開口部
舌下小丘（ワルトン管の開口部）
舌下腺
顎下腺の導管（ワルトン管）
顎下腺
咬筋

耳下腺は，消化酵素などを含む唾液を分泌する大唾液腺の一つで，外耳道の前下方にある．大唾液腺にはそのほか舌下腺，顎下腺があり，それぞれ左右一対がある．耳下腺は漿液腺，舌下腺は粘液腺，顎下腺は混合腺である．唾液腺の腺細胞から分泌された唾液は導管（ステノン管やワルトン管）をとおって口腔内に流出する．

　ムンプスウイルスが原因でおこる伝染性疾患（急性耳下腺炎）である．おたふく様顔貌を示すので〈おたふくかぜ〉ともよばれる．唾液腺（図❶）の腫れ（おもに耳下腺腫脹）と疼痛を特徴とする．

〔疫学と感染〕　毎年，春にもっとも多く発生する．2歳までの感染は少なく，以後急速に増加し5～10歳までのあいだに発病することが多い．感染しても症状が出現しない不顕性感染が全年齢をつうじて30％程度にみられるが，学童期には症状の現れる顕性感染であることが多い．不顕性，顕性に限らず，一度感染すれば終生免疫がえられる．感染後，おもに耳下腺腫脹がおこる6日前ころから唾液中にムンプスウイルスが証明され，腫脹後，最長で10日めまでウイルスが証明される．空中飛沫のウイルスや感染者の唾液中のウイルスが気道を介して感染し，潜伏期は15～21日である．潜伏期間中に，ウイルスが血行性に髄膜や膵臓，生殖器などの臓器へ到達し，合併症をおこす場合がある（図❷-4）．

〔症状と経過〕　耳下腺がとつぜん腫れてきて痛みがあり，発熱をともなうことが多い（図❷-2）．両側が同時に腫れることが多いが，どちらか一方が先に腫れた場合は1～2日後に他方が腫れてくるのがふつうである．痛みは口を開けたり，食物の摂取で強くなる．耳下腺が2回以上くりかえし腫れるのは反復性耳下腺炎で，細菌感染やアレルギーが原因と考えられている．耳下腺腫脹以外では，

❷主要症状(耳下腺腫脹)と経過, 合併症

1. 髄膜炎, 脳炎

項部硬直
うしろのくび筋が痛みのため突っぱってまげられない状態

約10％
発病頻度

耳下腺腫脹と前後して2日以上持続する高熱や項部硬直が出現すれば，ムンプスウイルスによる髄膜炎(ウイルス性髄膜炎)が考えられる．学童期前半に発病のピークがある．

2. 耳下腺腫脹

一側または両側の耳下腺腫脹(急性耳下腺炎)が多い．両側耳下腺の腫れは顕性感染児のだいたい50～60％にみられる．同時に顎下腺も腫れることがあり(急性顎下腺炎)，まれに顎下腺のみの場合もある．

70％
耳下腺腫脹

3. 急性膵炎

悪寒・発熱，強い上腹部痛，悪心・嘔吐，衰弱がみられ，膵臓由来のアミラーゼ(消化酵素)がムンプスウイルス感染時に血液中や尿中で増加すると，急性膵炎の存在が推測される．通常，3～7日のあいだに症状は消失し，予後は良好である．

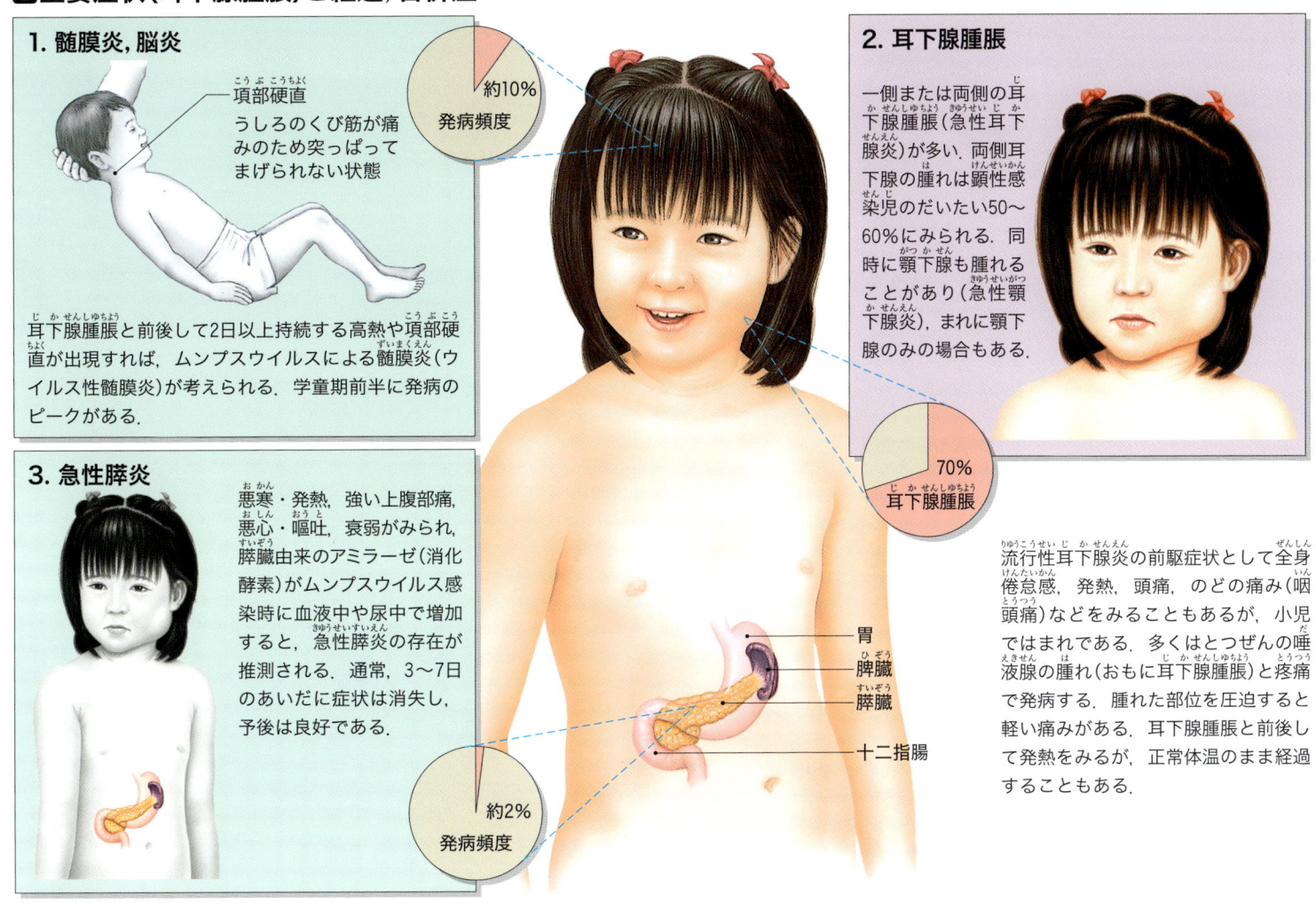

胃
脾臓
膵臓
十二指腸

約2％
発病頻度

流行性耳下腺炎の前駆症状として全身倦怠感，発熱，頭痛，のどの痛み(咽頭痛)などをみることもあるが，小児ではまれである．多くはとつぜんの唾液腺の腫れ(おもに耳下腺腫脹)と疼痛で発病する．腫れた部位を圧迫すると軽い痛みがある．耳下腺腫脹と前後して発熱をみるが，正常体温のまま経過することもある．

4. 経過

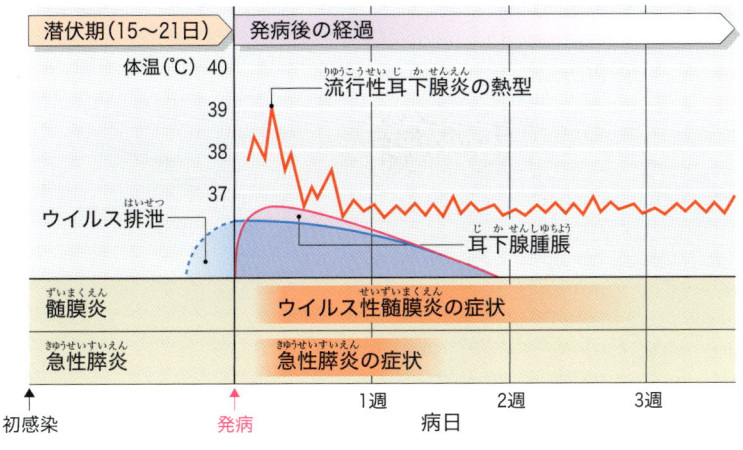

潜伏期(15～21日) | 発病後の経過

体温(℃) 40
39
38
37

流行性耳下腺炎の熱型
ウイルス排泄
耳下腺腫脹
髄膜炎　ウイルス性髄膜炎の症状
急性膵炎　急性膵炎の症状

初感染　発病　1週　2週　3週
病日

ふつう，耳下腺腫脹は1～3日でピークに達したあと3～7日でひいてくる．発熱は38～39℃が1～2日持続することが多い．髄膜炎を合併するケースでは，耳下腺腫脹後3～10日で発病することが多い．

流行性耳下腺炎のチェックポイント

- 耳下腺の腫れに気づいたら，腫れがひく(腫脹の消退)までは安静にし，登校をひかえる
- 唾液の分泌をうながすような，酸味のあるものやかたいものの摂食はさける．痛みで開口困難な場合でも水分はつとめてとるようにする
- 合併症に気をつける．長びく発熱，強い頭痛や腹痛，嘔吐，めまい(頻度は低いが耳なり，平衡感覚の障害とともに難聴を生じることがある)などの症状がみられたら，はやめに受診する

全年齢をつうじて髄膜炎や副睾丸・睾丸炎，急性膵炎をおこすことが知られている．小児期では髄膜炎の発病が重視される．発病頻度はおよそ10％程度であり，好発年齢は幼児から学童期の前半である．耳下腺腫脹後に発病することが多いが，耳下腺腫脹前，または同時に発病することもある．症状は発熱，頭痛，嘔吐，項部硬直(図❷-1)などである．意識障害やけいれんなどの中枢神経症状を示す場合は脳炎の合併が疑われる．

副睾丸・睾丸炎は小児ではまれで，思春期以降にみられる．成人では20～35％におこるといわれ，耳下腺腫脹前後に発病することが多いが，腫脹なしに発病することもある．症状は悪寒・高熱，睾丸腫脹のほか，痛みが3～7日つづく．多くは一側の睾丸炎で，両側の睾丸炎，しかも高度の炎症および萎縮がおこらないかぎり，不妊の原因となることはまれである．成人女性では頻度は低いが卵巣炎をおこすこともある．急性膵炎(図❷-3)も合併症としてよく知られているが，小児では重症の急性膵炎は少ない．

〔治療と注意〕流行性耳下腺炎にかかった場合は，ウイルスそのものに対する治療はないので，耳下腺腫脹が強く熱のある場合は安静にし，必要に応じて下熱鎮痛薬を服用させる．発熱が1週間以上つづくときは髄膜炎の可能性があり，頭痛や嘔吐，けいれんなどの症状の発現に注意しなければならない．　(斉藤 真木子)

impetigo contagiosa, molluscum contagiosum　感染症, 皮膚の病気

伝染性膿痂疹(とびひ), 伝染性軟属腫(水いぼ)
でんせんせいのうかしん, でんせんせいなんぞくしゅ

●関連のある病気
発疹→20ページ　溶血性連鎖球菌感染症→116ページ
アトピー性皮膚炎→118ページ

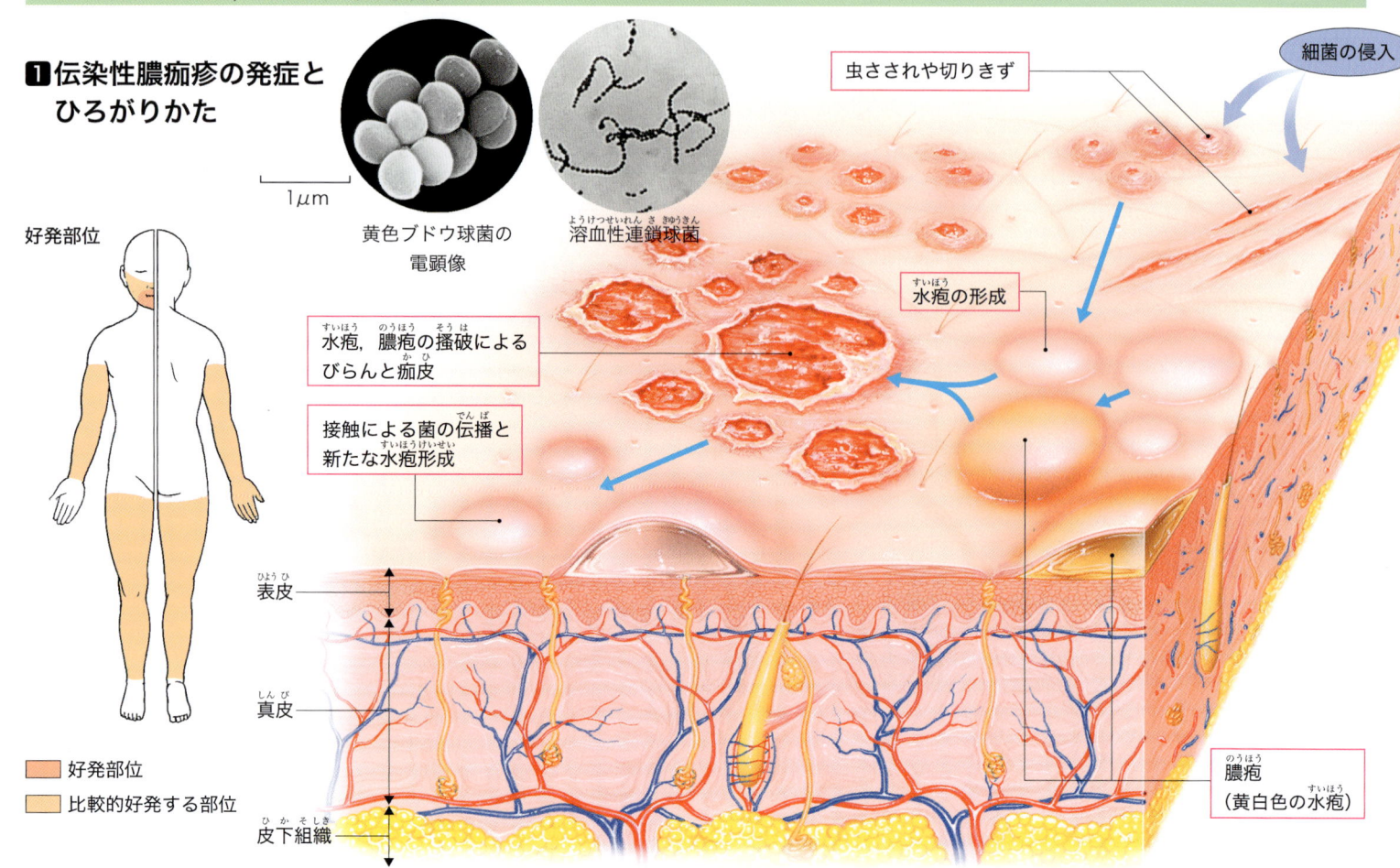

❶伝染性膿痂疹の発症とひろがりかた

黄色ブドウ球菌の電顕像
溶血性連鎖球菌
1μm

好発部位

虫さされや切りきず
細菌の侵入
水疱の形成
水疱, 膿疱の掻破によるびらんと痂皮
接触による菌の伝播と新たな水疱形成
表皮
真皮
皮下組織
膿疱(黄白色の水疱)

■ 好発部位
■ 比較的好発する部位

水疱性膿痂疹の例を示す. 皮膚の損傷部に侵入・増殖した黄色ブドウ球菌が原因となって水疱が形成される. 水疱内には菌が存在するので掻破すると手指に菌が付着し, ふれた場所につぎつぎと新たな水疱ができ, ひろがっていく.

❷伝染性膿痂疹のタイプと続発症

①水疱性膿痂疹

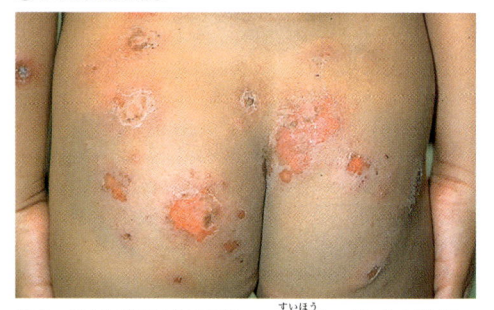

黄色ブドウ球菌が原因菌で, 水疱とびらんが特徴. 夏場, 乳幼児に多く, 全身にひろがる傾向がある.

②痂皮性膿痂疹

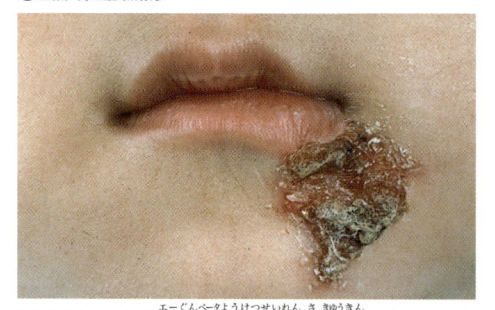

原因菌は大半がA群β溶血性連鎖球菌. 年齢や季節を問わず発症する. 黄色みをおびた小膿疱が乾燥し, あるいは破れて痂皮を形成しながら拡大する.

③続発症(ブドウ球菌性熱傷様皮膚症候群, SSSS)

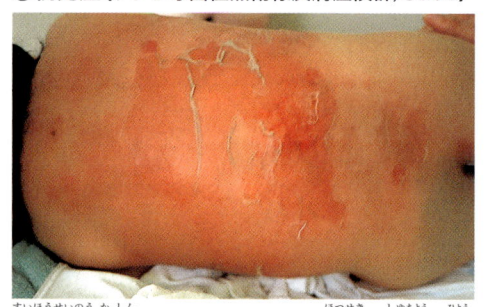

水疱性膿痂疹に続発する. 皮膚の発赤・腫脹, 表皮の剥離・落屑などが特徴. 新生児や2〜3歳児に多い.

　伝染性膿痂疹は, 皮膚に侵入した細菌によってひきおこされる発疹で,〈とびひ〉とよばれる. 伝染性軟属腫は, 伝染性軟属腫ウイルスが皮膚に侵入することでおこる発疹で,〈水いぼ〉とよばれる. いずれも伝染性で, 掻破や接触によって細菌やウイルスが付着した場所につぎつぎとひろがっていく(図❶, 図❸).
　〔伝染性膿痂疹の種類と特徴〕伝染性膿痂疹は, 原因となる細菌や発疹などの臨床症状から, 水疱とびらんを特徴とする水疱性膿痂疹と, 黄褐色の比較的厚い痂皮を特徴とする痂皮性膿痂疹にわけられる(図❷). 水疱性膿痂疹は, 黄色ブドウ球菌によるもので, とくに2〜3歳児に多く, 6〜9月の高温・多湿期に多発する. 痂皮性膿痂疹は, A群β溶血性連鎖球菌, 黄色ブドウ球菌によるもので, 年齢や季節を問わず発症する. いずれの場合も発疹はかゆみがあり, 口のまわりや四肢にできやすい. 水疱性膿痂疹は全身にひろがりやすい. 水疱性膿痂疹ではブドウ球菌性熱傷様皮膚症候群(SSSS, 図❷)が続発することがあり, 新生児や免疫不全患者の場合は重篤化のおそれがあるので入院が必要となる.

3 伝染性軟属腫の発症とひろがりかた

ウイルス感染

伝染性軟属腫ウイルスの電顕像

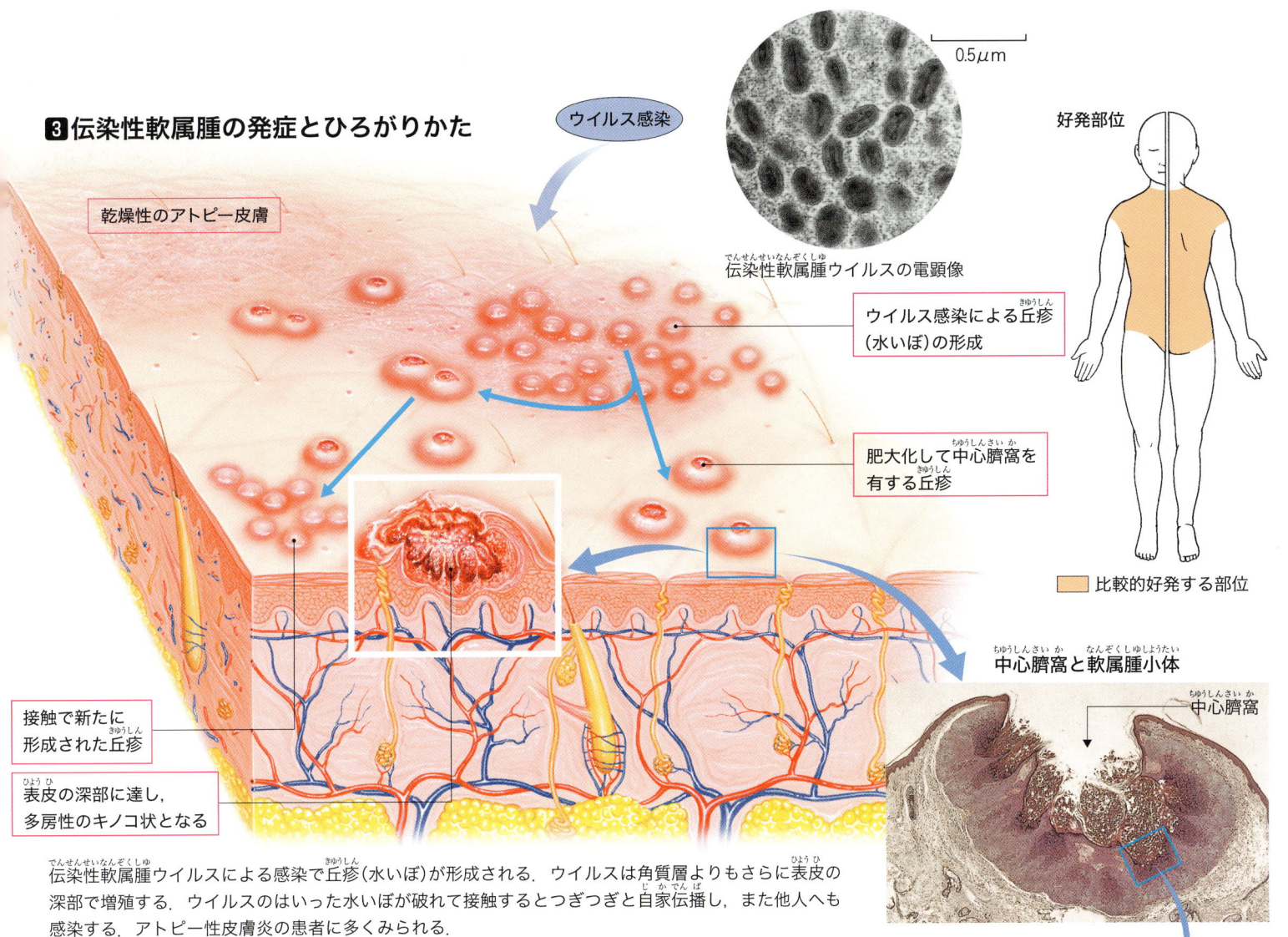

乾燥性のアトピー皮膚

ウイルス感染による丘疹（水いぼ）の形成

肥大化して中心臍窩を有する丘疹

接触で新たに形成された丘疹

表皮の深部に達し，多房性のキノコ状となる

好発部位

■ 比較的好発する部位

中心臍窩と軟属腫小体

中心臍窩

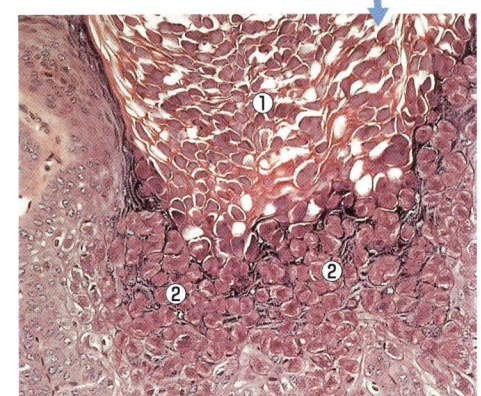

伝染性軟属腫ウイルスによる感染で丘疹（水いぼ）が形成される．ウイルスは角質層よりもさらに表皮の深部で増殖する．ウイルスのはいった水いぼが破れて接触するとつぎつぎと自家伝播し，また他人へも感染する．アトピー性皮膚炎の患者に多くみられる．

丘疹の変化

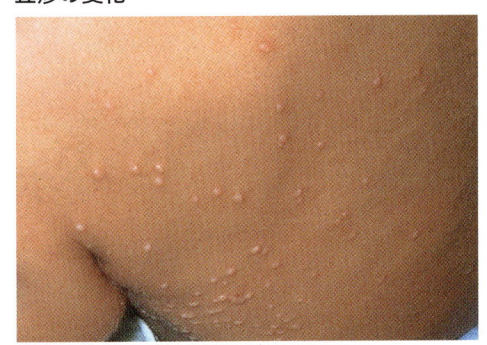

ほぼ同じ大きさの表面が蠟様あるいは真珠様の光沢のある丘疹（水いぼ）がみられる．水いぼは直径1mm以下のものでは滴様透明である．

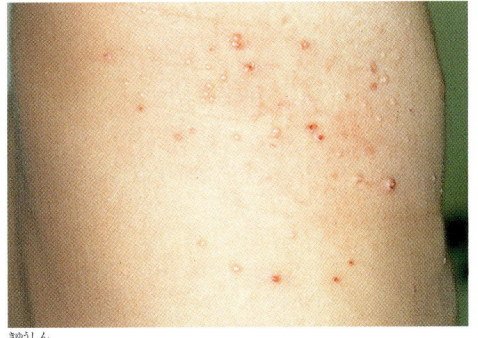

丘疹（水いぼ）は直径2mm以上になると中心がへこんだ中心臍窩を有するようになり，ウイルスは表皮の深層にまで達する．

ウイルスが充満した軟属腫小体（モルスクム小体）．下の写真の①の部分はモルスクム小体，②の部分はウイルス感染細胞で膨満した封入体

〔伝染性軟属腫の特徴〕 伝染性軟属腫は，6歳以下の幼児に多く，アトピー性皮膚炎や皮膚の乾燥した人にできやすい．保育所，幼稚園，プールなどで集団感染することもある．

発疹は，体幹や殿部などの皮膚が薄くこすれる部分に多発する．形状の変化も特徴的で，直径1mm程度の光沢のある丘疹として発生するが，大きくなると中心がへこんだ形となる．水いぼとよばれるものの，中身は粥状の物質で，ウイルスが充満している（図3）．この発疹は放置してよいとされているが，治るまでに1～2年を要し，また新たな感染源ともなる．

〔日常生活上の注意〕 伝染性膿痂疹は伝染力が強く，タオルや風呂，プールを介しても伝染する．タオルを共用しない，風呂は最後にするかシャワーを利用する，皮膚を清潔にする，つめを切る，手洗いを励行する，などの注意が伝染の拡大をふせぐポイントとなる．伝染性膿痂疹の場合，発熱がある，水疱が2～3日たってもふえる，顔やからだが赤く腫れる，などの変化があれば医師に相談する．伝染性軟属腫ではとくに注意点はない．（山中 龍宏）

streptococcal infection 　　　　感染症, 皮膚の病気

溶血性連鎖球菌感染症——猩紅熱
ようけつせいれんさきゅうきんかんせんしょう

●関連のある病気
髄膜炎→34ﾍﾟ　中耳炎→42ﾍﾟ　上気道炎→56ﾍﾟ
糸球体腎炎→88ﾍﾟ　伝染性膿痂疹→114ﾍﾟ

　溶血性連鎖球菌（溶連菌）は，ブドウ球菌とともに，小児期の化膿性細菌感染症の代表的な原因菌である．ヒトに対してはA群，B群，C群，D群，G群，F群などが病原性をもっているが，臨床上問題となるのはA群，B群に属する溶連菌である．

〔多様性に富む病型〕　溶血性連鎖球菌感染症（溶連菌感染症）の90%以上はA群溶連菌によるものであるが，図1に示したさまざまな疾患からもわかるように，同じ感染経路であっても，その病像は複雑，かつ多彩である．増殖した菌が多数の器官・組織に局所的にとどまること，猩紅熱の発赤毒素（ディック毒素）に代表されるような毒素を多種にわたって産生すること，などがその要因として考えられる．

〔症状の特徴〕　A群溶連菌感染症の場合は罹患年齢によって症状が異なる，という特徴をもっている．生後6ヵ月から3歳くらいまでの罹患では1次性化膿性合併症の発生が，その後の罹患では2次性非化膿性合併症の発生が多くなるなど，年齢によるちがいがはっきりしてくる（図2）．

　B群に属する溶連菌は，新生児や未熟児の敗血症，髄膜炎の原因菌として注目されている．敗血症は生後10日以内，髄膜炎の場合は生後10日から2〜3ヵ月のあいだに発症することが多い．新生児の場合，皮膚がとくに薄く，皮膚表面の酸性度も弱い，病原菌を捕捉・排除する気道の線毛も未発達というバリア機構の弱さにくわえ，免疫機能の点でも抗体産生機能が未発達で，外来の病原菌におかされやすい．この観点からも，重篤な病態をもたらすB群溶連菌の感染にはとくに注意が必要となる．

〔猩紅熱〕　A群溶連菌による発疹性の疾患で，とくに3〜6歳児に多い．とつぜんの発熱・悪寒と咽頭炎をもって発症する．主要症状の経過および発疹の特徴は図3，図4に示した．症状は，抗生物質を3〜4日投与することで一時的に軽快するが，再燃するので重大な合併症であるリウマチ熱や急性糸球体腎炎への進展をふせぐためには，医師の指示どおり最低10日間は服用をつづける必要がある．　　　　　（山中　龍宏）

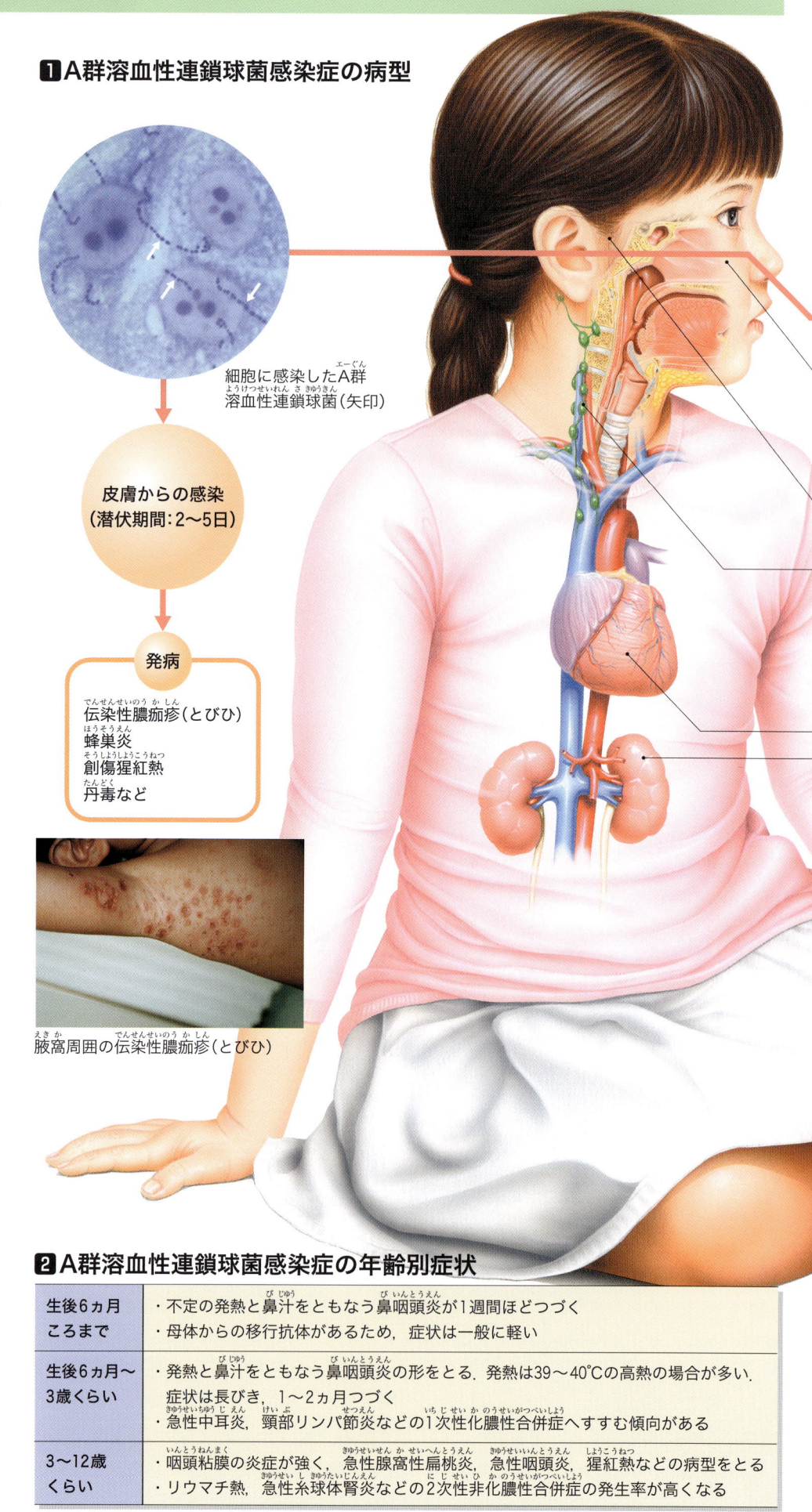

1 A群溶血性連鎖球菌感染症の病型

細胞に感染したA群溶血性連鎖球菌（矢印）

↓

皮膚からの感染
（潜伏期間：2〜5日）

↓

発病
- 伝染性膿痂疹（とびひ）
- 蜂巣炎
- 創傷猩紅熱
- 丹毒　など

腋窩周囲の伝染性膿痂疹（とびひ）

2 A群溶血性連鎖球菌感染症の年齢別症状

生後6ヵ月ころまで	・不定の発熱と鼻汁をともなう鼻咽頭炎が1週間ほどつづく ・母体からの移行抗体があるため，症状は一般に軽い
生後6ヵ月〜3歳くらい	・発熱と鼻汁をともなう鼻咽頭炎の形をとる．発熱は39〜40℃の高熱の場合が多い．症状は長びき，1〜2ヵ月つづく ・急性中耳炎，頸部リンパ節炎などの1次性化膿性合併症へすすむ傾向がある
3〜12歳くらい	・咽頭粘膜の炎症が強く，急性腺窩性扁桃炎，急性咽頭炎，猩紅熱などの病型をとる ・リウマチ熱，急性糸球体腎炎などの2次性非化膿性合併症の発生率が高くなる

咽頭炎 咽頭全体に発赤と腫脹がみられる．膿疱もみられる．

経鼻感染（潜伏期間：2〜5日）→ 発病 急性上気道炎（咽頭炎，扁桃炎）猩紅熱（発疹）

1次性化膿性合併症
- 急性副鼻腔炎
- 急性中耳炎
- 頸部リンパ節炎
- 髄膜炎，骨髄炎，敗血症など

2次性非化膿性合併症
- リウマチ熱
- 急性糸球体腎炎

感染後2〜3週ころに発症することが多い．

溶連菌感染症罹患時の注意

家族との接触：感染力が比較的強いので，家族内，とくに兄弟との濃厚な接触はさける
食事：咽頭炎がある場合は，熱いもの，刺激の強いもの，酸っぱいものはさける
入浴：熱がなければ，入浴はとくに問題はない
登校，登園：医師に指定された日に再度診察をうけ，許可をえてから登校，登園する
再受診：2日以上たっても熱がさがらない場合，のどが痛くて水も飲めない場合には再受診する

❸ 猩紅熱の症状と経過

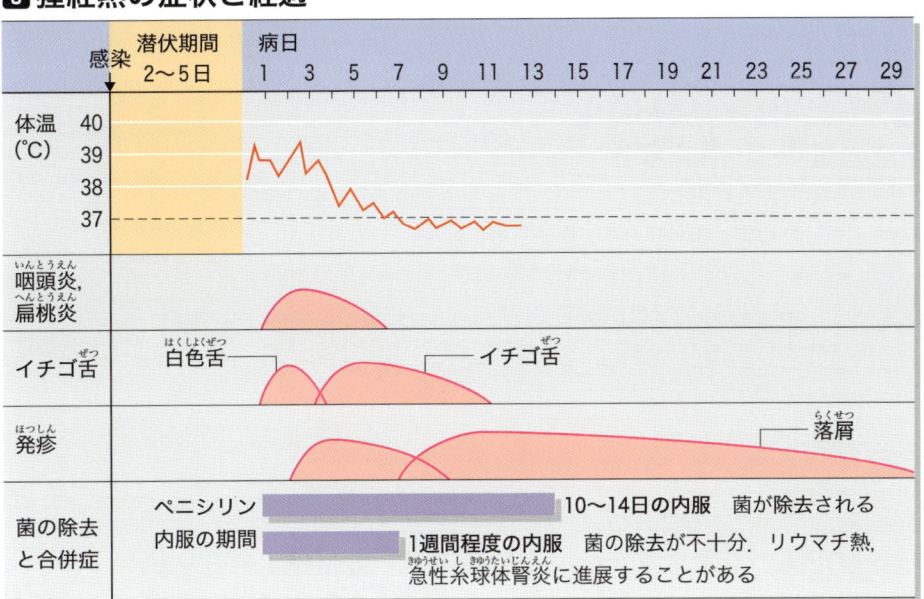

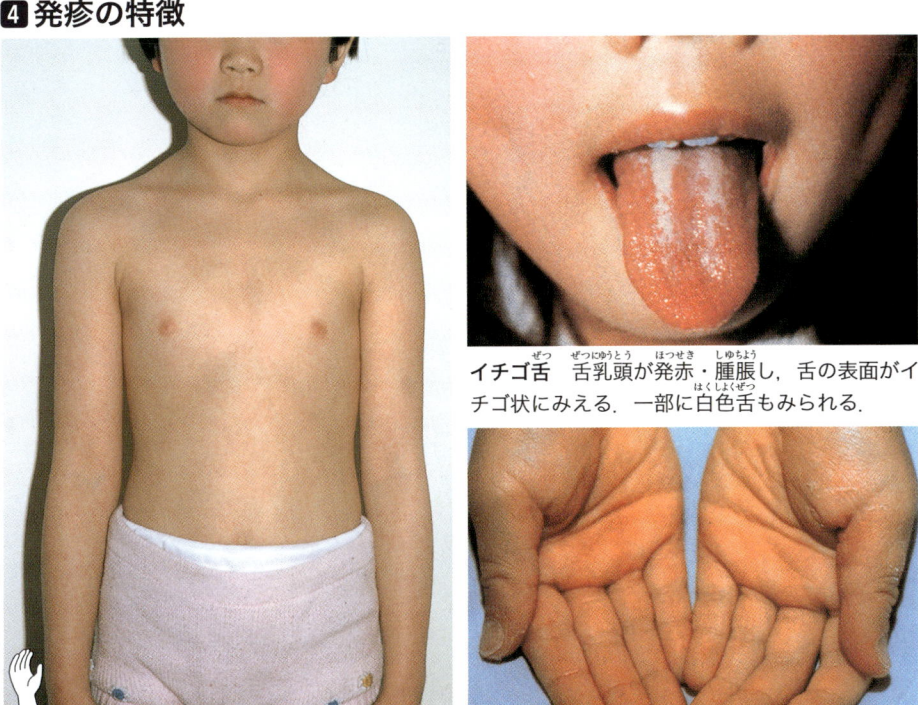

	感染	潜伏期間 2〜5日	病日 1 3 5 7 9 11 13 15 17 19 21 23 25 27 29
体温 (℃)			40 39 38 37
咽頭炎，扁桃炎			
イチゴ舌			白色舌　イチゴ舌
発疹			落屑
菌の除去と合併症		ペニシリン内服の期間	10〜14日の内服　菌が除去される / 1週間程度の内服　菌の除去が不十分．リウマチ熱，急性糸球体腎炎に進展することがある

❹ 発疹の特徴

イチゴ舌 舌乳頭が発赤・腫脹し，舌の表面がイチゴ状にみえる．一部に白色舌もみられる．

発疹 とくに頰の紅斑がめだち，発疹のない口のまわりは白くなっている（口囲蒼白）．

発疹の好発部位

落屑 回復期にみられる．上は膜様落屑，下は米ぬか様の粃糠様落屑．

猩紅熱において，発疹は咽頭炎の1〜2日後に現れる．頸部，腋窩，大腿内側，口のまわりや鼻先をのぞく顔面に，直径1mm大（粟粒大）の丘疹として出現し，その後密集し，びまん性にみえる．発疹は出現7日後くらいには終息に向かい落屑となる．イチゴ舌は発疹から1〜2日後に出現する．

溶血性連鎖球菌感染症 — 117

atopic dermatitis 皮膚の病気

アトピー性皮膚炎
あとぴーせいひふえん

●関連のある病気
発疹→20ページ　アレルギー性鼻炎→46ページ
気管支喘息→66ページ

❶アトピー性皮膚炎の特徴
1. 乳児期アトピー性皮膚炎

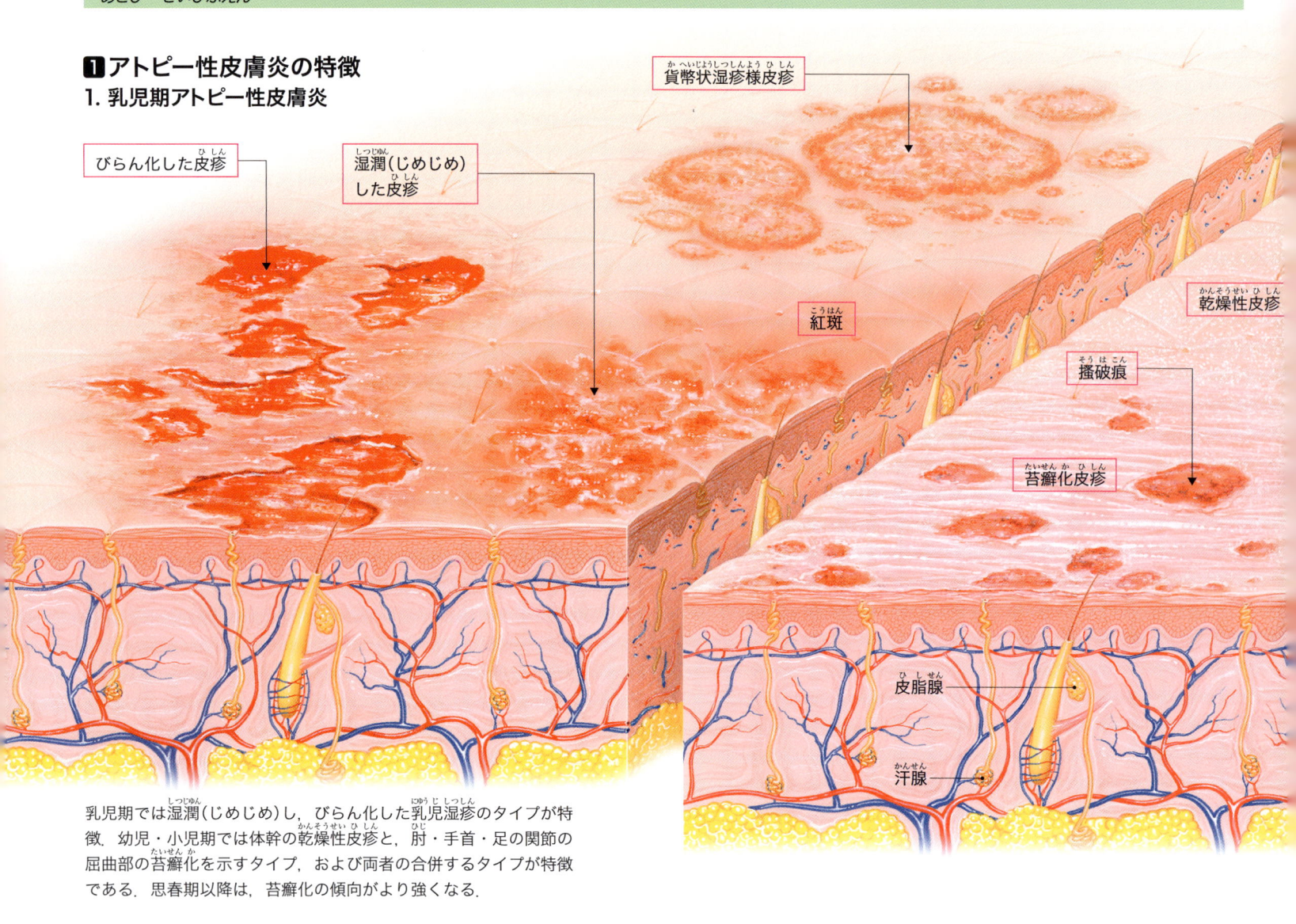

- びらん化した皮疹
- 湿潤（じめじめ）した皮疹
- 貨幣状湿疹様皮疹
- 紅斑
- 乾燥性皮疹
- 搔破痕
- 苔癬化皮疹
- 皮脂腺
- 汗腺

乳児期では湿潤（じめじめ）し，びらん化した乳児湿疹のタイプが特徴．幼児・小児期では体幹の乾燥性皮疹と，肘・手首・足の関節の屈曲部の苔癬化を示すタイプ，および両者の合併するタイプが特徴である．思春期以降は，苔癬化の傾向がより強くなる．

❷皮疹の種類と好発部位
■ 好発部位　■ 比較的好発する部位

1. 乳児期
顔面に湿潤とびらん化した皮疹が，体幹と肘窩には紅斑がみられる．
背中にできた貨幣状湿疹様皮疹

2. 幼児・小児期
肘窩にできた苔癬化皮疹と搔破痕
背中の乾燥性皮疹

3. 思春期，成人期
前額にできた苔癬化皮疹
乾燥性皮疹，苔癬化皮疹，搔破痕がみられる．

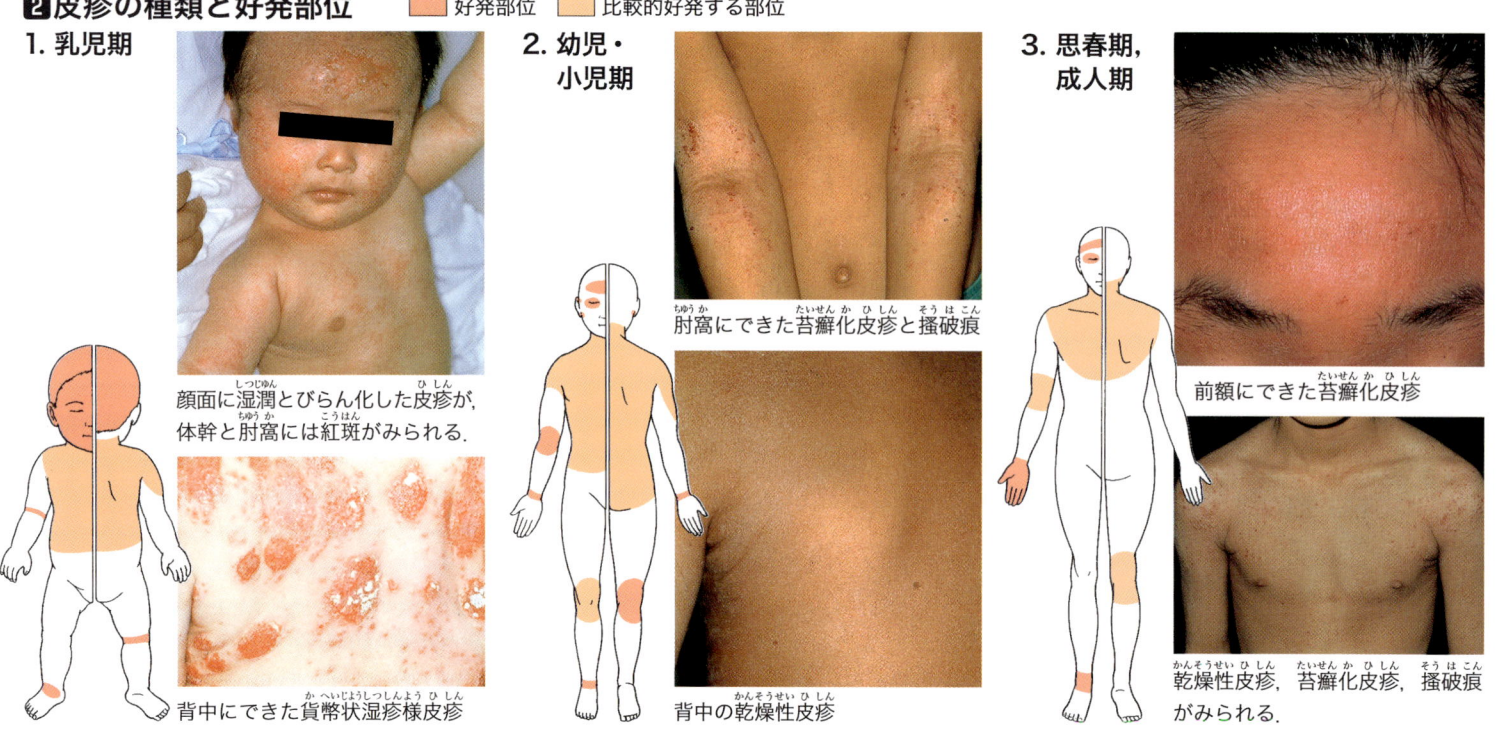

2. 幼児・小児期アトピー性皮膚炎

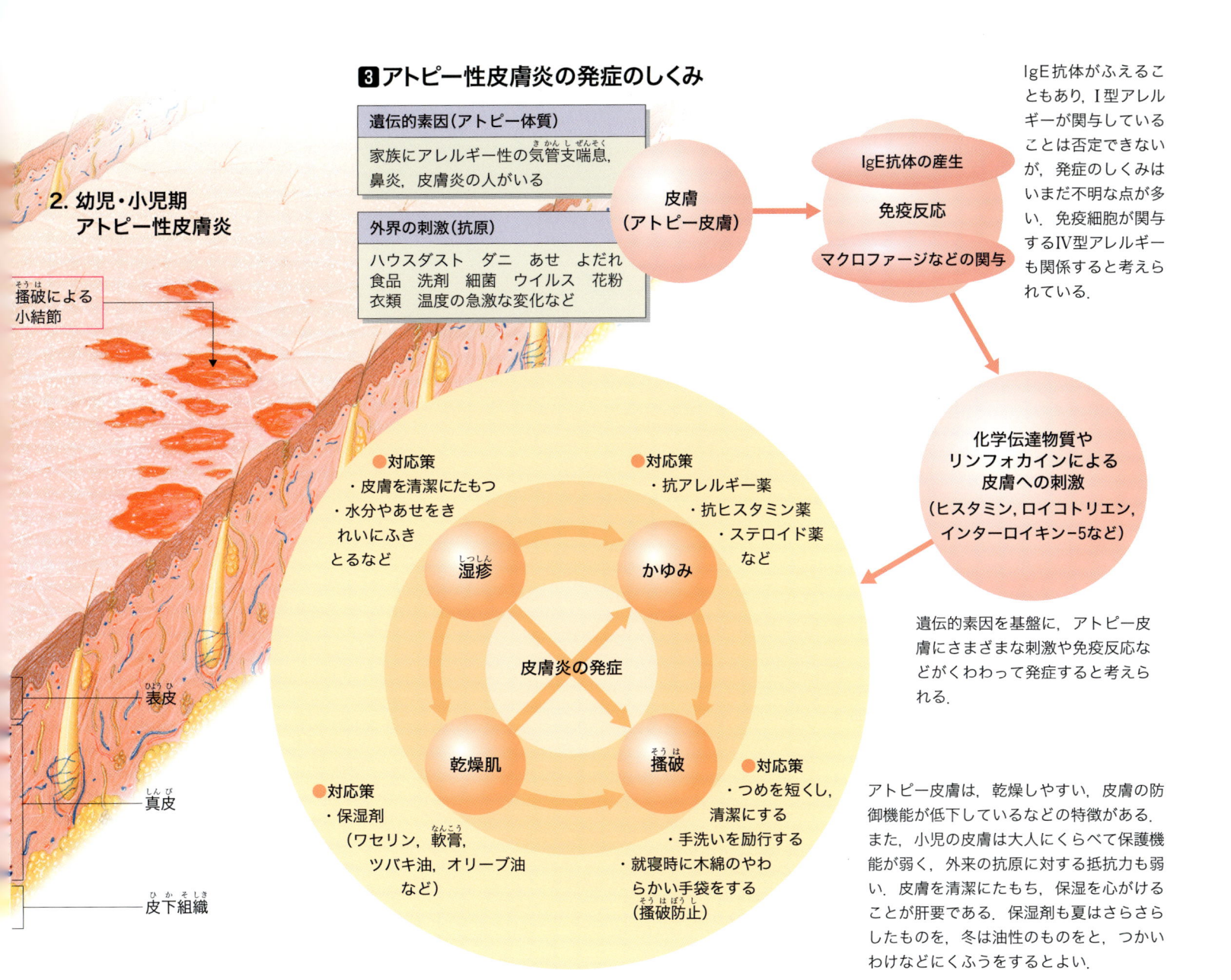

❸ アトピー性皮膚炎の発症のしくみ

遺伝的素因（アトピー体質）
家族にアレルギー性の気管支喘息，鼻炎，皮膚炎の人がいる

外界の刺激（抗原）
ハウスダスト　ダニ　あせ　よだれ
食品　洗剤　細菌　ウイルス　花粉
衣類　温度の急激な変化など

皮膚（アトピー皮膚）
→ IgE抗体の産生／免疫反応／マクロファージなどの関与
→ 化学伝達物質やリンフォカインによる皮膚への刺激（ヒスタミン，ロイコトリエン，インターロイキン-5など）

皮膚炎の発症
- 湿疹
- かゆみ
- 乾燥肌
- 搔破

●対応策（湿疹）
・皮膚を清潔にたもつ
・水分やあせをきれいにふきとるなど

●対応策（かゆみ）
・抗アレルギー薬
・抗ヒスタミン薬
・ステロイド薬など

●対応策（乾燥肌）
・保湿剤（ワセリン，軟膏，ツバキ油，オリーブ油など）

●対応策（搔破）
・つめを短くし，清潔にする
・手洗いを励行する
・就寝時に木綿のやわらかい手袋をする（搔破防止）

（図の左側）搔破による小結節／表皮／真皮／皮下組織

IgE抗体がふえることもあり，I型アレルギーが関与していることは否定できないが，発症のしくみはいまだ不明な点が多い．免疫細胞が関与するIV型アレルギーも関係すると考えられている．

遺伝的素因を基盤に，アトピー皮膚にさまざまな刺激や免疫反応などがくわわって発症すると考えられる．

アトピー皮膚は，乾燥しやすい，皮膚の防御機能が低下しているなどの特徴がある．また，小児の皮膚は大人にくらべて保護機能が弱く，外来の抗原に対する抵抗力も弱い．皮膚を清潔にたもち，保湿を心がけることが肝要である．保湿剤も夏はさらさらしたものを，冬は油性のものをと，つかいわけなどにくふうをするとよい．

アトピー性皮膚炎は，強いかゆみをともなう皮疹が，増悪と寛解をくりかえしながら慢性的な経過をたどる代表的な皮膚疾患である．発症のしくみはいまだ不明な点が多いが，アトピー体質という遺伝的素因を基盤として，さまざまな刺激が，皮疹をおこしやすいアトピー皮膚にはたらいて発症すると考えられる（図❸）．

〔成長の時期によって異なる皮疹の特徴〕　最初の発症はほとんどが乳幼児期であるが，成長の時期によって皮疹の性質も変化し，以下のように大別される．

〔乳児期の皮疹〕　生後1～2ヵ月から2歳ころまでの皮疹で，じめじめした湿潤性皮疹とびらんが特徴である．皮疹は，口のまわりや頬に紅斑として出現し，しだいに湿潤性の丘疹や小水疱に変化していく．かゆみのために患部をひっかいたり，こすりつけるなどしてびらんを生じるようになる．皮疹は，顔面，頭，耳介，および四肢の関節の屈曲部に多い．体幹に貨幣状湿疹様皮疹ができることもある（図❶-1，図❷-1）．

〔幼児・小児期の皮疹〕　3～4歳から12歳ころまでの皮疹．体幹，とくに背中によくみられる乾燥性皮疹と，四肢の関節の屈曲部に好発する苔癬化皮疹（皮膚が厚くなり，ゾウの肌のようにごわごわしてかたくなった皮疹）が特徴である（図❶-2，図❷-2）．

〔思春期の皮疹〕　12歳をすぎるころから成人にいたるまでの皮疹で，苔癬化がいっそう著明かつ広範となる．前額部や頸部，四肢の関節の屈曲部に多い．難治性で再発傾向が強い（図❷-3）．

〔皮疹への対応と注意〕　もっとも重要なことは，皮膚を清潔にたもつことと，皮疹の実情にあった外用薬を医師の指示どおりにもちいることである（図❸）．皮膚を清潔にたもつことは，伝染性膿痂疹や伝染性軟属腫などの感染をふせぐ意味からも重要である．また，かゆみや皮膚の炎症は，保湿剤や抗ヒスタミン薬，抗アレルギー薬，ステロイド薬などを医師の指示どおりにもちいればコントロールが十分可能である．ステロイド薬は，症状が悪化したからといって，頻繁に，あるいは大量に使用してはならない．とくに顔面への使用は，指示されたものを，指示どおりにもちいるようにする．要は，神経質にならず，毛織物の服や毛布をさける，サバやイワシ，エビ，ソバなどのかゆみを誘発する飲食物をさけるなど，皮膚への刺激因子を排除するとともに，症状が悪化しても転院をくりかえすことなく，おなじ医師に，継続して，かつ定期的にみてもらうことがたいせつである．

（山中　龍宏）

川崎病
Kawasaki disease
かわさきびょう

免疫の病気

●関連のある病気
麻疹→102ページ　猩紅熱→116ページ

❶川崎病の6大症状

ここに示した6症状と，断層心エコー検査や冠(状)動脈造影による冠動脈瘤の発見が診断の決め手となる．

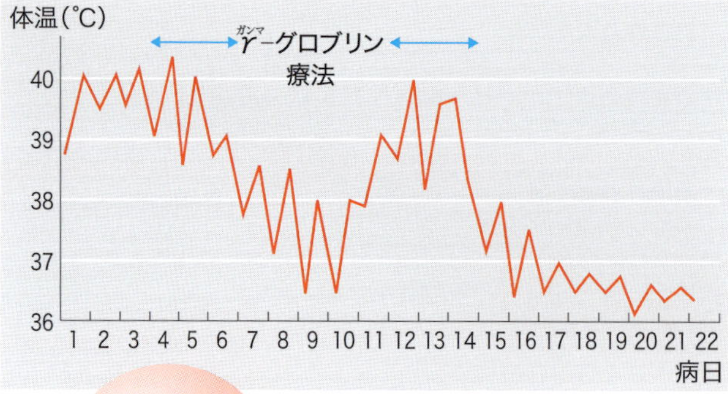

高熱がつづく
38℃以上の高熱が通常5日以上つづく．この例のように2峰性の発熱がみられることもある．

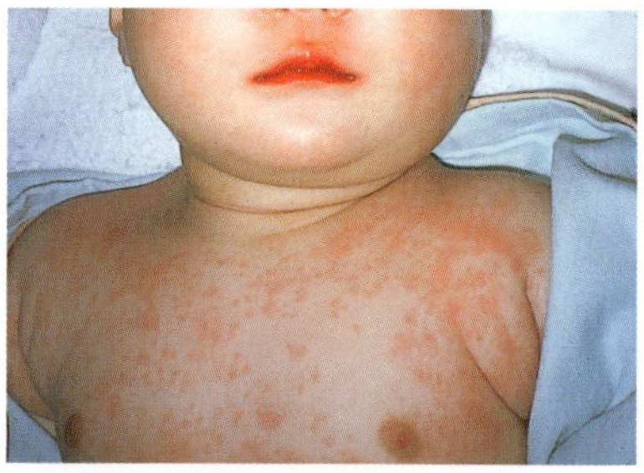

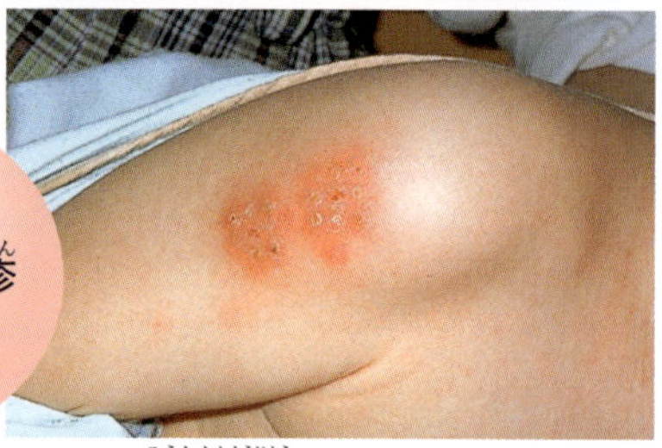

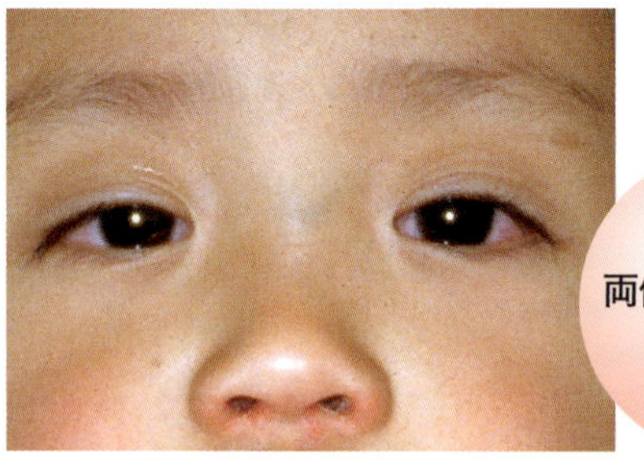

両側眼球結膜の充血
発熱後2〜5日ころに現れる．めやにはほとんどの場合ない．

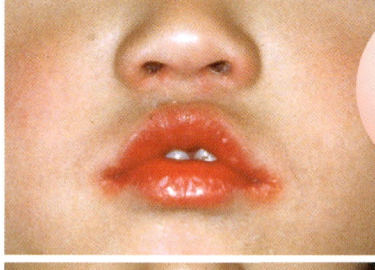

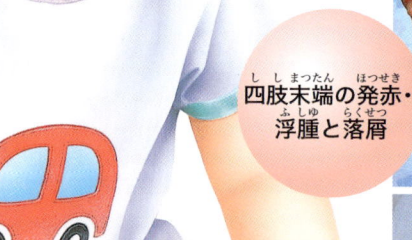

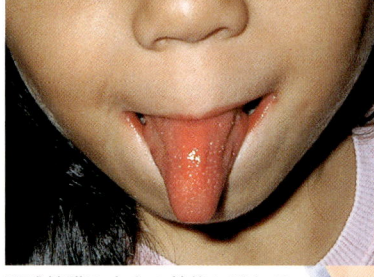

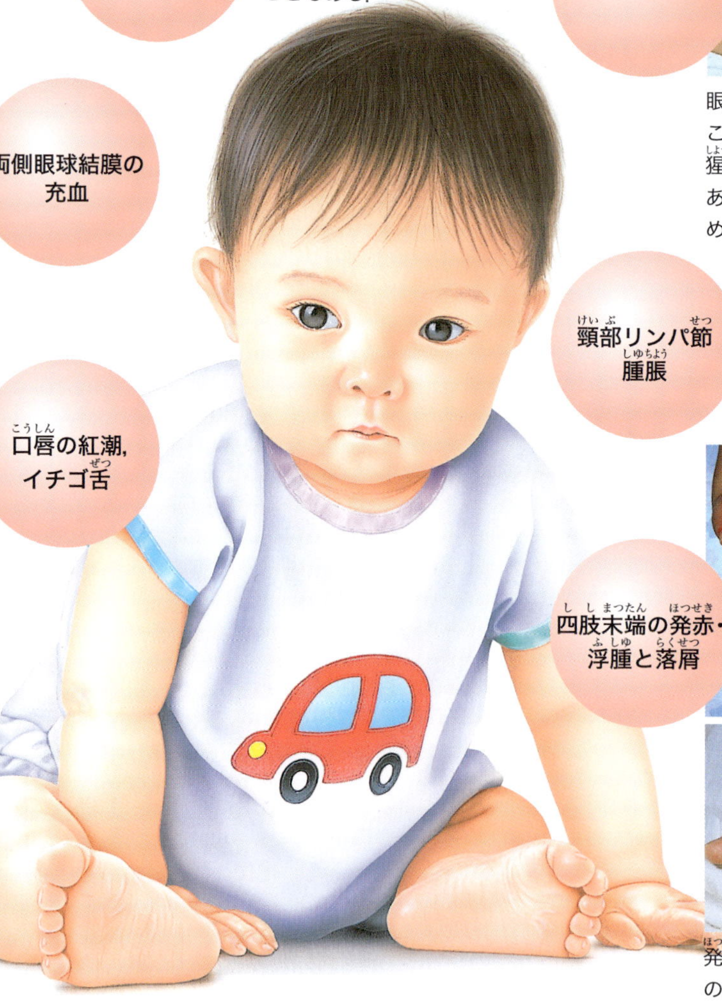

口唇の紅潮，イチゴ舌
眼球結膜の充血の前後に現れる．くちびるは乾燥し，真っ赤に充血する．亀裂，出血を生じることもある．舌は舌乳頭が充血腫大したイチゴ舌となる．

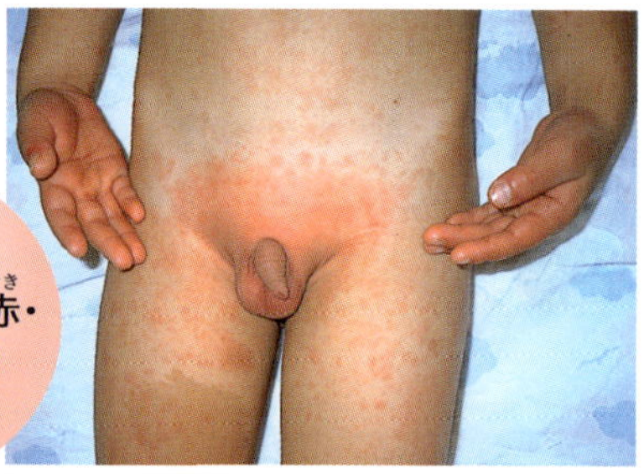

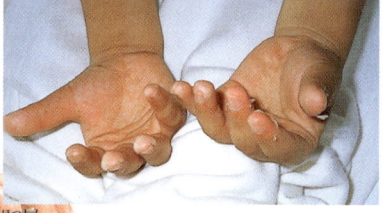

不定形の発疹
眼症状や口唇症状に前後して体幹にでることが多い．麻疹様，風疹様，蕁麻疹様，猩紅熱様，多形紅斑様など，さまざまである(写真上)．BCG接種部位の発赤を認めることもある(写真下)．

頸部リンパ節腫脹
発熱に先だち，あるいは同時期に現れる．化膿していないことが特徴である．ときに鶏卵大まで腫脹し，痛みが強い．

四肢末端の発赤・浮腫と落屑
発疹がでるころ(急性期)に，手のひらや足の裏が赤く腫れる．回復期には手袋を裏返しに脱ぐように皮膚がむける(膜様落屑)．

4歳以下の乳幼児に多くみられる原因不明の急性熱性疾患で，全身の血管に炎症を生じるのが特徴である．1967年に川崎富作博士がはじめて報告したことから，川崎病と命名された．急性熱性皮膚粘膜リンパ節症候群(MCLS, mucocutaneous lymph node syndrome)ともよぶ．日本での年間患者数は8000人をこえ，0〜4歳人口あたりの罹患率は年々増加傾向にある．

〔症状〕　図❶に示した6大症状が典型的である．6大症状のうち5つがそろえば，川崎病と診断される．4つしかみられない場合でも，冠(状)動脈瘤が発見されれば川崎病と診断される．

〔合併症と予後〕　川崎病では全身の血管に炎症が生じるが，なかでも心臓と，その栄養血管である冠動脈に強い変化が現れる．

心臓の合併症には，冠動脈の異常，弁膜の異常，心筋・心膜の異常の3つがある．冠動脈の異常は内径が大きくふくらむ冠動脈瘤のことが多く(図❷)，通常，発病から5日め以降にみられる．冠動脈瘤は断層心エコー検査で診断することができ，内径の大きさで，拡大(4mm未満)，瘤(4〜8mm未満)，巨大瘤(8mm以上)に区分

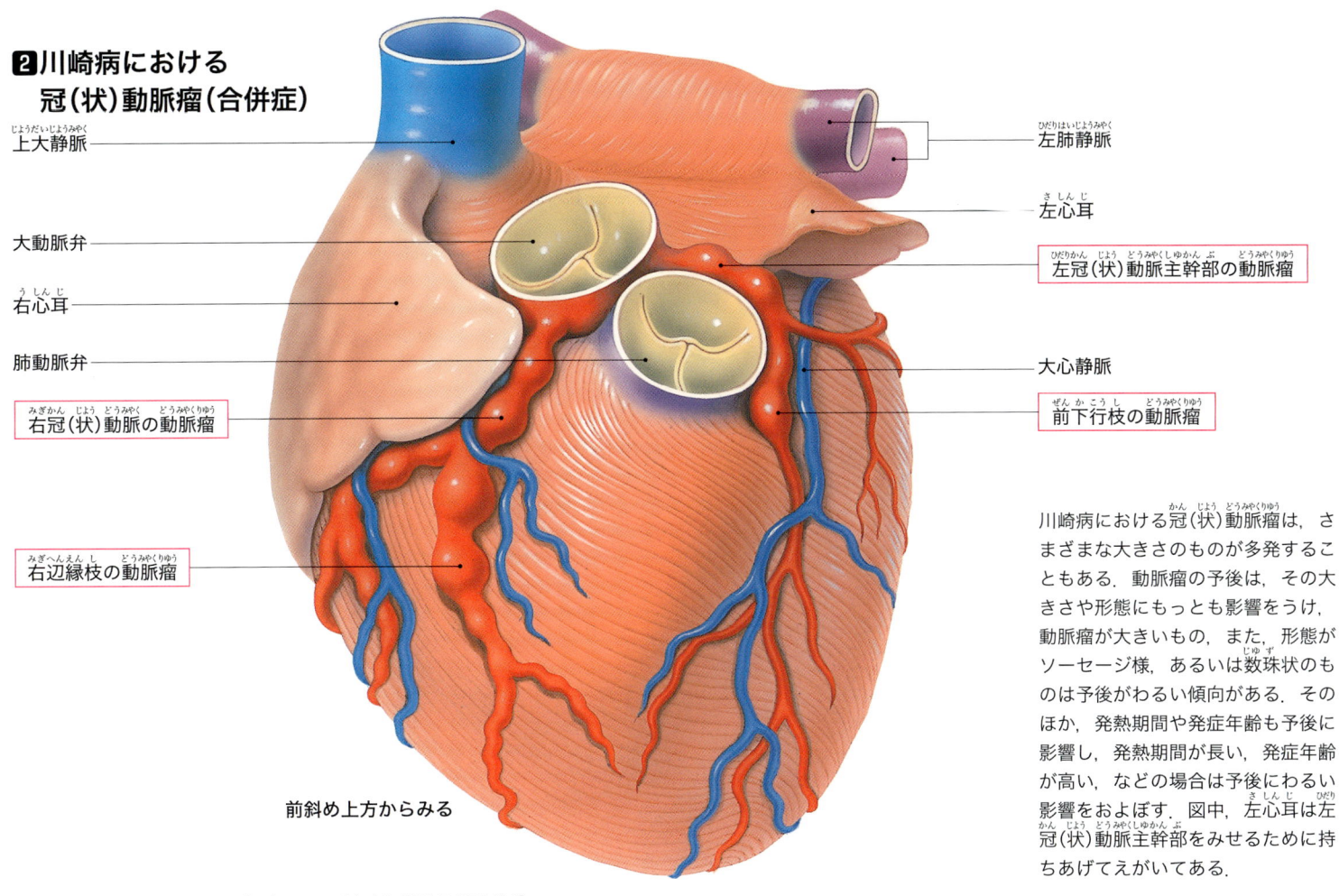

❷川崎病における冠(状)動脈瘤(合併症)

- 上大静脈
- 大動脈弁
- 右心耳
- 肺動脈弁
- 右冠(状)動脈の動脈瘤
- 右辺縁枝の動脈瘤
- 左肺静脈
- 左心耳
- 左冠(状)動脈主幹部の動脈瘤
- 大心静脈
- 前下行枝の動脈瘤

前斜め上方からみる

川崎病における冠(状)動脈瘤は,さまざまな大きさのものが多発することもある.動脈瘤の予後は,その大きさや形態にもっとも影響をうけ,動脈瘤が大きいもの,また,形態がソーセージ様,あるいは数珠状のものは予後がわるい傾向がある.そのほか,発熱期間や発症年齢も予後に影響し,発熱期間が長い,発症年齢が高い,などの場合は予後にわるい影響をおよぼす.図中,左心耳は左冠(状)動脈主幹部をみせるために持ちあげてえがいてある.

❸症状でみる類似疾患との比較(鑑別診断)

疾患	好発年齢	伝染性	発熱	眼球結膜の充血	口唇・口腔の病変	発疹	落屑	頸部(リンパ節)腫脹
川崎病	4歳以下	不明	高熱(5日以上つづく)	強い,めやにはない	くちびるの充血,口腔粘膜の発赤,イチゴ舌	不定形,水疱にはならない	強い	強い
スティーブンス-ジョンソン症候群	3〜30歳	なし	高熱	強い,めやに,偽膜をともなう	偽膜,潰瘍	不定形,水疱をともなう	なし	ときにあり
猩紅熱	学童期	あり	中等度ないし高熱	なし	イチゴ舌	サメ肌様	あり	中等度
麻疹(はしか)	1〜6歳	あり	高熱	あり,めやにをともなう	コプリック斑,かぜ様症状	麻疹様	なし	ときにあり
風疹(三日はしか)	4歳以上	あり	中等度	弱い	かぜ様症状	風疹様	なし	中等度
手足口病	2歳以下	あり	微熱	なし	アフタ性潰瘍	小水疱,紅斑をともなう	なし	弱い
流行性耳下腺炎(おたふくかぜ)	4歳以上	あり	中等度	なし	なし	なし	なし	なし(耳下腺は腫脹する)

される.急性期には,10〜20%の患児で冠動脈の異常がみつかるが,回復期にかけて内径の大きさは徐々に小さくなり,発病後1ヵ月の時点で10〜13%にまで減少する.冠動脈瘤が後遺症としてのこった場合は,断層心エコー検査にくわえ,心臓カテーテルによる冠動脈造影などの検査が必要である.約半数の患児では,発病後1〜2年で平均的な内径の冠動脈にもどるが,瘤,とくに巨大瘤の場合は内腔に血栓ができたり,血管の内膜が肥厚し狭窄がおきたりして,心筋梗塞や突然死の原因になることもある.

〔治療〕 急性期には,血液の凝固をおさえて血栓を予防する目的でアスピリンなどの内服がおこなわれる.γ-グロブリン(ヒト免疫グロブリン)を大量に点滴静注することにより,高熱の持続がおさえられて冠動脈瘤の発生頻度が低くなることが明らかになり,広くもちいられるようになった.冠動脈瘤などの後遺症がある場合は,抗血液凝固療法を長期間つづける必要がある.また,運動の制限が必要なときもあるので定期的な検診は忘れずにうけ,さらに心臓病の専門医ともよく相談することが望ましい.(阿部 淳)

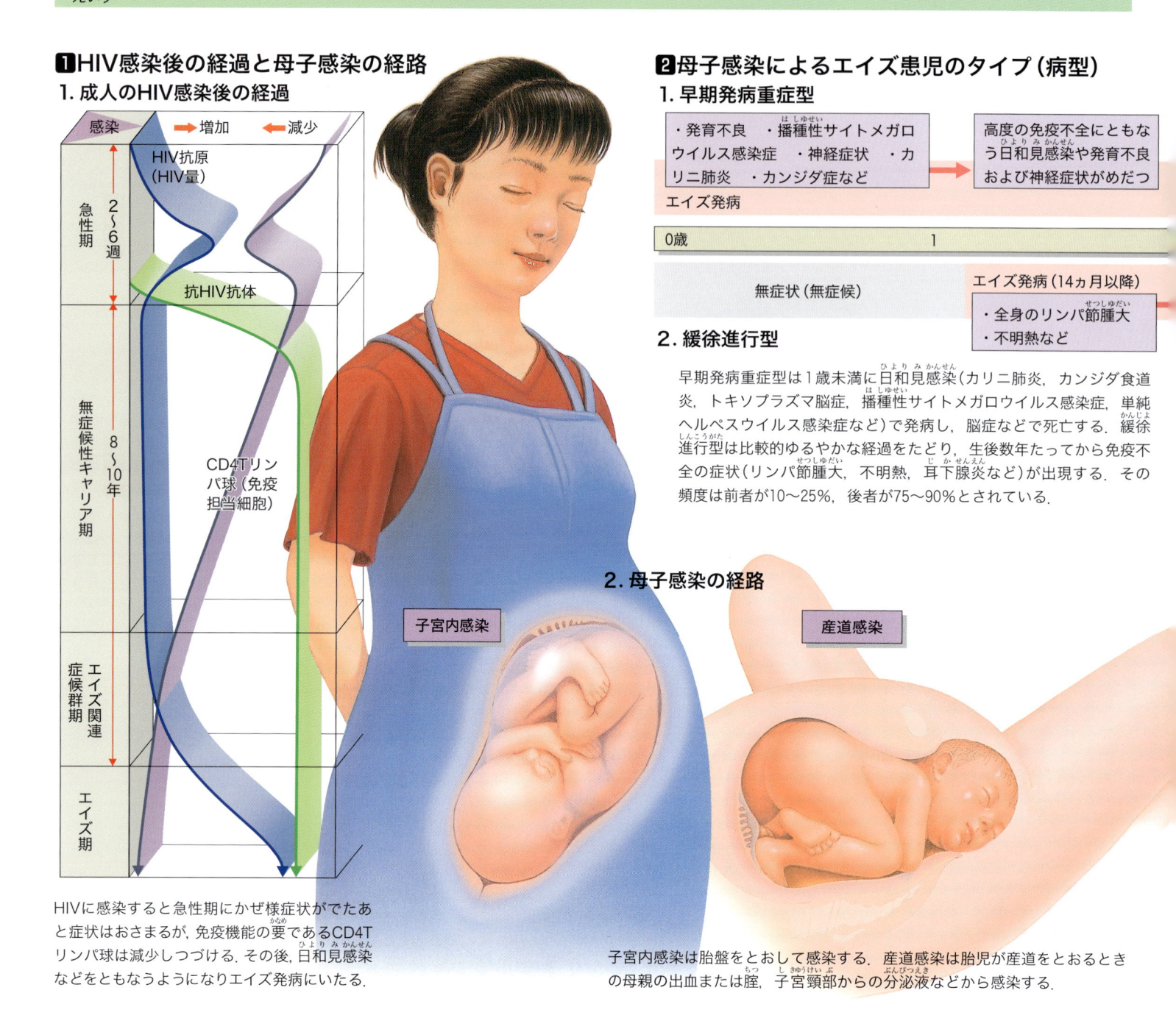

AIDS(acquired immunodeficiency syndrome) ウイルス感染症

エイズ（後天性免疫不全症候群）

1 HIV感染後の経過と母子感染の経路
1. 成人のHIV感染後の経過

HIVに感染すると急性期にかぜ様症状がでたあと症状はおさまるが，免疫機能の要であるCD4Tリンパ球は減少しつづける．その後，日和見感染などをともなうようになりエイズ発病にいたる．

2 母子感染によるエイズ患児のタイプ（病型）
1. 早期発病重症型

- 発育不良　・播種性サイトメガロウイルス感染症　・神経症状　・カリニ肺炎　・カンジダ症など

→ 高度の免疫不全にともなう日和見感染や発育不良および神経症状がめだつ

エイズ発病

0歳　　　　　　　　　　1

無症状（無症候） → エイズ発病（14ヵ月以降）
・全身のリンパ節腫大
・不明熱など

2. 緩徐進行型

早期発病重症型は1歳未満に日和見感染（カリニ肺炎，カンジダ食道炎，トキソプラズマ脳症，播種性サイトメガロウイルス感染症，単純ヘルペスウイルス感染症など）で発病し，脳症などで死亡する．緩徐進行型は比較的ゆるやかな経過をたどり，生後数年たってから免疫不全の症状（リンパ節腫大，不明熱，耳下腺炎など）が出現する．その頻度は前者が10〜25％，後者が75〜90％とされている．

2. 母子感染の経路

子宮内感染は胎盤をとおして感染する．産道感染は胎児が産道をとおるときの母親の出血または腟，子宮頸部からの分泌液などから感染する．

　エイズ（後天性免疫不全症候群）はHIV（human immunodeficiency virus，ヒト免疫不全ウイルス）の感染によっておこるウイルス感染症である．HIVは免疫細胞の主役であるTリンパ球やマクロファージに特異的に感染する（図3）．その結果，免疫機能が低下し，正常なら抑制できる細菌やウイルスがさまざまな症状をひきおこす日和見感染などが発病する．こどもの場合も成人と同様，無症候性感染から最終的には免疫不全と日和見感染にいたる．成人ではHIVに感染してから実際にエイズの症状がでるまで平均10年かかる．こどもでは，個々の症例によるちがいも大きいが，成人の場合とくらべると進行がはやい．免疫機構が未熟なうちに感染することが一つの原因と考えられている．

[感染経路]　こどものHIV感染症の90％以上が母親からの感染（垂直感染）によるものである．母子感染以外の感染経路としては，血液製剤によるものなどがある．母子感染の経路には子宮内感染，産道感染，母乳感染の3つがあり，このうち半数以上は産道感染である（図1-2）．母から子に感染する確率は約15〜30％といわれているが，母親が分娩前にすでにエイズを発病している場合は感染率が高い．HIVは血液を介してひろがってゆくので，保育園，学校などでの日常的な接触で感染した例はない．また，カなどの吸血により感染した例もみられない．

[経過と症状]　HIV母子感染患児の経過は，大きく早期発病重症型と緩徐進行型の2つにわけられる（図2）．早期発病重症型では生後4〜10ヵ月（1歳未満）でカリニ肺炎，カンジダ食道炎，トキソプラズマ脳症などの日和見感染を発病する．しばしば発育障害や脳症を合併して発病後4〜5年で死亡する．緩徐進行型は生後数年たってから全身のリンパ節腫大や不明熱など，免疫不全の症

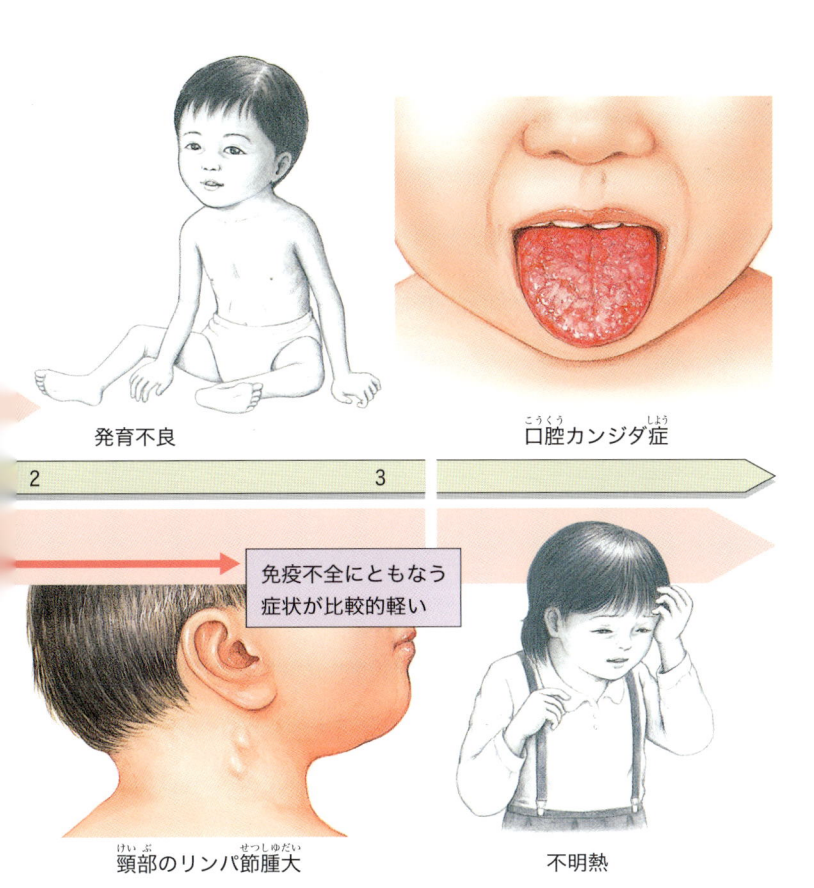

発育不良　　口腔カンジダ症

免疫不全にともなう症状が比較的軽い

頸部のリンパ節腫大　　不明熱

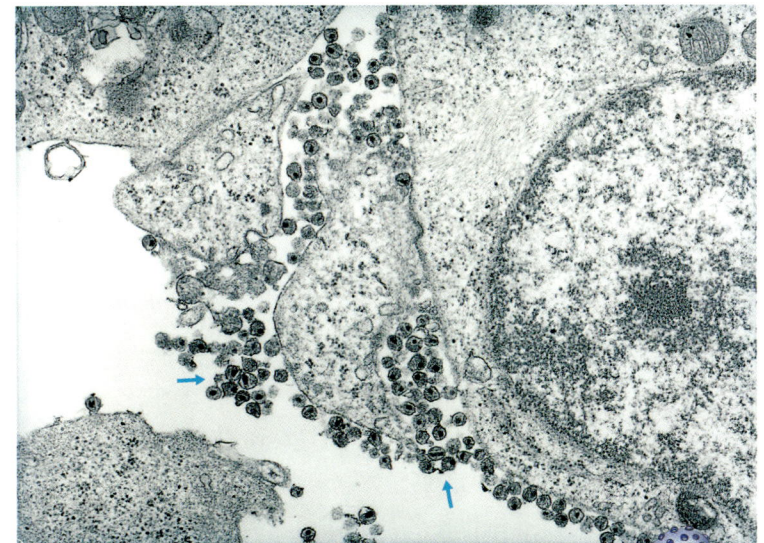

HIVの出芽をとらえた電顕像　多数のHIV粒子が細胞膜から出芽している（矢印）．

状が出現する．脳症など神経症状の合併はまれである．

【HIVの検査】 成人の場合，実際にエイズの症状がでてくるまでの期間は，検査をしない限りHIVに感染しているかどうかわからない．HIVに感染すると2〜3週間後に血液中にHIVに対する抗体（抗HIV抗体）がつくられるので，この抗体を検出して感染しているかどうかを検査することが多い．感染直後に検査するとわからないこともあるので注意を要する（図❶-1）．

検査の結果，HIVに感染していることがわかった場合，妊婦は体内のHIV量，免疫能などを主治医によって監視してもらいながら，胎児がウイルスに感染する率を低くするようにするのがのぞましい．たとえば，妊婦への抗HIV薬投与と帝王切開により，母子感染率を2％まで低下させることができる．　　（中島　典子）

❸エイズウイルス複製のしくみ

コア（P24カプシド）
RNA
逆転写酵素
ウイルス膜（脂質2重層）
gp160 [gp120 / gp41]
P17マトリックス

エイズウイルス（HIV粒子）の模型図

HIVにはTリンパ球に感染しやすいもの（Tリンパ球指向性HIV）とマクロファージに感染しやすいもの（マクロファージ指向性HIV）がある．HIVの感染・吸着にはCD4以外にもう一つの受容体（コレセプター）が必要であるが，前者ではCXCR-4が，後者ではCCR-5が主要なコレセプターである．

マクロファージ指向性HIV
Tリンパ球指向性HIV
CD4　CCR-5
マクロファージ

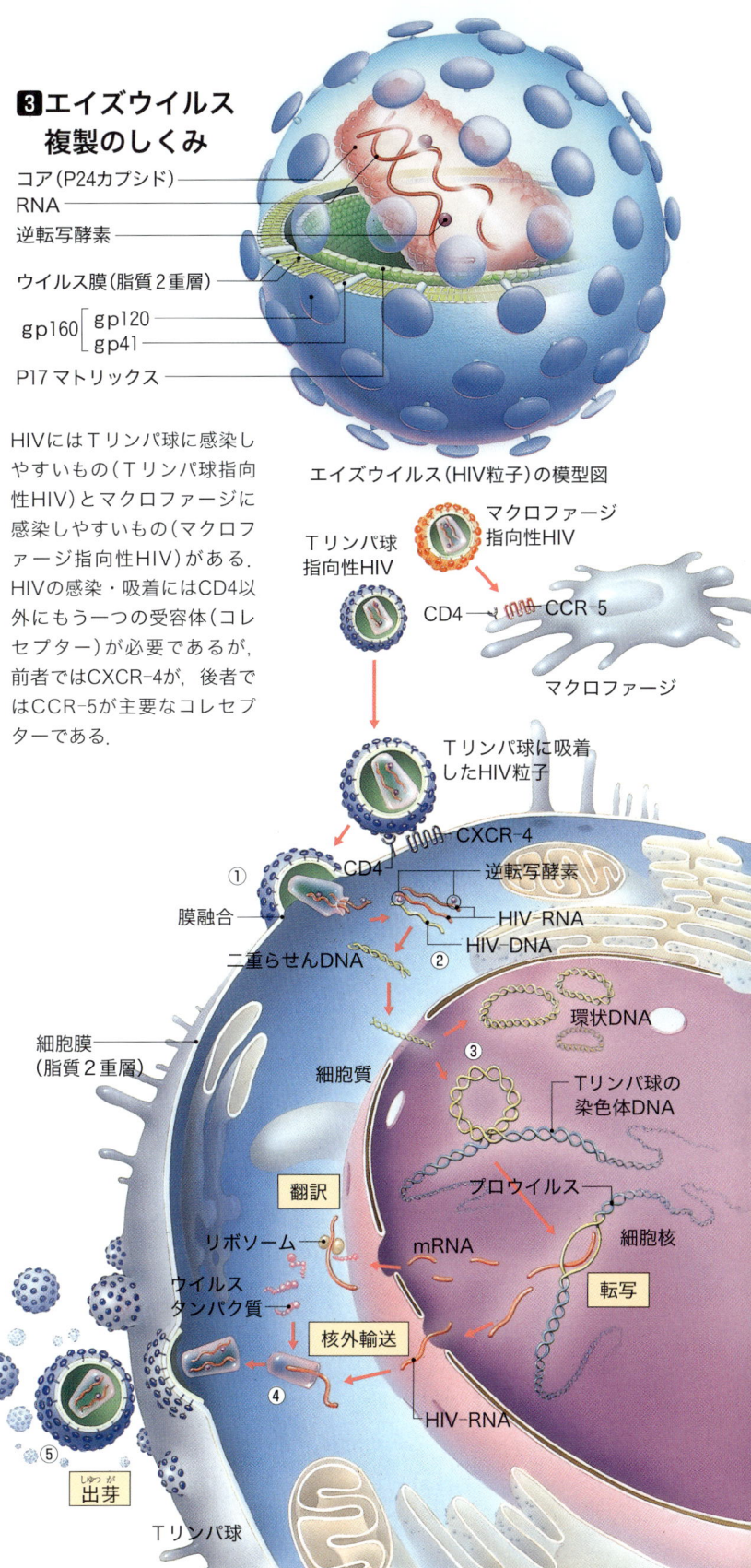

Tリンパ球に吸着したHIV粒子

① 膜融合　CXCR-4　CD4　逆転写酵素　HIV-RNA　HIV-DNA
② 二重らせんDNA
細胞膜（脂質2重層）
細胞質
③ 環状DNA　Tリンパ球の染色体DNA　プロウイルス　細胞核
翻訳　mRNA　転写
リボソーム
ウイルスタンパク質
④ 核外輸送　HIV-RNA
⑤ 出芽
Tリンパ球

①Tリンパ球に吸着したHIV粒子は細胞膜と融合して侵入し，ウイルスゲノム（HIV-RNA），逆転写酵素などを細胞内に送りこむ．
②逆転写酵素によって，HIV-RNAがHIV-DNAに逆転写される．
③HIV-DNAは核内に輸送されるとTリンパ球（宿主細胞）の染色体DNAに組みこまれ，プロウイルスとなる．組みこまれなかったHIV-DNAは環状DNAとなって，核内に存在する．
④プロウイルスはTリンパ球の転写装置をつかって，HIV-RNAと子孫HIVのウイルスタンパク質をつくるmRNA（メッセンジャーRNA）に転写される．このHIV-RNAとウイルスタンパク質が組みあわされる．
⑤細胞膜より子孫HIV粒子は出芽し，新たな感染源となる．

発達と心因性の障害

●関連のある病気
心身症→126ページ

行動と心の問題
こうどうとこころのもんだい

こどもの行動と心の問題は、①発達の問題（発達障害）と、②心の状態が不安定になって生じる問題（心因性障害）にわけられる。発達の問題は2〜5歳くらいの幼児期に気づかれることがふつうであるが、心因性の問題は6歳以降の学童期から思春期に多くみられる。

〔発達障害〕 ①精神遅滞、②自閉症（広汎性発達障害）、③注意欠陥/多動障害、④特異的発達障害、などがある。精神遅滞は、知能のおくれと日常生活・社会生活において適応障害を示すものをいう。自閉症は図1-1に示すような特徴をもったこどもたちである。人とのやりとりの行動、ことばの指導、学習指導、問題行動の改善などの対応がおこなわれる。注意欠陥/多動障害（図1-2）は、いわゆる〈落ちつきのない子〉といわれるもので、集団行動から外れやすいため、幼稚園や学校で問題にされることが多くなる。多動や注意の問題には薬が有効なことが多いが、そのほか、環境調整や本人の心理面への対応、学習面への配慮なども必要となる。特異的発達障害とは、ことば、読み書き、計算など、発達のある側面だけがとくに障害されているものをいう。

〔心因性障害〕 心身症同様、家庭・学校（社会）・こども自身の3つの要因が関係しあっておこる。実際には、この3つのなかのどれかの影響が強いのがふつうである。同じ問題行動でも、こどもによりおもな背景要因はちがっていて、たとえば、同じ不登校（図2-1）でも、ある子は学習についていけないなどこども自身の要因が強く関係していたり、別の子はいじめなど社会の要因が強く関係しているということがある。したがって、こどもの行動と心の問題への対応を考えるときには、一つの決まったみかたでばかりみないで、一人一人のこどもの背景について個別に考えていく必要がある。

児童虐待（図2-2）は、こどもの心の問題のなかでももっとも重大なものであり、ひどい場合には死亡することすらある。成長後は、非行、拒食症、神経症、アルコール依存症など、さまざまな精神障害をおこしやすいことが知られている。（宮本 信也）

❶発達の問題（発達障害）
1. 自閉症の3つの特徴（基本症状）

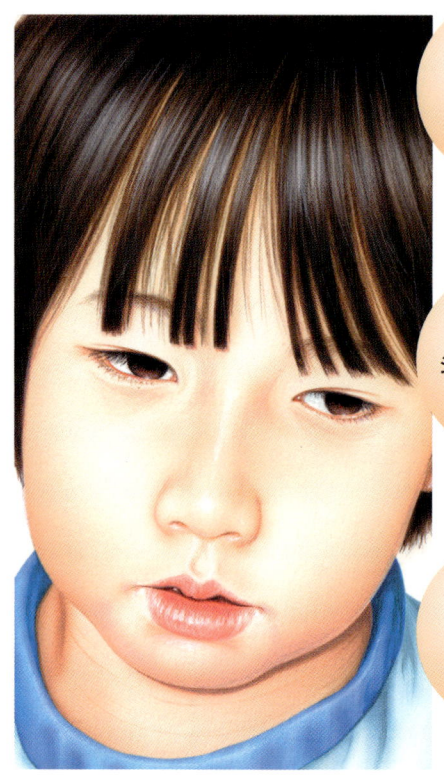

社会的交流・行動の障害	・視線があわない、指さしをしない ・表情や身振りが乏しい ・話しかけても反応しない ・一方的でマイペースな対人行動 ・自分から話しかけることが少ない ・ほかの人と喜びや悲しみなどの気もちを共有することができない	
コミュニケーション・想像的活動の障害	・ことばのおくれ ・いわれたことばをそのままくりかえす（反響言語） ・会話困難（一方的に話す、話題がとぶ、話がかみあわない） ・ことば・冗談の意味がわからない ・ごっこ遊び、役割遊びをしない	
常同的で限定された行動・関心	・パターン化したもの（文字、商標など）への早期からの強い関心 ・同じもの、同じやりかた、同じ状況へのこだわり（同一性保持） ・全体のうちのある部分だけに対するこだわり	

❷心因性の問題（心因性障害）
1. 不登校のタイプ（型）と対応

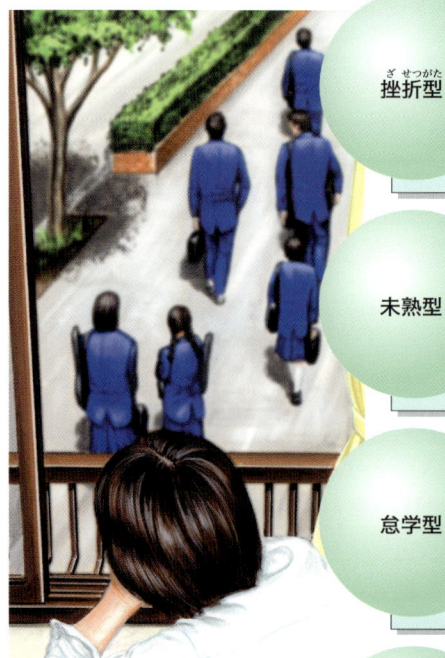

型	概要	対応
挫折型	・学校でのなんらかのストレス体験（学習の失敗、いじめなど）がきっかけ	・登校刺激はしない ・余計なストレスから本人を守り、心に余裕を与える
未熟型	・集団生活になじめず、結果として欠席 ・本人の気質、家庭要因などが関係	・段階的な登校刺激をくわえる ・登下校時間など、登校条件を可能な限り緩和
怠学型	・成功体験の乏しさから登校意欲が低下 ・能力の問題、家庭や家族間におけるストレスなど	・まず、信頼関係の樹立を ・その後、登校刺激をくわえていく
神経症・精神疾患合併型	・完成された神経症あるいは精神疾患をもち、その症状のために欠席する	・専門機関での基礎疾患の治療が第一 ・登校刺激はくわえない

2. 注意欠陥/多動障害の症状と経過

①3つの基本症状

注意力障害
- 学習や仕事に集中できない，最後までやりとげられない
- 単純なミスが多い
- 気が散りやすい
- 注意の持続が必要な事柄（宿題など）をいやがる，さける
- 忘れ物やなくし物が多い

多動性
- じっとしていることができず，動きまわる
- 授業中，席に座っていられない
- からだのどこかがつねにそわそわ動いている
- うるさいくらいによく話す
- 声が大きい，声の大きさを調節できない
- 動作が乱暴

衝動性
- 順番を待つことができない
- 相手の話が終わっていないのに話しだす
- ほかの人のやっていること（会話，ゲームなど）のじゃまをする

②経過

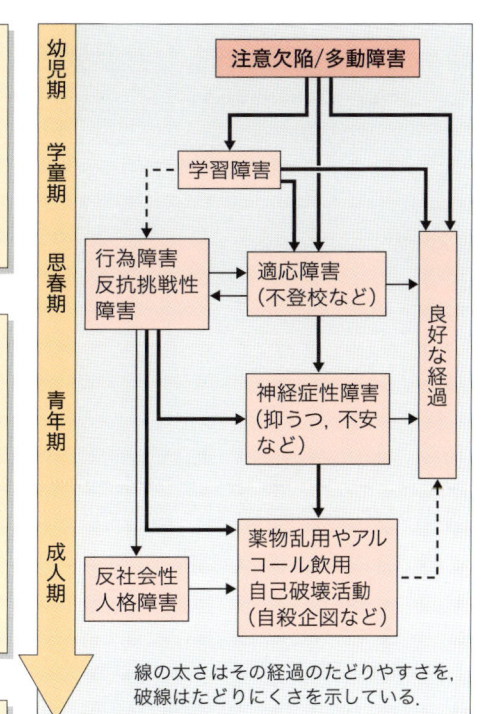

幼児期 → 学童期 → 思春期 → 青年期 → 成人期

注意欠陥/多動障害 → 学習障害／行為障害・反抗挑戦性障害／適応障害（不登校など）／神経症性障害（抑うつ，不安など）／反社会性人格障害／薬物乱用やアルコール飲用，自己破壊活動（自殺企図など）／良好な経過

線の太さはその経過のたどりやすさを，破線はたどりにくさを示している．

注意欠陥/多動障害のあるこどもは，小さいときから注意や叱責をうけやすく，失敗体験も多いため，自分の存在意義に確信がもてず，外部への攻撃的行動やうつ傾向が生じやすい．この経過を予防することが，注意欠陥/多動障害児への対応の目的である．

❸そのほかの問題行動

●**選択的緘黙** 家族以外の人と話さないもの．社会性の問題であり，話さなくても集団行動ができていれば，話すことの促しはしないほうがよい．

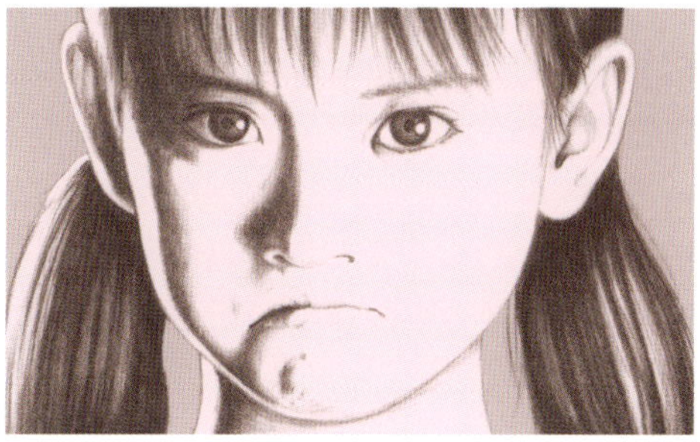

●**抜毛癖（症）** 10歳前後に多い．不安感をまぎらわす自己刺激行動としての常同行動と考えられるが，多くは比較的短期間で改善する．

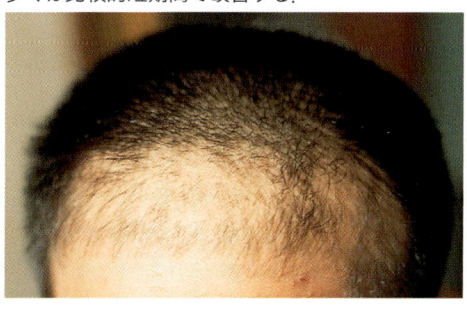

●**行為障害・反抗挑戦性障害** 行為障害とは，盗みや暴力など，人の基本的人権や社会の基本的ルールを侵害する行為をくりかえすもの．反抗挑戦性障害は，反抗・挑戦的な態度を示すが，直接的な暴力的行動はしないもの．児童虐待，注意欠陥/多動障害が背景にあることが多い．

2. 児童虐待

①4つの虐待のタイプ

身体的虐待
なぐる・ける，やけどをさせる，農薬などの毒物を飲ませるなど，身体面に直接的に危害をくわえるもの

心理的虐待（情緒的虐待）
「あんたなんかいないほうがいい」など，ことばによる暴力

ネグレクト（養育の拒否・怠慢）
こどもの心身の健全な成長・発達に必要な世話をしないもの．食事を与えない，不潔にしておく，病気になっても医者に連れていかない，など

性的虐待
こどもに性的行為を強要するもの．直接的な性行為でなくても，ポルノ雑誌を無理やりみせるなどの行為も含まれる．

②児童虐待の早期発見と初期対応

●**早期発見のポイント**

身体面
- 多発性の新旧の外傷
- やけど・骨折・事故の反復，乳児の骨折（とくに肋骨骨折）
- 原因不明の頭蓋内出血
- 多数の重度のむし歯
- 突然死

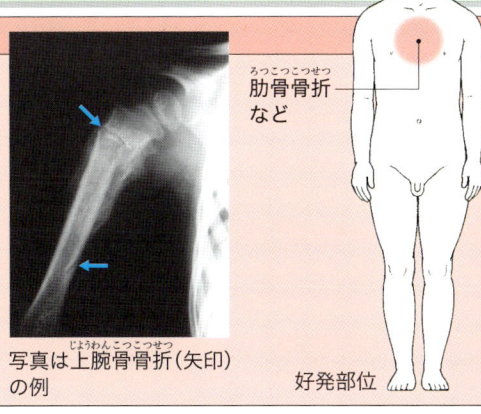

写真は上腕骨骨折（矢印）の例

好発部位：頭蓋骨骨折，頭蓋内出血／肋骨骨折 など

行動・精神面
- 食行動の異常（過食，異食，反芻）
- 痛み刺激に鈍感
- 保護者からの隔離に無頓着
- 過剰で無差別な人への接近行動（べたべたする）
- 多動で，衝動的，暴力的
- 盗みとうそのくりかえし
- 単独での非行のくりかえし

●**初期対応**

まず，通告　児童相談所や保健所，福祉事務所のどこかに

・チームで対応するのが原則　ケース会議の開催（関連職種すべてが集まる）

・虐待の重症度の評価　家庭分離など緊急介入の必要性検討

関連機関・職種の役割分担を決めて対応

心身症
しんしんしょう

psychosomatic disease — 心とからだの病気

● 関連のある病気
気管支喘息→66ページ　夜尿症→94ページ　行動と心の問題→124ページ
起立性調節障害→128ページ　肥満→136ページ

　心身症とは，特定の病気をさすことばではない．また，〈気のせい〉の病気でもない．気管支喘息（→66ページ）などはっきりとした身体的異常による身体疾患でありながら，その治療をおこなううえで，身体面の治療だけでなく，その人の心理的問題や生活上の問題にも対応しないと，完全に治らない病気のことを総称していうことばである．

【小児の心身症の特徴】　小児は成長・発達する途中であり，心とからだのはたらきが独立しておらず，たがいに影響しやすい状態にある．このため，心理的ストレスがすぐに心身両面に影響しやすく（図1，図2），身体面ではいろいろな身体症状を，心理面でも多彩な行動面の問題を，それぞれだしやすいという特徴がある（図3）．つまり小児では，身体的異常が明らかでなくても，また行動面の問題をともなっていても，心理的ストレスのもとに身体症状がある場合には，その状態を心身症として考えるのが一般的である．小児が発達する存在であるということは，小児の心身症にもう一つの特徴をつけくわえる．それは，発達段階が異なると，同じストレスであってもでてくる症状が異なるものとなりやすい，という点である．不安・緊張感があると，幼児では腹痛や多動がみられやすくなるが，小学生くらいでは頻尿などがおこり，中学生では頭痛がおこりやすい，などということがある．

【小児の心身症への対応】　身体症状を軽くする薬物療法，生活上の留意点の指導，カウンセリングや環境調整による心理的ストレス状態の軽減化などがおこなわれる．この際たいせつなのは，あまりこどもの心をいじりすぎないようにすることである．こどもは，まだ経験も思考能力も十分ではないので，大きな心理的問題に直面させられると，かえって混乱して病状が悪化することがあるからである．心の問題をあまり追及せず，こどもが話すことや話したいことをじっと聞くという態度がよい．当面の対応でよくならなくてもあせらず，いまの状態よりわるくしないことをまず心がけると，成長・発達とともに改善していくことが少なくない．

（宮本 信也）

1 小児の心身症のおもな背景要因

円内に示す要因が関係しあって心身の問題が生じる．家族間の愛着関係（たがいに安心感を感じる結びつき），対等な友人関係，教師との信頼関係，の3つの対人関係に注意することがポイントである．

本人の領域
ストレスをためこむ性格傾向（過剰適応，対人緊張，融通のなさなど）

家庭の領域
不適切な養育態度（一方的・支配的・威圧的），両親の不和など

2 小児の心身症のおこるしくみと典型的な心身症

図1に示すような要因は大脳皮質で認知され，前頭葉・大脳辺縁系においてさまざまな感情や情動を生じる．この情動刺激（ストレス）は，内分泌系や免疫系，自律神経系を介して身体各臓器に伝えられる．この結果，各臓器のはたらきがバランスをくずし，多彩な心身症症状が出現することになる．

心身症の生理的基盤

心理・社会的ストレッサー
↓
大脳皮質，前頭葉・大脳辺縁系
↓
視床下部 → 自律神経系（交感神経，副交感神経）
↓
下垂体 → 免疫系
↓
内分泌系（ホルモン）
↓
各臓器

　交感神経（━）はストレスを感じた際に活発にはたらく神経系で，胃腸以外の各臓器の活動性を高める．副交感神経（━，迷走神経など）はその逆のはたらきをする．ストレスはこの2種類の神経のバランスをくずし，各臓器の平衡状態がくずれる．ホルモン（━）は，身体内部の状態を一定状態にたもち，成長・性に関するはたらきもする．ストレスは，ホルモンのこのはたらきをも障害してしまう．免疫系の不安定はアレルギー疾患や感染症を生じやすくする．

TSH：甲状腺刺激ホルモン　ACTH：副腎皮質刺激ホルモン　ADH：抗利尿ホルモン　GTH：性腺刺激ホルモン

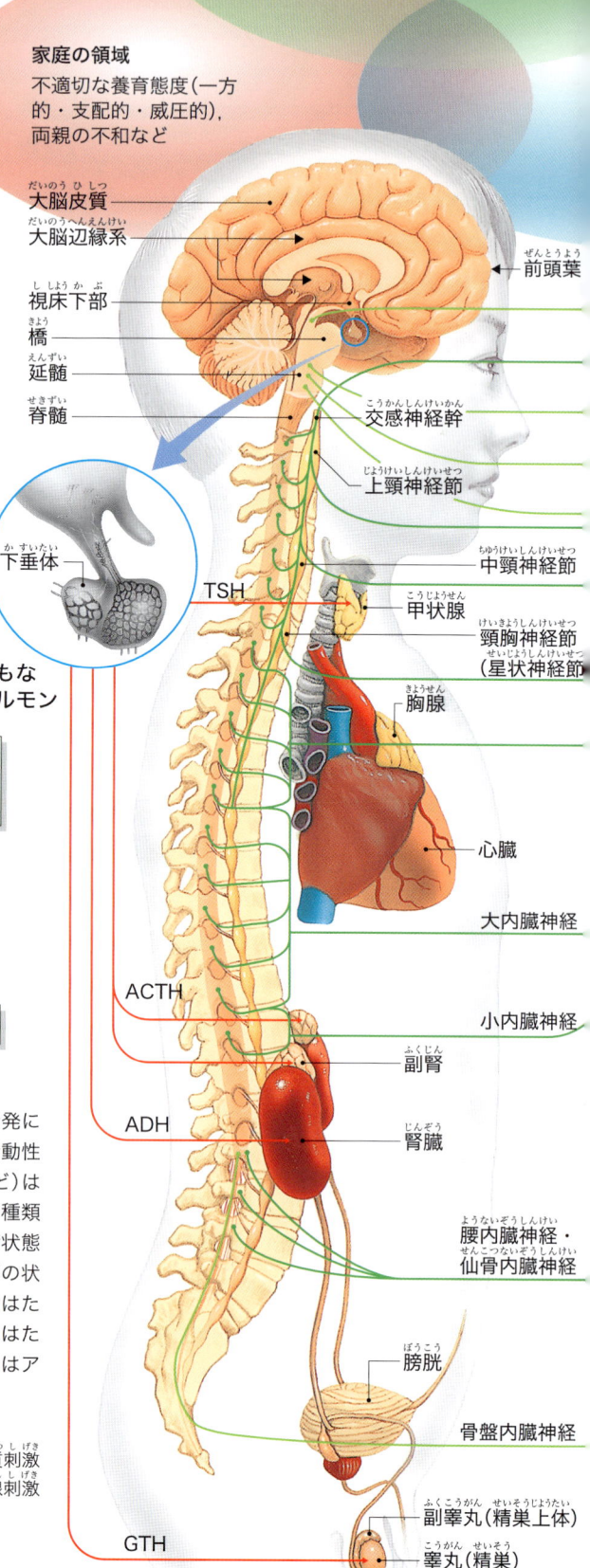

（図の解剖図ラベル：大脳皮質，大脳辺縁系，視床下部，橋，延髄，脊髄，下垂体，前頭葉，交感神経幹，上頸神経節，中頸神経節，甲状腺，頸胸神経節（星状神経節），胸腺，心臓，大内臓神経，小内臓神経，副腎，腎臓，腰内臓神経・仙骨内臓神経，膀胱，骨盤内臓神経，副睾丸（精巣上体），睾丸（精巣），おもなホルモン：TSH，ACTH，ADH，GTH）

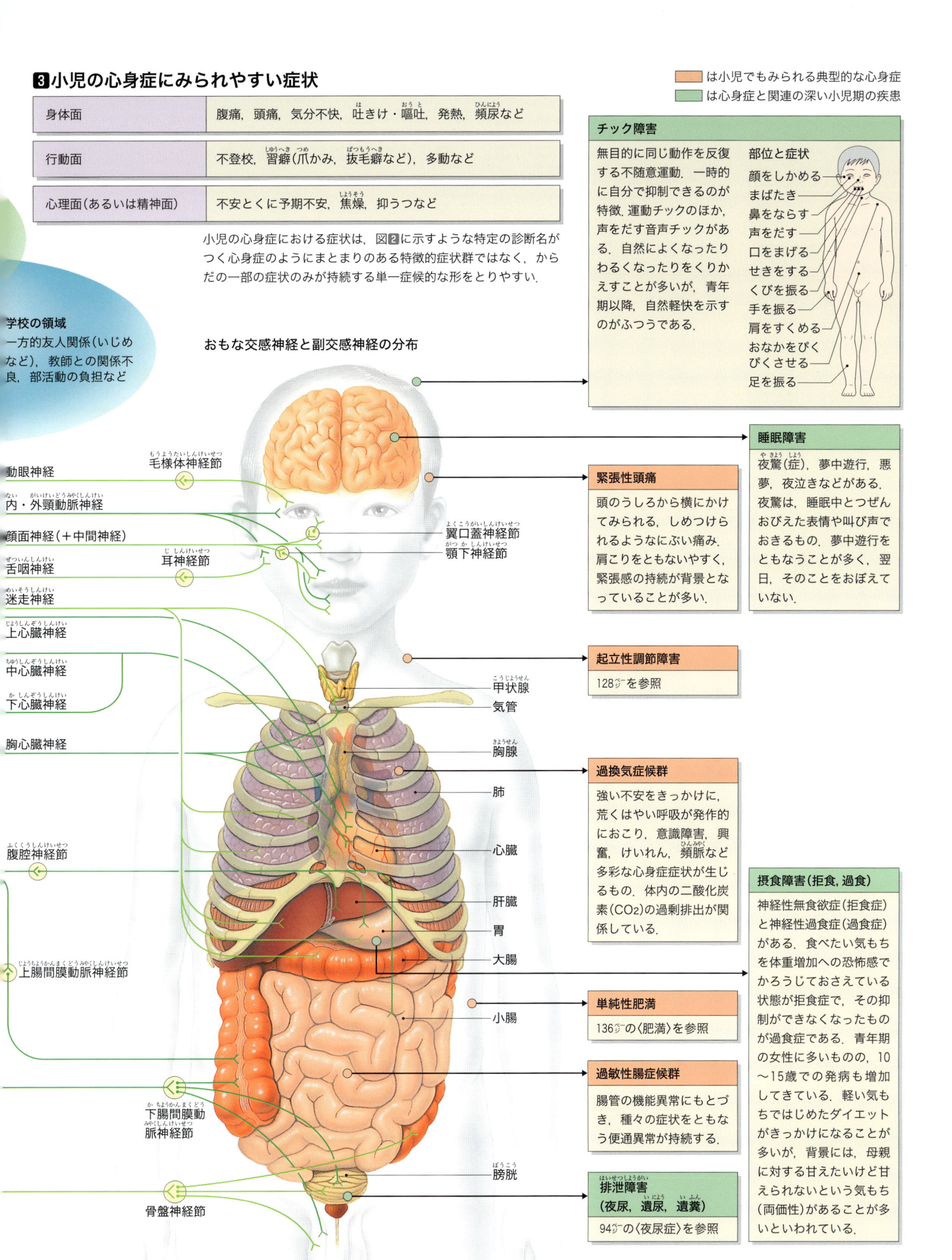

❸ 小児の心身症にみられやすい症状

身体面	腹痛，頭痛，気分不快，吐きけ・嘔吐，発熱，頻尿など
行動面	不登校，習癖（爪かみ，抜毛癖など），多動など
心理面（あるいは精神面）	不安とくに予期不安，焦燥，抑うつなど

■ は小児でもみられる典型的な心身症
■ は心身症と関連の深い小児期の疾患

小児の心身症における症状は，図❷に示すような特定の診断名がつく心身症のようにまとまりのある特徴的症状群ではなく，からだの一部の症状のみが持続する単一症候的な形をとりやすい．

学校の領域
一方的友人関係（いじめなど），教師との関係不良，部活動の負担など

チック障害
無目的に同じ動作を反復する不随意運動．一時的に自分で抑制できるのが特徴．運動チックのほか，声をだす音声チックがある．自然によくなったりわるくなったりをくりかえすことが多いが，青年期以降，自然軽快を示すのがふつうである．

部位と症状
- 顔をしかめる
- まばたき
- 鼻をならす
- 声をだす
- 口をまげる
- せきをする
- くびを振る
- 手を振る
- 肩をすくめる
- おなかをぴくぴくさせる
- 足を振る

睡眠障害
夜驚（症），夢中遊行，悪夢，夜泣きなどがある．夜驚は，睡眠中とつぜんおびえた表情や叫び声でおきるもの．夢中遊行をともなうことが多く，翌日，そのことをおぼえていない．

緊張性頭痛
頭のうしろから横にかけてみられる，しめつけられるようなにぶい痛み．肩こりをともないやすく，緊張感の持続が背景となっていることが多い．

起立性調節障害
128ページを参照

過換気症候群
強い不安をきっかけに，荒くはやい呼吸が発作的におこり，意識障害，興奮，けいれん，頻脈など多彩な心身症状が生じるもの．体内の二酸化炭素（CO_2）の過剰排出が関係している．

摂食障害（拒食，過食）
神経性無食欲症（拒食症）と神経性過食症（過食症）がある．食べたい気もちを体重増加への恐怖感でかろうじておさえている状態が拒食症で，その抑制ができなくなったものが過食症である．青年期の女性に多いものの，10〜15歳での発病も増加してきている．軽い気もちではじめたダイエットがきっかけになることが多いが，背景には，母親に対する甘えたいけど甘えられないという気もち（両価性）があることが多いといわれている．

単純性肥満
136ページ〈肥満〉を参照

過敏性腸症候群
腸管の機能異常にもとづき，種々の症状をともなう便通異常が持続する．

排泄障害（夜尿，遺尿，遺糞）
94ページ〈夜尿症〉を参照

おもな交感神経と副交感神経の分布

- 動眼神経
- 毛様体神経節
- 内・外頸動脈神経
- 顔面神経（＋中間神経）
- 翼口蓋神経節
- 耳神経節
- 顎下神経節
- 舌咽神経
- 迷走神経
- 上心臓神経
- 中心臓神経
- 下心臓神経
- 胸心臓神経
- 腹腔神経節
- 上腸間膜動脈神経節
- 下腸間膜動脈神経節
- 骨盤神経節

- 甲状腺
- 気管
- 胸腺
- 肺
- 心臓
- 肝臓
- 胃
- 大腸
- 小腸
- 膀胱

心身症 — 127

orthostatic dysregulation, OD

起立性調節障害
きりつせいちょうせつしょうがい

循環器の病気

●関連のある病気
消化性潰瘍→78ページ　行動と心の問題→124ページ
心身症→126ページ　貧血→130ページ

たちくらみやめまい，朝の寝おきがわるい，頭痛，腹痛などの訴えがあるにもかかわらず，臓器障害などの器質的な疾患をもたない症候群．通常，思春期前後，小学校高学年から中学生にかけて症状が出現し，季節的には春から初夏にかけて発病する．

〔発病のしくみと病態〕　起立性調節障害は自律神経が大きく関与する疾患である．思春期前後には，からだが急速に大きくなるため，からだと自律神経系の発達のバランスがくずれやすく，精神面の影響が自律神経系に強く現れやすい．

自律神経は交感神経と副交感神経からなる．交感神経が興奮すると，心拍促進，末梢血管収縮，血圧上昇，発汗促進などがおこり，逆に消化のはたらきや尿・便の排泄がおさえられる．この状態は〈はりきって〉いるときの自律神経の状態に近い．一方，副交感神経が興奮すると，心臓抑制，末梢血管拡張，血圧低下などがおこり，消化のはたらきが高まる．この状態は〈くつろいだ〉一時をすごしている自律神経の状態に近い．この自律神経の調節や切りかえがうまくいかないと，自律神経失調（症）におちいる．

自律神経失調のなかには，本来，交感神経が興奮して〈しゃきっと〉するべき午前中に，副交感神経優位となり朝からめざめがわるく，起立時にたちくらみをおこしやすく（図3），また，夕方から就寝時にかけてむしろ交感神経優位がつづくため〈くつろぐ〉ことができず，不眠になったりする例がある．

〔診断と治療〕　起立性調節障害は図1に示す基準をもとに診断される．起立性調節障害がうたがわれる場合は，症状が類似した病気（図2）も少なくない．そのため，くわしい病歴や身体所見，立位負荷試験のほか，他の検査を追加して貧血や脳腫瘍などの器質的疾患と区別する必要がある．治療には，生活習慣の改善（睡眠時間と睡眠時刻の調節，朝食をしっかりとる，運動する，薄着になる，エアコンに頼りすぎないなど）や鍛錬により自律神経の発達をうながす方法，説得療法（心理療法）があり，また，多数の有効な薬物がある．不登校の一部は起立性調節障害のためにどうしても朝おきられないことが原因になっており，家庭や学校での対応と病院での診断と治療が重要である．　　　（白石　裕比湖）

自律神経鍛錬法の一例

- 朝は全身の皮膚の乾布摩擦，あるいは冷水摩擦をおこなう
- 夜は入浴して湯ぶねからでたあと，水でタオルをしぼり冷水摩擦をおこなうか，洗面器いっぱいの水をひざから下にかける
- 薬物療法と併用しているときは，薬をとめられたあとも鍛錬法はつづける．いずれにせよ〈毎日つづけられる方法〉がよい

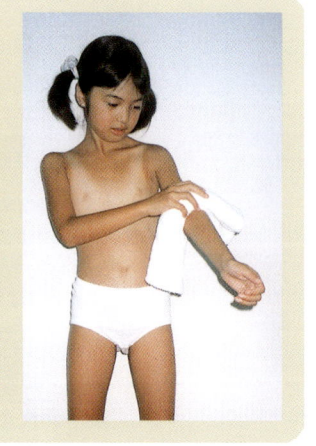

1 起立性調節障害の診断基準

大症状

A たちくらみ，あるいはめまいをおこしやすい
急にたったとき，眼の前が真っ暗になる感覚（たちくらみ）や天井がまわる感じ（めまい）

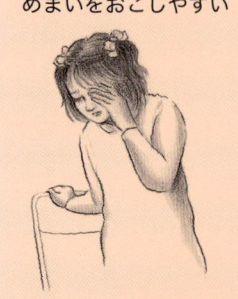

B たっていると気もちがわるくなる，ひどくなるとたおれる
徐々に気もちがわるくなり，生欠伸がでてひどいときには気を失う

C 入浴時あるいはいやなことを見聞きすると気もちがわるくなる
熱い湯にはいると気をうこともあるので，ぬるい湯にはいりたがる

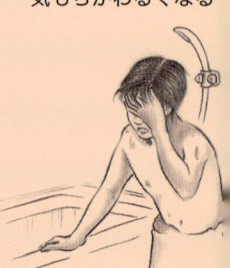

小症状

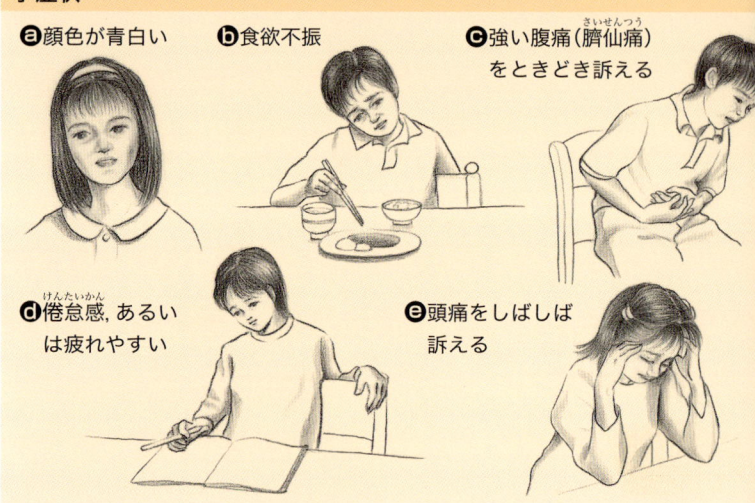

a 顔色が青白い
b 食欲不振
c 強い腹痛（臍仙痛）をときどき訴える
d 倦怠感，あるいは疲れやすい
e 頭痛をしばしば訴える

①大症状3項目以上，②大症状2項目小症状1項目以上，または③大症状1項目小症状3項目以上あり，器質的疾患がほかに認められなければ，起立性調節障害と診断する．起立試験は，安静状態で血圧，脈拍数を測定し，心電図を記録したあとで10分間起立させ，再度検査する．

2 訴えが類似するおもな病気

不登校（→124ページ）	午前中に症状が強いので起立性調節障害とまちがわれやすいが，不登校なら休日には訴えが少ない
貧血（→130ページ）	起立性調節障害と症状がよく似ているが，血液（末梢血）検査をすればすぐ区別できる
脳腫瘍	めまいや頭痛のほかに，運動障害，脳圧亢進による嘔吐がある．CT検査で区別できる
神経調節性失神	起立や疼痛などが誘因となって，数秒間心停止したり低血圧におちいる．tilt試験※で区別できる
胃・十二指腸潰瘍（→78ページ）	学校や家庭，友人関係などにストレスがないか注意する．便潜血検査で区別できる
自律神経てんかん	突発的な腹痛では特殊なてんかんをうたがい，脳波検査で区別する
眼や耳の病気	水晶体の屈折異常や内耳の疾患ではめまいを訴える

※垂直ではなく80°程度に傾けた検査台の上に患者をたたせ，その状態をしばらくたもち，血圧や心拍数を連続してモニターして交感神経の過緊張を診断する試験

❸病気の本態（起立性低血圧）のおこるしくみ

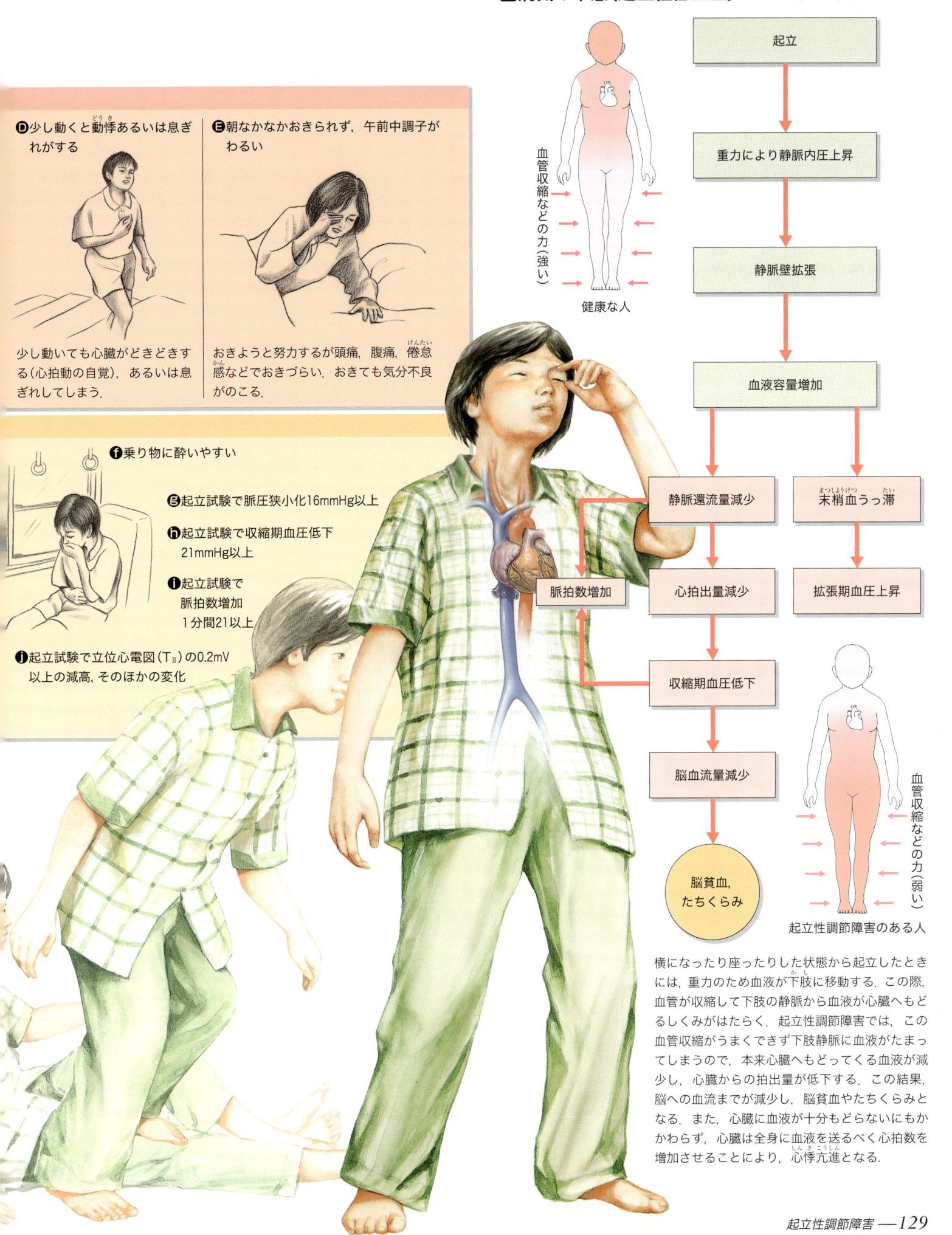

D 少し動くと動悸あるいは息ぎれがする

少し動いても心臓がどきどきする（心拍動の自覚），あるいは息ぎれしてしまう．

E 朝なかなかおきられず，午前中調子がわるい

おきようと努力するが頭痛，腹痛，倦怠感などでおきづらい．おきても気分不良がのこる．

f 乗り物に酔いやすい

g 起立試験で脈圧狭小化16mmHg以上

h 起立試験で収縮期血圧低下21mmHg以上

i 起立試験で脈拍数増加1分間21以上

j 起立試験で立位心電図（T₂）の0.2mV以上の減高，そのほかの変化

健康な人 ／ 血管収縮などの力（強い）

起立
↓
重力により静脈内圧上昇
↓
静脈壁拡張
↓
血液容量増加
↓
静脈還流量減少 ／ 末梢血うっ滞
↓ ↓
心拍出量減少 → 脈拍数増加 ／ 拡張期血圧上昇
↓
収縮期血圧低下
↓
脳血流量減少
↓
脳貧血，たちくらみ

起立性調節障害のある人 ／ 血管収縮などの力（弱い）

横になったり座ったりした状態から起立したときには，重力のため血液が下肢に移動する．この際，血管が収縮して下肢の静脈から血液が心臓へもどるしくみがはたらく．起立性調節障害では，この血管収縮がうまくできず下肢静脈に血液がたまってしまうので，本来心臓へもどってくる血液が減少し，心臓からの拍出量が低下する．この結果，脳への血流までが減少し，脳貧血やたちくらみとなる．また，心臓に血液が十分もどらないにもかかわらず，心臓は全身に血液を送るべく心拍数を増加させることにより，心悸亢進となる．

anemia

血液の病気

● 関連のある病気
消化性潰瘍→78ページ　白血病→132ページ

貧血——鉄欠乏性貧血
ひんけつ

貧血とは，血液中の赤血球が相対的に不足した状態をさすことばであり，通常，血色素であるヘモグロビン（Hb）の濃度で表される．Hbの正常値は小児で12〜16g/dlであるが，一般には10g/dlより低くなると（赤血球数では350万/mm³以下），貧血としてあつかわれる．

〔原因と小児貧血のおもなタイプ〕　貧血のおもな原因は，①赤血球の生成低下，②失血，③赤血球の破壊亢進（溶血）である．①は造血幹細胞が分化して成熟赤血球になる過程（図❶）の各段階の障害でおこるもので，その原因により平均赤血球容積（MCV）が変化してくるため，多くの場合，貧血のタイプはMCVの値により分類される（図❷）．MCVが85〜95を示す正球性正色素性貧血では，溶血性貧血や再生不良性貧血などが，また，MCVが80未満となる小球性低色素性貧血では，鉄欠乏性貧血やヘモグロビン異常症であるサラセミアなどがみられる．

〔鉄欠乏性貧血〕　小児貧血でもっとも多いのが鉄欠乏性貧血であり，赤血球の生成過程でHbを合成する際に必須の材料である鉄の不足により生じる貧血である．好発のピークは，発育にともなう鉄需要が大きく鉄供給の比較的少ない乳児期後期から幼児期前期と，男子ではHb値の生理的上昇，女子では月経による失血がおこり，やはり成長発達が急速にすすむ思春期，の2つにある．

鉄は体内では，約3分の2が赤血球中に含まれ，そのほかは貯蔵鉄などの形で存在する（図❸-1）．しかし，図❸-2に示す症状が現れるような状態では，そのすべてが欠乏状態にあると考えられるため，かなりの量の鉄の補充が必要である．1日に体重1kgあたり4〜5mgの鉄剤投与を2〜3ヵ月継続し，治療終了後も鉄を多く含む食品を積極的に摂取するなどの配慮が欠かせない．また，すべての貧血に共通することであるが，ほかに原因疾患があり二次的に貧血となる2次性貧血がみられる．その原因疾患には消化性潰瘍，消化管奇形，悪性腫瘍，慢性感染症，膠原病などがあり，これらの疾患の鑑別が重要である．　　　　　（菊地　陽）

❶赤血球の分化・成熟の過程

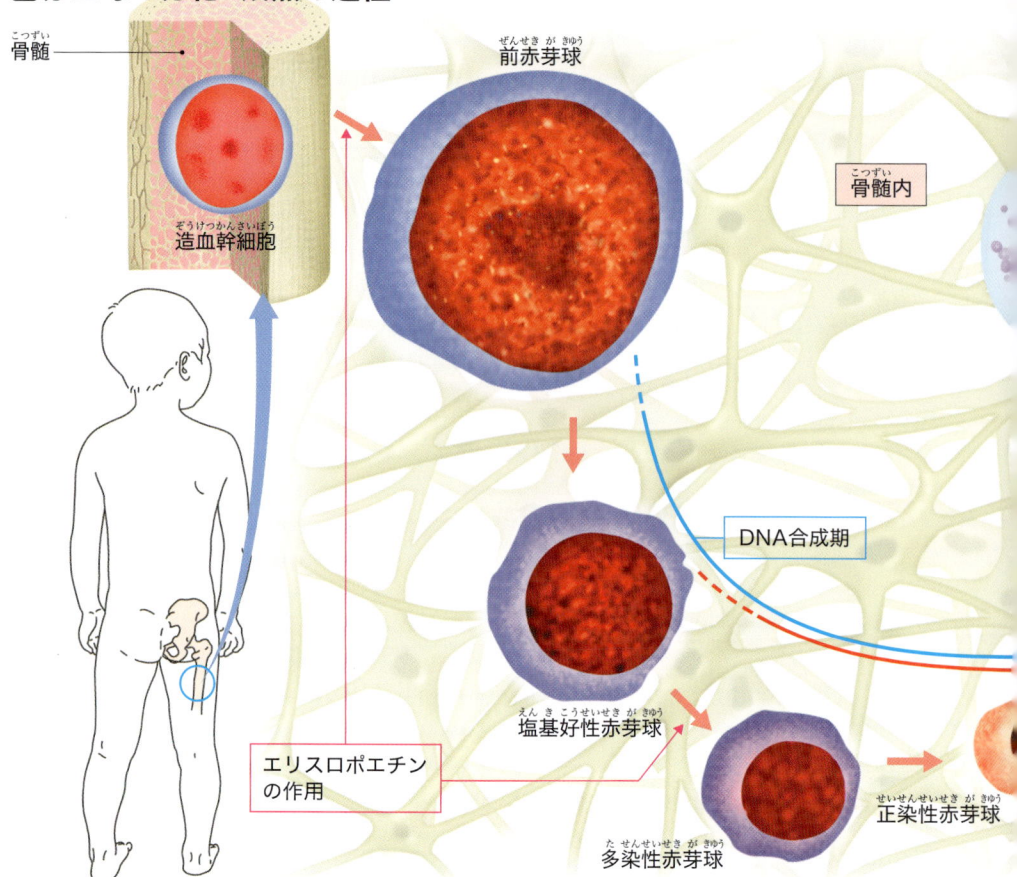

骨髄／造血幹細胞／前赤芽球／骨髄内／DNA合成期／エリスロポエチンの作用／塩基好性赤芽球／多染性赤芽球／正染性赤芽球

骨髄内の造血幹細胞はエリスロポエチンの作用などによって前赤芽球に分化し，さらに分裂と分化をくりかえして脱核したのち血管（類洞）にはいり成熟赤血球となる．貧血は，この赤血球分化のどの過程の障害によってもおこり得るものであり，造血幹細胞に障害のある再生不良性貧血，DNA合成に障害のある巨赤芽球性貧血，ヘモグロビン（血色素）が合成されない鉄欠乏性貧血などがある．

❷赤血球の形態による貧血のタイプ

赤血球の形態	貧血の種類	おもな貧血	好発年齢
	大球性貧血 MCV(fl)：＞100 MCH(%)：＞34 MCHC(g/dl)：31〜35	巨赤芽球性貧血（悪性貧血）	小児期にはまれ
	正球性正色素性貧血 MCV(fl)：85〜95 MCH(%)：28〜32 MCHC(g/dl)：31〜35	溶血性貧血	どの時期にもみられる
		再生不良性貧血	乳児期から学童期
		白血病による貧血	乳児期から学童期
	小球性低色素性貧血 MCV(fl)：＜80 MCH(%)：＜25 MCHC(g/dl)：＜28	鉄欠乏性貧血	乳児期後期から幼児期前期 思春期
		サラセミア	どの時期にもみられる

MCVは平均赤血球容積，MCHは平均赤血球ヘモグロビン量，MCHCは平均赤血球ヘモグロビン濃度

赤血球の構造

1μmは1000分の1mm

2.4μm 1.0μm
7.5μm

赤血球は鉄を含むヘモグロビンという血色素をもつ．これに酸素を結合させ，全身の組織に酸素を運ぶのが赤血球のおもなはたらきである．

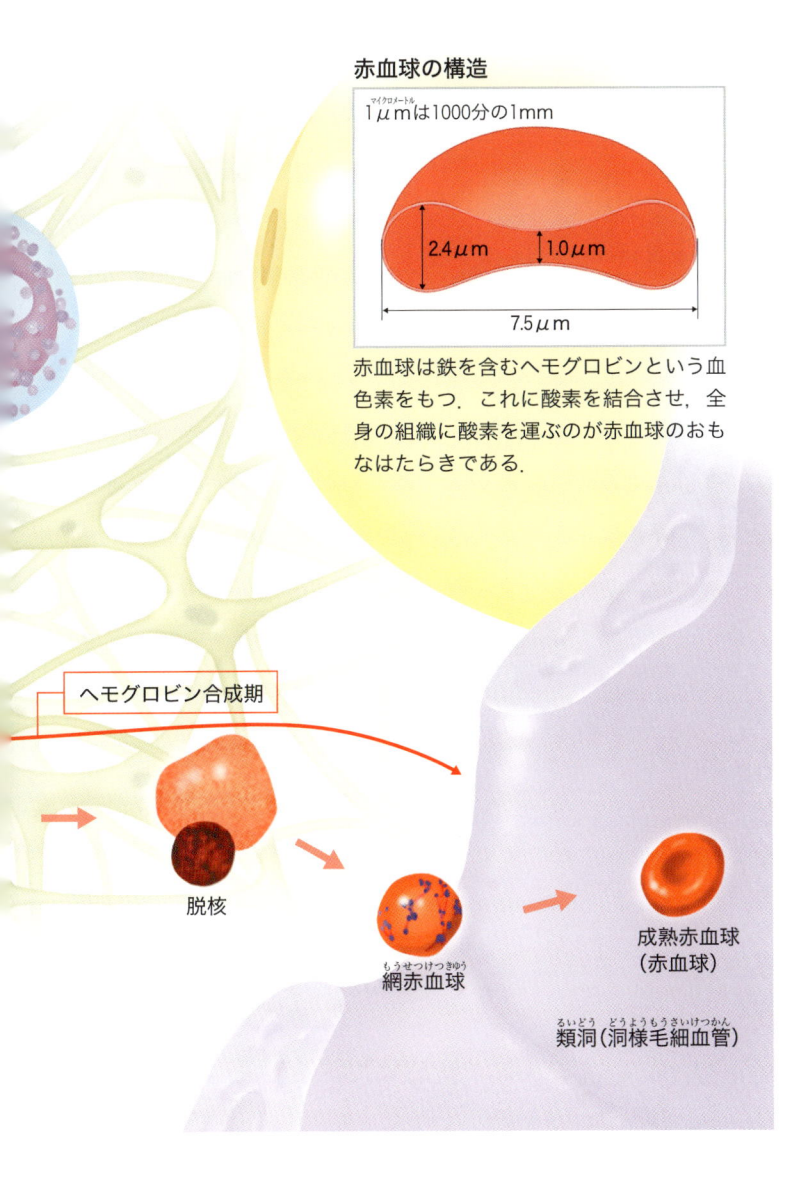

ヘモグロビン合成期

脱核 → 網赤血球 → 成熟赤血球（赤血球）

類洞（洞様毛細血管）

3 体内の鉄の動き（動態）と鉄欠乏性貧血

1. 正常時の体内鉄の動態

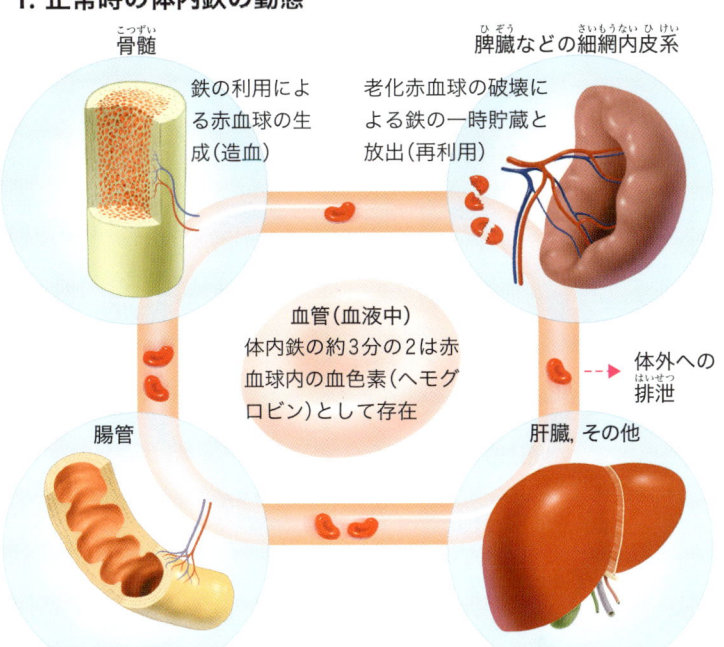

骨髄：鉄の利用による赤血球の生成（造血）

脾臓などの細網内皮系：老化赤血球の破壊による鉄の一時貯蔵と放出（再利用）

血管（血液中）：体内鉄の約3分の2は赤血球内の血色素（ヘモグロビン）として存在

体外への排泄

腸管：食品中の鉄を腸管から吸収．吸収量は摂取量の10分の1（1日の鉄必要量は1.0～1.5mg）

肝臓，その他：フェリチン，ヘモジデリンの形で貯蔵（筋肉中ではミオグロビンの形で貯蔵），必要に応じて放出

赤血球は寿命（約120日間）がつきると，おもに脾臓などの細網内皮系で破壊され，血色素であるヘモグロビンもヘム鉄（鉄）とグロビン（アミノ酸）に分解される．ヘム鉄は血色素の材料として再利用される．体外へ排泄される鉄の量は1日に1～2mgの微量にすぎず，鉄は体内で一種の閉鎖循環をしている．

2. 鉄欠乏性貧血の進展

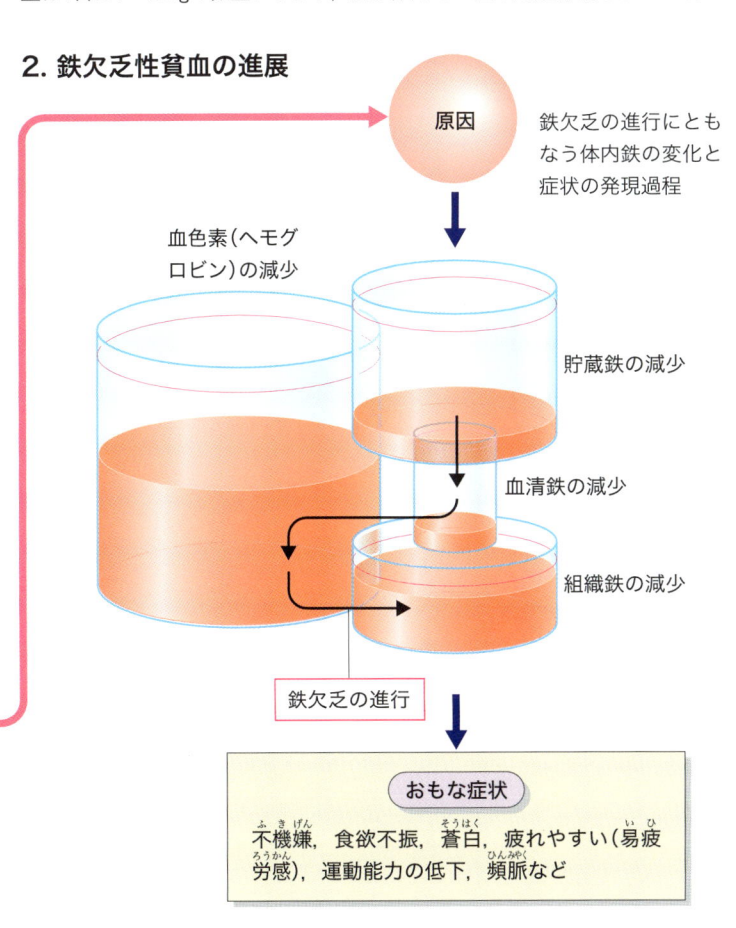

原因：鉄欠乏の進行にともなう体内鉄の変化と症状の発現過程

血色素（ヘモグロビン）の減少
貯蔵鉄の減少
血清鉄の減少
組織鉄の減少

鉄欠乏の進行

おもな症状
不機嫌，食欲不振，蒼白，疲れやすい（易疲労感），運動能力の低下，頻脈など

原因，病態生理など
・DNAの合成に必要なビタミンB₁₂，葉酸の欠乏により生じた大型の赤芽球は成熟赤血球になる前に死滅し，その結果，貧血となる
・免疫学的しくみや先天性の酵素欠損によっておこる
・造血幹細胞や造血環境の異常によっておこる
・白血病細胞（→132㌻図2）の増殖による赤血球生成の障害のためにおこる
・出生時の体内鉄の不足，急成長にともなう鉄の需要増加，出血（消化性潰瘍，胃横隔膜ヘルニア，月経過多などによる失血），食事の欠陥（鉄不足，ビタミン不足），消化・吸収障害（慢性下痢，吸収不全症候群）など
・ヘモグロビン遺伝子突然変異と，それにもとづくグロビン合成障害による

leukemia, malignant lymphoma 血液・造血器の病気

白血病, 悪性リンパ腫
はっけつびょう, あくせいりんぱしゅ

● 関連のある病気
水痘→106ページ　貧血→130ページ
紫斑病→134ページ　小児がん→156ページ

❶ 急性白血病の症状
おもな症状

- 貧血（赤血球の減少にともなう）
- 発熱（白血病細胞の崩壊による腫瘍性発熱と感染症にともなう）
- 出血傾向（血小板の減少にともなう）

おもな出血とその部位
- 鼻出血
- 歯肉・口腔粘膜の出血
- 胃腸管出血
- 皮下出血（紫斑）
- 血尿
- 皮下出血（紫斑）

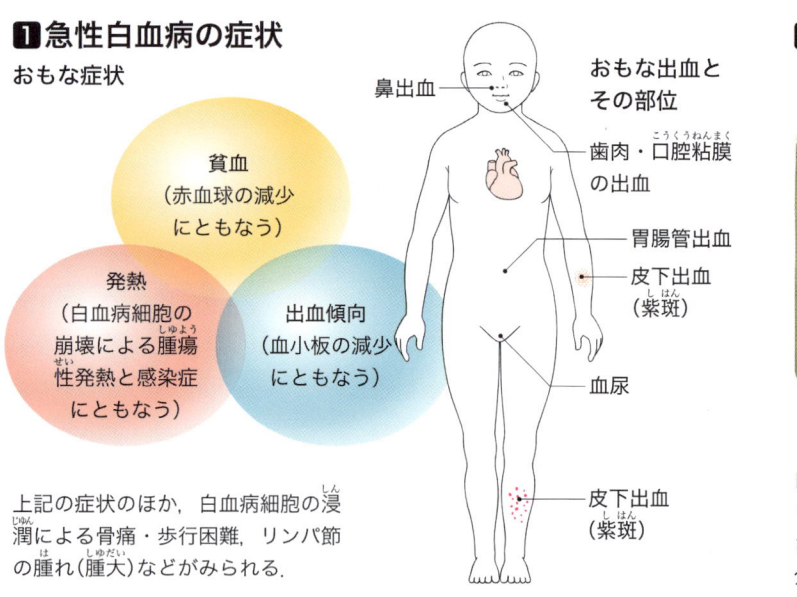

上記の症状のほか，白血病細胞の浸潤による骨痛・歩行困難，リンパ節の腫れ（腫大）などがみられる．

❷ 白血球の分化・成熟過程と急性白血病のタイプ

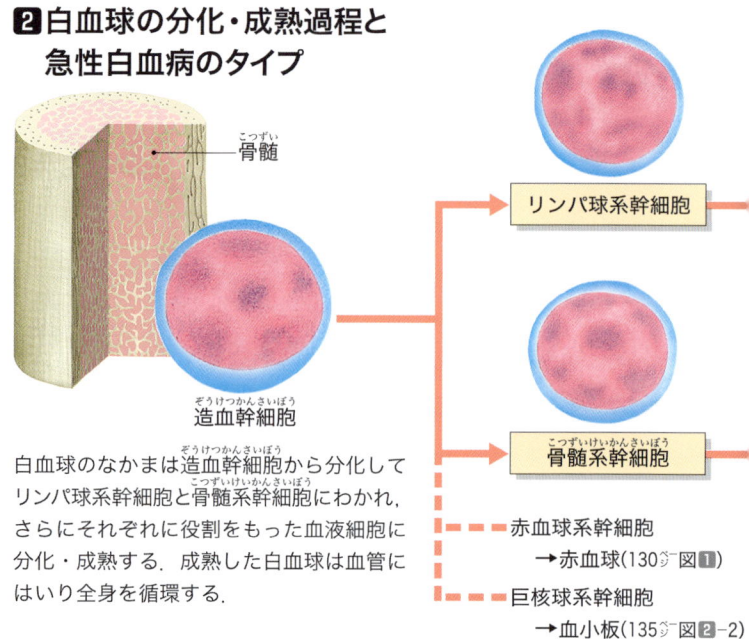

骨髄／造血幹細胞／リンパ球系幹細胞／骨髄系幹細胞／赤血球系幹細胞→赤血球(130ページ図❶)／巨核球系幹細胞→血小板(135ページ図❷-2)

白血球のなかまは造血幹細胞から分化してリンパ球系幹細胞と骨髄系幹細胞にわかれ，さらにそれぞれに役割をもった血液細胞に分化・成熟する．成熟した白血球は血管にはいり全身を循環する．

❹ 悪性リンパ腫のタイプと症状

1. ホジキンリンパ腫と非ホジキンリンパ腫

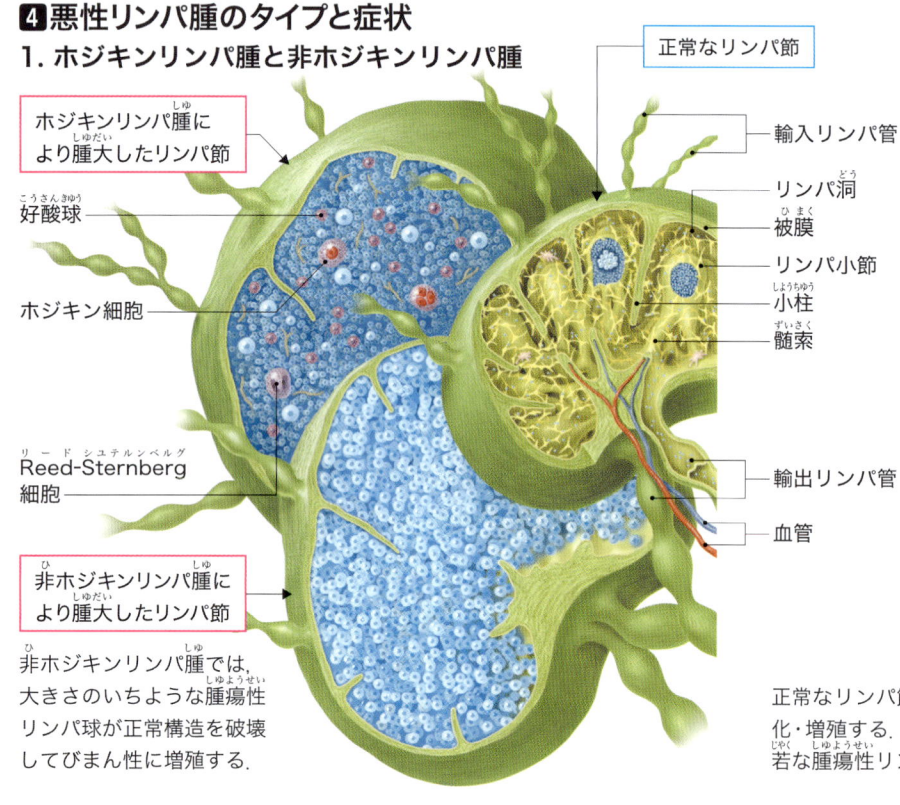

- ホジキンリンパ腫により腫大したリンパ節
- 好酸球
- ホジキン細胞
- Reed-Sternberg 細胞
- 非ホジキンリンパ腫により腫大したリンパ節
- 正常なリンパ節
- 輸入リンパ管
- リンパ洞
- 被膜
- リンパ小節
- 小柱
- 髄索
- 輸出リンパ管
- 血管

非ホジキンリンパ腫では，大きさのいちような腫瘍性リンパ球が正常構造を破壊してびまん性に増殖する．

2. 腫大のみられるおもな表在リンパ節

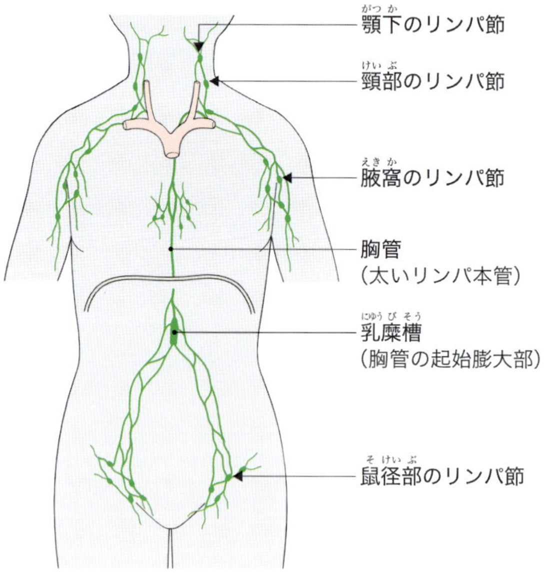

- 顎下のリンパ節
- 頸部のリンパ節
- 腋窩のリンパ節
- 胸管（太いリンパ本管）
- 乳糜槽（胸管の起始膨大部）
- 鼠径部のリンパ節

正常なリンパ節内の多数の小リンパ球は，抗原の侵入などの刺激に応じて分化・増殖する．この際，リンパ節は腫大することがあるが，悪性リンパ腫は幼若な腫瘍性リンパ球の増殖であるため，その腫大は程度を超えて大きくなる．

　白血病は，造血器である骨髄で分化・成熟しつつある幼若な血液細胞（図❷）が悪性化（がん化）して増殖し，正常な造血をさまたげることによって種々の病態をひきおこす病気である．悪性リンパ腫は，白血球のうちのリンパ球の幼若な血液細胞が，リンパ節などのリンパ組織でがん化・増殖した病気である．

● 白血病

〔病気のタイプと症状〕　白血病は，小児の悪性腫瘍ではもっとも頻度の高い病気であり，小児がん全体の約半分をしめている．小児の白血病は3つのタイプ（病型）があり，全体の97.8％までが急性白血病（図❷）である．そのうち，骨髄内のリンパ球系幹細胞などの幼若な血液細胞ががん化した急性リンパ性白血病（ALL）が全体の70〜75％，骨髄芽球など骨髄系（顆粒球系）の幼若な血液細胞ががん化した急性骨髄性白血病（AML）が全体の25〜30％をしめる．慢性骨髄性白血病はわずか2〜3％にすぎない．症状（図❶）としては，正常造血の障害による赤血球の減少とそれにともなう貧血，貧血の進行による蒼白，疲れやすさ（易疲労感），頻脈，血小板減少による種々の出血症状がみられるほか，正常白血球の減少にともない感染症にかかりやすくなる．

〔診断と治療〕　診断には，骨髄穿刺によって骨髄中の白血病細胞の増殖を証明することが必須である．治療としては，抗がん薬，

骨髄内 　血管内

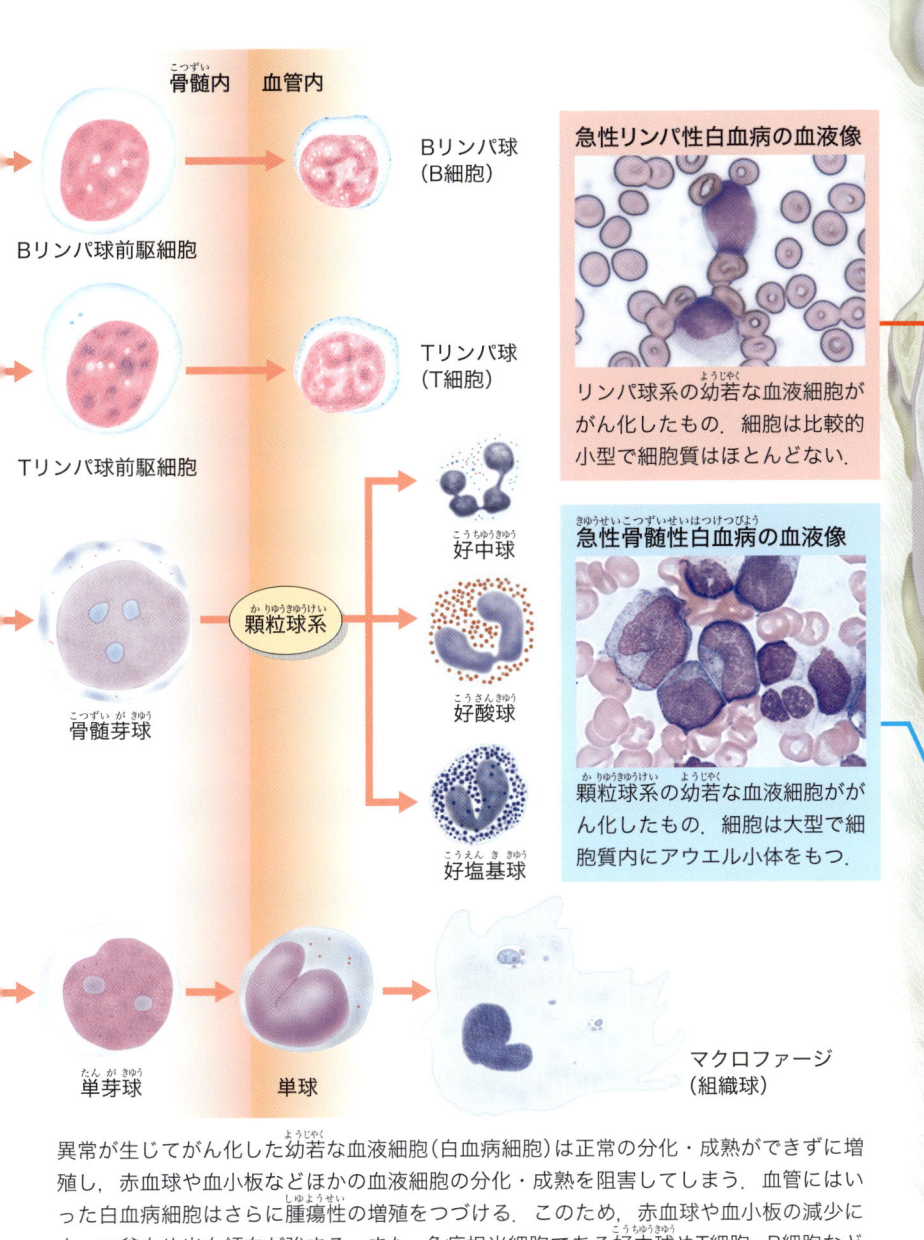

Bリンパ球前駆細胞 → Bリンパ球（B細胞）

Tリンパ球前駆細胞 → Tリンパ球（T細胞）

骨髄芽球 → 顆粒球系 → 好中球／好酸球／好塩基球

単芽球 → 単球 → マクロファージ（組織球）

急性リンパ性白血病の血液像
リンパ球系の幼若な血液細胞ががん化したもの．細胞は比較的小型で細胞質はほとんどない．

急性骨髄性白血病の血液像
顆粒球系の幼若な血液細胞ががん化したもの．細胞は大型で細胞質内にアウエル小体をもつ．

末梢血管を流れる白血病細胞

- 好中球
- 激減した赤血球や血小板
- 白血病細胞
- 少なくなった細胞質
- 大きくなった細胞核
- 核小体
- 白血病細胞
- 核小体
- アウエル小体

異常が生じてがん化した幼若な血液細胞（白血病細胞）は正常の分化・成熟ができずに増殖し，赤血球や血小板などほかの血液細胞の分化・成熟を阻害してしまう．血管にはいった白血病細胞はさらに腫瘍性の増殖をつづける．このため，赤血球や血小板の減少によって貧血や出血傾向が強まる．また，免疫担当細胞である好中球やT細胞・B細胞などの正常白血球の減少によって，さまざまな感染症におかされやすくなる．

❸急性白血病のおもな合併症

- ●感染症　上気道感染症（→56ﾍﾟｰｼﾞ），肺炎（→64ﾍﾟｰｼﾞ），水痘（→106ﾍﾟｰｼﾞ），帯状疱疹など
- ●出血　頭蓋内出血，肺出血など
- ●腎障害　高尿酸血症性腎障害・腎不全，無尿，尿毒症など

あるいは抗がん薬とステロイドを併用した化学療法がおもにおこなわれる．症例により中枢神経白血病予防の放射線照射や骨髄移植（造血幹細胞移植）が併用される．小児の白血病は，あらゆるがんのなかでも，もっとも化学療法がよく効く病気である．多くの症例が治療により白血病細胞が消失し，正常造血が回復した状態（寛解）となるが，最終的な治癒にいたるためにはさらに継続的な治療が必要である．通常，急性リンパ性白血病で2～3年，急性骨髄性白血病で6ヵ月～1年ぐらいの治療期間が設定されている．どちらのタイプにおいても一部の予後不良例，再発例は造血幹細胞移植の対象となる．

●悪性リンパ腫

小児の悪性リンパ腫では，非ホジキンリンパ腫（NHL）のタイプが多く，リンパ節の腫れ（腫大，図❹）と発熱がおもな症状である．診断はリンパ節生検によっておこなわれ，T細胞型，B細胞型，大細胞型などに分類される．白血病と同様に抗がん薬をもちいた化学療法が有効であり，T細胞型では急性リンパ性白血病に準じた治療がおこなわれる．B細胞型，大細胞型では抗がん薬をもちいた強力な短期集中型の治療が実施されるようになって，大幅に予後が改善されている．骨髄移植は，再発後治療として位置づけられており，初回治療としておこなうことはまれである．（菊地　陽）

紫斑病 — 特発性血小板減少性紫斑病，血小板非減少性紫斑病

purpura
しはんびょう

血液・血管の病気

● 関連のある病気
上気道炎→56ページ　風疹→104ページ
貧血→130ページ　白血病→132ページ

❶紫斑のおこるしくみとタイプ

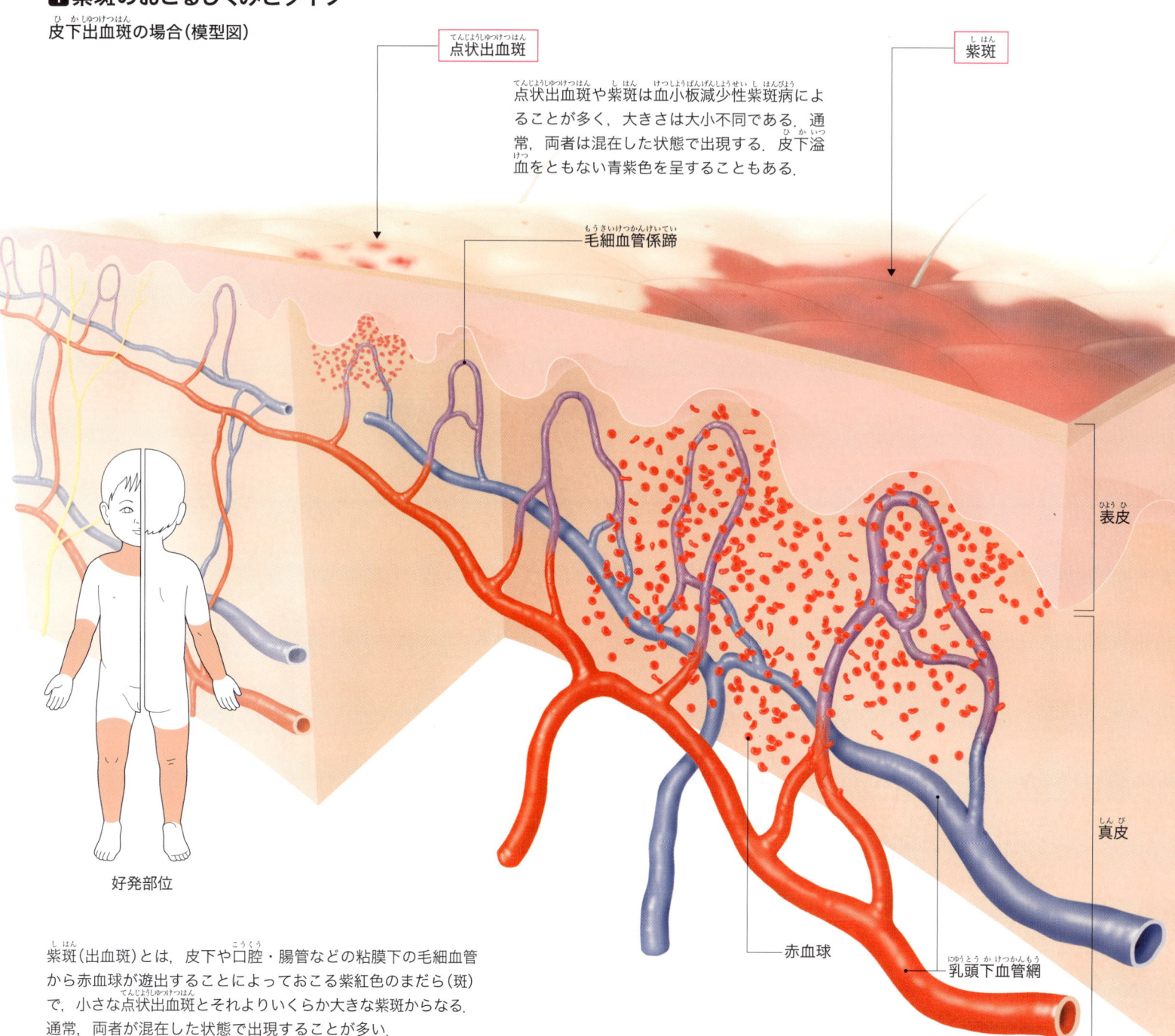

皮下出血斑の場合（模型図）

点状出血斑

点状出血斑や紫斑は血小板減少性紫斑病によることが多く，大きさは大小不同である．通常，両者は混在した状態で出現する．皮下溢血をともない青紫色を呈することもある．

紫斑

毛細血管係蹄

表皮

真皮

赤血球

乳頭下血管網

好発部位

紫斑（出血斑）とは，皮下や口腔・腸管などの粘膜下の毛細血管から赤血球が遊出することによっておこる紫紅色のまだら（斑）で，小さな点状出血斑とそれよりいくらか大きな紫斑からなる．通常，両者が混在した状態で出現することが多い．

紫斑病とは，さまざまな原因によって皮下や消化管などの粘膜下に出血がおこり，それが紫斑（図❶）という症状ないしは病態となって現れてくる疾患群の総称である．血液細胞（血球）のなかまである血小板の減少をともなう血小板減少性紫斑病と，血小板の減少をともなわない血小板非減少性紫斑病に大別される．

● **特発性血小板減少性紫斑病**

〔原因と病態〕　血小板の減少をともなう疾患には白血病や敗血症，種々の血液凝固異常などがあるが，小児の血小板減少性紫斑病でもっとも頻度の高いのは特発性血小板減少性紫斑病（idiopathic thrombocytopenic purpura, ITP）である．ITPはなんらかの原因によって自己の血小板を破壊する抗体（血小板付着抗体とよばれる免疫グロブリン）が生成され，それによって血液中の血小板の数がいちじるしく減少する病気である．血小板数の正常値は1mm³の血液中15万以上であるが，ITPの急性型では血小板数はときに1万/mm³以下となることがある．このため，赤血球が自然遊出し，また血小板のはたらきである血管破綻の修復作用（図❷-3）が低下して，図❶に示す点状出血斑や紫斑がおこってくる．

〔経過と診断，治療〕　ITPはその経過により，およそ6ヵ月以内に多くは自然に治る急性型と，経過が年余にわたる慢性型にわけられるが，小児期のITPはおよそ90％が急性型である．急性型の多く

❷特発性血小板減少性紫斑病

1. 発病と経過

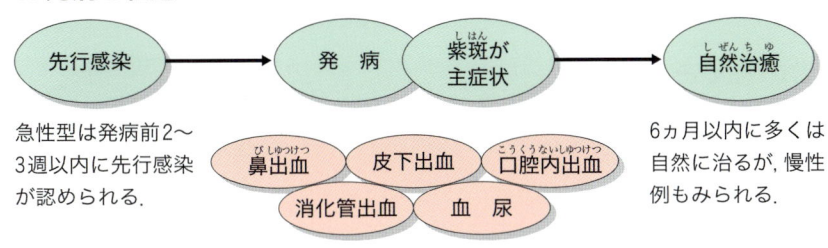

先行感染 → 発病 → 紫斑が主症状 → 自然治癒

急性型は発病前2～3週以内に先行感染が認められる．

鼻出血／皮下出血／口腔内出血／消化管出血／血尿

6ヵ月以内に多くは自然に治るが，慢性例もみられる．

発病初期は皮下出血が強い．鼻出血が30分以上つづくときは要注意である．

2. 血小板の分化・成熟の過程

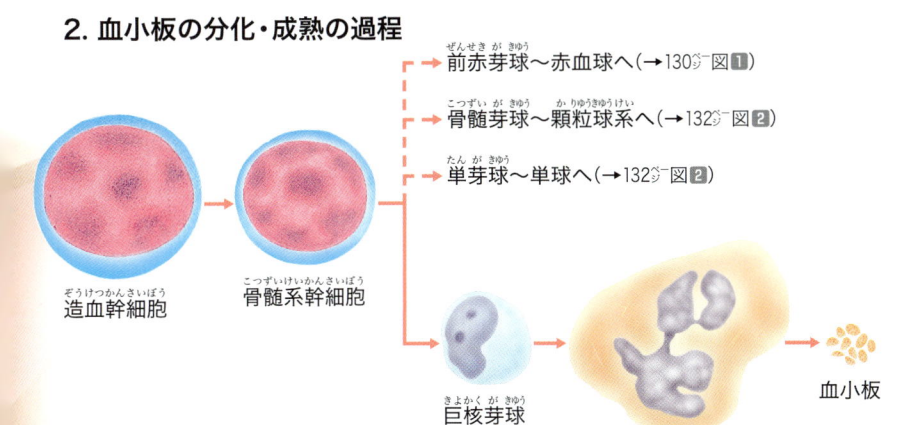

造血幹細胞 → 骨髄系幹細胞 →
- 前赤芽球～赤血球へ（→130ｹﾞ図❶）
- 骨髄芽球～顆粒球系へ（→132ｹﾞ図❷）
- 単芽球～単球へ（→132ｹﾞ図❷）
- 巨核芽球 → 巨核球 → 血小板

骨髄内の巨核球がちぎれて球形ないし卵形の小体（血小板）となり，血管を流れる．末梢血液中の血小板の寿命は平均5～6日（長くて10日）である．

❸血小板非減少性紫斑病

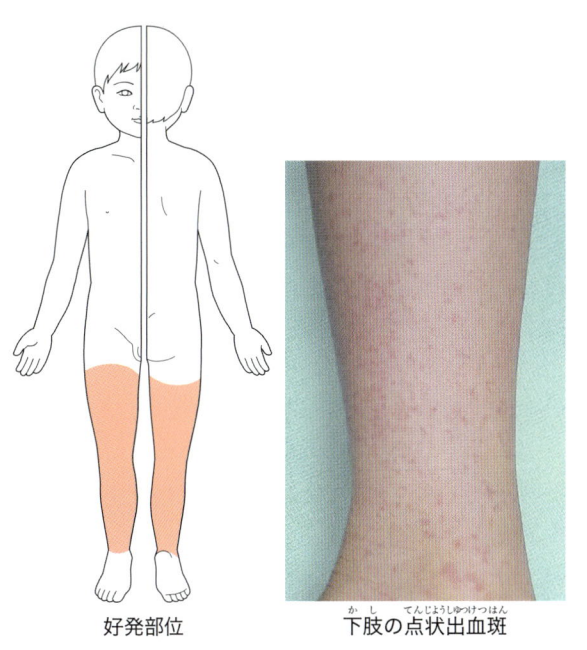

好発部位　　下肢の点状出血斑

血管障害（アレルギー性の血管炎）による紫斑はアレルギー性紫斑病，シェーンライン-ヘノッホ紫斑病などともよばれ，年長の男児に多い．紫斑はおもに両側の下肢にみられ，蕁麻疹様の丘疹が混在する．顔面や手背の血管性浮腫，下血などをみることもあり，約半数は血尿・タンパク尿などの腎炎の症状を呈することもあるが，一般には予後は良好である．

3. 血小板のはたらき（血管破綻の修復作用）

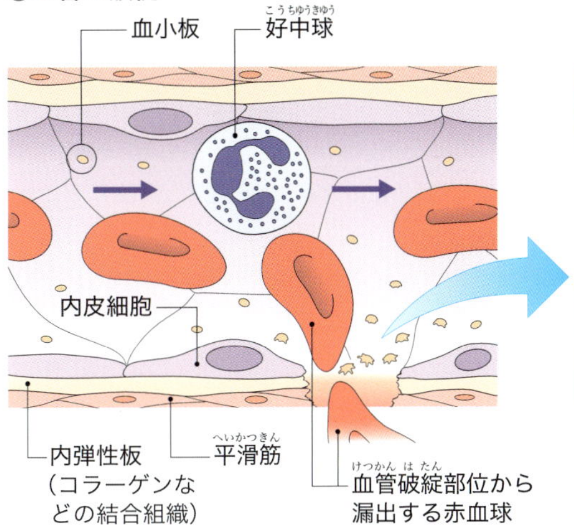

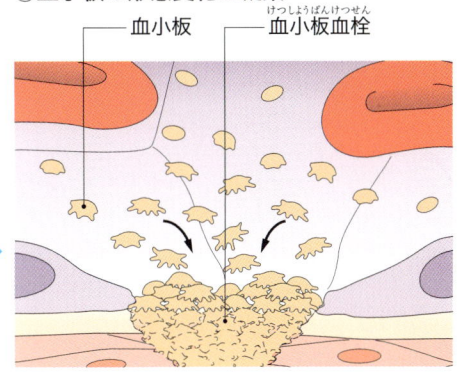

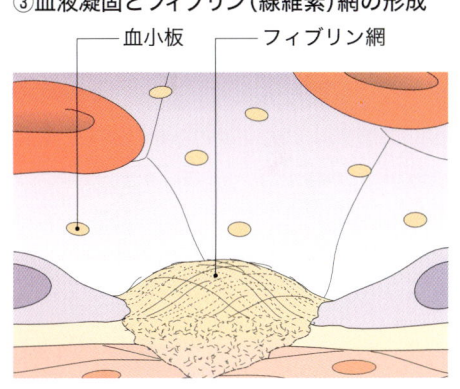

①血管の破綻　　②血小板の形態変化と凝集　　③血液凝固とフィブリン（線維素）網の形成

（①：血小板・好中球・内皮細胞・内弾性板（コラーゲンなどの結合組織）・平滑筋・血管破綻部位から漏出する赤血球）
（②：血小板・血小板血栓）
（③：血小板・フィブリン網）

血小板のはたらきは，初期的な止血（①～②）と，血液凝固・フィブリン網の形成（③）に対する作用である．血管破綻の刺激に反応した血小板は，凝固因子を放出しながら偽足をのばして星形に形をかえ，破綻部位の結合組織中のコラーゲン線維に粘着・凝集して血小板血栓を形成する．

は，発病前2～3週以内に，上気道感染症，風疹などの先行感染が認められる（図❷-1）．この感染の際に生成された血小板付着抗体によって血小板の破壊がおこり，ITPを発病すると考えられている．ITPと診断するには，骨髄穿刺によって採取した骨髄をしらべ，①血小板のもとになる巨核球（図❷-2）が正常もしくは増加，②他の骨髄内の血球に異常を認めず，また③他の凝固系検査でも異常を認めないことが要件となっているが，典型例では骨髄穿刺が省略されることも多い．症状が軽い場合はとくに治療を必要としないが，強いときはステロイドホルモン，ガンマグロブリン大量投与などの治療がおこなわれる．

●血小板非減少性紫斑病

小児の血小板非減少性紫斑病の代表的なものにアレルギー性紫斑病がある．おもに下肢に蕁麻疹様の丘疹をともない（図❸），また，関節痛や腹痛をともなうことが多く，発病前2～3週以内に先行感染が認められる．血小板数は正常であり，紫斑の出現する原因は血小板の減少ではなく，血管炎による出血がその本体であろうと考えられている．血液中の免疫グロブリンA（IgA）の増加や組織へのIgA免疫複合体の沈着がみられることから，なんらかの外来抗原に対するアレルギー反応であろうと推測されるが，その詳細は不明である．

（菊地　陽）

肥満
obesity　ひまん

栄養・代謝の病気

●関連のある病気
心身症→126㌻　糖尿病→138㌻

　摂取エネルギー量が消費エネルギー量を上まわることにより，過剰なエネルギーが脂肪としてからだに蓄積された状態を肥満という．食生活の欧米化やテレビゲームの普及など，こどもをめぐる社会や生活の変化にともない，小児の肥満は増加している．

〔肥満の判定〕　健康な生活を送る小児の1日に必要なエネルギー量は，おおよそ，〔年齢（暦年齢ではなく身長からみた年齢，図1-2）×100＋1000〕kcalである．このカロリーを超えて摂取したり，運動量（消費量）が極端に少ないと肥満が進行する．一般的には，乳幼児はカウプ指数，学童期は肥満度を使用して判定し，カウプ指数18以上，肥満度20％以上を肥満と判定する（図2）．小児の肥満では脂肪細胞が増加する（図1-3）．肥満を正確に診断するには体脂肪の測定が欠かせない．

〔肥満のタイプと症状〕　肥満は，原因にとくに病気がみいだせない単純性肥満と，病気が背景にある症候性肥満の2つのタイプに大別できる．単純性肥満の場合，高度肥満になると低換気などが現れるが，乳児や軽度肥満では特別な症状はない．しかし，10歳をすぎるころより，脂肪肝や脂質異常症，2型糖尿病などの生活習慣病を発病する危険性が高まり，その後も肥満がつづくと将来の発病は必至となる（図1-4）．

　一方，症候性肥満は原因となる病気によって，図3に示すような特徴的な症状が現れる．肥満の原因となる病気の治療によって肥満が軽快することもあり，単純性肥満との鑑別が必要である．

〔対応〕　単純性肥満の場合，特別な運動療法や食事療法をおこなわなくても，身長にみあったカロリー摂取と外遊びで十分である．身長などの成長を障害する可能性があるため，成人のような極端な食事制限は禁忌（タブー）である．身長ののびる年齢なら，体重を減らさなくてもふやさないようにすることで，身長がのびるにしたがい肥満度は低下していく．両親，とくに食事の世話をする親に肥満があるとこどもの肥満は改善しにくい．肥満者のいる家庭では家族全員が生活をみなおす必要がある．（三木　裕子）

1 小児の肥満のしくみ
1. 単純性肥満の成因

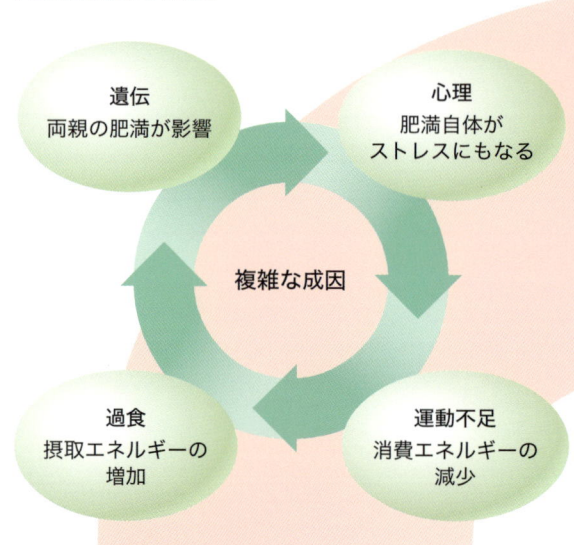

複雑な成因
- 遺伝　両親の肥満が影響
- 心理　肥満自体がストレスにもなる
- 運動不足　消費エネルギーの減少
- 過食　摂取エネルギーの増加

単純性肥満の成因は多岐にわたり，複雑なケースが多い．家族的な体質や環境，心理状態などを背景に，過食や運動不足が直接の成因となる．肥満傾向は，やせ願望の強い女子より男子にみられ，年齢では9〜11歳以後に多い．

2. こどもが1日に必要とするエネルギー量

例　6歳　男子　身長107cmの場合
自分の身長が何歳に相当するかは，141㌻図3の成長曲線をみてしらべる．身長の曲線のうち，標準のラインが自分の身長に達した点を求め，このときの年齢をよみとる．

　身長107cmは5歳の身長に相当

このこどもの実際の暦年齢は6歳であるが，1日の必要エネルギー量は，身長に相当した年齢である5歳で計算する．

　5（歳）×100＋1000＝1500（kcal）

以上の計算から，このこどもが1日に必要とするエネルギー量は1500kcalであることが求められる．

肥満度40％の中等度肥満児

3. 肥満による脂肪細胞の変化

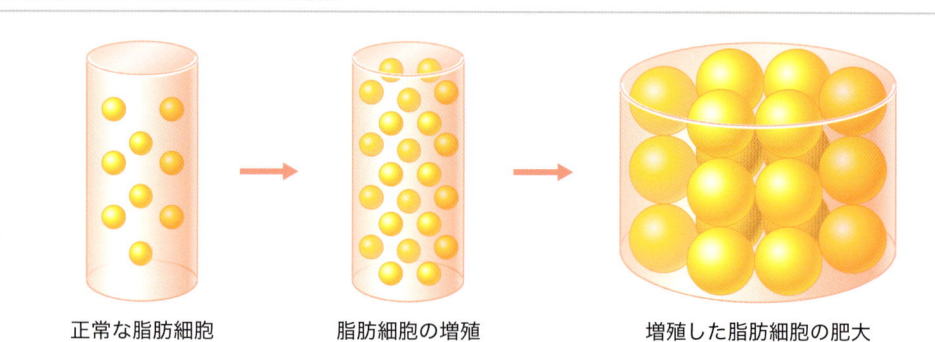

正常な脂肪細胞　→　脂肪細胞の増殖　→　増殖した脂肪細胞の肥大

一般に，成長期にある小児の肥満では脂肪細胞の数がふえるとともに，長期間にわたってエネルギーを過剰に摂取しつづけると，細胞自体も肥大する．また，一度ふえた脂肪細胞の数は減らないため，成長期に肥満すると，将来にわたって肥満しやすい体質をつくる．

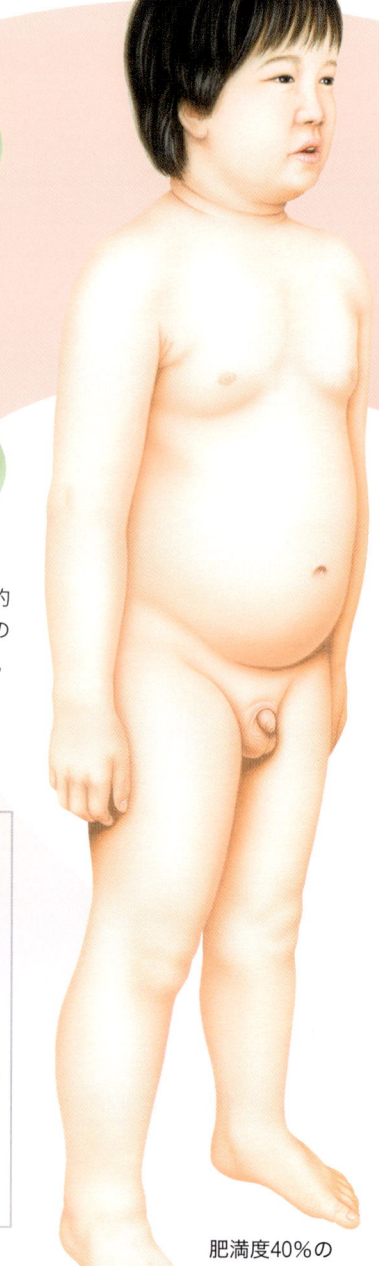

❷ 肥満の判定

1. 小児の肥満を判定する指数

乳幼児　カウプ指数＝体重(kg)÷身長(cm)^2×10^4

18以上→肥満

カウプ指数は，成人の肥満判定に使用するBMI [body mass index, 体重(kg)を身長(m)の2乗で割る]と同じである．

学童期　肥満度＝(実測体重－標準体重)÷標準体重×100（％）

20〜30％未満→軽度肥満　30〜50％未満→中等度肥満　50％以上→高度肥満

成長期にある小児の肥満は，カウプ指数か肥満度のうちそのこどもに適した指数によってどの程度の肥満か，そのこどもの成長曲線をえがいてどのような経緯で肥満したか，という2つの面から判定する必要がある．

2. 体重の成長曲線

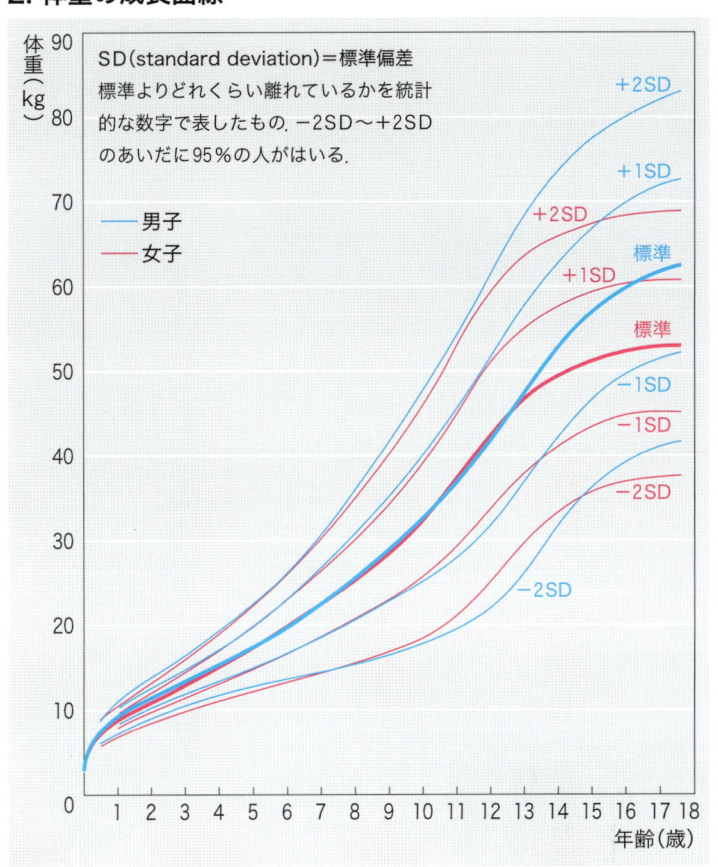

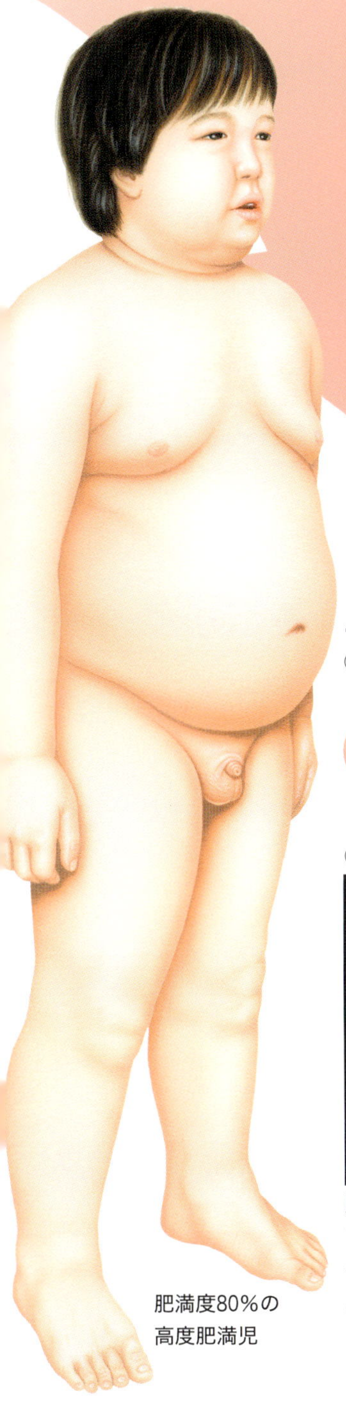

SD(standard deviation)＝標準偏差
標準よりどれくらい離れているかを統計的な数字で表したもの．－2SD〜＋2SDのあいだに95％の人がはいる．

― 男子
― 女子

肥満度80％の高度肥満児

4. 高度肥満の影響
①小児期に現れやすい症状

- 皮膚線条や黒色上皮などの身体症状
- 蓄積した脂肪の心肺圧迫による換気障害

②生活習慣病発病の危険

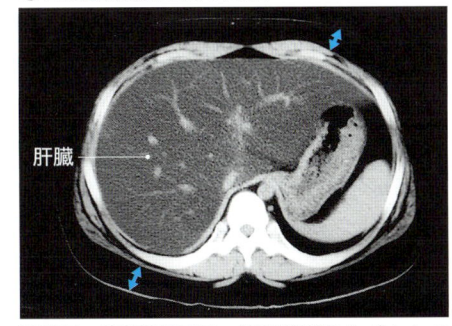

肥満児の腹部CT写真　脂肪肝がうたがわれる11歳男児の例．皮下脂肪（↔）も認められる．その他2型糖尿病，動脈硬化，高血圧のほか，成人後は肝硬変などをひきおこす危険が生じる．

肝臓

❸ おもな症候性肥満の種類と特徴的な症状

種類	症状
甲状腺機能低下症	低身長，活気がない，低体温，低血圧，貧血，顔面蒼白，眼瞼のむくみ
クッシング症候群	低身長，もしくは身体発育速度低下，多毛，高血圧
プラダー－ウィリー症候群	知能低下，性器発育不全（停留睾丸，潜伏睾丸など）
視床下部・下垂体性肥満（下垂体腫瘍，結核性髄膜炎・脳炎などによる）	視力障害，視野欠損，頭痛などの中枢神経症状，吐きけなど

症候性肥満は，原因となる病気の治療を優先させるため，単純性肥満との鑑別が必要である．ホルモンの分泌に障害がある病気では低身長（成長障害→140ﾍﾟｰｼﾞ）や性成熟の障害をみることが多い．プラダー－ウィリー症候群の場合，乳児期は筋緊張低下にともなう吸引困難から，むしろ体重増加不良であることが多く，肥満をもたらす食欲亢進は3歳ころからみられるようになる．

小児の肥満と心の問題

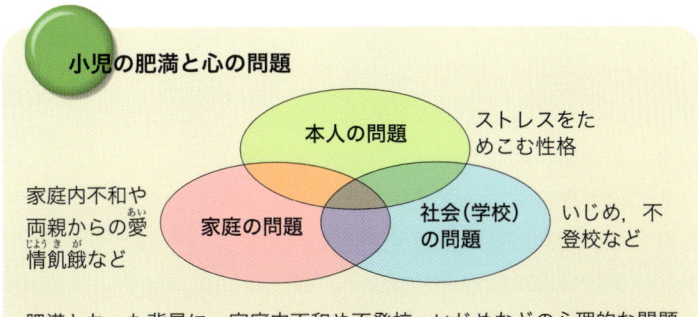

- 本人の問題：ストレスをためこむ性格
- 家庭の問題：家庭内不和や両親からの愛情飢餓など
- 社会（学校）の問題：いじめ，不登校など

肥満となった背景に，家庭内不和や不登校，いじめなどの心理的な問題があると，ストレスを摂食によって発散させていることが考えられる．そのような場合には，カウンセリングをうける必要がある．

diabetes mellitus　　　　　代謝・内分泌の病気

糖尿病（小児糖尿病）
とうにょうびょう

●関連のある病気
糸球体腎炎→88ページ　尿路感染症→92ページ
肥満→136ページ

　血液中の糖（ブドウ糖）が正常量を超えてふえたためさまざまな症状や合併症が現れてくる状態が糖尿病である．これまで小児期に発病が多かったインスリン依存型糖尿病の大部分は1型糖尿病，生活習慣によって発病する成人に多いインスリン非依存型糖尿病は2型糖尿病とよばれるようになった．近年では生活習慣の変化により10歳以降の小児にも2型糖尿病が増加している．

〔発病のしくみ〕　1型糖尿病の原因ははっきりしていない．ウイルス感染などなんらかの原因によって膵臓のランゲルハンス島にあるB細胞（図1-1）がこわされるため，糖をエネルギー源として利用するのに必要なホルモンであるインスリンが分泌されなくなることによっておこると考えられる．90％以上のB細胞がこわれると，血液中に利用されない糖（血糖）がふえる（図1-2）．

　一方，2型糖尿病は生活習慣による肥満などのため，インスリンのはたらきが弱まることによって，血液中の糖がふえる．

　血液中の糖が異常に多い状態が高血糖（空腹時110mg/dℓ以上）で，血糖値が180mg/dℓを超えると尿中にも糖がもれでる．

〔病態と症状〕　高血糖になると血液が濃くなる．これを薄めるため水分を必要とし，のどが渇くようになる．一方，濃い血液が腎臓へ運ばれると多量の水分といっしょに糖を体外へだそうとして，多尿になる．

　糖をエネルギー源にできないと，おもに脂質が使用される．そのため脂質が分解されてしまい，皮下脂肪が減少して体重も減る（図1-3）．長期間（平均10年くらい）高血糖状態がつづくと血管がもろくなり細い血管がつまったり，破れたりするなど，合併症が生じる原因となる．

〔予後と合併症〕　1型糖尿病は生涯インスリン注射による治療をつづける必要がある．食事と運動を調節し，インスリン治療をおこなえば予後はよい．血糖値をうまく管理しないと，発病から10年前後で糖尿病性網膜症，糖尿病性腎症，神経症など，種々の合併症が出現する（図3）．合併症が出現しても，早期であれば血糖値の管理によって多くは消失したり，改善する．（三木　裕子）

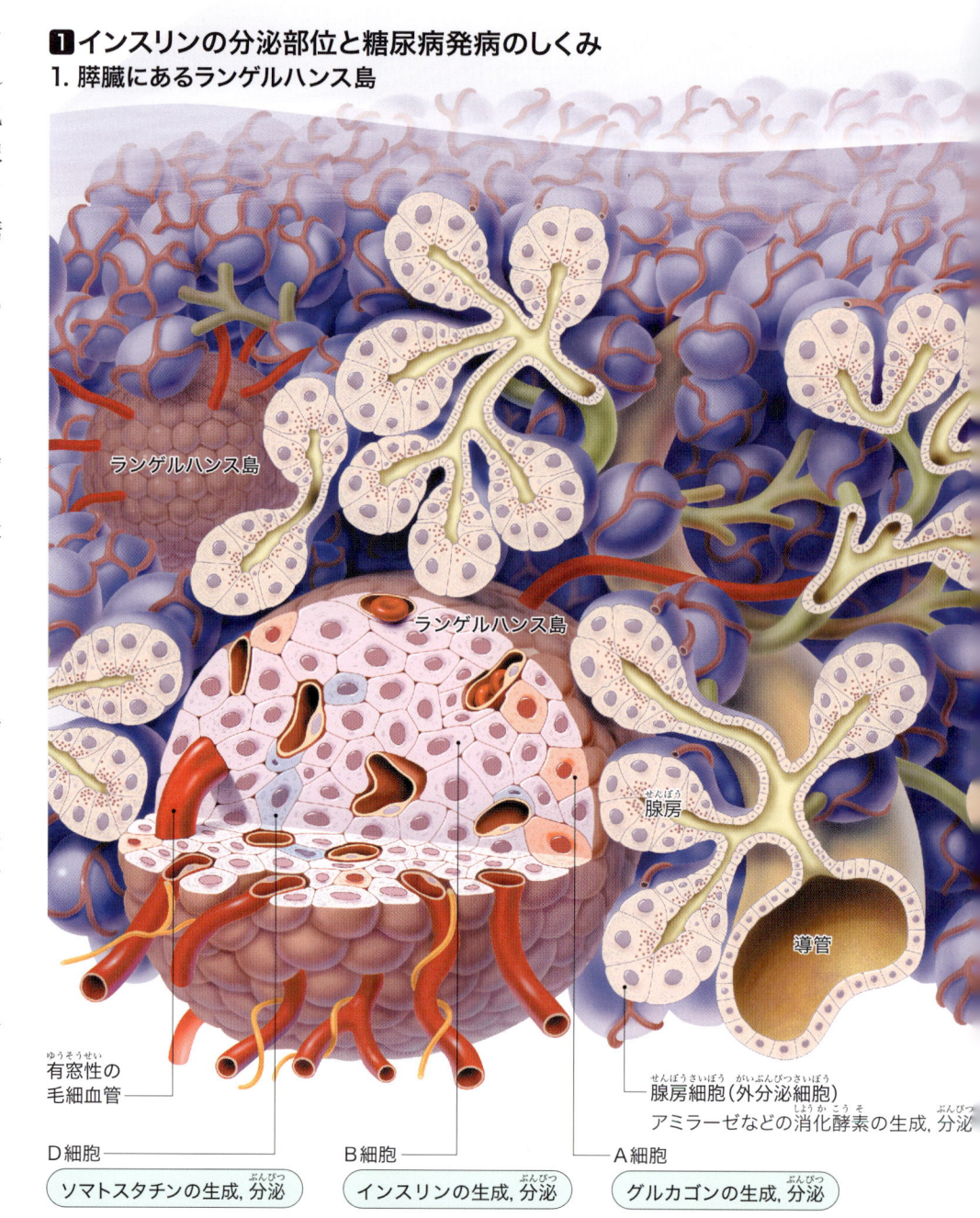

1 インスリンの分泌部位と糖尿病発病のしくみ
1. 膵臓にあるランゲルハンス島

ランゲルハンス島
ランゲルハンス島
腺房
導管
有窓性の毛細血管
D細胞　ソマトスタチンの生成，分泌
B細胞　インスリンの生成，分泌
A細胞　グルカゴンの生成，分泌
腺房細胞（外分泌細胞）　アミラーゼなどの消化酵素の生成，分泌

2. インスリンのはたらきと糖尿病発病のしくみ

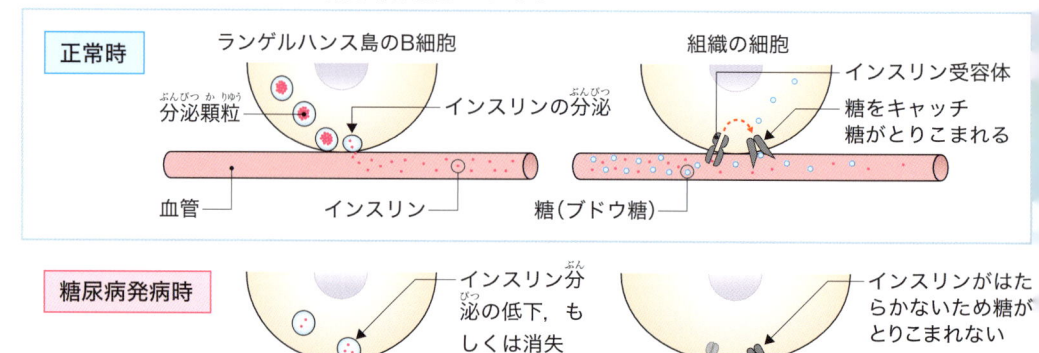

正常時
ランゲルハンス島のB細胞　組織の細胞
分泌顆粒　インスリンの分泌　インスリン受容体　糖をキャッチ　糖がとりこまれる
血管　インスリン　糖（ブドウ糖）

糖尿病発病時
インスリン分泌の低下，もしくは消失
インスリンがはたらかないため糖がとりこまれない

　インスリンがおもに肝臓，筋肉，脂肪組織の細胞膜表面のインスリン受容体と結合することで，血液中の糖（ブドウ糖）が細胞にとりこまれ，エネルギー源として使用される．インスリンが消失したり，はたらかないと，糖は細胞にとりこまれず，血液中に糖がふえる（高血糖）．

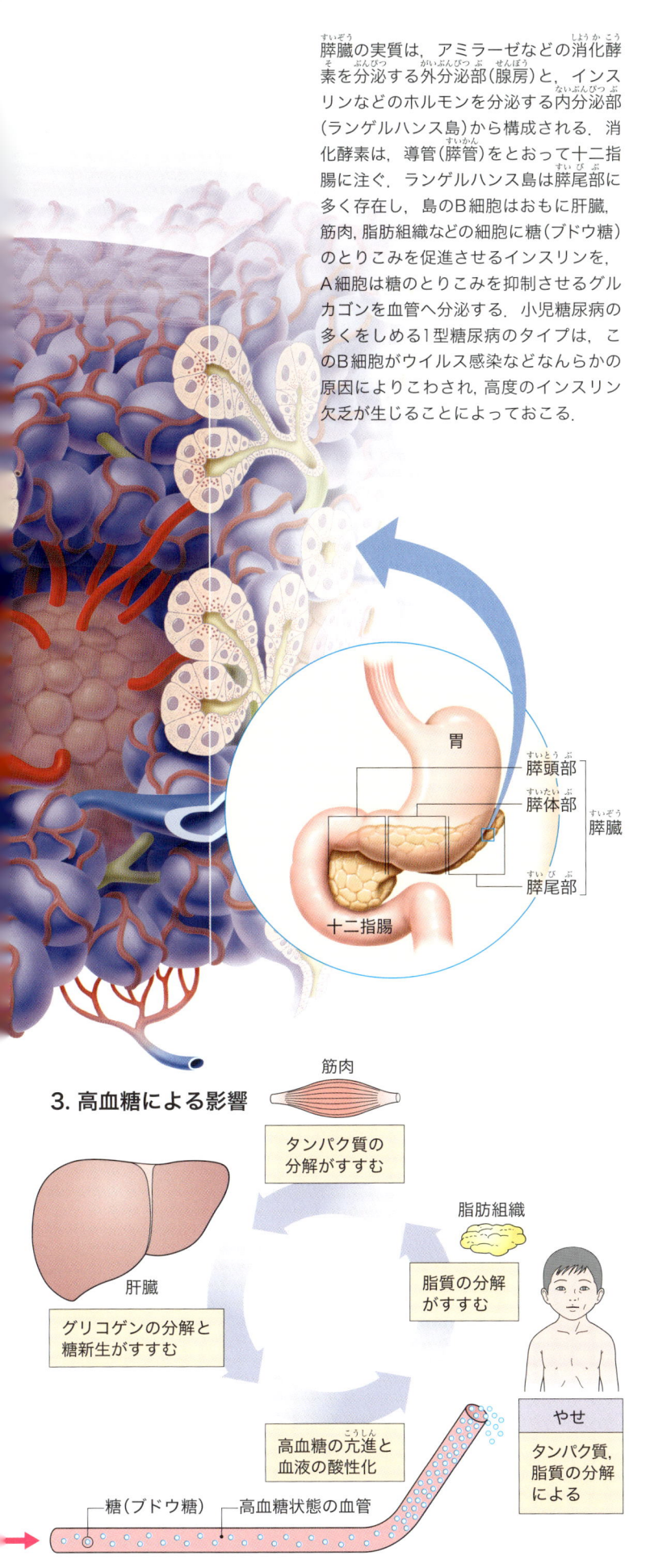

膵臓の実質は，アミラーゼなどの消化酵素を分泌する外分泌部（腺房）と，インスリンなどのホルモンを分泌する内分泌部（ランゲルハンス島）から構成される．消化酵素は，導管（膵管）をとおって十二指腸に注ぐ．ランゲルハンス島は膵尾部に多く存在し，島のB細胞はおもに肝臓，筋肉，脂肪組織などの細胞に糖（ブドウ糖）のとりこみを促進させるインスリンを，A細胞は糖のとりこみを抑制させるグルカゴンを血管へ分泌する．小児糖尿病の多くをしめる1型糖尿病のタイプは，このB細胞がウイルス感染などなんらかの原因によりこわされ，高度のインスリン欠乏が生じることによっておこる．

胃
膵頭部
膵体部
膵尾部
膵臓
十二指腸

3. 高血糖による影響

筋肉：タンパク質の分解がすすむ
脂肪組織：脂質の分解がすすむ
肝臓：グリコゲンの分解と糖新生がすすむ
やせ：タンパク質，脂質の分解による
高血糖の亢進と血液の酸性化
糖（ブドウ糖）　高血糖状態の血管

長期間，糖をとりこめないと，筋肉のタンパク質や脂肪組織の脂質がエネルギー源として消費されるためやせる．脂質の分解によって脂肪酸が増加し，血液は酸性に傾くとともに，糖新生の亢進によりさらに血液中の糖がふえる．

2 小児糖尿病のタイプと特徴

小児での発病が多い1型糖尿病
特徴
・肥満を認めることは少ない
・成人で発病するケースもあるが，若年齢（10歳前後）での発病が多い
・遺伝的素因は少ない

↓
ウイルス感染などをひきがねとした自己免疫の発現
↓
ランゲルハンス島の炎症によるB細胞の破壊
↓
インスリン分泌のいちじるしい低下，もしくは消失

生活習慣病としての2型糖尿病
特徴
・肥満を認めることが多い
・40歳以上で発病することが多いが，近年小児でも増加
・遺伝的素因が関与

↓
過食，運動不足など生活習慣による肥満
↓
インスリンのはたらきが弱まる → 長期間の高血糖 → インスリン分泌不全

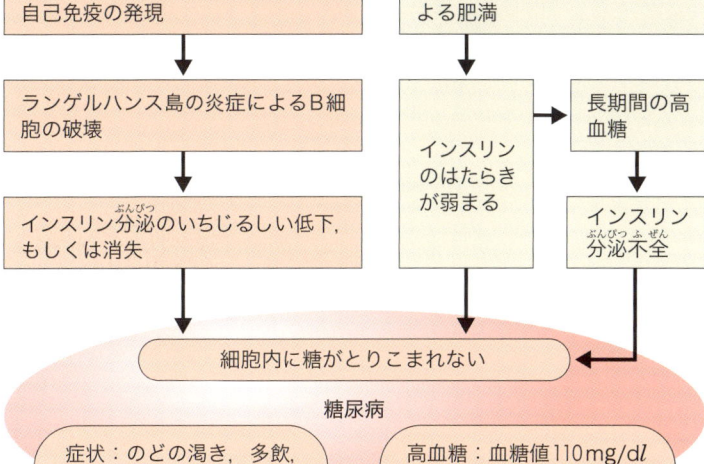

↓
細胞内に糖がとりこまれない

糖尿病
症状：のどの渇き，多飲，多尿，疲れやすさなど
高血糖：血糖値110mg/dl（空腹時）を超える

3 合併のおそれがあるおもな病気

合併しやすい病気	症状・特徴
糖尿病性網膜症	自覚症状に乏しい，急激に失明する危険がある
糖尿病性腎症	タンパク尿，進行すると腎不全におちいる
神経症	両手足のしびれ，知覚鈍麻など

小児期に糖尿病を発病しても，すぐに合併症をおこすことはまれであるが，長期間高血糖の状態がつづくと，表のような病気が現れる．また，高血糖状態では，膀胱炎や腎盂腎炎などの尿路感染症をひきおこしやすい．

1型糖尿病患児の指導と生活上の注意

● 小学生以上のこどもは自分で自分に注射する自己注射ができることが多い．その場合，器具のとりあつかい，インスリンの種類と用量，注射する時間や部位などの正しい理解が必要である

● 冷やあせ，動悸，空腹感などが現れる低血糖発作は，糖分を補給しなければけいれんや意識消失をまねく．市販のブドウ糖を携帯したり，ブドウ糖を多く含む清涼飲料水をあらかじめしらべておくなど，低血糖発作への備えや対処を指導する

● 血糖値の安定と，心身のすこやかな成長のためには，健康的な食生活と日常生活が欠かせない．運動も含めて，通常の学校生活を送ることにおいてなんら支障はない．のびのびと育つよう，こどもの活動を必要以上にきびしく制限しないようにする

● 日々の学校生活で自己注射などをしなければならない糖尿病のこどもは，孤立感を覚えやすい．精神面のサポートをして，サマーキャンプや友の会の集まりなどにも積極的に参加させる．日本糖尿病協会（03-3514-1721）には多くの友の会が加入している

● 保護者は，こどもに対して過保護や過干渉にならないように注意し，養育するうえで疑問や悩みが生じたら，迷わず医療機関や友の会などに助言や指導をあおぐ．また，周囲の人は，正しい糖尿病の理解につとめ，差別したり偏見をもって接してはならない．保護者，学校，医療機関が連携してこどもを支えていくことがたいせつである

成長障害——低身長
growth disorder
せいちょうしょうがい

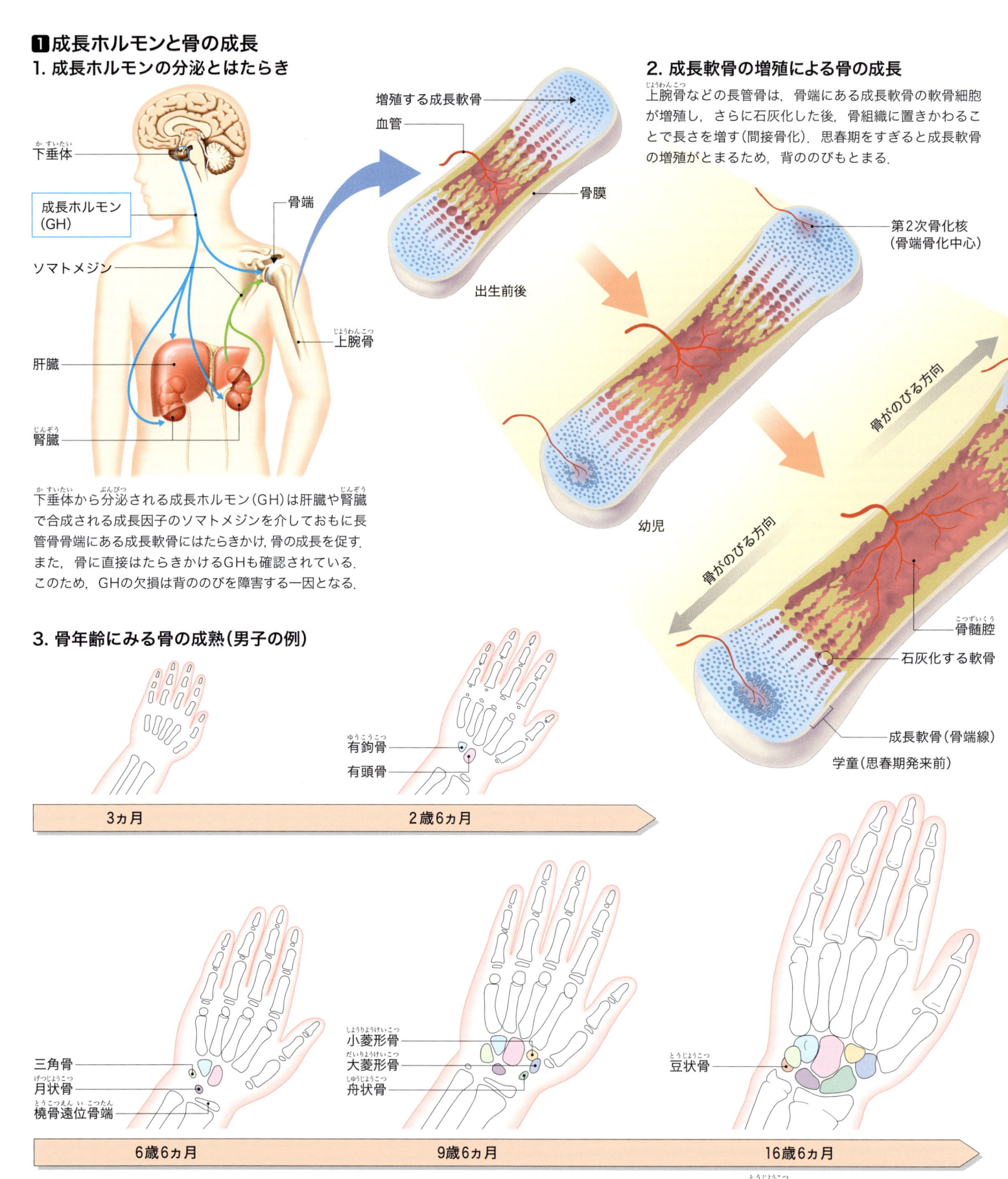

内分泌の病気

●関連のある病気
心身症→126ページ

❶成長ホルモンと骨の成長
1. 成長ホルモンの分泌とはたらき

下垂体
成長ホルモン(GH)
ソマトメジン
肝臓
腎臓
骨端
上腕骨

下垂体から分泌される成長ホルモン(GH)は肝臓や腎臓で合成される成長因子のソマトメジンを介しておもに長管骨骨端にある成長軟骨にはたらきかけ，骨の成長を促す．また，骨に直接はたらきかけるGHも確認されている．このため，GHの欠損は背ののびを障害する一因となる．

2. 成長軟骨の増殖による骨の成長

上腕骨などの長管骨は，骨端にある成長軟骨の軟骨細胞が増殖し，さらに石灰化した後，骨組織に置きかわることで長さを増す（間接骨化）．思春期をすぎると成長軟骨の増殖がとまるため，背ののびもとまる．

増殖する成長軟骨
血管
骨膜
出生前後
第2次骨化核（骨端骨化中心）
幼児
骨がのびる方向
骨髄腔
石灰化する軟骨
成長軟骨（骨端線）
学童（思春期発来前）

3. 骨年齢にみる骨の成熟（男子の例）

3ヵ月
有鉤骨
有頭骨
2歳6ヵ月

三角骨
月状骨
橈骨遠位骨端
6歳6ヵ月

小菱形骨
大菱形骨
舟状骨
9歳6ヵ月

豆状骨
16歳6ヵ月

背が低い場合，骨の成熟度をしらべ，暦年齢と比較して考える．手の骨が骨化していく順序はほぼ決まっている．新生児では骨化している骨はひじょうに少ないが，1～2歳ころには有鉤骨が認められるようになる．男子13歳，女子11歳ころになると，最後に骨化する豆状骨がはっきりと認められるようになる．成長ホルモン(GH)や甲状腺ホルモン(TH)の分泌が不足していると，骨化の進行が暦年齢にくらべいちじるしくおくれる．

❷低身長の分類

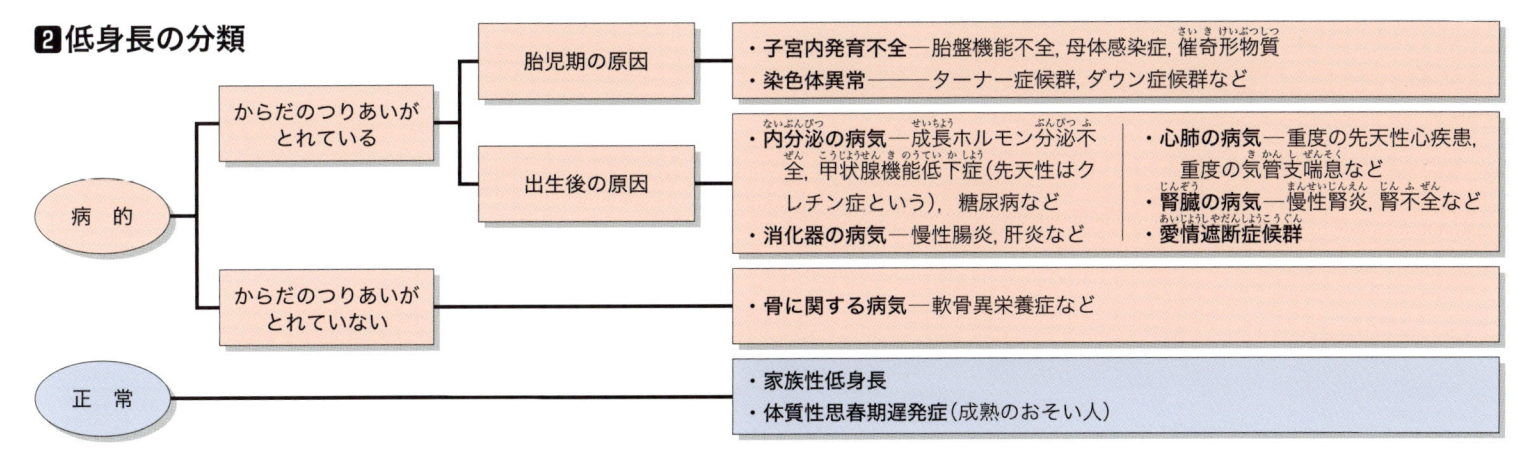

```
                  ┌─ からだのつりあいが ─┬─ 胎児期の原因 ─── ・子宮内発育不全─胎盤機能不全,母体感染症,催奇形物質
                  │   とれている         │                   ・染色体異常────ターナー症候群,ダウン症候群など
                  │                     │
                  │                     └─ 出生後の原因 ─── ・内分泌の病気─成長ホルモン分泌不   ・心肺の病気─重度の先天性心疾患,
  ┌─ 病 的 ──┤                                              全,甲状腺機能低下症(先天性はク     重度の気管支喘息など
  │              │                                            レチン症という),糖尿病など       ・腎臓の病気─慢性腎炎,腎不全など
  │              │                                          ・消化器の病気─慢性腸炎,肝炎など   ・愛情遮断症候群
  │              │
  │              └─ からだのつりあいが ─── ・骨に関する病気─軟骨異栄養症など
  │                  とれていない
  │
  └─ 正 常 ─────────────────── ・家族性低身長
                                                 ・体質性思春期遅発症(成熟のおそい人)
```

❸成長曲線による判定(男子の例)

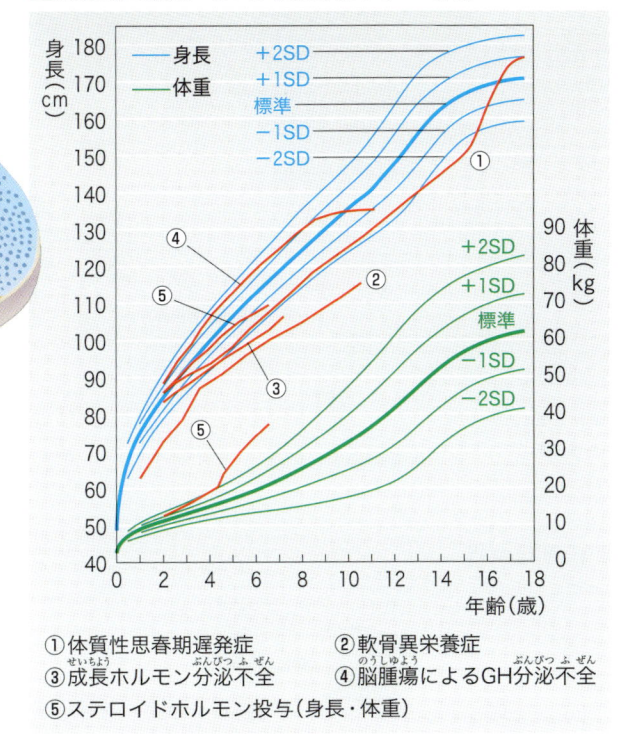

① 体質性思春期遅発症　② 軟骨異栄養症
③ 成長ホルモン分泌不全　④ 脳腫瘍によるGH分泌不全
⑤ ステロイドホルモン投与(身長・体重)

グラフ上に特徴的な曲線を示す病気(②〜⑤など)があるため,成長障害の観察において成長曲線をえがくことは重要である.−2SD〜+2SDのあいだに95%の人がはいる.

❹思春期の成長と二次性徴

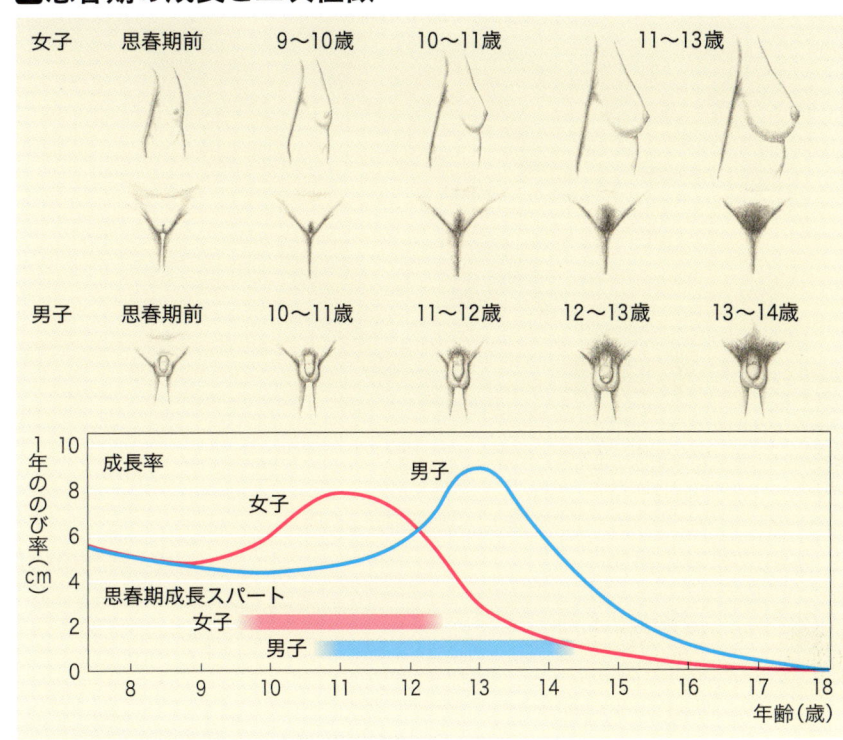

思春期は二次性徴が発現し,背の急激なのび(思春期成長スパート)もみられるが,やがて成長軟骨の増殖もとまり最終身長に達する.性の発育は全身の発育と相関を示し,成長を観察する際の明瞭な指標となるが,個人差が大きいことにも注意する必要がある.

　成長障害は身長,体重,性の発育などの障害という観点から考えることができるが,ここでは主として低身長についてのべる.

　低身長をおもな症状とする成長障害には,なんらかの病気が原因の場合と,特別な疾患のない体質的な低身長がある.低身長だけしか症状がみられなくても,背ののびが急激に低下している,成長曲線で−2SD以下である,家族のなかでひとりだけ背が低い,などの場合は早期に専門の医療機関を受診することが必要である.

〔原因と診断〕　骨が縦方向に成長して背がのびる時期は,骨端の成長軟骨が増殖する期間(男子平均16歳,女子平均14歳まで)だけである(図❶).図❷にあるように,低身長の原因はさまざまでありそのしくみもそれぞれ異なるが,背がのびにくいという点は共通する.成長ホルモン(GH),甲状腺ホルモン(TH)など,ホルモンの不足で成長速度が低下している場合は,そのホルモンを補うことが必要になる.ホルモンが正常に分泌されているのにのびがわるい場合は染色体異常や骨の病気を考え,成長曲線(図❸)をえがいて最近まったく背がのびていない場合は下垂体近傍の脳腫瘍などGHの分泌が完全に欠損している病気を考える.上肢や下肢が極端に短い場合は,軟骨の病気の可能性がある.なお,遺伝的要素や栄養,生活状態などの環境因子も成長に大きな影響を与える.

〔経過と予後〕　治療ができるかどうかを早期に診断し,ホルモン補充などの治療が必要な場合は,そのこどもに適した治療方法をとらなければならない.成長ホルモン分泌不全は,治療によって,成人したときの身長(最終身長)が男子160cm,女子148cm以上になることが多い.軟骨異栄養症はGH治療適応の病気であるが,効果は高くない.原因となる病気別では,両親の身長が低いケースより高いケースで,こどもの最終身長が高くなる傾向にある.

　急激に背がのびる思春期成長スパートの出現時期も最終身長に大きく影響する(図❹).出現時期がはやい場合,思春期開始から最終身長までにのびる量がほぼ決まっているので,開始前の身長が標準より低いと,最終身長も低くなる傾向にある.　(三木 裕子)

熱中症 —— 熱射病, 日射病

heat stroke　　　代謝の病気

●関連のある病気
脱水症→144ページ

1 熱中症のおこるしくみ

高温環境下ではヒトは末梢血管の拡張と発汗で対処するが，その血管拡張と水分（体液）喪失で静脈血の還流不全をおこすと〈熱疲労〉，また，大量の発汗に対して水だけ飲んで塩分の補給をしないなど水分より塩分の喪失が大となると，筋肉の〈けいれん（熱けいれん）〉をおこしてくる．

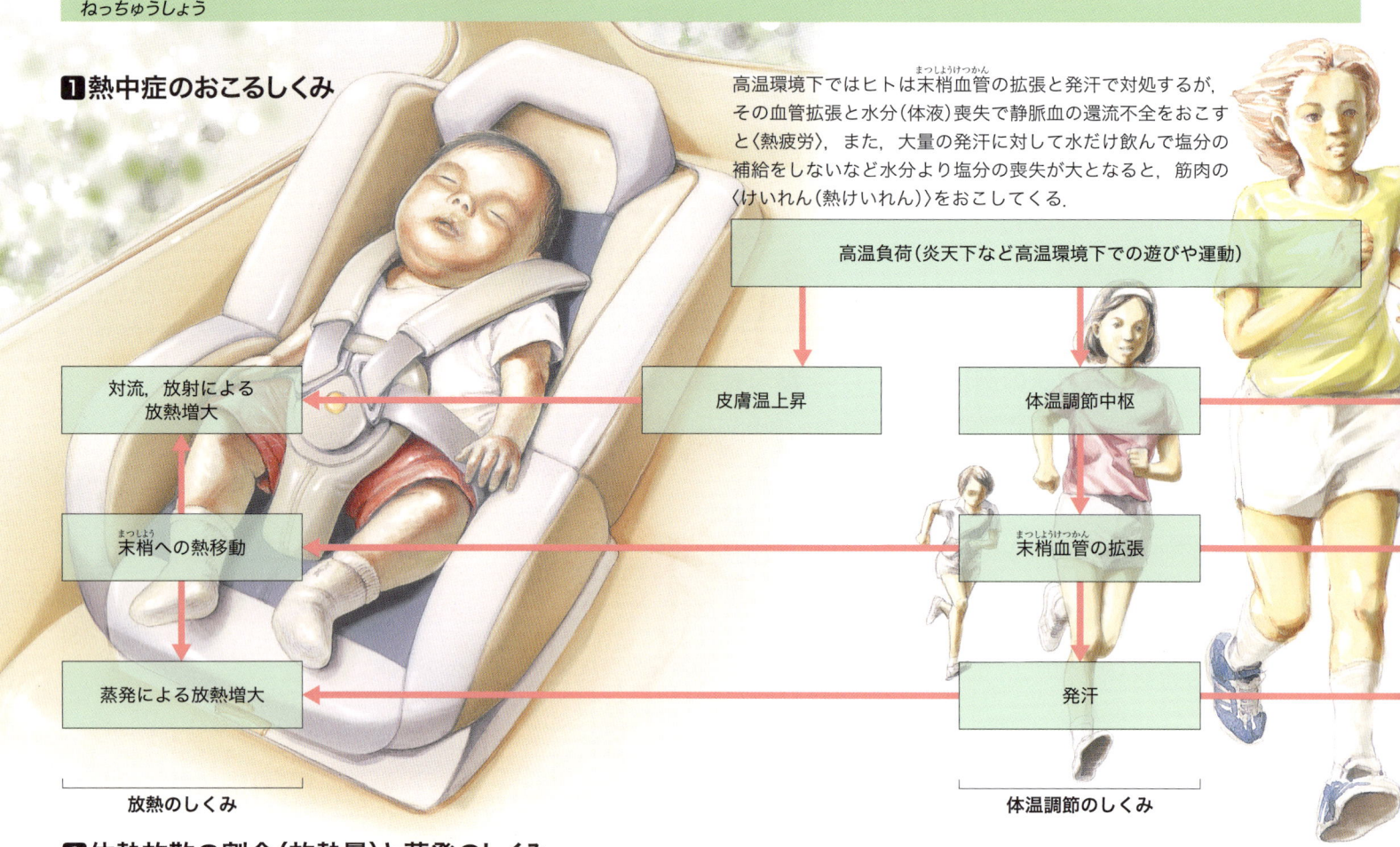

高温負荷（炎天下など高温環境下での遊びや運動）
↓
皮膚温上昇 ← → 体温調節中枢

対流，放射による放熱増大
末梢への熱移動 ← 末梢血管の拡張
蒸発による放熱増大 ← 発汗

放熱のしくみ　　体温調節のしくみ

2 体熱放散の割合（放熱量）と蒸発のしくみ

1. 体熱放散の放熱量

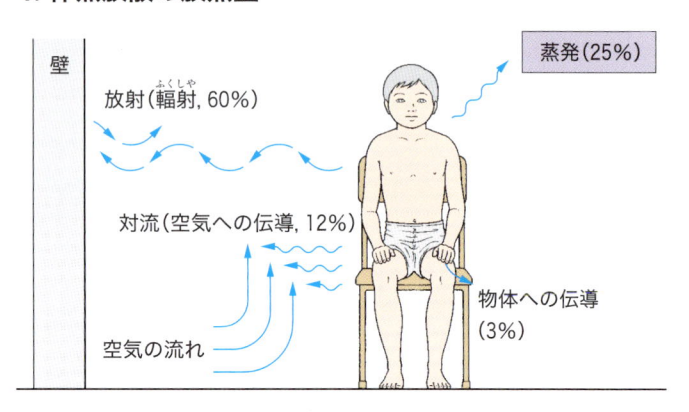

- 放射（輻射，60%）
- 蒸発（25%）
- 対流（空気への伝導，12%）
- 物体への伝導（3%）
- 空気の流れ
- 壁

25℃の室温のもとで，裸体である場合の体熱放散の割合を示している．体熱放散は着衣では低下し，ふつうの衣服では2分の1になる．

2. 蒸発の作用と体温調節中枢

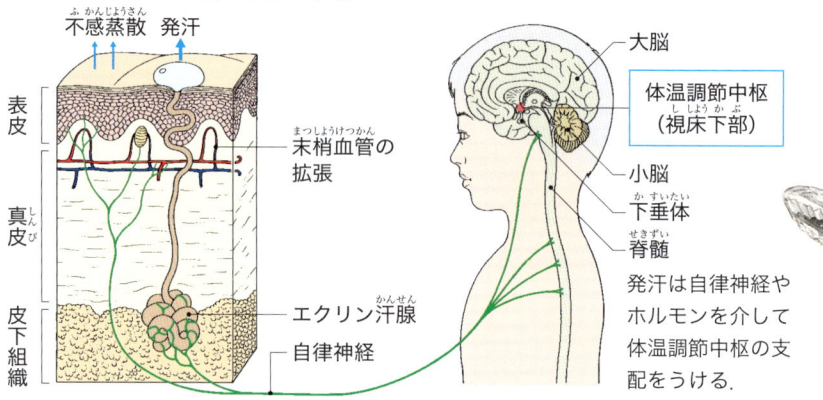

不感蒸散　発汗
表皮／真皮／皮下組織
末梢血管の拡張
エクリン汗腺
自律神経

大脳
体温調節中枢（視床下部）
小脳
下垂体
脊髄

発汗は自律神経やホルモンを介して体温調節中枢の支配をうける．

蒸発には発汗と不感蒸散（呼気や皮膚からの水分蒸発）がある．発汗はエクリン汗腺でおこるが，乳児は活動汗腺数が少なく，気温上昇に適応しがたい．

高温環境下での暑熱障害を総称して熱中症という．小児のなかでも乳児は，皮下脂肪が少ない，発汗が少ない，腎濃縮力が低いなど成人にくらべ生理的に体温調節力が弱いので被害が大きい．

〔病気のタイプ〕　熱中症のタイプ（病型）は，熱疲労，熱けいれん，熱射病などにわけられる（図1，図3）．

〔熱疲労と熱けいれん〕　熱疲労は，夏季の高温環境にみられる脱水症を特徴とし，多量の発汗で水分と塩分の欠乏をおこした状態をいう．熱けいれんは，大量のあせをかき，水だけを補給して塩分の補給をしないため血液の塩分濃度が低下したときに，痛みをともなった筋肉の収縮（攣縮）がおこった状態である．熱疲労にともなっておこることが多い．

〔熱射病〕　熱射病は熱中症のなかではもっとも危険な病態である．高温・多湿下で吸収熱が放熱量（図2-1）を上回り，体温が上昇し，うつ熱（熱のうっ積）状態となる．このため，体温調節中枢（図2-2）の機能が失われ，発汗が停止する．うつ熱が急速に進行して体温はさらに上昇，42℃を超えると細胞障害をおこし，中枢神経障害や腎・肝・心筋障害などの多臓器障害にいたり，死亡率が高い．日射病という呼称は，病態生理は熱射病と基本的に同じで，熱射病のうちで直射日光にさらされておこるもの，とする考えかたがある一方で，熱疲労と同義に使われることもある．

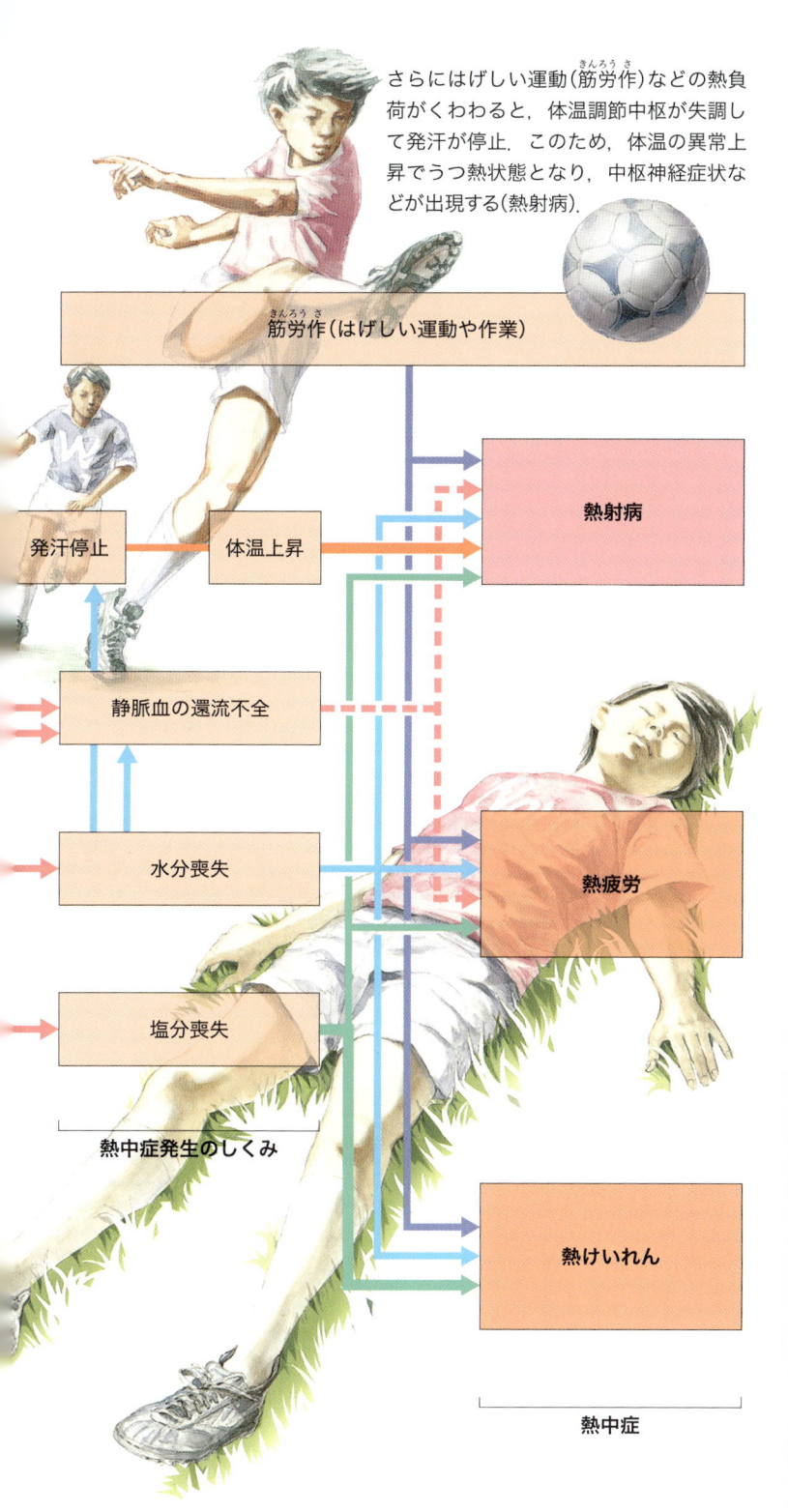

さらにはげしい運動（筋労作）などの熱負荷がくわわると，体温調節中枢が失調して発汗が停止．このため，体温の異常上昇でうつ熱状態となり，中枢神経症状などが出現する（熱射病）．

熱中症発生のしくみ

筋労作（はげしい運動や作業）→ 発汗停止 → 体温上昇 → 熱射病
静脈血の還流不全 → 熱疲労
水分喪失 → 熱疲労
塩分喪失 → 熱けいれん

熱中症

❸熱中症のおもなタイプ（病型）と対応

	熱射病	熱疲労	熱けいれん
体温	・急激に上昇する異常体温 ・40〜42℃（直腸温は40℃以上）	・正常か軽度上昇	
前駆症状	・全身発汗からとつぜんの発汗停止へ ・頭痛，めまい，無気力	・めまい，頭痛，吐きけ，倦怠感，食欲不振	
皮膚症状	・火のように熱く乾燥 ・最初紅潮し，のちに灰色 ・発汗停止	・蒼白でじっとり ・発汗，冷やあせ	・蒼白 ・長時間の過度の発汗
意識状態神経症状その他	・意識障害，昏迷，昏睡 ・けいれん，運動失調，弛緩性麻痺などの重い中枢神経症状	・一過性の意識障害 ・嗜眠	・意識はほぼ正常 ・筋肉の痛みと収縮（攣縮）が特徴
初期対応	・死の危険がある緊急事態 ・急速に体温冷却処置をおこないながら，集中治療のできる病院へ一刻もはやく搬送する	・涼しい所で安静にし，スポーツ飲料や水分の補給 ・吐きけなどで水分補給ができないときは点滴補液 ・熱けいれんでは生理含塩水(0.9%)を補給（応急処置としては塩をなめて水を飲む）	

衣服をぬがせ，頭を低く，足を高くして仰向けにねかせる．アルコールをぬり，扇風機で冷やす．また，頭部，わきの下（腋窩），鼠径部の太い血管のある部位をアイスパックで冷やす．

木陰に運んで衣服をぬがせ，水をかけてあおぐと体温は下がっていく．水が少ないときは，水を口に含み患児の全身に霧状に吹きかける，またはぬれタオルをかける．

〔原因，誘因〕　乳幼児では，不適切な哺乳と水分補給のしかたが暑熱環境と重なると，重症化しやすい．ときに，夏の炎天下，駐車した乗用車の車内に乳幼児を放置して，熱射病で死亡させる事故がみられる．しめきった車内の温度は，真夏の太陽の直射をうけると15分以内に36℃から67℃に上昇し，4時間で8％の脱水をおこすといわれる．小中学生以降では，直射日光にさらされての長時間のスポーツ競技，不慣れで過激な運動練習，炎天下での無帽の見物，海水浴，登山などの状況下でおこりやすい．

〔症状，対応，予防〕　熱中症の各病態のおもな症状を図❸に示す．体温，皮膚の状態，意識状態から判断し，熱射病が疑われる場合は積極的に全身冷却をしながら，緊急に集中治療のできる病院へ搬送する必要がある．体温上昇がなく，熱疲労ないし熱けいれんと判断される場合は，スポーツ飲料や塩分を含んだ水分を十分に与える．経口摂取できない場合は病院に運び，点滴をうける必要があるが，軽症ならば安静だけでまもなく回復する．

熱中症を防ぐには，①吸湿性の高い衣服を着用し，帽子をかぶる，②十分な水分，塩分を補給する，③スポーツ競技などでは健康状態（衰弱状態，睡眠不足，肥満，発熱疾患など）をよく管理し，無理な計画は立てない，④乳幼児を高温環境に放置しない，などの注意が必要である．

（福岡　和子）

dehydration

脱水症
だっすいしょう

代謝の病気

● 関連のある病気
嘔吐→24ページ　小児下痢症→76ページ
熱中症→142ページ

1 脱水症の原因とタイプ

1. 体重にしめる水分(体液)の割合

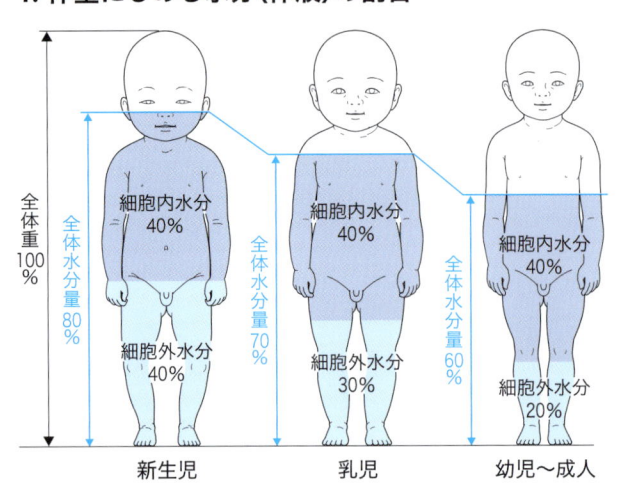

新生児：全体重100%、全体水分量80%、細胞内水分40%、細胞外水分40%
乳児：全体水分量70%、細胞内水分40%、細胞外水分30%
幼児〜成人：全体水分量60%、細胞内水分40%、細胞外水分20%

からだのなかの水分(体液)は、体組織を構成する細胞の内部にある細胞内水分（■）と、細胞外の組織間液と血漿の細胞外水分（□）からなる。水分にはナトリウムなどさまざまな物質(電解質)がとけこんでおり、水分とナトリウムのどちらが多く失われるかによって、脱水症のタイプや症状、対応が異なってくる。

2. おもな原因

水分摂取の減少
重い感染症などにかかると、意識障害や神経性食欲不振症などのため水分摂取ができず、脱水症を生じる。

嘔吐・下痢
腸液(体重7kgの乳児で1日約3ℓ)が再吸収されず、嘔吐や下痢便として排泄されるため脱水症を生じる。

腎臓からの水分喪失(多尿)
種々の利尿薬による水分喪失、抗利尿ホルモンの不足や腎臓での効果がないため脱水症を生じる。

皮膚からの水分喪失
高温環境下での発汗の亢進、やけどによる皮膚からの水分喪失などのため脱水症を生じる。

3. おもな症状とタイプ

- 大泉門の陥凹(乳児)
- 眼窩のくぼみ
- 口腔粘膜・口唇の乾燥
- 皮膚緊張度の低下、皮膚の乾燥
- 手足の低体温
- 尿量の低下

そのほか、無欲状態、血圧の低下、口渇感、頻脈などがみられる。

脱水症の原因と分類モデル（浸透圧、細胞内水分、細胞外水分）

水分摂取が不足するか、多尿や発汗の亢進、嘔吐・下痢などのため体内から水分が失われる状態が脱水症である。新生児や乳児は幼児や成人にくらべ、①からだの組成のうちの水分のしめる割合、とくに細胞外水分のしめる割合が高い(図1-1)、②体重あたりの必要水分量、不感蒸泄量が高い、③新生児では腎臓における尿の濃縮力が未熟である、④新生児や乳児は口渇を自覚して自分で水分を摂取できない、⑤ウイルス性疾患のために経口摂取ができなくなって水分やナトリウム、カリウムなどの電解質の摂取量が低下したり嘔吐・下痢がおこる、などのために水分や電解質の喪失がおこりやすい。つまり、小児は成人にくらべて体重あたりの必要水分量や水分の出入りが多く、脱水症になりやすい。

〔脱水症のタイプと程度〕　小児の脱水症は、そのときの血清ナトリウム濃度によって高張性脱水症、等張性脱水症、低張性脱水症に分類される(図1-3)。わが国では小児の脱水症の約95％は等張性脱水症、約5％が高張性脱水症であり、低張性脱水症はきわめて少ない。乳児では5％以下、5〜10％、10％以上体重が減少した場合を、年長児では3％以下、3〜9％、9％以上体重が減少した場合を、それぞれ軽症、中等症、重症としている(図2)。

〔原因と症状〕　脱水症の原因には、①感染症などの罹患による食欲低下と水分摂取の減少、②嘔吐や下痢による水分喪失、③抗利

等張性脱水症(混合性喪失)　血清ナトリウム濃度130〜150mEq/l
浸透圧(不変)
細胞内水分(不変)
細胞外水分(減少)

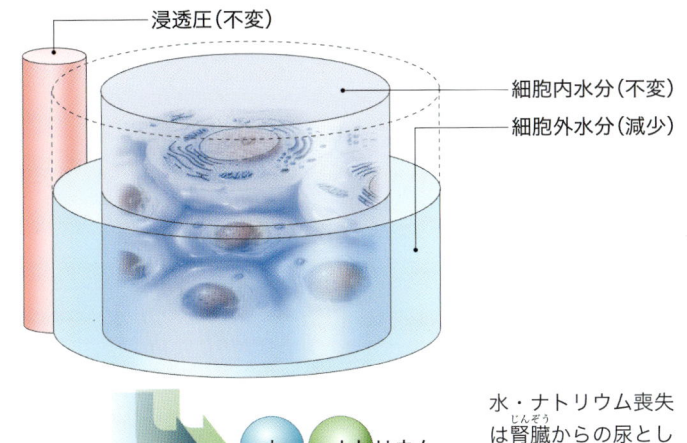

水・ナトリウム喪失は腎臓からの尿としての排泄．

細胞外水分の減少によって循環血液量が低下するタイプの脱水症．細胞外水分は減少するが，結果的に水分とナトリウムの失われかたにほぼバランスがとれ，細胞外水分と細胞内水分の浸透圧がかわらないため，細胞内と細胞外のあいだで水分の移動は生じない．

高張性脱水症(水分喪失)　血清ナトリウム濃度150mEq/l以上
浸透圧(上昇)
細胞内水分(減少)
細胞外水分(減少)

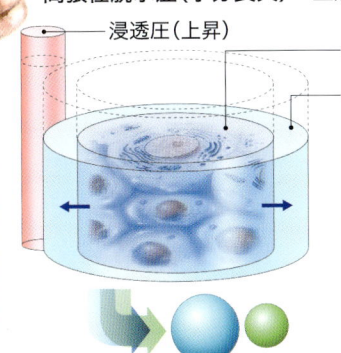

脳細胞の水分が減少するため，全身けいれんや意識障害などの中枢神経症状が生じやすいタイプの脱水症．ナトリウムより水分のほうが多く失われるのでナトリウム濃度が高くなり細胞内水分は細胞外へ移動(矢印)する．

低張性脱水症(ナトリウム喪失)　血清ナトリウム濃度130mEq/l未満
浸透圧(低下)
細胞内水分(増加)
細胞外水分(減少)

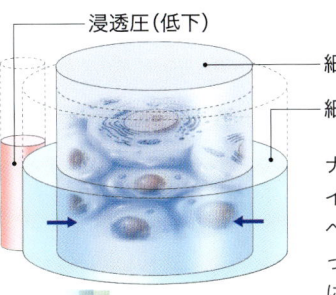

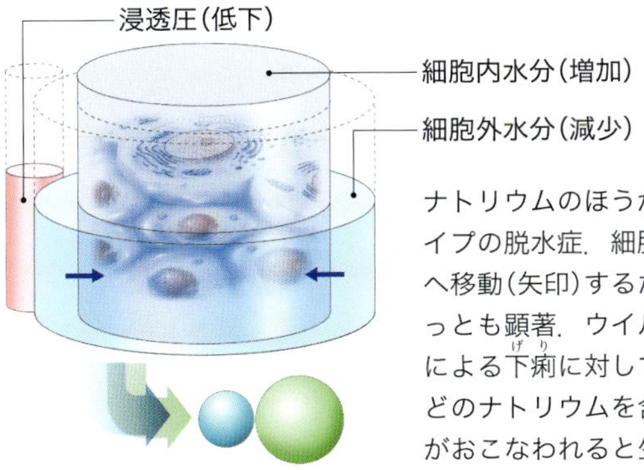

ナトリウムのほうが多く失われるタイプの脱水症．細胞外水分が細胞内へ移動(矢印)するため脱水症状はもっとも顕著．ウイルス性胃腸炎などによる下痢に対して，麦茶や氷水などのナトリウムを含まない水分補給がおこなわれると生じやすい．

❷ 脱水症の程度と症状

症状，所見		軽症	中等症	重症
体重減少	乳児	5%以下	5〜10%	10%以上
	年長児	3%以下	3〜9%	9%以上
皮膚	緊張度	良好	低下	かなり低下
	色調	青白い	浅黒い	斑点状
	四肢の体温	少しひんやり	ひんやり	つめたい
粘膜(口唇などの)		乾燥	かなり乾燥	からからに乾燥
循環状態	脈	正常	速脈を弱くふれる	速脈をかすかにふれる
	血圧	正常	正常か低下	低下
尿量		軽度低下	低下	無尿
口渇感		軽度	中等度	強度
啼泣時のなみだ		でる	でが少ない	でない
大泉門		平坦	少し陥凹	明らかに陥凹

1日の必要水分量と経口補液剤の飲ませかた

1日の必要水分量(体重1kgあたりの量)

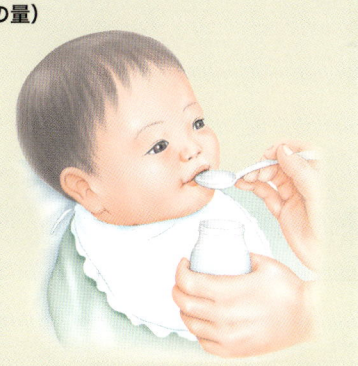

年齢	必要水分量(ml/kg/日)
成熟新生児	150ml
5ヵ月	120ml
1歳	100ml
5歳	80ml
10歳	50ml
15歳	30ml

家庭での経口補液剤の飲ませかた
- 乳児の嘔吐の場合は，嘔吐のあと15分ほどしてから経口補液剤をスプーンやスポイト，注射筒で5〜10mlずつ根気よく与える．一度に多く飲ませると嘔吐を誘発する
- 全身状態を観察し，飲んだ経口補液剤の量を記録する
- 経口補液剤を与えても全身状態の改善がみられないとき，指示された量を飲めないときには，すみやかに医師に連絡する
- 家庭での経口補液療法は医師の指示のもとでおこなう

尿ホルモンの不足または腎臓での効果がないため，大量の尿としての水分喪失，④発汗の亢進ややけどによる皮膚からの水分喪失などがあるが(図❶-2)，もっとも頻度の高い原因疾患は冬や春先に嘔吐・下痢をおこす乳幼児のウイルス性胃腸炎である．脱水症の症状は，皮膚・口腔粘膜・口唇の乾燥，眼窩のくぼみ，口渇感，尿量の減少，頻脈，血圧の低下，無欲状態(ぐったりする)などであり，重症ではチアノーゼ，嗜眠，昏睡を呈する．高張性脱水症ではうとうとしていても周囲の刺激に過敏に反応し(易刺激性)，不穏，興奮状態となる．進行すると筋肉の収縮(攣縮)や全身けいれんをおこす．きわめて重症の高張性脱水症では，脳実質の収縮により小静脈が断裂し，脳内出血をおこすことがある．

〔予防と治療〕　脱水症の予防や軽症の脱水症に対しては，市販の経口補液剤を，とくに乳幼児にはスプーンやスポイトなどを使用して，少量ずつ飲ませる経口補液療法が有効である．ただし，3ヵ月未満の乳児，頑固な嘔吐や意識障害のある場合はもちいない．市販の経口補液剤のナトリウム濃度は低いので，中等症以上の脱水症や細菌性の下痢による脱水症に対しては不十分である．軽症の脱水症の治療には外来での短時間の輸液療法(いわゆる点滴)が，中等症以上の脱水症や電解質異常を合併した脱水症の治療には入院させて数日間にわたる輸液療法が必要である．　　(五十嵐　隆)

congenital dislocation of hip, acetabular dysplasia　骨・関節の病気

先天性股関節脱臼，臼蓋形成不全
せんてんせいこかんせつだっきゅう，きゅうがいけいせいふぜん

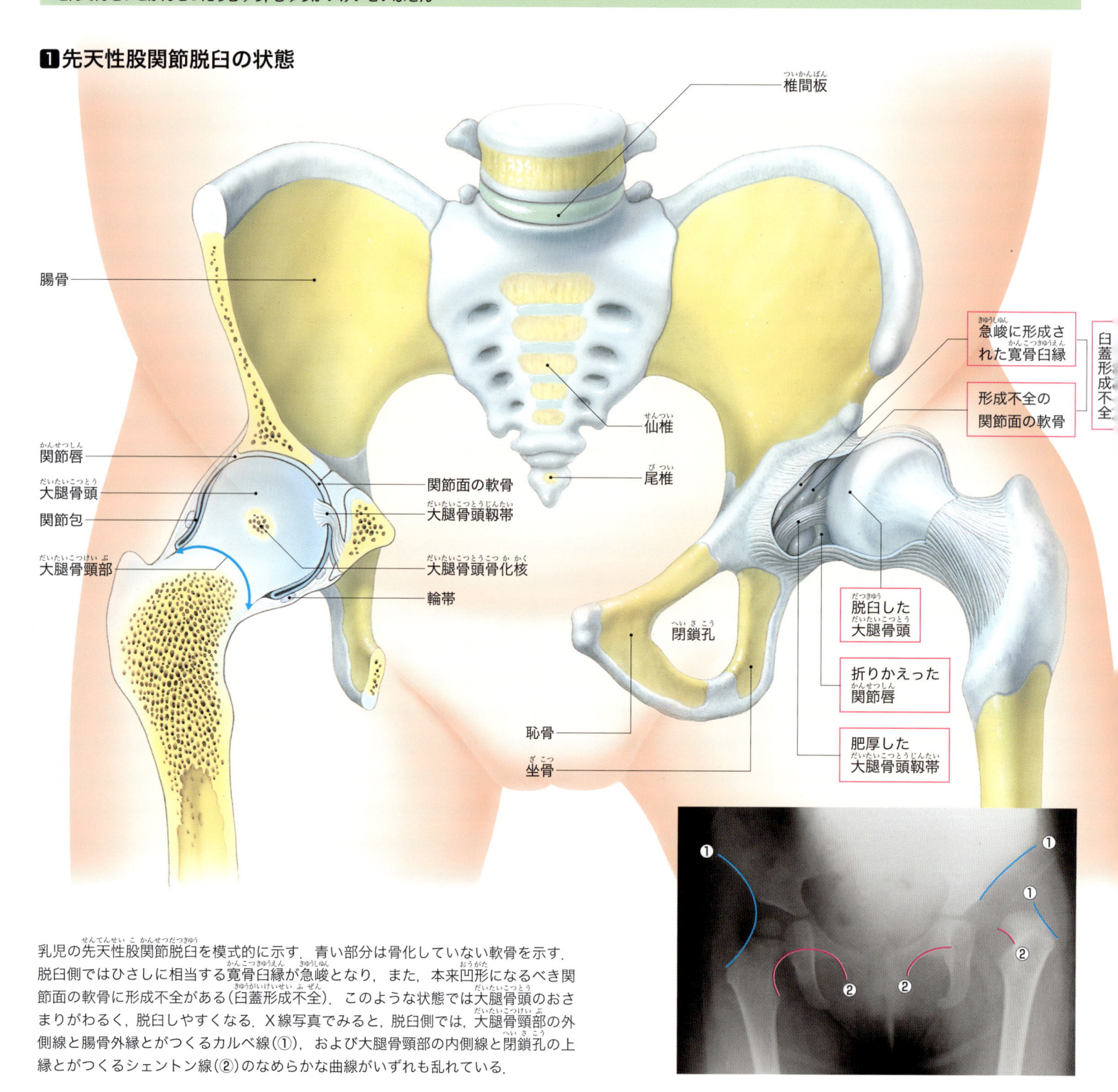

❶先天性股関節脱臼の状態

椎間板
腸骨
関節唇
大腿骨頭
関節包
大腿骨頸部
仙椎
関節面の軟骨
大腿骨頭靱帯
大腿骨頭骨化核
輪帯
尾椎
閉鎖孔
恥骨
坐骨

急峻に形成された寛骨臼縁
形成不全の関節面の軟骨
臼蓋形成不全
脱臼した大腿骨頭
折りかえった関節唇
肥厚した大腿骨頭靱帯

乳児の先天性股関節脱臼を模式的に示す．青い部分は骨化していない軟骨を示す．脱臼側ではひさしに相当する寛骨臼縁が急峻となり，また，本来凹形になるべき関節面の軟骨に形成不全がある（臼蓋形成不全）．このような状態では大腿骨頭のおさまりがわるく，脱臼しやすくなる．X線写真でみると，脱臼側では，大腿骨頸部の外側線と腸骨外縁とがつくるカルベ線（①），および大腿骨頸部の内側線と閉鎖孔の上縁とがつくるシェントン線（②）のなめらかな曲線がいずれも乱れている．

　股関節は球形の大腿骨頭と，それを支える臼蓋（寛骨臼）という骨盤のへこみとで構成される（図❶，図❷）．その基本的な形は在胎11週という，はやい時期に形成される．股関節は，正常では大腿骨頭が臼蓋のなかにきちんとおさまっているが，生まれつき大腿骨頭が臼蓋の後上方にはずれている場合（脱臼）を，先天性股関節脱臼という（図❶）．男女比は1：5〜6で女児に多い．

〔原因〕　浅い臼蓋（臼蓋形成不全）や関節のやわらかさ（関節弛緩性）などの先天的な因子のほかに，出生前では，骨盤位，子宮筋腫，多胎，羊水過少など，出生後は股関節の屈曲・外転（開排）を妨げる窮屈なおむつ（腰巻き形）や産着などの環境因子が関与している．この環境因子の予防活動によって，本症の発生は激減した．

〔症状と脱臼の有無をみわけるポイント〕　脱臼が片側だけの場合は，下肢の自然肢位の異常を注意深く観察すれば外見のみでも可能である（図❸）．膝たてをさせた場合に脱臼肢の膝が低く（アリス徴候陽性），みかけ上の脚の長さが短く，大腿部の皮膚のしわの数が多い．また，膝と股関節を垂直にまげた状態で股関節を開いていくと（開排），脱臼肢では途中で抵抗が増してそれ以上開かない（開排制限）．開排制限は新生児でははっきりしないことが多いが，

❷臼蓋(寛骨臼)の構成と形成不全

1. 正常

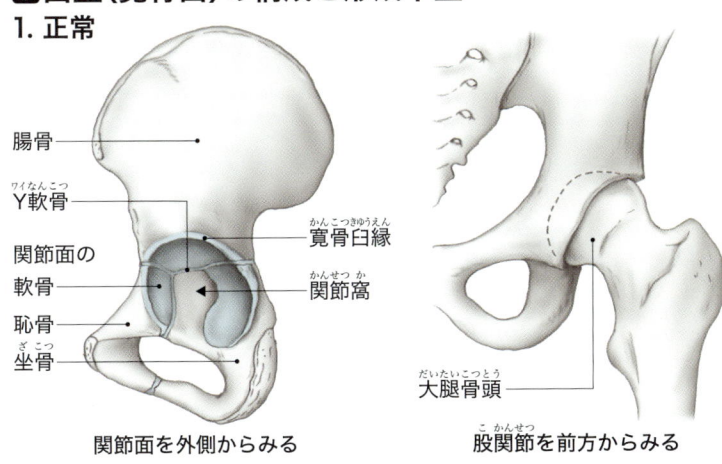

腸骨
Y軟骨
関節面の軟骨
恥骨
坐骨
寛骨臼縁
関節窩

関節面を外側からみる

大腿骨頭

股関節を前方からみる

腸骨，坐骨，恥骨の3つの骨は，当初，Y軟骨によって結合しているが(左図)，16〜17歳ころには骨癒合によってしっかりした臼蓋(寛骨臼)を形成する．寛骨臼縁の張りだしもあり，十分な深さをもった関節窩が形成されるので，大腿骨頭がしっかりとはまりこむ(右図)．

2. 臼蓋形成不全

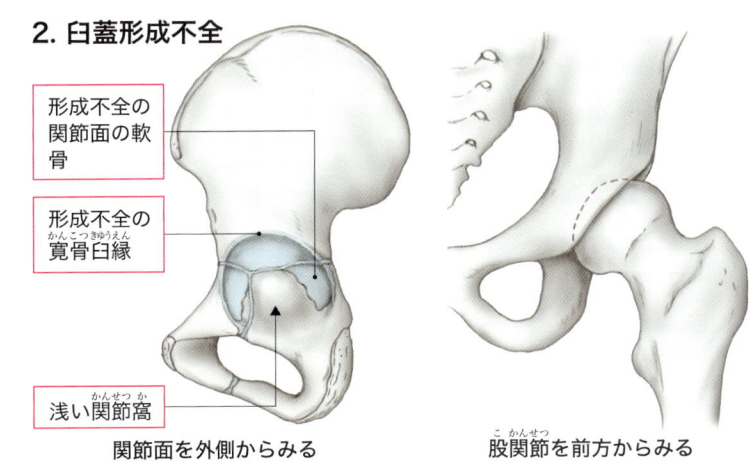

形成不全の関節面の軟骨
形成不全の寛骨臼縁
浅い関節窩

関節面を外側からみる

股関節を前方からみる

正常にくらべて寛骨臼縁の張りだしがなく，関節窩が浅い(左図)．大腿骨頭のおさまりが浅く(右図)，脱臼しやすい構造になっている．

❸先天性股関節脱臼のみわけかた

1. 歩行前

①アリス徴候陽性

脱臼肢

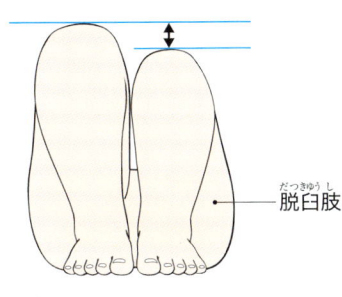

脱臼肢の膝の高さが低い．

②開排制限

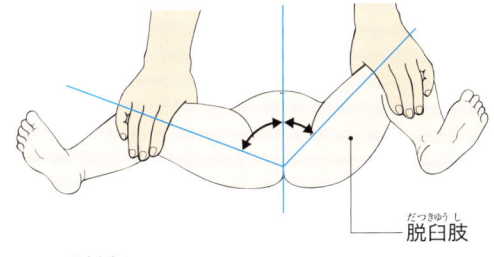

脱臼肢

股関節90°屈曲位から外側に開く(開排)角度が，脱臼肢では減少する．

2. 歩行開始後

①脚長差と腰椎前彎の増強

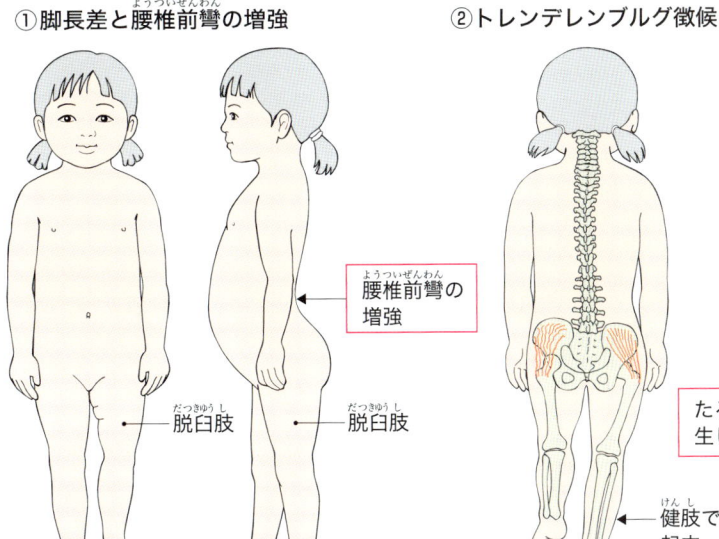

脱臼肢　脱臼肢
腰椎前彎の増強

みかけ上，脚の長さがちがう．脱臼肢の大腿部の皮膚のしわの数が多い．横からみるといわゆる〈出っ尻〉の姿勢になるのが特徴．

②トレンデレンブルグ徴候

たるみが生じた殿筋
傾いた骨盤
健肢での起立　脱臼肢での起立

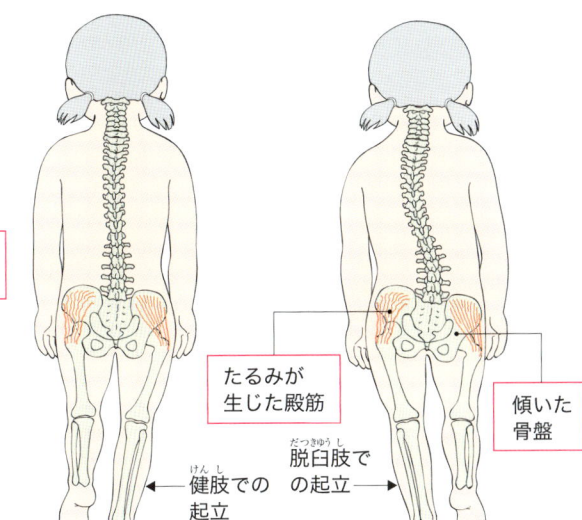

健肢での起立では，傾こうとする骨盤が殿筋の収縮によってひきもどされる．脱臼肢での起立では，脱臼によって殿筋がたるみ，収縮しても骨盤をひきもどすことができない．そのため歩行時には脱臼肢でたつたびに健肢側の骨盤が傾いてしまい(トレンデレンブルグ徴候)，跛行となる．バランスをとろうとして上半身も脱臼肢側に傾き，肩もさがる(デュシェンヌ徴候)．

生後3ヵ月以降では明らかになる．

　歩行開始後は，脚をひきずる，肩を落とすなど，歩きかたの異常を示す．両側脱臼の場合は，尻が上下左右に揺れるアヒル様歩行(振り子様歩行)となる．脱臼があるかどうかの確定診断はX線写真によるが，脱臼のある股関節では，大腿骨頭は上方・外側に変位し，骨盤との位置関係を示す線が破綻する(図❶)．

〔治療〕　新生児期は，おむつを厚くあてるのみで経過をみる．3ヵ月をすぎてからリューメンビューゲルとよばれるバンド状の装具を装着させる．この装具は両肩から両脚をズボンのようにつっておくもので，こどもの蹴る力を利用して，大腿骨頭が臼蓋に向かうようにくふうされたものである．数ヵ月間の装着によって約85％が整復され，この装具のみで治癒する．

　リューメンビューゲルによって整復されない場合は，徒手整復や牽引療法がおこなわれる．それでも整復されない場合は手術がおこなわれる．1歳以下の場合，手術となるのは約5％である．1歳以上で発見された場合はリューメンビューゲルで整復されるのはまれで，徒手整復や牽引療法，ついで手術となる．手術となるのは約20％である．

(織田　弘美，榊原　洋一)

club foot, pronated foot, bowleg, knock-knee　骨・関節・筋肉の病気

内反足, 外反足, O脚, X脚
ないはんそく, がいはんそく, オーきゃく, エックスきゃく

❶ 足の骨格と内反・外反変形

1. 正常な骨格

図は新生児の足の骨格を模式的に示したもの．新生児では，踵骨，距骨，立方骨，舟状骨，3つの楔状骨からなる足根骨はほとんど軟骨の状態である．わずかに骨化核が現れているのは，踵骨，距骨，立方骨だけである．

右足を前上方からみる

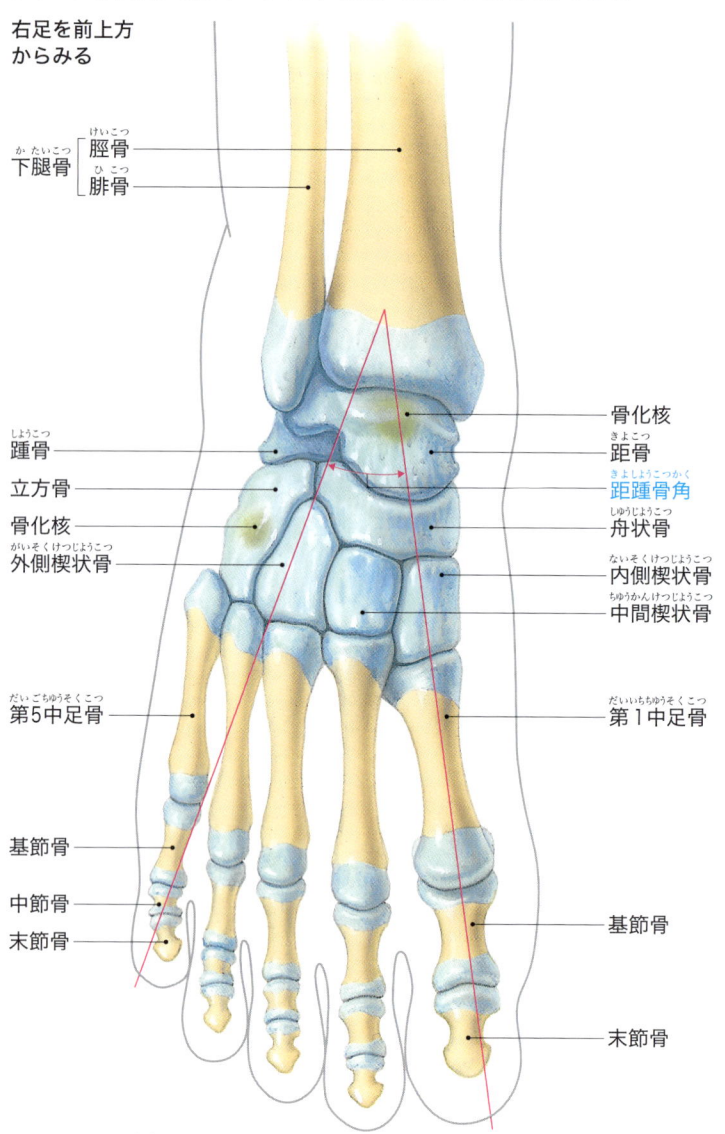

下腿骨〔脛骨／腓骨〕
踵骨
立方骨
骨化核
外側楔状骨
第5中足骨
基節骨
中節骨
末節骨

骨化核
距骨
距踵骨角
舟状骨
内側楔状骨
中間楔状骨
第1中足骨
基節骨
末節骨

右足を内側（母趾側）からみる

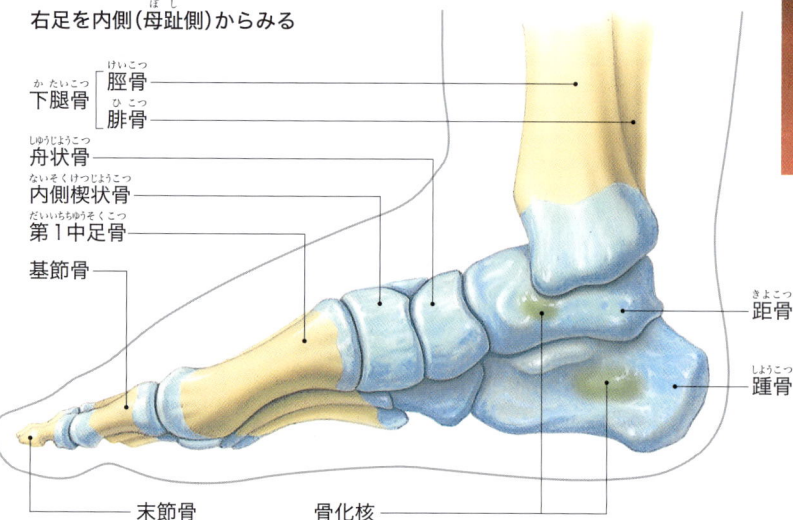

下腿骨〔脛骨／腓骨〕
舟状骨
内側楔状骨
第1中足骨
基節骨
末節骨
骨化核
距骨
踵骨

2. 内反足

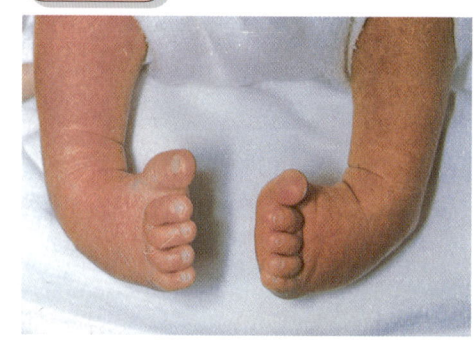

尖足，前足部の内転，踵部の内反などの状態で足が拘縮したもので，ほとんどが先天性である．X線足背像で，距骨と踵骨の長軸がつくる角度（距踵骨角）は正常で20〜40°であるが，内反足では距骨や踵骨の偏位によってその角度が減少し，平行に近くなることもある．

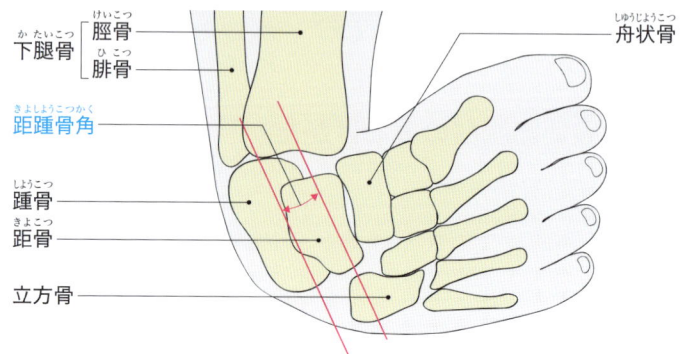

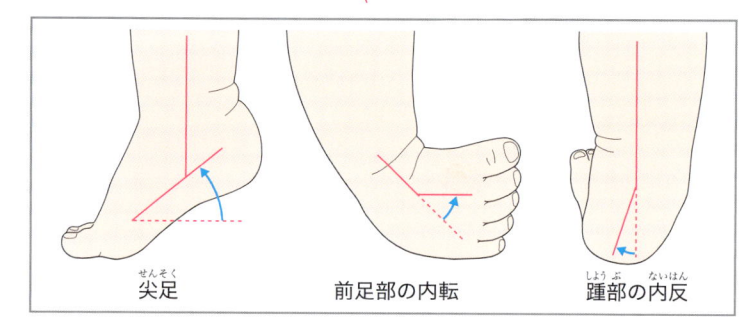

下腿骨〔脛骨／腓骨〕
舟状骨
踵骨
距骨
距踵骨角
立方骨

尖足　前足部の内転　踵部の内反

3. 外反足（外反扁平足）

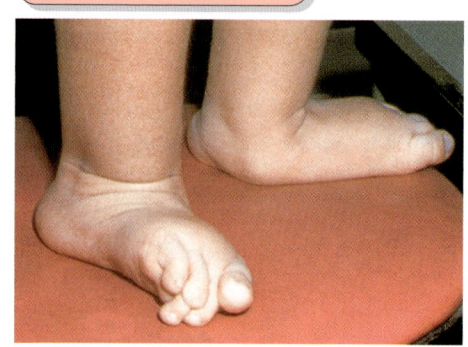

踵骨の外側への偏位，距骨の内側への偏位および下方へのずりおち，舟状骨の内側下方への偏位，前足部の外転などを特徴とする．体重負荷時には，いわゆる土ふまず（アーチ）が接地し（扁平足），外側（小趾側）は逆に浮く状態となる．

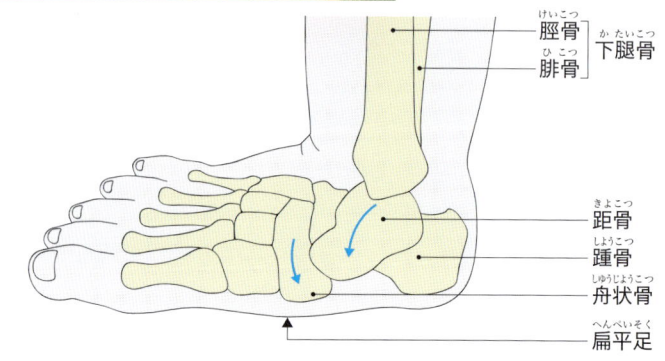

脛骨／腓骨　下腿骨
距骨
踵骨
舟状骨
扁平足

❷膝彎曲の生理的変化と内反・外反変形

1. 膝彎曲の生理的経過

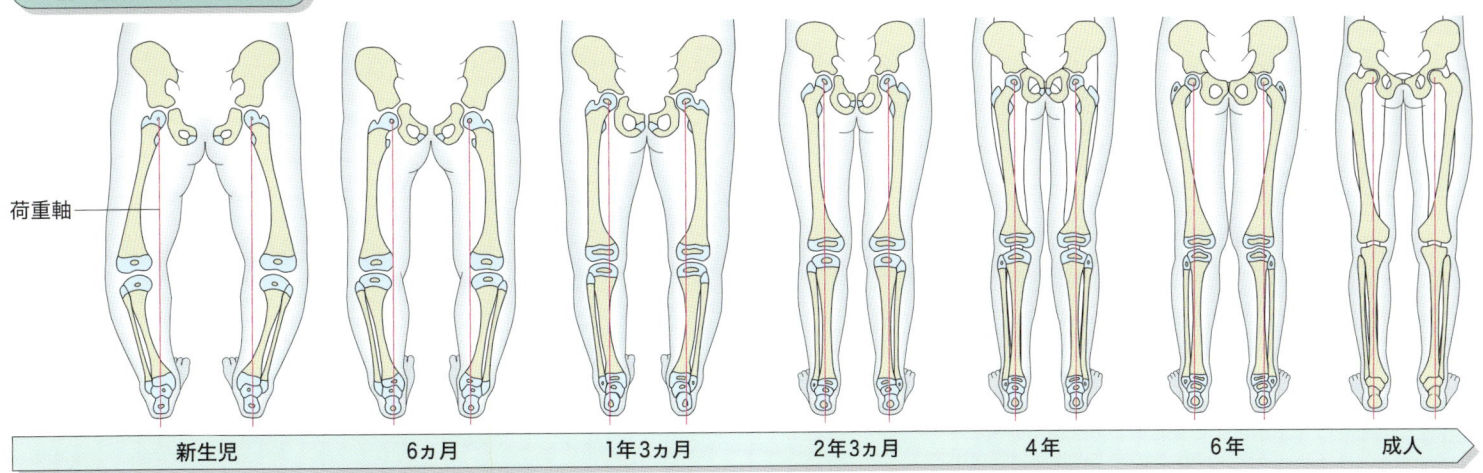

| 新生児 | 6ヵ月 | 1年3ヵ月 | 2年3ヵ月 | 4年 | 6年 | 成人 |

膝関節は，生後2歳くらいまではO脚（内反膝）で，その後は外反傾向となり，3〜5歳くらいまではX脚（外反膝）となる．外反傾向は成長とともにやや減少し，最終的には成人の生理的外反度に近づく．骨格のうち，青い部分は軟骨を示す．

2. O脚（内反膝）

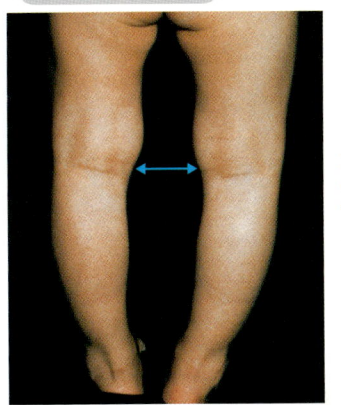

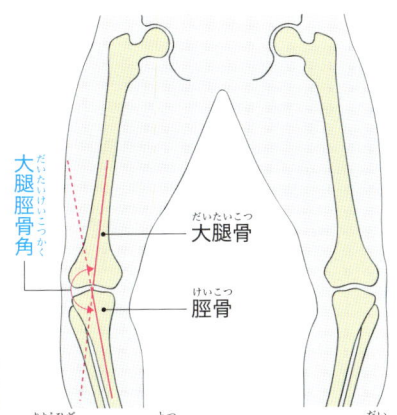

両足が密着するように起立したとき，両膝が外側に凸になる．X線像では大腿脛骨角は180°をこえる．2歳をすぎても両膝の内側間（写真の←→印）が3横指（約5cm）以上の場合は治療の対象となる．

3. X脚（外反膝）

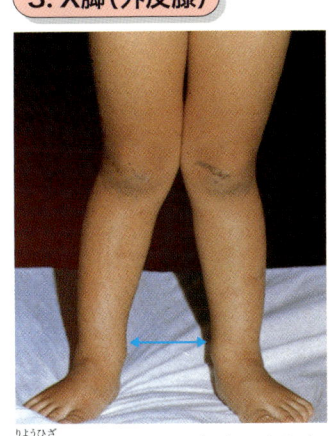

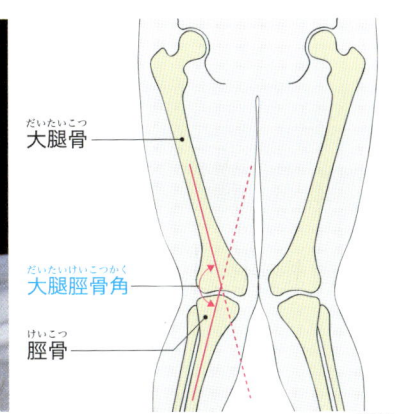

両膝が接するように起立したとき，両膝以下が外側に開く．X線像では大腿脛骨角は160°以下となる．内くるぶし間（写真の←→印）が5横指（約10cm）以上の場合は治療の対象となる．

下腿に対して足部がゴルフクラブのように内側を向いている変形を内反足といい，足底の外側（小趾側）があがり，内側（母趾側）の土ふまず（アーチ）の部分が床についてしまう変形を外反足という．O脚（内反膝）は，膝関節を前後からみた場合，外側に凸となる変形で，X脚（外反膝）は内側に凸となる変形である．

〔内反足の特徴〕 脳性麻痺や二分脊椎で，足部の筋力のアンバランスが生じて発生するものや，先天性のものがある．先天性内反足は，出生時から強度のかたい変形がある原因不明の疾患で，わが国における発生頻度は1000〜2000人に1人といわれ，男児に多い（男女比は2：1）．約半数は両足発生例である．

内反足の変形は複雑であり，足関節の背屈制限（尖足），足先が内側を向く（前足部の内転），後方からみると踵が内側にはいる（踵部の内反）という足部の変形にくわえ，下腿骨が捻転している（図❶-2）．無治療の場合は，はじめは足底の外側で荷重するが，変形が進行すると足の甲で荷重するようになる．

治療は，定期的に矯正してはギプス包帯を施し，十分な矯正がえられた場合はデニス・ブラウン装具を装着させ，歩行開始後は靴型装具（矯正靴）を装着させる．1歳前後で十分な矯正がえられない場合は拘縮した筋肉や腱などを切りはなす軟部組織解離術がおこなわれる．拘縮が高度な場合は，生後8ヵ月ほどで手術となることもある．術後は装具療法が必要となる．変形が再発することがあり，骨の成長が終了するまで経過観察を必要とする．再発例では追加手術が必要なこともある．歩行に関しての予後は良好である．

〔外反足の特徴〕 前述のように土ふまずが床についてしまう変形であり，扁平足の要素も含まれるので，外反扁平足ともよばれる（図❶-3）．程度の軽いものは成長とともに筋肉がつき，症状は改善していくので治療の必要はない．程度の強いものに対しては内反が十分できるように矯正する．歩行開始後もアーチの形成がわるい場合は，足底装具や靴型装具をもちいて治療する．

〔O脚とX脚の特徴〕 膝関節は生理的には2歳くらいまではO脚を示すが，3〜5歳くらいまではX脚となる．通常はこの膝彎曲の生理的経過をたどるが，図❷-2, 3に示すような高度の変形がある場合は治療の対象となる．くる病などの代謝性骨疾患や軟骨無形成症などの骨系統疾患に起因することもあるので，O脚やX脚が改善しない場合は，これらの病気が原因でないかどうかをしらべるためにX線検査をおこなう必要がある．　（織田　弘美, 榊原　洋一）

scoliosis　　骨の病気

脊柱側彎症
せきちゅうそくわんしょう

❶ 正常な脊柱の形

頸椎の前彎
胸椎の後彎
腰椎の前彎

頸椎（7個）
胸椎（12個）
腰椎（5個）
仙椎
尾椎

横からみる　　うしろからみる

正常な脊柱は，横からみると前後に3つの彎曲をもち，正面やうしろからみるとまっすぐな形をしている．腰椎の前彎はヒト特有のものである．

❸ 側彎変形をしらべるポイント

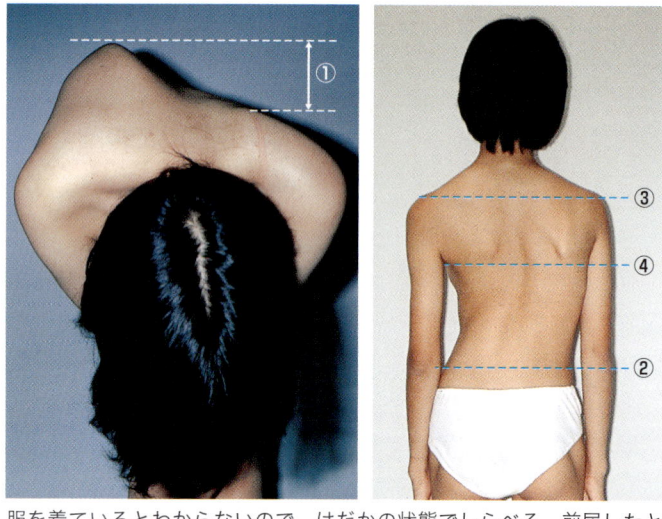

服を着ているとわからないので，はだかの状態でしらべる．前屈したときの背中や腰の高さ（①），ウエストラインの形や高さ（②），肩の高さ（③），肩甲骨の高さ（④）に左右差がないかをチェックする．とくに①は左右差を発見しやすく，重要なチェックポイントである．

脊柱を構成する個々の脊椎骨はヒトのからだを支える屋台骨で，頸椎，胸椎，腰椎，仙椎，尾椎よりなる（図❶）．その脊椎骨が前後からみて横に彎曲（側彎）する病気が脊柱側彎症である（図❷）．

〔原因と種類〕　小児では原因不明の特発性脊柱側彎症と，脊椎骨の先天的な形の異常に起因する先天性脊柱側彎症に大別される（図❹）．後者は幼小児期に気づかれることが多いが，脊柱側彎症の80％をしめる特発性脊柱側彎症は思春期にはじまることが多い．発生率は人口の2〜3％で，3.6：1で女性に多い．

❷ 脊柱側彎症における脊柱の変形

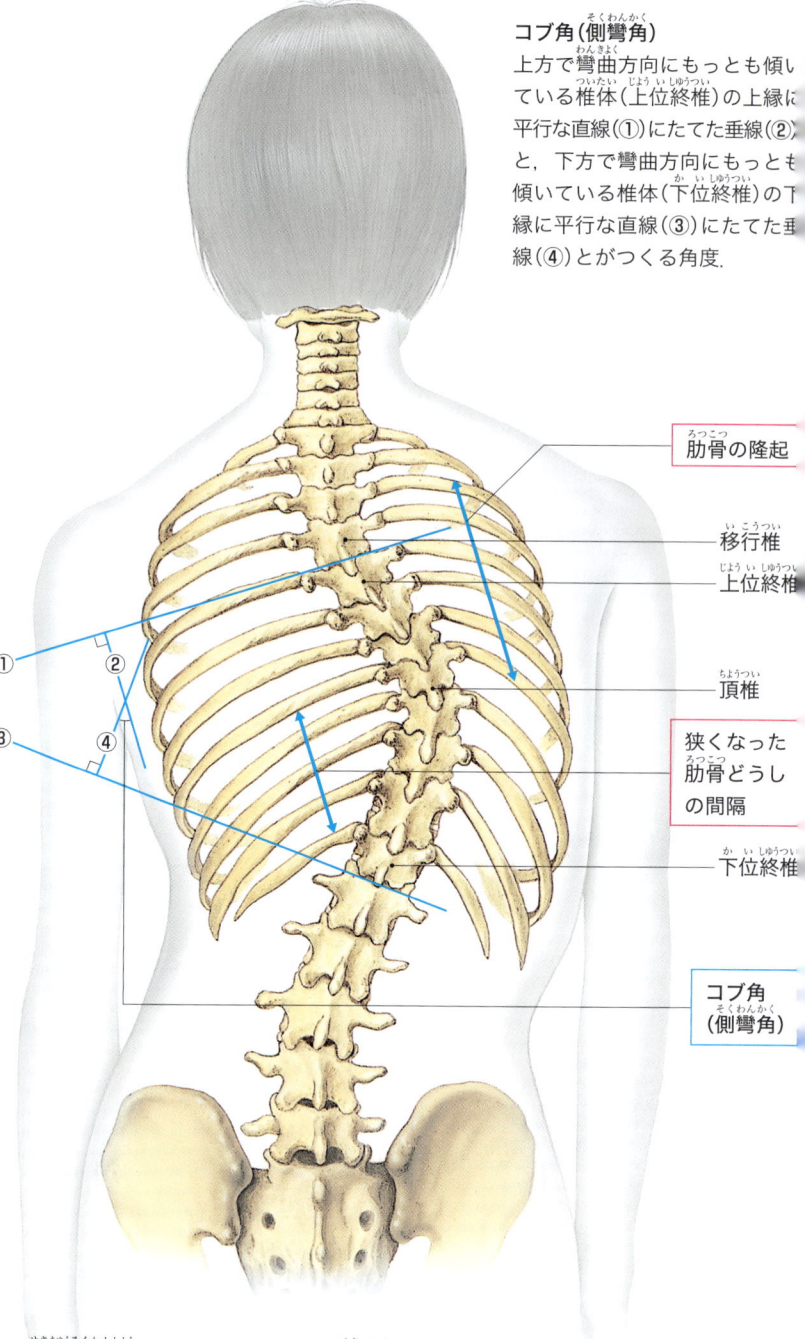

コブ角（側彎角）
上方で彎曲方向にもっとも傾いている椎体（上位終椎）の上縁に平行な直線（①）にたてた垂線（②）と，下方で彎曲方向にもっとも傾いている椎体（下位終椎）の下縁に平行な直線（③）にたてた垂線（④）とがつくる角度．

肋骨の隆起
移行椎
上位終椎
頂椎
狭くなった肋骨どうしの間隔
下位終椎
コブ角（側彎角）

脊柱側彎症では，脊柱を構成する脊椎骨もねじれるように回旋する．胸椎部の側彎では脊椎骨の回旋にともなって肋骨も回旋するので，高度の側彎では肺や心臓をおさめる胸郭が変形し，心肺機能に悪影響をおよぼす．

〔診断とチェックのポイント〕　脊柱側彎症は，ある程度すすんでいても外見ではわかりにくいことがある．はだかの状態で，上体を前屈して手を床につける姿勢をとらせたときの背中や腰の高さ，立位を後方からみたときの肩や肩甲骨の高さ，ウエストラインの形や高さの左右差をみることによって，一般の家庭でもチェックが可能である（図❸）．

医療機関では確定診断および側彎の程度をしらべるために脊柱全体のX線写真をとり，コブ（Cobb）角をはかる．コブ角が10°以

150

4 脊柱側彎症のタイプと特徴

1. 特発性脊柱側彎症

治療前

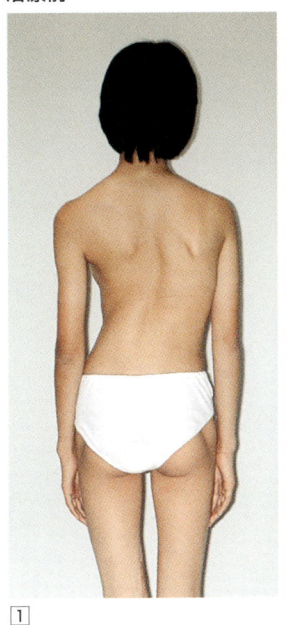

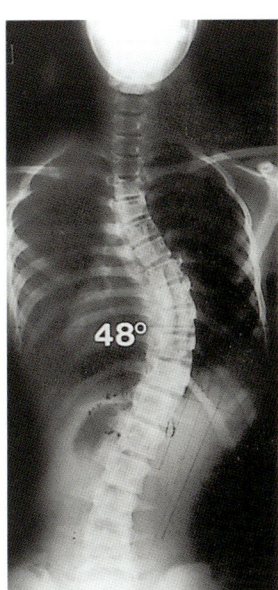

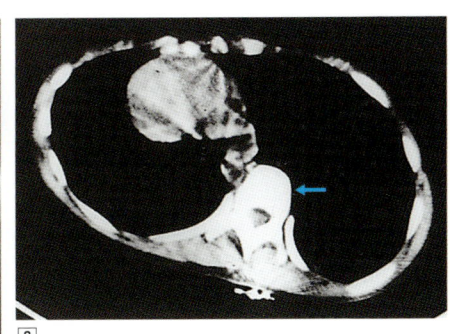

1. 13歳時の外見
2. X線写真でコブ角48°．手術による治療が必要な側彎の程度である．
3. CT像．脊椎骨（矢印）は回旋変形を生じており，それにともなって肋骨がつくる胸郭もいびつに変形している．

治療後

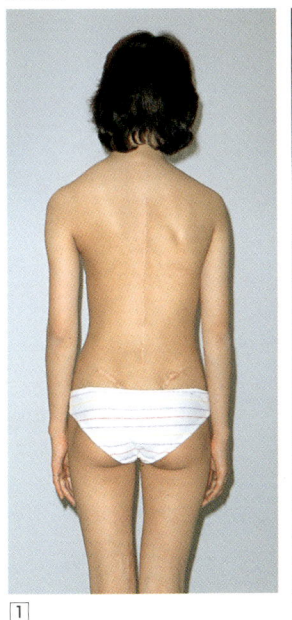

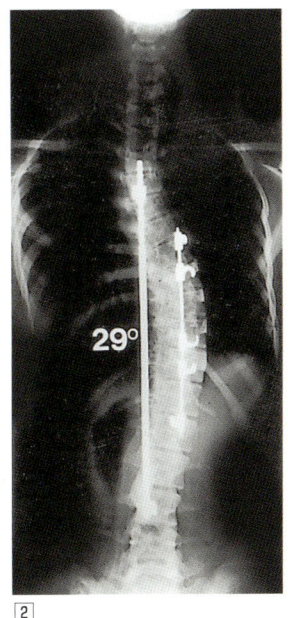

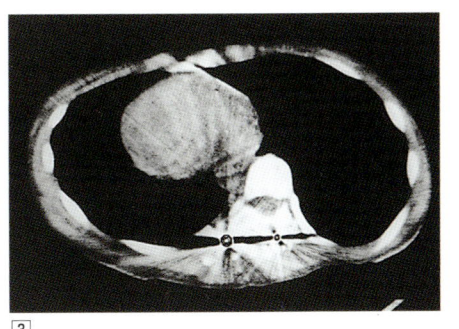

1. 手術による治療後3年（16歳時）の外見
2. X線写真で治療前のコブ角48°が29°にまで減少している．
3. CT像．脊椎骨の回旋変形や胸郭の変形が正常に近いところまで矯正されている．

原因が不明で，脊柱側彎症のなかでもっとも多い．側彎は骨の成長がとまるまで進行する．胸椎部におこり，彎曲は右側が凸になるのが特徴．

2. 先天性脊柱側彎症

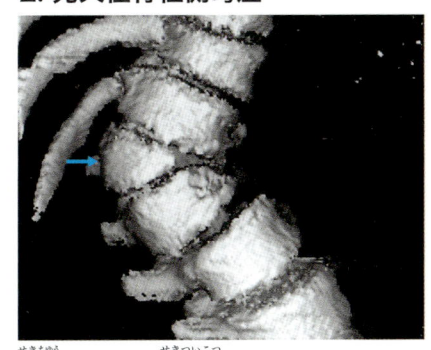

脊柱を構成する脊椎骨に先天的な形の異常があるなどの原因で側彎変形が生じるもの．彎曲は脊椎骨の成長とともに進行し，悪化度が強い．写真はヘリカルCT（3次元CT）像で，第1腰椎に半椎体（矢印）とよばれる脊椎骨の形成不全があり，側彎変形の原因となっている．

脊椎骨の先天性変形の例

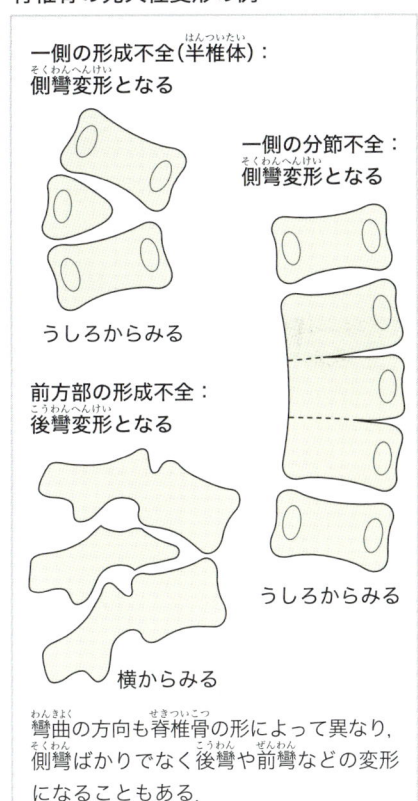

- 一側の形成不全（半椎体）：側彎変形となる
- 一側の分節不全：側彎変形となる
- うしろからみる
- 前方部の形成不全：後彎変形となる
- うしろからみる
- 横からみる

彎曲の方向も脊椎骨の形によって異なり，側彎ばかりでなく後彎や前彎などの変形になることもある．

下の軽症の側彎の発生率には男女差がないが，30°以上の中等度以上の側彎は，圧倒的に女性に多い．また，特発性脊柱側彎症では右に凸の側彎が多い．

【側彎の進行とからだへの影響】 脊柱側彎症は進行性の疾患で，患児の成長とともに徐々に進行し，一般に骨の成長がとまると変形の進行もとまる．進行のスピードは個人差が大きいが，発症年齢が若い例や初診時の側彎の程度が重いもの，女性の場合，などでは進行がはやい．成人に達したときのコブ角が30°以下なら側彎は進行せず，50°以上ではさらに進行するといわれている．

脊柱側彎症は，みかけの問題だけでなく，腰痛の原因ともなり，また進行すると胸郭の変形による心肺機能の低下をひきおこすので，専門医による経過観察が必要となる．コブ角が20°以下なら経過観察，20°をこえる場合は装具による保存的治療の対象となる．保存的治療をおこなってもコブ角が40°をこえて進行する場合（図4-1）や，進行はとまっていてもコブ角が50°以上の例では手術療法がおこなわれる．

（織田 弘美，榊原 洋一）

スポーツ障害

sports injury　骨・軟骨・筋肉・腱の病気

すぽーつしょうがい

●関連のある病気
下肢痛→154ページ

スポーツにおいて，つかいすぎなど，くりかえす負荷が原因となって，骨・軟骨，筋・腱などにおこる急性，慢性の障害をいう．外力が直接作用しておこる骨折などのスポーツ外傷と区別する考えかたもある．

〔成長期の骨の特徴〕 成長期にある小児の骨は，骨端線とよばれる成長軟骨を有し，骨の末端である骨端もほとんどが軟骨でできている．こうした構造上の理由から，成人にくらべて力学的にも骨と筋・腱のアンバランスが生じやすく，成人にはみられない特有のスポーツ障害をひきおこす．以下の疾患は，小児期の代表的なスポーツ障害である．

〔オスグッド−シュラッター病〕 脛骨粗面の骨端症で，サッカー，バスケットボール，バレーボールなどで生じやすい．

脛骨粗面には膝蓋腱が付着しており，ボール蹴りやジャンプなどのくりかえし動作で過度のストレスがかかる．この部分は成長がとまれば骨にかわるが，成長期には骨端核と成長軟骨でできているため過度のストレスが成長軟骨を痛めつけ，正常な骨化を障害し，周囲の軟部組織に慢性の炎症をひきおこす．その結果，脛骨粗面は突出し（図1），階段の昇降，歩行，正座などの動作で痛みを訴える．

〔野球肩〕 投球動作による肩関節障害の総称であるが，バレーボール，テニスのサーブでもおこる．投球動作時には肩関節の過度の外旋・外転と，それにひきつづく内旋・内転がおこる．野球肩は，このような一連の動きを有する投球動作をくりかえすことで，肩関節周囲の組織に過大な負荷がかかり，上腕骨頭の成長軟骨である骨端線の離解，棘上筋腱の炎症や断裂など，図2に示したさまざまな障害をひきおこすものである．

〔野球肘〕 投球動作時に肘関節部にかかるストレスによって生じる障害である．外側部では上腕骨小頭に橈骨頭からの圧迫力がくわわり，壊死をおこした骨が部分的にはがれおちる離断性骨軟骨炎を生じることが多い．内側部ではひっぱる力がくわわるので，屈筋群付着部の慢性炎症（上腕骨内上顆炎）や，上腕骨内上顆の剝離骨折を生じる（図3）．　　　　（織田 弘美, 榊原 洋一）

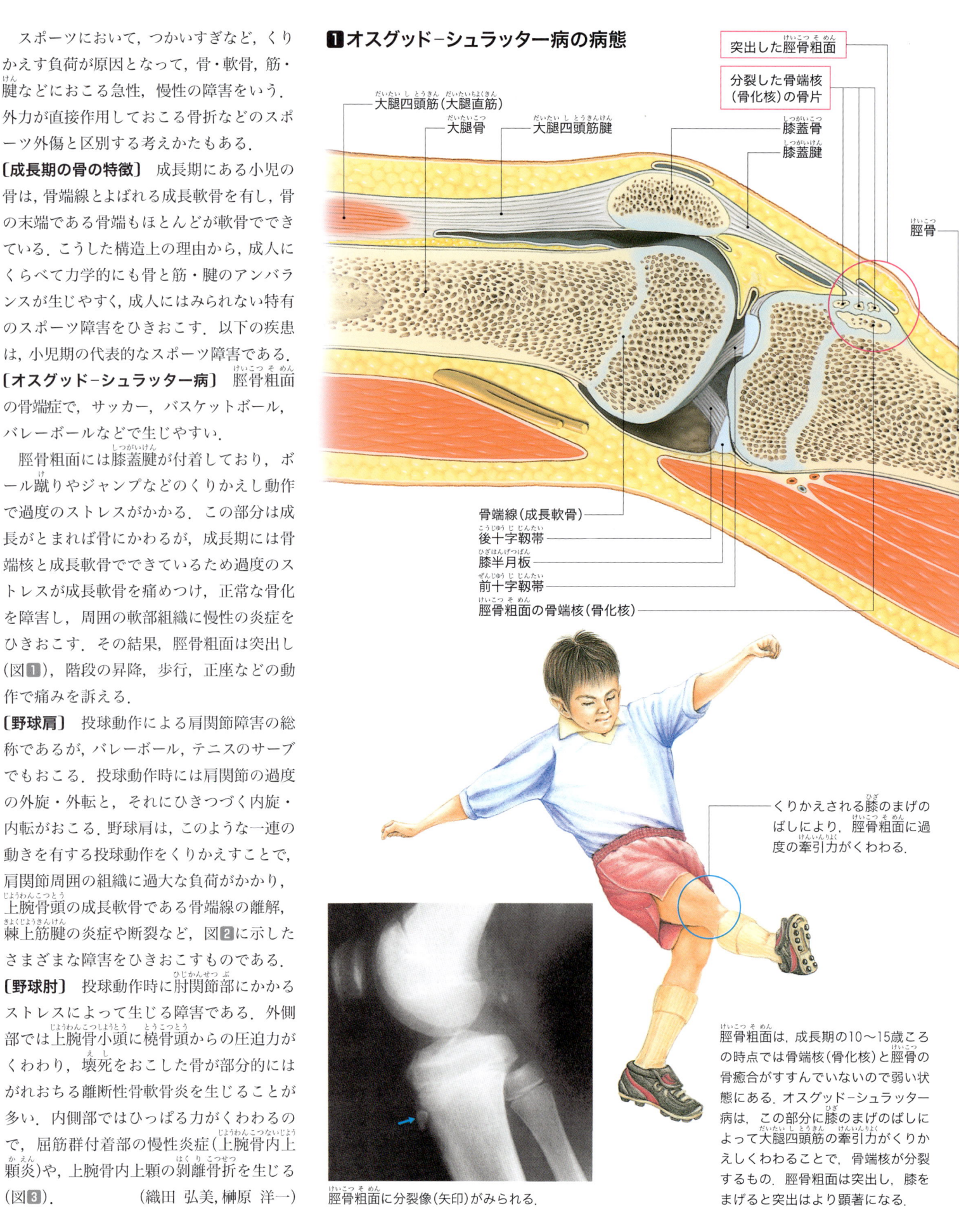

1 オスグッド−シュラッター病の病態

突出した脛骨粗面
分裂した骨端核（骨化核）の骨片
大腿四頭筋（大腿直筋）
大腿骨
大腿四頭筋腱
膝蓋骨
膝蓋腱
脛骨
骨端線（成長軟骨）
後十字靱帯
膝半月板
前十字靱帯
脛骨粗面の骨端核（骨化核）

くりかえされる膝のまげのばしにより，脛骨粗面に過度の牽引力がくわわる．

脛骨粗面に分裂像（矢印）がみられる．

脛骨粗面は，成長期の10〜15歳ころの時点では骨端核（骨化核）と脛骨の骨癒合がすすんでいないので弱い状態にある．オスグッド−シュラッター病は，この部分に膝のまげのばしによって大腿四頭筋の牽引力がくりかえしくわわることで，骨端核が分裂するもの．脛骨粗面は突出し，膝をまげると突出はより顕著になる．

2 野球肩におけるおもな障害

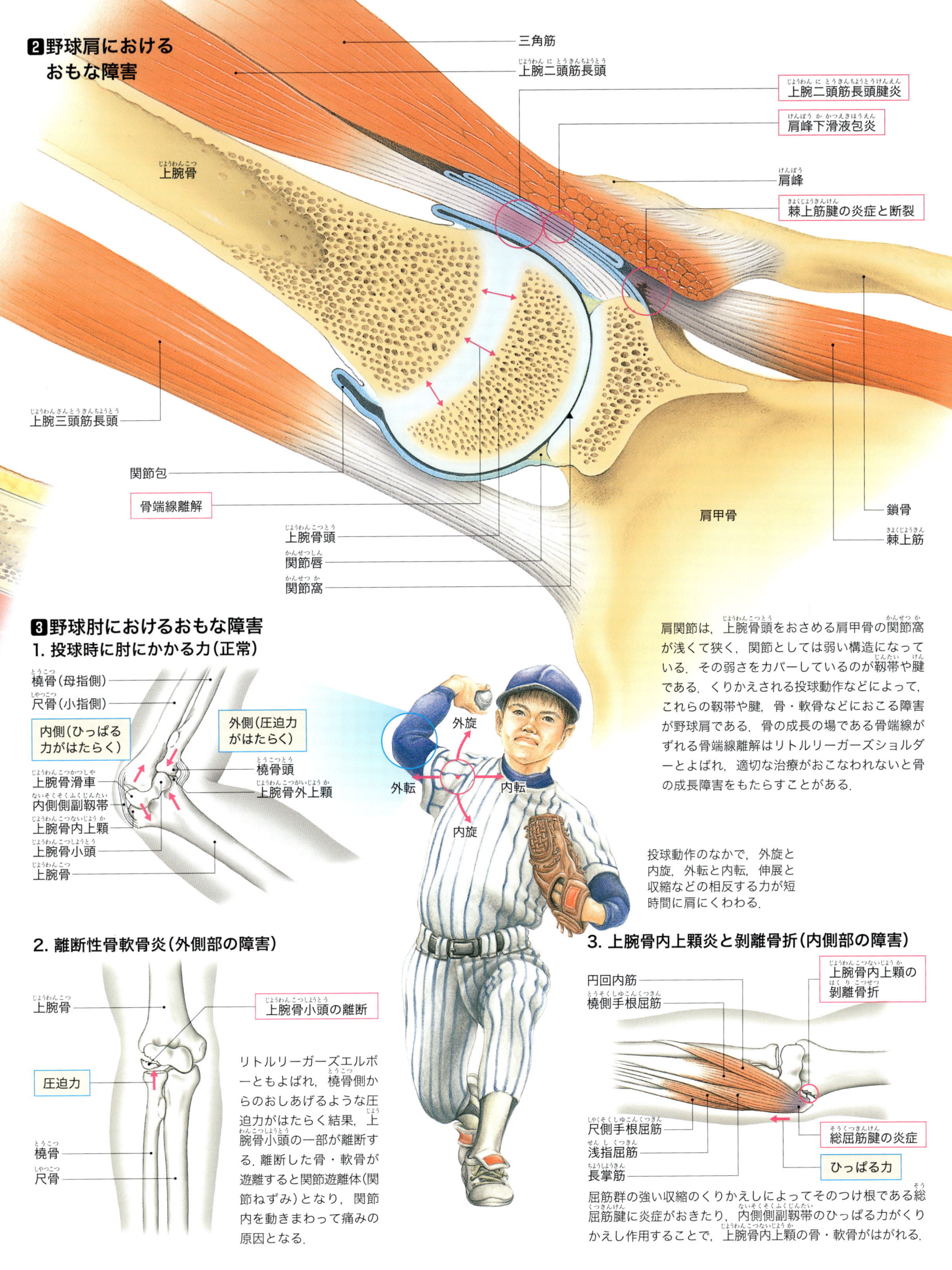

- 三角筋
- 上腕二頭筋長頭
- 上腕二頭筋長頭腱炎
- 肩峰下滑液包炎
- 上腕骨
- 肩峰
- 棘上筋腱の炎症と断裂
- 上腕三頭筋長頭
- 関節包
- 骨端線離解
- 上腕骨頭
- 関節唇
- 関節窩
- 肩甲骨
- 鎖骨
- 棘上筋

肩関節は，上腕骨頭をおさめる肩甲骨の関節窩が浅くて狭く，関節としては弱い構造になっている．その弱さをカバーしているのが靱帯や腱である．くりかえされる投球動作などによって，これらの靱帯や腱，骨・軟骨などにおこる障害が野球肩である．骨の成長の場である骨端線がずれる骨端線離解はリトルリーガーズショルダーとよばれ，適切な治療がおこなわれないと骨の成長障害をもたらすことがある．

投球動作のなかで，外旋と内旋，外転と内転，伸展と収縮などの相反する力が短時間に肩にくわわる．

外旋／外転／内転／内旋

3 野球肘におけるおもな障害

1. 投球時に肘にかかる力（正常）

- 橈骨（母指側）
- 尺骨（小指側）
- 内側（ひっぱる力がはたらく）
- 外側（圧迫力がはたらく）
- 上腕骨滑車
- 橈骨頭
- 内側側副靱帯
- 上腕骨外上顆
- 上腕骨内上顆
- 上腕骨小頭
- 上腕骨

2. 離断性骨軟骨炎（外側部の障害）

- 上腕骨
- 上腕骨小頭の離断
- 圧迫力
- 橈骨
- 尺骨

リトルリーガーズエルボーともよばれ，橈骨側からのおしあげるような圧迫力がはたらく結果，上腕骨小頭の一部が離断する．離断した骨・軟骨が遊離すると関節遊離体（関節ねずみ）となり，関節内を動きまわって痛みの原因となる．

3. 上腕骨内上顆炎と剝離骨折（内側部の障害）

- 円回内筋
- 橈側手根屈筋
- 尺側手根屈筋
- 浅指屈筋
- 長掌筋
- 上腕骨内上顆の剝離骨折
- 総屈筋腱の炎症
- ひっぱる力

屈筋群の強い収縮のくりかえしによってそのつけ根である総屈筋腱に炎症がおきたり，内側側副靱帯のひっぱる力がくりかえし作用することで，上腕骨内上顆の骨・軟骨がはがれる．

スポーツ障害—153

下肢痛
かしつう

lower extremity pain　骨・軟骨・関節・筋肉・神経の病気

● 関連のある病気
スポーツ障害→152ページ

下肢痛は，下肢を構成する骨・軟骨，筋肉・腱，靱帯，神経などに生じた外傷や炎症が原因となっておこる．小児期の下肢痛は，はっきりした病変がない，いわゆる〈成長痛〉がもっとも多いが，以下にのべる病変が原因となることがあるので，注意を要する．

〔関節に原因がある場合〕　化膿性関節炎や若年性関節リウマチなどが代表的である（図❶）．化膿性関節炎は，細菌感染によってひきおこされる関節炎で，血行性におこる場合と，関節周囲組織の感染症が波及する場合がある．乳幼児期には血行性感染が多い．乳児の股関節では血行性に生じた骨髄炎が関節に波及して関節炎となることが多い（乳児股関節炎）．乳児が，発熱し，不機嫌で，おむつ交換時にはげしく泣く，患肢を動かさないなどの徴候がある場合は注意を要する．治療がおくれると重大な機能障害をのこすので，とくに小児の場合は早期診断，早期治療が重要である．若年性関節リウマチは，発熱，発疹，リンパ節腫脹，脾腫などの全身症状をともなう全身型（スティル病），多関節型，少関節型の3型にわけられる．全身型は幼少児に多く，成人の関節リウマチに近い多関節型は10歳代に多い．

〔筋肉・腱，神経に原因がある場合〕　アキレス腱炎，多発性筋炎，ギラン-バレ症候群などがあり得る（図❷）．アキレス腱炎は，過度の運動負荷が原因となっておこり，アキレス腱周囲に腫脹や圧痛を生じる．多発性筋炎は，骨格筋の広汎な炎症をきたす自己免疫疾患である．四肢や頸部の筋力低下を訴え，筋肉痛をともなう．ギラン-バレ症候群は，脊髄神経根，末梢神経，ときに脳神経に生じる原因不明の急性多発性神経炎である．症状は，急速におこる左右対称性の四肢脱力，疼痛やしびれなどの感覚障害である．

〔骨・軟骨に原因がある場合〕　骨髄炎，オスグッド-シュラッター病（→152ページ），ペルテス病，骨肉腫などがあり得る（図❸）．急性化膿性骨髄炎は，8～15歳のとくに学童期に多く，大腿骨や脛骨などの骨幹端部に好発する．骨肉腫は，10歳代が好発年齢で，運動痛が初発症状であることが多い．

（織田　弘美，榊原　洋一）

❶原因となる関節の病気

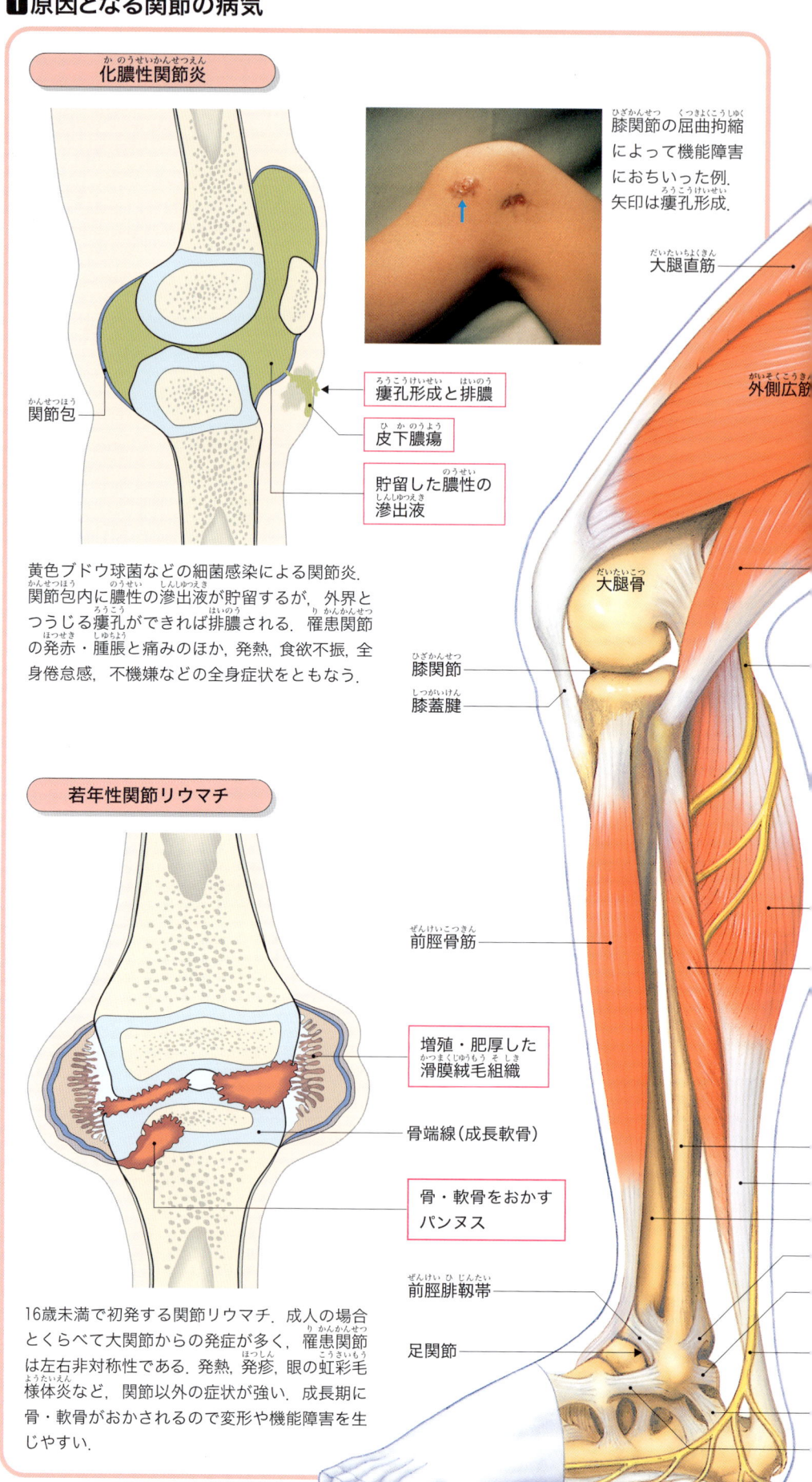

化膿性関節炎

膝関節の屈曲拘縮によって機能障害におちいった例．矢印は瘻孔形成．

- 関節包
- 瘻孔形成と排膿
- 皮下膿瘍
- 貯留した膿性の滲出液

黄色ブドウ球菌などの細菌感染による関節炎．関節包内に膿性の滲出液が貯留するが，外界とつうじる瘻孔ができれば排膿される．罹患関節の発赤・腫脹と痛みのほか，発熱，食欲不振，全身倦怠感，不機嫌などの全身症状をともなう．

若年性関節リウマチ

- 増殖・肥厚した滑膜絨毛組織
- 骨端線（成長軟骨）
- 骨・軟骨をおかすパンヌス

16歳未満で初発する関節リウマチ．成人の場合とくらべて大関節からの発症が多く，罹患関節は左右非対称性である．発熱，発疹，眼の虹彩毛様体炎など，関節以外の症状が強い．成長期に骨・軟骨がおかされるので変形や機能障害を生じやすい．

- 大腿直筋
- 外側広筋
- 大腿骨
- 膝関節
- 膝蓋腱
- 前脛骨筋
- 前脛腓靱帯
- 足関節

❹ 下肢のおもな骨・関節, 筋肉, 神経

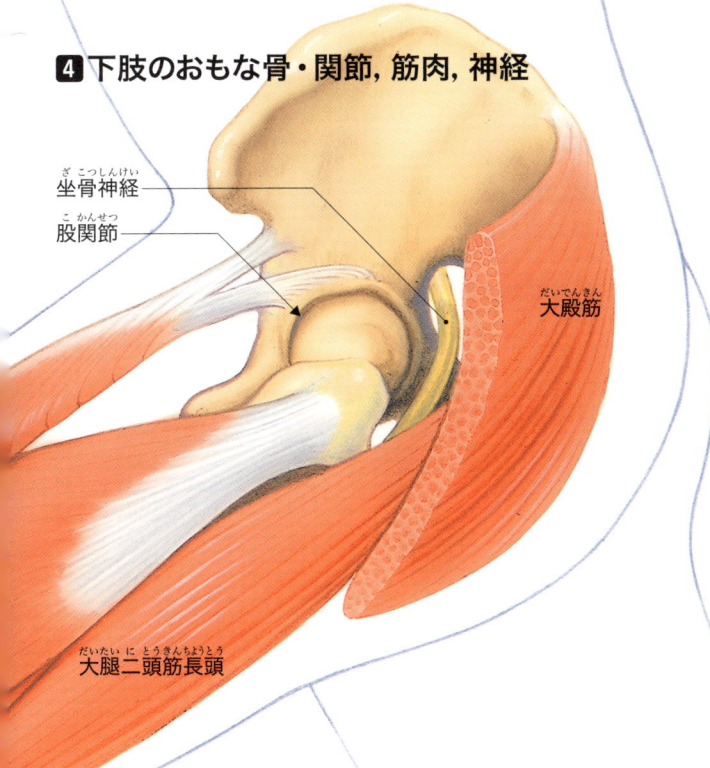

- 坐骨神経
- 股関節
- 大殿筋
- 大腿二頭筋長頭
- 大腿二頭筋短頭
- 総腓骨神経
- 腓腹筋
- ヒラメ筋
- 腓骨
- アキレス腱
- 脛骨
- 後脛腓靱帯
- 後距腓靱帯
- 腓腹神経
- 踵腓靱帯
- 前距腓靱帯

❷ 原因となる筋肉・腱, 神経の病気

アキレス腱炎
主として過度の運動が原因となる過労性炎症. アキレス腱付着部は発赤・腫脹し, 圧痛・熱感がある.

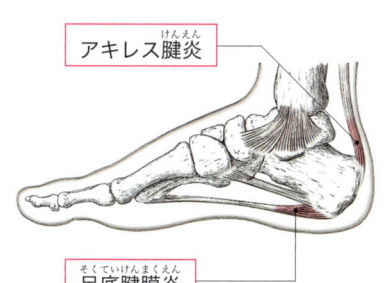

多発性筋炎
筋力低下を主症状とする自己免疫性の病気. 運動後や物をにぎる動作で四肢の痛みがでる.

ギラン-バレ症候群
急性に発症する多発性神経炎で, 10歳代, 20歳代にもっとも多い. おもな症状は, 左右対称性におこる四肢の脱力, 深部反射の消失や低下, 感覚障害など. 初期には痛みやしびれ感などが出現することがある.

- アキレス腱炎
- 足底腱膜炎: 足底腱膜付着部の炎症. 起立歩行時に痛む.

❸ 原因となる骨・軟骨の病気

骨髄炎とその進展

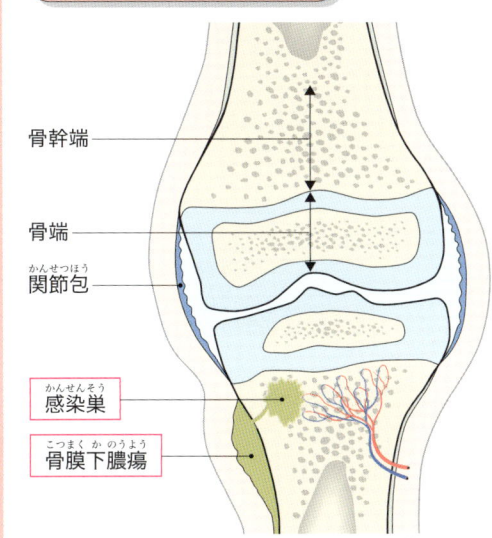

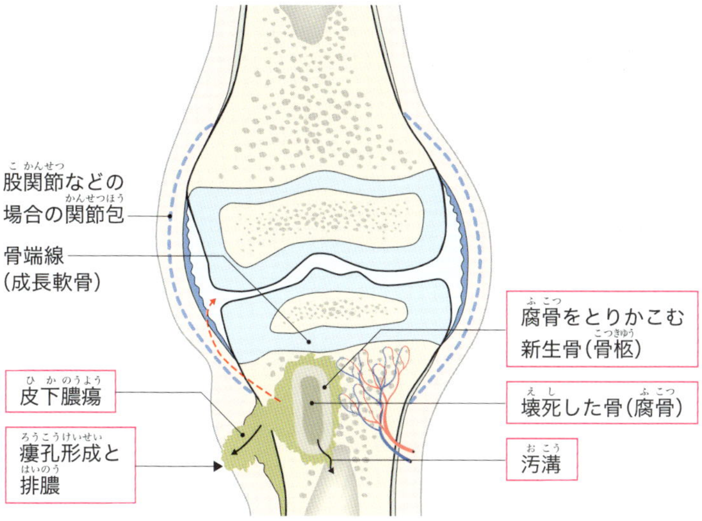

- 骨幹端
- 骨端
- 関節包
- 感染巣
- 骨膜下膿瘍
- 股関節などの場合の関節包
- 骨端線（成長軟骨）
- 皮下膿瘍
- 瘻孔形成と排膿
- 腐骨をとりかこむ新生骨（骨柩）
- 壊死した骨（腐骨）
- 汚溝

小児期には細菌感染による急性化膿性骨髄炎が多い. 感染部は発赤・腫脹し, 痛む. 感染巣は骨髄内から周囲の軟部組織へとひろがり, 瘻孔を形成して排膿にいたる. 骨端線はバリアとなって炎症のひろがりをブロックするが, 股関節のように骨幹端が関節包内にある場合には, 感染が骨髄から関節へとひろがり, 容易に化膿性関節炎に進展する（右図の赤い破線）.

ペルテス病
血行障害によっておこると考えられている大腿骨頭の無腐性壊死. とくに4～7歳の活発な男児に多い. 股関節の痛みと跛行, 可動域制限などがおもな症状である. 痛みは膝関節に感じることも多い. 写真の例では, 大腿骨頭骨端核の分裂（矢印）がみられる.

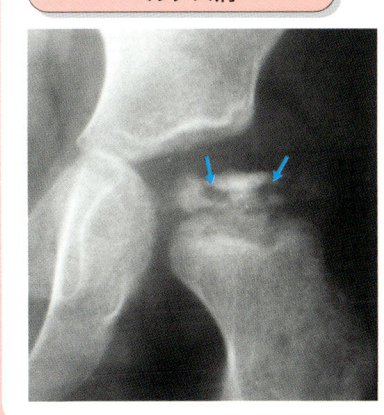

骨肉腫
原発性悪性骨腫瘍のなかでもっとも多く, 10歳代に多発する. 初期症状は運動痛や腫脹で, 気づきにくい. 短期間に悪化し, 転移もはやい. 矢印は病巣で, 骨の周囲に骨膜反応（骨新生）がみられる.

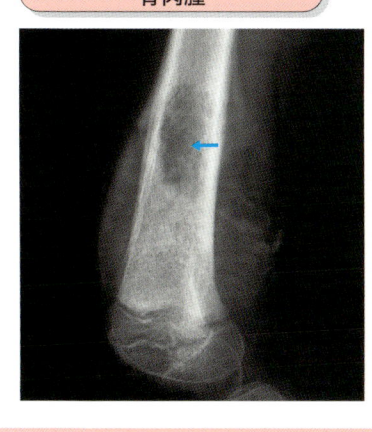

cancer in childhood
小児がん
しょうにがん

腫瘍

●関連のある病気
白血病→132ページ　悪性リンパ腫→132ページ

〈小児がん〉とは，小児に発生する悪性腫瘍の総称であるが，成因や種類，発生する臓器，予後や治療の面で，成人のがんとは異なる特有の性質をもっている．

〔小児がんの特徴〕　最大の特徴は，臓器や器官を形成する細胞が発生の過程で正常に分化できず，未分化の状態で変異をおこして発生する胎児性がん（芽腫）が多いことである．

胎児性がんは在胎中，すなわち出生前に形成されるという点で小児特有のがんであり，成因上も，後天的要因が大きく関与する成人のがんとは大きなちがいをもっている．図❷におもな小児がんの臨床像を示した．

年齢によって，発生するがんにちがいがあることも特徴である．胎児性がんのほとんどは0～1歳から5歳ころ，小児がんでもっとも多い白血病は0～10歳，脳腫瘍は5～10歳，悪性リンパ腫は5～15歳，骨肉腫やユーイング肉腫は10歳代に発症することが多い．この点，同一のがんでも年をとるとともに発生率が高くなる成人のがんとは異なる傾向をもっている．

さらに，小児がんの多くは，発生臓器における局所的な浸潤の形をとるよりも，短期間に全身にひろがるという特徴をもっている．症状に気づいたときには，多臓器へ遠隔転移している例も多い．

〔予後と治療の現状〕　進展がはやく，短期間に全身にひろがりやすい反面，小児がんの予後は成人のがんよりはるかによい．その背景には，化学療法にきわめてよく反応するという小児がんの特徴がある．

治療に難渋するタイプでも，大量化学療法と造血幹細胞移植を併用することで，良好な予後をたもつことが可能になっている．現在では，白血病で約80％，小児がん全体でも約70％が治せる段階にある．

いまや，小児がんの多くは〈治る病気〉である．熱がつづく，顔色がわるい，元気がなくごろごろしている，腹部が腫れているなど，こどもの様子がおかしい場合は，がんのことも念頭に置き，かならず小児がん専門医の診療をうけることが必要である．

（林　泰秀）

❶おもな小児がんの種類と好発臓器

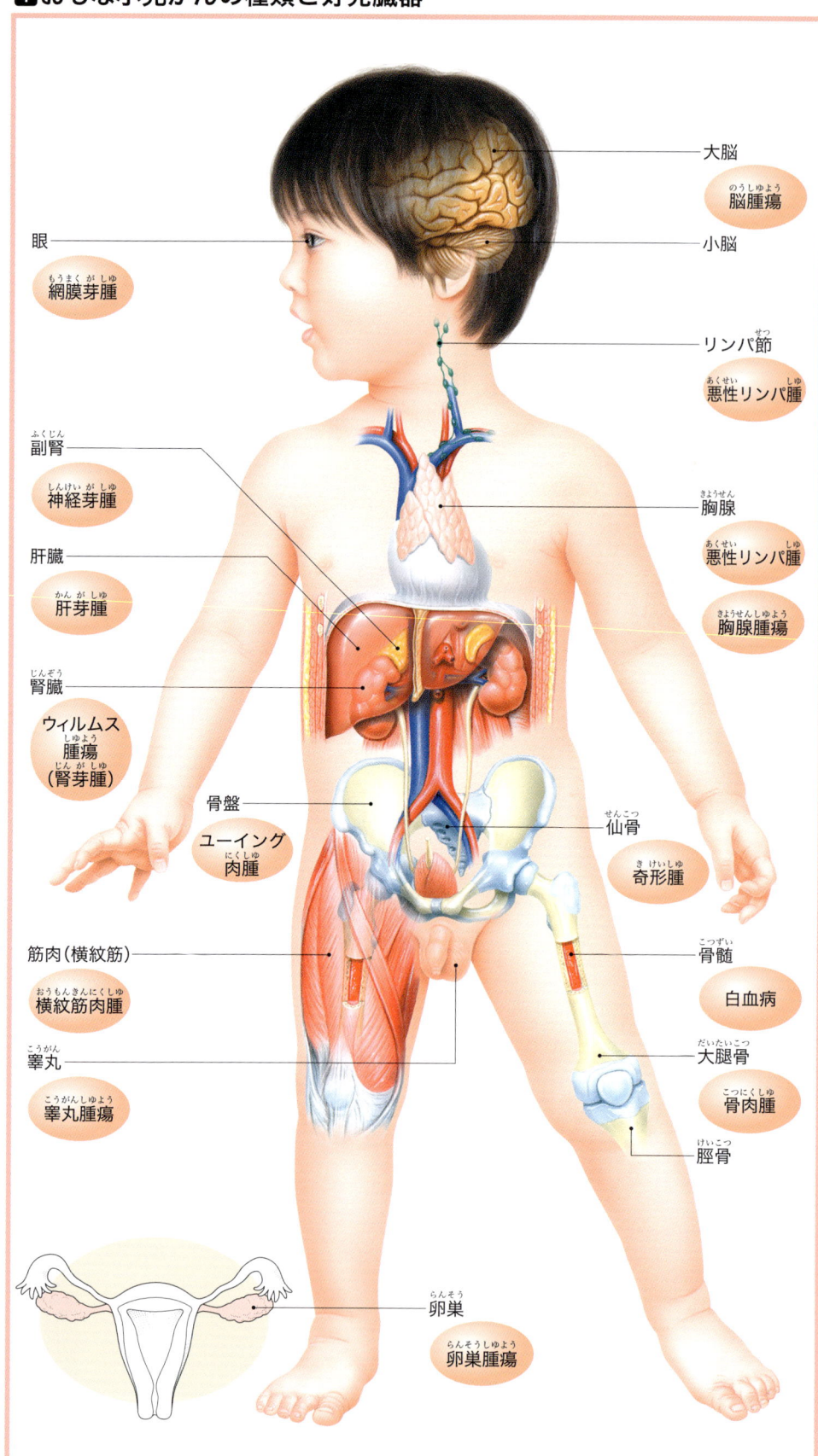

小児がんでもっとも多いのは白血病で，全体の約半数をしめる．固形がんでは，神経芽腫，ウィルムス腫瘍（腎芽腫），肝芽腫，脳腫瘍の髄芽腫，網膜芽腫などの胎児性がんが多い．成人に多い胃，肺，直腸，乳腺，子宮などに発生するがん（上皮性腫瘍）はほとんどみられない．

2 おもな小児がんの臨床像
副腎に発生した神経芽腫

- 石灰化組織
- 出血巣
- 壊死巣
- 被膜
- 尿管
- 圧排された腎臓

円形状に区切られた結節のなかに，出血巣や壊死巣，砂状の石灰化組織がみられる．腫瘍は被膜を破って周囲の組織に浸潤するとともに，急速に骨や骨髄，肝臓，リンパ節に遠隔転移する．

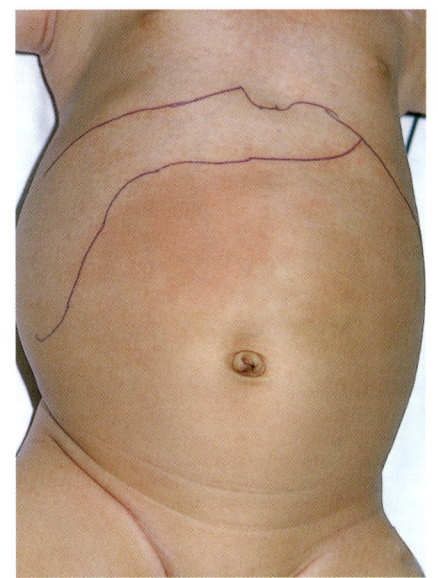

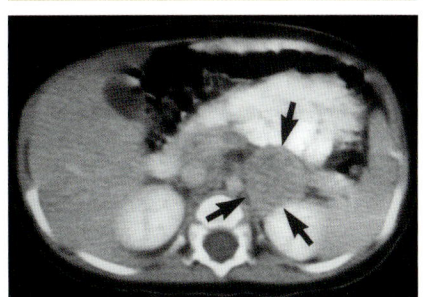

腹部腫瘤で発見された例と，マススクリーニングで発見された例のCT像．矢印は神経芽腫を示す．

神経芽腫は，交感神経節がある場所ならどこにでも発生するが，副腎髄質からの発生がもっとも多い．神経芽腫では，カテコールアミンの代謝産物であるVMA（バニリルマンデル酸），HVA（ホモバニリン酸）などが尿中に多量に排出されるので，それらの量をしらべることで神経芽腫の発生している可能性をスクリーニングすることができる．

ウィルムス腫瘍（腎芽腫）

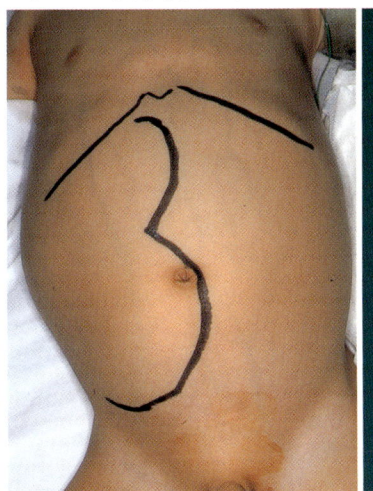

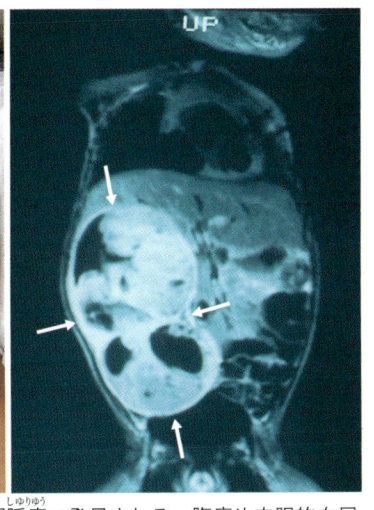

腎臓に発生するがんで，大多数は腹部腫瘤で発見される．腹痛や肉眼的血尿をともなわないことが多く，発見がおくれることもある．写真は右腎に発生した例の，腹部腫瘤の外観とそのMRI像．矢印はウィルムス腫瘍を示す．

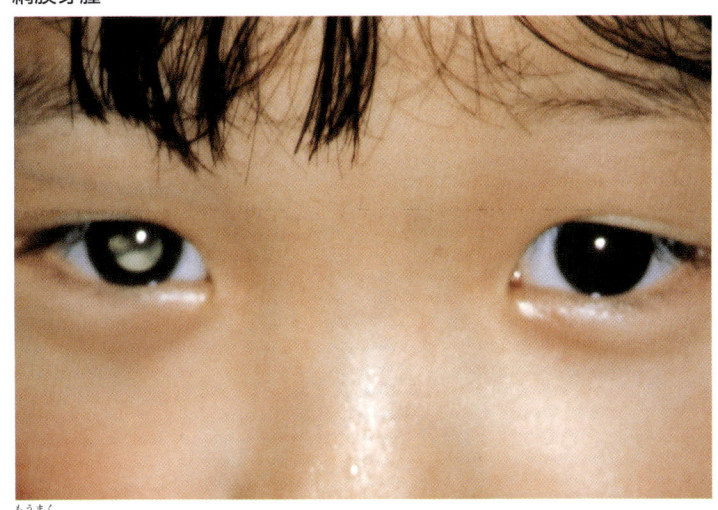

網膜芽腫

網膜に発生するもので，両眼におこることもある．初発症状は眼球内で大きくなった腫瘍が瞳孔をとおして白く光ってみえる白色瞳孔（猫眼）である．つぎに多いのが斜視や眼位の異常である．

からだの成長　年齢による主要器官発達の割合

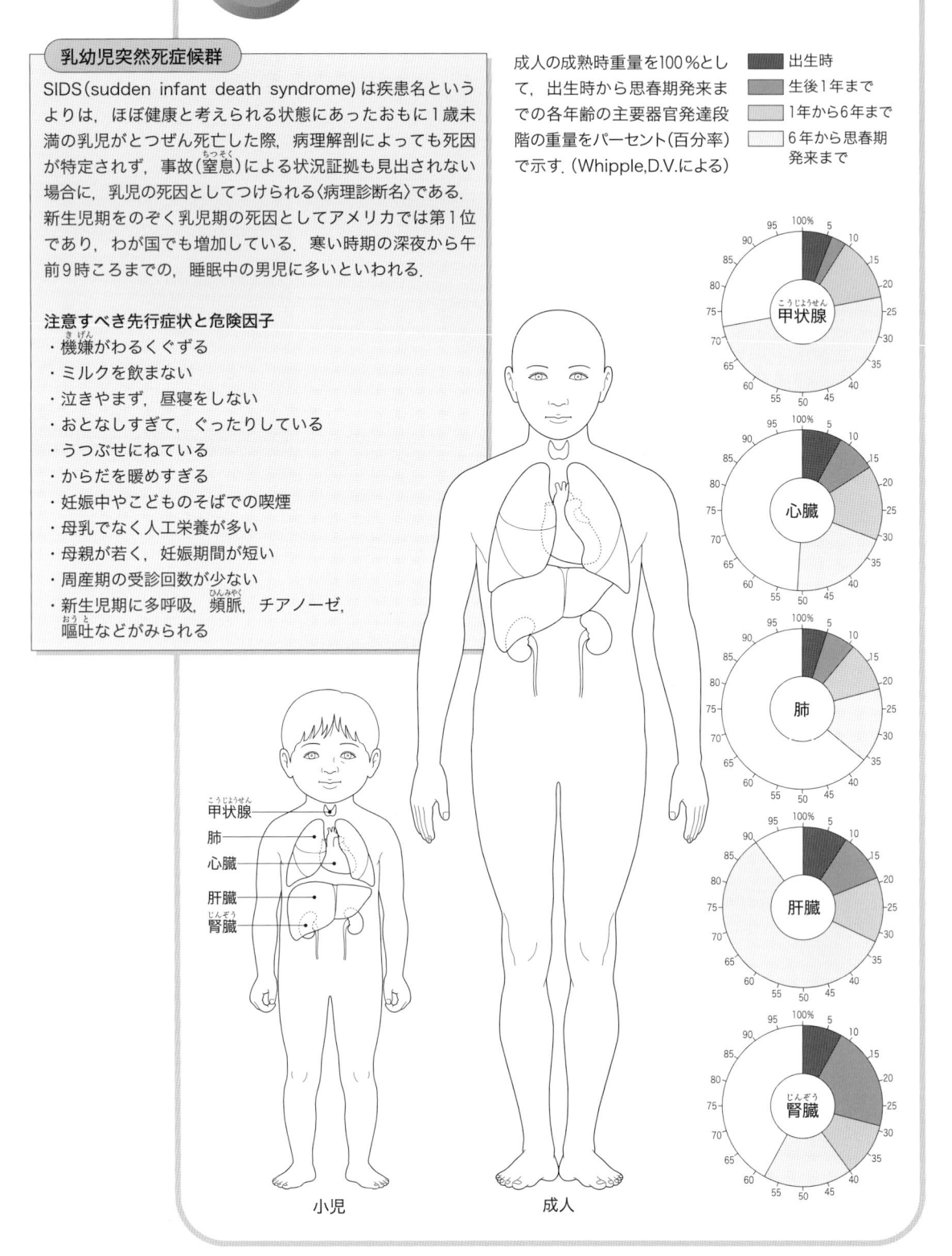

乳幼児突然死症候群

SIDS（sudden infant death syndrome）は疾患名というよりは，ほぼ健康と考えられる状態にあったおもに1歳未満の乳児がとつぜん死亡した際，病理解剖によっても死因が特定されず，事故（窒息）による状況証拠も見出されない場合に，乳児の死因としてつけられる〈病理診断名〉である．新生児期をのぞく乳児期の死因としてアメリカでは第1位であり，わが国でも増加している．寒い時期の深夜から午前9時ころまでの，睡眠中の男児に多いといわれる．

注意すべき先行症状と危険因子
- 機嫌がわるくぐずる
- ミルクを飲まない
- 泣きやまず，昼寝をしない
- おとなしすぎて，ぐったりしている
- うつぶせにねている
- からだを暖めすぎる
- 妊娠中やこどものそばでの喫煙
- 母乳でなく人工栄養が多い
- 母親が若く，妊娠期間が短い
- 周産期の受診回数が少ない
- 新生児期に多呼吸，頻脈，チアノーゼ，嘔吐などがみられる

成人の成熟時重量を100％として，出生時から思春期発来までの各年齢の主要器官発達段階の重量をパーセント（百分率）で示す．（Whipple, D.V.による）

凡例：
- 出生時
- 生後1年まで
- 1年から6年まで
- 6年から思春期発来まで

甲状腺／心臓／肺／肝臓／腎臓

小児　　成人

6 こどもの事故と対応

こどもの事故と対応

やけど

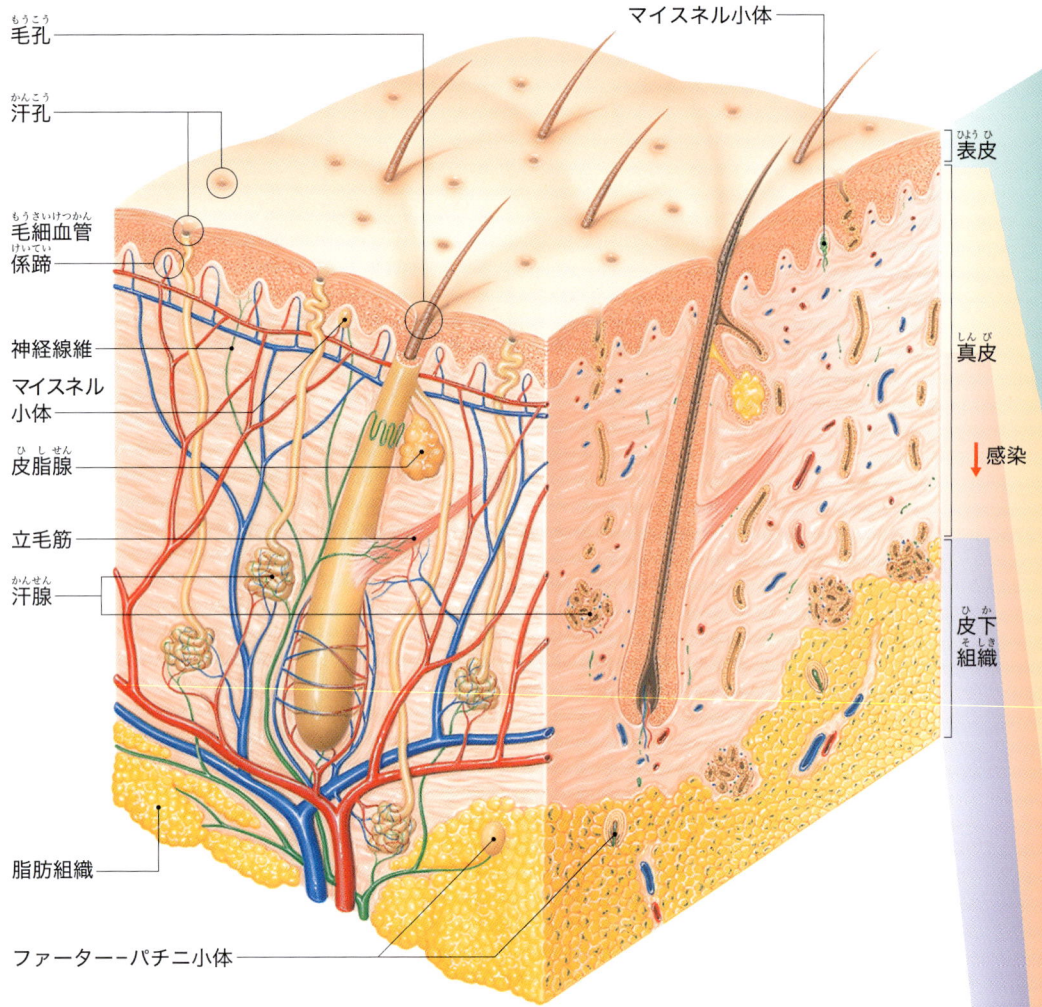

❶皮膚の基本構造

図中ラベル：毛孔、汗孔、毛細血管係蹄、神経線維、マイスネル小体、皮脂腺、立毛筋、汗腺、脂肪組織、ファーター-パチニ小体、マイスネル小体、表皮、真皮、↓感染、皮下組織

小児の皮膚は，大人にくらべ厚さが薄い．そのために，やけどの場合には短時間に深い部分にまで熱がおよびやすい．また，低い温度でも長時間にわたると，湯たんぽやかいろなどによる低温熱傷のような深いやけどになりやすい．

　やけどは，誤飲，誤嚥とならんで小児，とくに乳幼児に多い事故である．深達度や対応および注意点については図❷，図❸に示したが，忘れてはならない重要な点は，やけどは，単に皮膚の損傷にとどまらないということである．

〔小児の身体的特徴とやけど〕　小児は，大人にくらべて水分，とくに細胞外水分の割合が高い状態で生体の恒常性がたもたれているので，重いやけどでは急激な水分の喪失，赤血球の破壊などによる全身の酸素不足や栄養障害により，ショック症状をおこす危険がある．すなわち，循環系の障害や，脱水による乏尿，ショック症状にもとづく腎不全，イレウスや胃出血など，重大な事態をまねきやすい．また，破壊された皮膚の部分から病原菌が侵入して，感染症にかかり，敗血症へ進展することもある．皮膚の特徴からみても，皮膚の厚さが薄く，容易に深部まで損傷される．また，小さな範囲のやけどであっても，全体表面積にしめる割合は低いとは限らず，ショック症状をおこしやすい．

〔予防上の注意〕　ストーブの上にやかんを置かない，アイロンの使用中に，用事でその場を離れるときは，アイロンはこどもの手の届かないところに置く，食事の準備中は台所で遊ばせない，風呂場にこどもを一人で放置しない，テーブルクロスはひっぱると危ないので使用しない，などの注意が必要である．（山中 龍宏）

❷やけどの深さと特徴

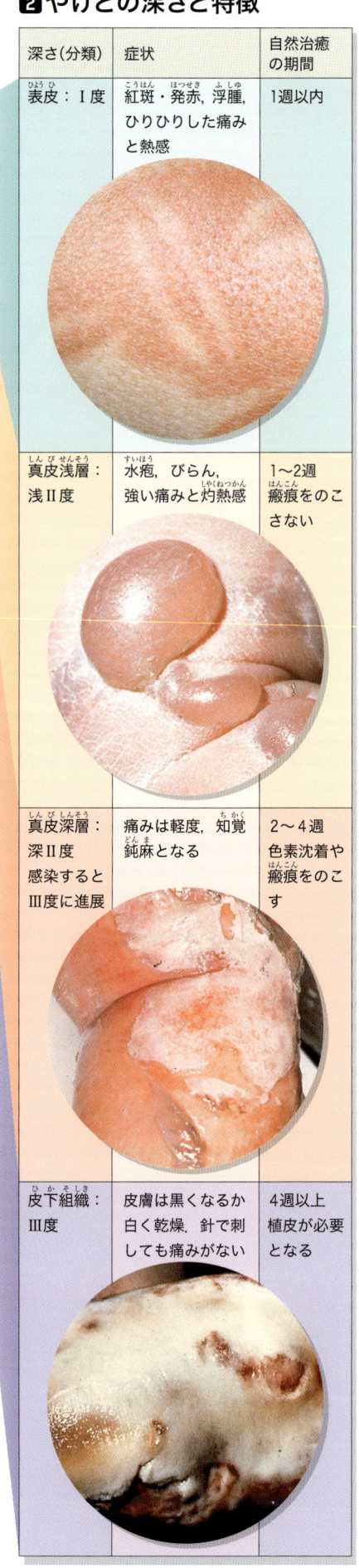

深さ（分類）	症状	自然治癒の期間
表皮：Ⅰ度	紅斑・発赤，浮腫，ひりひりした痛みと熱感	1週以内
真皮浅層：浅Ⅱ度	水疱，びらん，強い痛みと灼熱感	1～2週　瘢痕をのこさない
真皮深層：深Ⅱ度　感染するとⅢ度に進展	痛みは軽度，知覚鈍麻となる	2～4週　色素沈着や瘢痕をのこす
皮下組織：Ⅲ度	皮膚は黒くなるか白く乾燥，針で刺しても痛みがない	4週以上　植皮が必要となる

やけどをした

3 やけどへの対応とポイント

まず冷やす

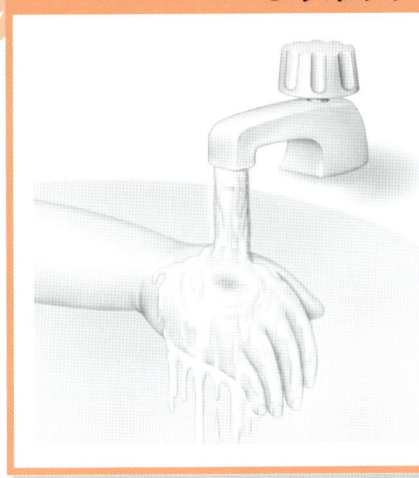

- 痛みをやわらげ，やけどの拡大をふせぐにはまず冷やす
- 水温は5～15℃が最適
- 冷やす時間は20分程度がもっともよい
- Ⅱ度以上のやけどの場合は，患部を高くして救急車がくるまで冷やしつづける

手足のやけど

- 洗面器やバケツに冷水をいれて冷やすのもよい
- 関節部はケロイドによる変形をのこし，運動障害をおこすことがある．軽くてもよく冷やし，手のやけどの場合は，指のつけ根の関節が手の甲と直角になるようにまげ，その先の関節はまっすぐにのばした状態で病院へいく

顔や頭のやけど

- 洗面器に冷水をいれて患部をつける
- 乳幼児の場合は清潔なガーゼやタオル，氷嚢をもちいて冷やす（氷嚢には清潔なガーゼやタオルをあてる）
- 口のなかが黒い，鼻毛が焼けている，鼻のなかにすすがあるときは気道熱傷の可能性がある．すぐに病院へ

胸，おなか，背中のやけど

- 衣類は，脱がさずに鋏で切る．むりな場合は服の上から直接ホースなどで水をかける
- 広い範囲のやけどは，長時間冷やすと体温が低下するので，冷やしたあとは清潔なシーツやバスタオルなどでくるんで保温しながら病院へいく

してはいけないこと

感染を予防するために
- 水疱はどのような場合でもつぶさない
- 患部にアロエや油，味噌，しょうゆなどを塗らない
- やけどの部分を直接手でさわらない

広範囲に皮膚をはがさないために
- 広範囲のやけどの場合は，むりに服を脱がさない

4 熱と時間の関係にみる皮膚組織の破壊 (Moriz, Heriqueによる)

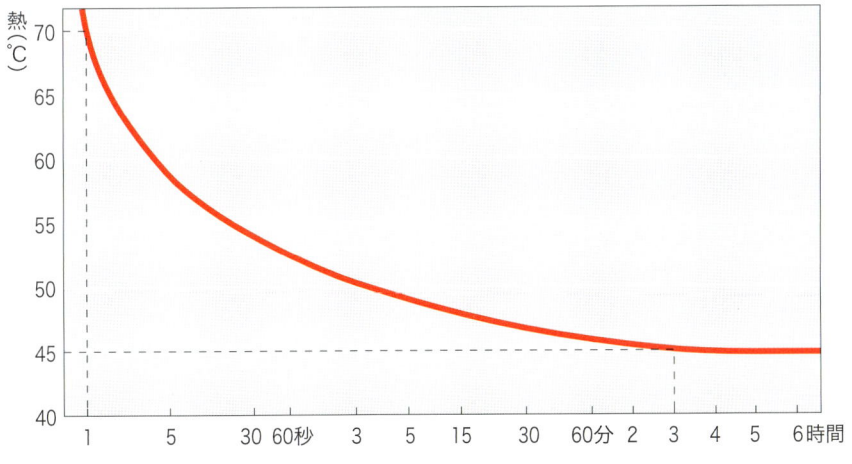

やけどによる皮膚組織の破壊は，熱の程度とその作用時間によって決まる．70℃以上ではほぼ瞬間的に破壊がおこるが，45℃では数時間以上が経過してはじめて破壊がおこる．熱は，皮膚組織をおかしながらひろがっていくので，やけどの拡大（広さや深さ）をふせぐには，いかにはやく熱をさげるかが重要となる．〈まず冷やす〉ことがいかにたいせつかがよくわかる．

5 幼小児のやけどの広さのはかりかた (5の法則)

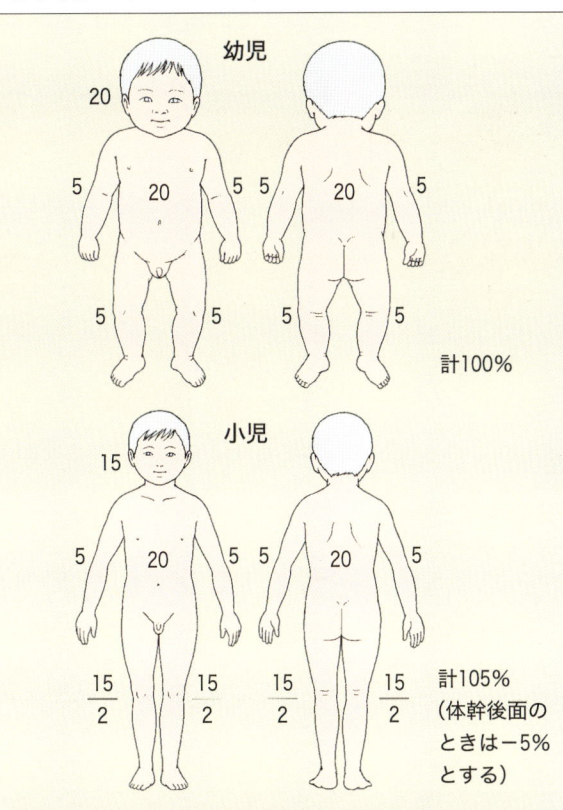

幼児：頭20，胸腹20，背20，腕各5，脚各5　計100%

小児：頭15，胸腹20，背20，腕各5，脚各15/2　計105%（体幹後面のときは－5%とする）

やけどは深さよりも広さが重要である．やけどの広さは全体表面積の何パーセントに相当するかではかる．やけどの範囲が広い場合は，皮膚呼吸の面積が減るのにくわえ，血管の破壊や拡張によって血漿成分が多量に失われ，ショック状態におちいる危険性がある．幼小児では全体表面積の10%（たとえば一側の腕の全域）のやけどでショック状態となり得る．

こどもの事故と対応

誤飲，誤嚥

1 正常な嚥下のしくみと誤飲

1. 飲食物を飲みこむときの咽頭の状態

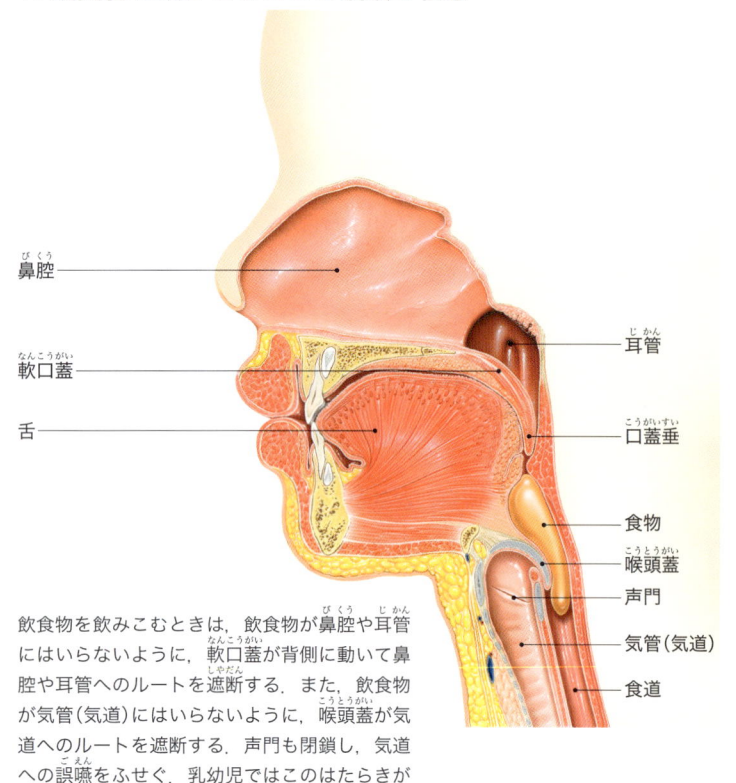

飲食物を飲みこむときは，飲食物が鼻腔や耳管にはいらないように，軟口蓋が背側に動いて鼻腔や耳管へのルートを遮断する．また，飲食物が気管（気道）にはいらないように，喉頭蓋が気道へのルートを遮断する．声門も閉鎖し，気道への誤嚥をふせぐ．乳幼児ではこのはたらきが鈍く，気道への誤嚥がおこりやすい．

2. 誤飲物（消化管異物）と停滞部位

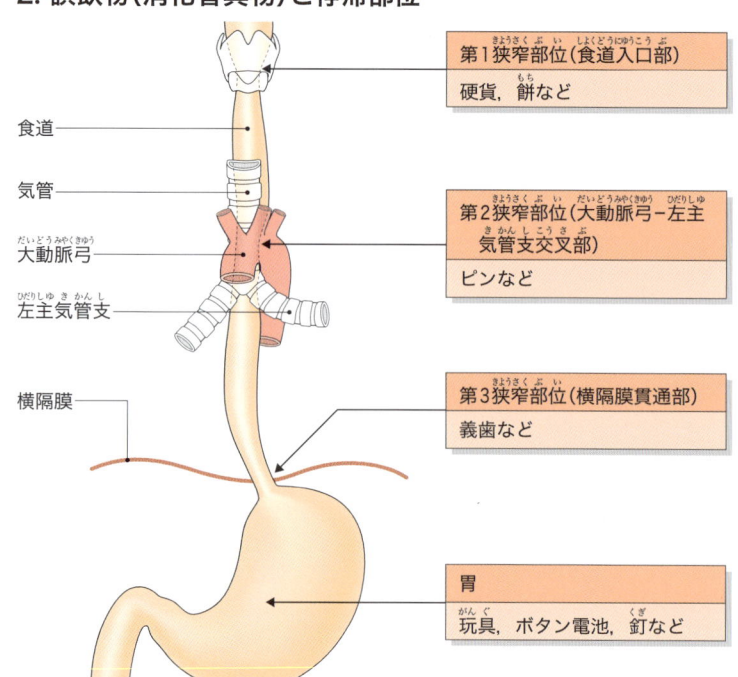

第1狭窄部位（食道入口部）：硬貨，餅など
第2狭窄部位（大動脈弓－左主気管支交叉部）：ピンなど
第3狭窄部位（横隔膜貫通部）：義歯など
胃：玩具，ボタン電池，釘など

誤飲した消化管異物は，形状や大きさ等の関係でその停滞部位が異なるが，食道の3つの生理的狭窄部位にとどまることが多い．胃まで達してしまうこともあるが，第1狭窄部位にとどまることがもっとも多い．4歳未満では奥歯がないために食物をこまかくできないまま飲みこみ，つまらせてしまうことがある．

3. 誤飲した消化管異物

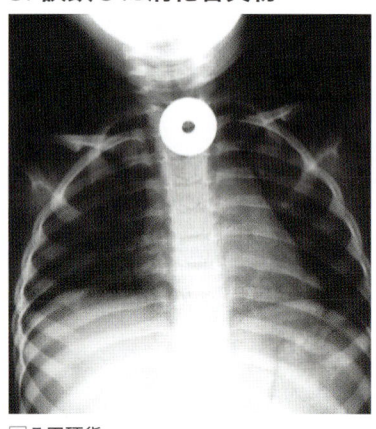

①5円硬貨 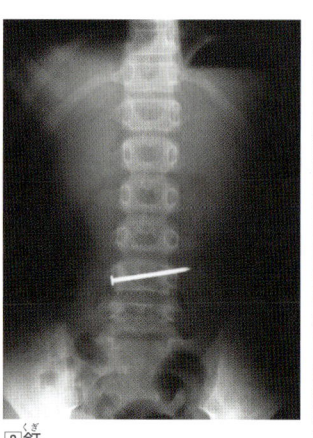　②釘 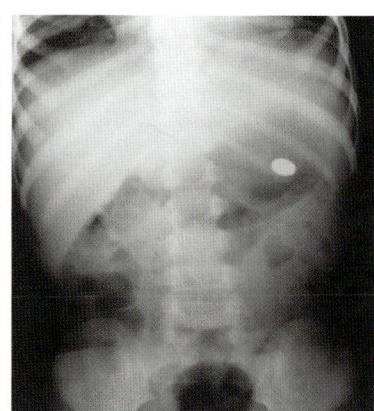　③ボタン電池

食道の第1狭窄部位に停滞した5円硬貨や餅は，気道をふさぐので窒息の危険がある．すぐに吐かせる処置が必要である．釘や針などの鋭利な物は，吐かせると消化管を傷つけるおそれがあるので吐かせない．ボタン電池は，食道内に数時間以上とどまると粘膜を損傷するが，胃にはいってしまえば，通常は48時間以内に便といっしょに排泄されることが多い．

　誤飲，誤嚥は，家庭内でおこる乳児の事故としてはもっとも多い．飲食物でない物を飲みこんだ場合の〈消化管異物〉（図1-2,3）と，飲食物を気道に吸引してしまう〈気道異物〉（図2-2〜4）とがある．消化管異物の発生は，1歳以下の乳児に多く，気道異物は年長児に多い．

〔中毒症状や窒息などに注意する〕　消化管異物となる物質はひじょうに多岐にわたっている．誤飲物によっては嘔吐，頻呼吸，頻脈，顔面蒼白，唾液の増加，意識障害などの中毒症状が懸念される．たとえば液体に溶けたタバコの誤飲は，消化管からの吸収がはやく，数十分で中毒症状が現れることがある．気道異物の場合は，誤嚥物の停滞部位によっては窒息の危険がある．

〔対応のポイント〕　誤飲，誤嚥の基本的な処置は吐かせることである．しかし，食道粘膜を損傷するおそれのある強酸性・強アルカリ性の物，気管内にはいると肺炎をおこす可能性のある石油製品などは吐かせてはならない．防虫剤のなかには牛乳を飲ませると消化管からの吸収がはやまる物があり，また，水を飲ませると熱を発する生石灰など，それぞれに対応が異なるので誤飲物の確認が重要となる．誤飲，誤嚥が発生したときは，こどものまわりになにがあるか，口のまわりになにかついていないか，においはないか，口がただれていないか，など状況をよく観察し，自己判断をしないで医療機関を受診する．適切な処置をうけるうえで，飲んだと思われる物を持参することも重要である．　（山中　龍宏）

2 呼吸時における咽頭と誤嚥

1. 正常な呼吸時の咽頭の状態

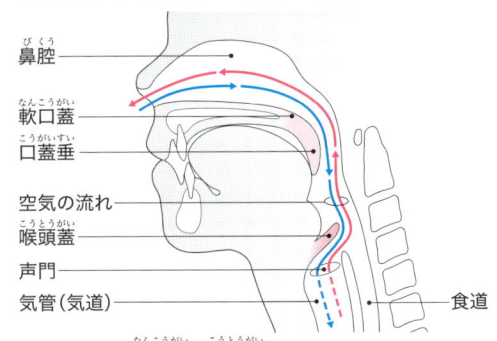

- 鼻腔
- 軟口蓋
- 口蓋垂
- 空気の流れ
- 喉頭蓋
- 声門
- 気管（気道）
- 食道

呼吸時には，軟口蓋，喉頭蓋は空気が流れるルートを確保するように動き，声門も開く（左図）．嚥下中に急激な刺激があると反射的に吸気が生じ，吸気とともに飲食物を吸引することになり，誤嚥がおこる（右図）．

2. 誤嚥時の咽頭の状態

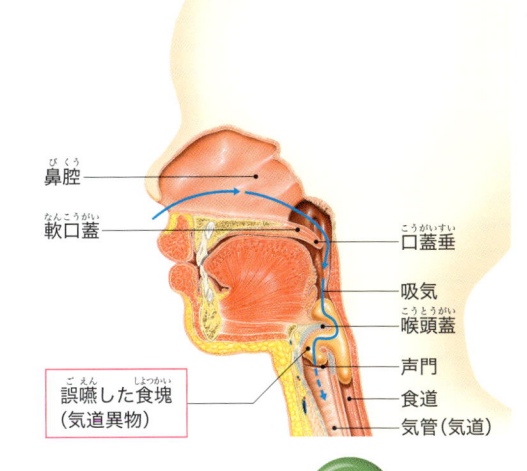

- 鼻腔
- 軟口蓋
- 口蓋垂
- 吸気
- 喉頭蓋
- 声門
- 食道
- 気管（気道）
- 誤嚥した食塊（気道異物）

3. 誤嚥した気道異物

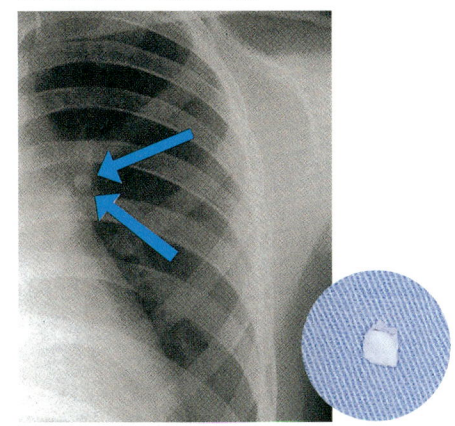

左気管支にはいりこんだ歯牙と，とりだされた歯牙

4. 誤嚥物（気道異物）の停滞部位と症状

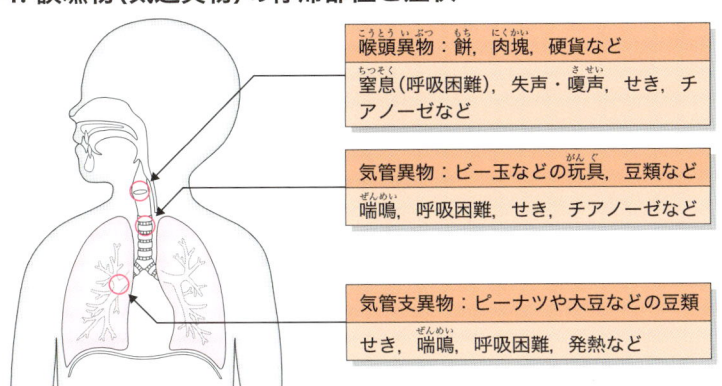

- **喉頭異物**：餅，肉塊，硬貨など
  - 窒息（呼吸困難），失声・嗄声，せき，チアノーゼなど
- **気管異物**：ビー玉などの玩具，豆類など
  - 喘鳴，呼吸困難，せき，チアノーゼなど
- **気管支異物**：ピーナツや大豆などの豆類
  - せき，喘鳴，呼吸困難，発熱など

喉頭異物や気管異物によって呼吸困難が生じた場合は，即刻吐かせる処置が必要である．気管支異物で多いピーナツは，水分を吸って大きくなると気管支閉塞をおこす．また，豆から脂肪が溶けだしたり，腐敗すると嚥下性肺炎の原因となる．

誤飲，誤嚥をおこさないために

- タバコなど，誤飲しやすい物をこどもの環境から排除する
- ジュースなどの空き缶を灰皿がわりにしない
- 薬はこどもが開けられない容器にしまい，届かない場所に置く
- 車のなかでは乾いたピーナツなどの豆類は食べさせない
- 豆類を上に投げて食べさせない
- 仰向けや，歩きながらの飲食をさせない
- 食事中にこどもをびっくりさせない
- 右図のような誤飲チェッカーを利用して，そのなかにはいる物は床から1m以上のところに置く

- 39mm（3歳児の最大口径）
- 51mm（3歳児ののどの深さ）
- 51mm
- 39mm

3 誤飲，誤嚥に対する対応のポイント

まず確認
- 本当に飲んだか
- なにを飲んだか
- どれくらい飲んだか
- 症状はないか

吐かせるか，否かを判断する

吐かせてよい物
- タバコはなにも飲ませずに吐かせる
- 弱酸性の誤飲物の場合は牛乳や生卵を飲ませる
- 弱アルカリ性の誤飲物の場合は水，牛乳，レモン汁，オレンジジュースなどを飲ませる

吐かせてはいけない物
- 灯油，シンナー，ベンジン，ペンキなどの石油製品
- トイレ用洗剤，排水パイプ用洗剤
- 漂白剤，カビとり剤などの強酸性・強アルカリ性の物
- 画鋲，釘，針，ガラスの破片などの鋭利な物
- ワックス，殺虫剤，乾燥剤（シリカゲル，塩化カルシウム，生石灰など）など

吐かせてはいけない場合
- もうろう状態など，意識障害がある場合
- けいれんがある場合
- なにを飲んだかがわからない場合
- 嘔吐物に血液がまじっている場合
- 嚥下反射の低下がある場合

吐かせかたのポイント

消化管異物の場合

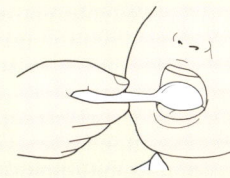

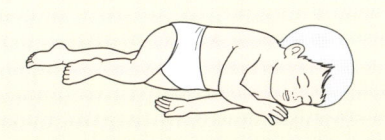

スプーンを舌の奥にあて，下におして吐かせる（左図）．吐かせたあとは，左側臥位にして胃内容物の十二指腸への移行をおくらせる．頭は低くして誤嚥をふせぐ（右図の昏睡体位）．

気道異物の場合

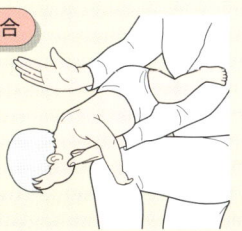

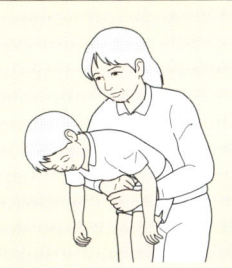

乳児では，片手でこどもの頭が約45°下を向くように支え，肩甲骨のあいだを手の平で勢いよく5回たたく（左図の背部叩打法）．幼児以上では，背後から抱きかかえ，片手をこぶし状にしてみずおちの下方にあてる．もう一方の手でそのこぶしをにぎり，締めあげるように一気に持ちあげる（右図のハイムリック法）．

誤飲，誤嚥—163

こどもの事故と対応

外傷——頭のけが

●関連のある病気
頭部外傷→36ページ

1 観察のポイント

意識はあるか

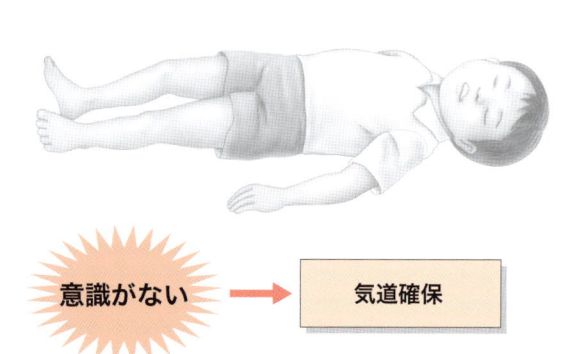

意識がない → 気道確保

大きな声をかける，頬をつねるなどの方法で確認する．

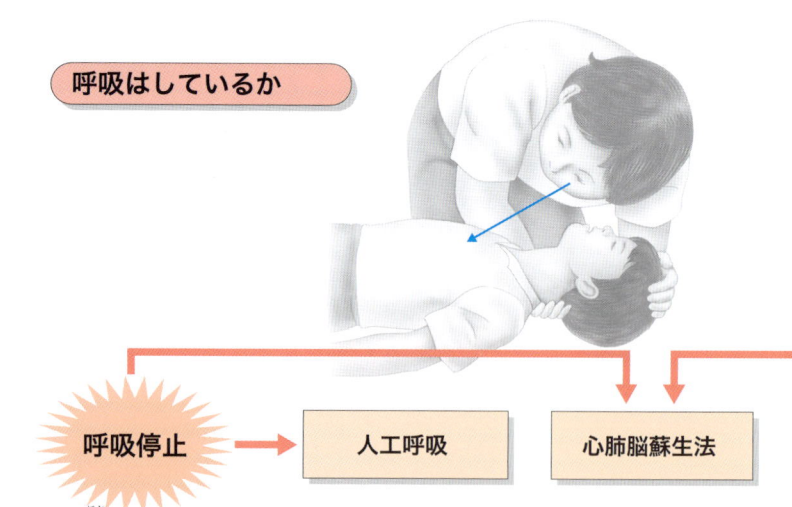

呼吸はしているか

呼吸停止 → 人工呼吸　心肺脳蘇生法

鼻に頬を近づけて呼気の有無で確認する．呼吸運動で胸が動いているかどうかで確認する．

2 対応のポイント

どのような状態か	応急処置	してはいけないこと
嘔吐やけいれんがなく，大声で泣く	・頭皮だけのけがであれば頭を高くする ・出血は清潔なガーゼで圧迫止血する ・こぶがあれば冷やす	・よごれた手で傷口にふれない ・こぶはなでたり，おしたりしない ・念のため，その日は入浴させない
物が刺さっている	・刺さった物を動かないように包帯などで固定する ・安静をたもつ．安静保持に支障があれば，鋏で切れる物はあとで処置ができる程度の長さ（10cm前後）をのこして切る	・刺さった物を抜かない ・頭を動かさない ・傷口にふれない
意識はあるが，以下のどれか1つがある ・頭を強く打ったのに泣かない ・好きなおもちゃや食べ物をみせても喜ばない ・ぐったりしている ・ぼうっとしている ・話しかけても反応が鈍い ・うとうとしている（傾眠） ・嘔吐がある ・はげしい頭痛を訴える	・絶対安静にする	・からだを動かさない ・くびをまげない ・歩かせない ・飲食物を与えない ・まわりで騒がない
意識がない	・からだを締めつけている物をゆるめる ・呼吸停止や呼吸困難の有無に関係なく，気道を確保する ・呼吸停止や呼吸困難があれば，自発呼吸がもどるまで人工呼吸をつづける ・心停止の場合は，心臓が動くまで心臓マッサージをつづける ・心臓と呼吸の両方が停止している場合は，心肺脳蘇生をおこなう ・心臓，呼吸とも正常であれば，横向きに寝かせ，頭を反らして気道を確保する ・口のなかの食べ物は指にハンカチやガーゼをまいてかきだす	・頭やくびに変形がある場合は，ふれたり，動かしたりしない ・耳や鼻からの出血や透明な液体（髄液）の漏出があっても，そのままにしてさわらない ・けいれんがあるときは，口のなかの食べ物はかきださない

畳の上でころんだだけで硬膜下血腫ができるように，こどもの場合は，頭部に作用する外力がわずかであっても，思わぬ事態をひきおこすことがある．頭蓋骨という密封された空間に，逃げ場のない状態でおさまっている脳や，脳を栄養する微小な血管は，外力がもたらす衝撃によって容易に損傷されるからである．

このように，頭部外傷は生命の危機に直結するだけに，一刻を争う救急処置を必要とする．とくに図1に示した，意識がない，呼吸が停止している，心停止がある場合は，救急法のABC，すなわち，気道の確保（airway），人工呼吸（breathing），心臓マッサージ（circulation）を最優先し，救急車がくるまでつづける．意識があっても，はげしい頭痛，手足のけいれん，くりかえす嘔吐があれば，脳や血管の損傷が考えられるので，絶対安静にし，救急車をよぶことを最優先する．頭部外傷においては，数ヵ月後に症状がでることもあり，この点にも注意が必要である．（山中　龍宏）

心臓は動いているか
橈骨動脈による確認
頸動脈による確認

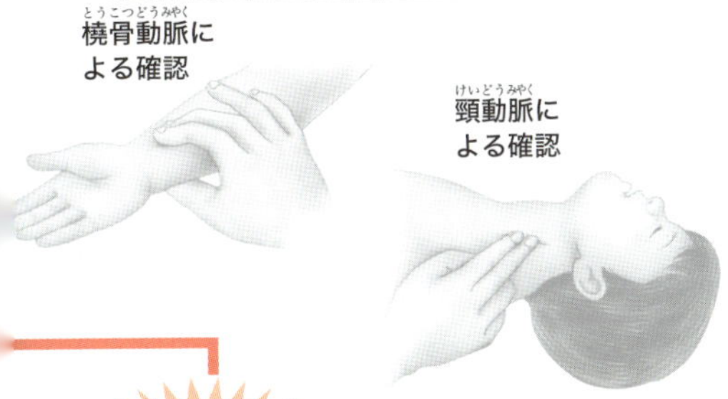

心停止 → 心臓マッサージ

橈骨動脈や頸動脈の脈で確認する．胸に耳をあて，心臓の鼓動を確認するのもよい．

左右の瞳孔の大きさは同じか
正常／片方の瞳孔が開く／両方の瞳孔が開く

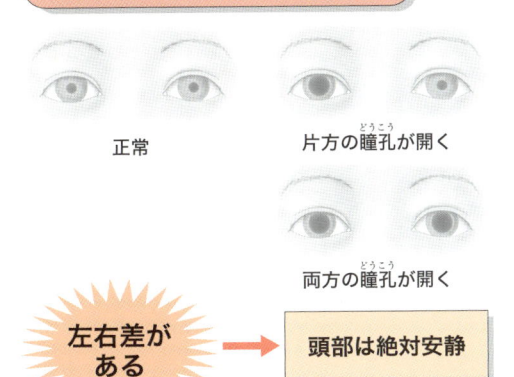

左右差がある → 頭部は絶対安静

大きさに左右差がある場合は危険な状態．両方の瞳孔が開いている場合は瀕死の状態．

けいれんはないか
全身性の強直性けいれん（両側性の除脳硬直）

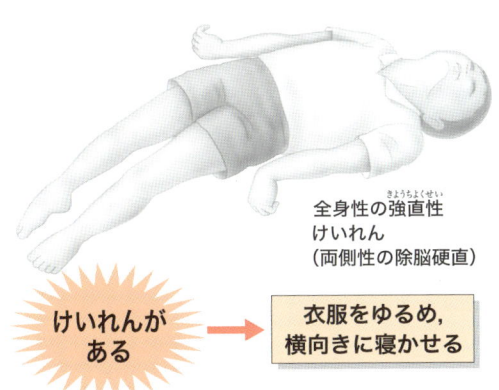

けいれんがある → 衣服をゆるめ，横向きに寝かせる

手足や体幹を観察し，屈曲や伸展，こわばり，びくびくと小刻みに動いていないか，などを観察する．

3 蘇生法のポイント

①気道確保の方法
気道閉塞の状態／吸気の流れ／舌／気管（気道）／舌根の沈下による気道閉塞

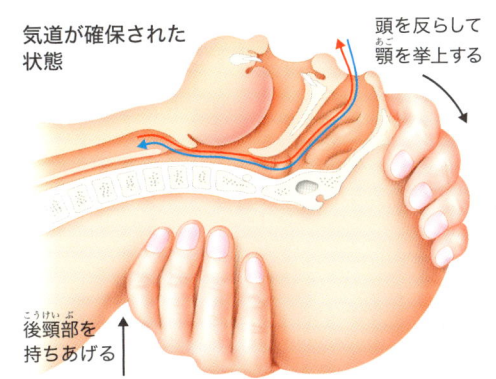

気道が確保された状態／頭を反らして顎を挙上する／後頭部を持ちあげる

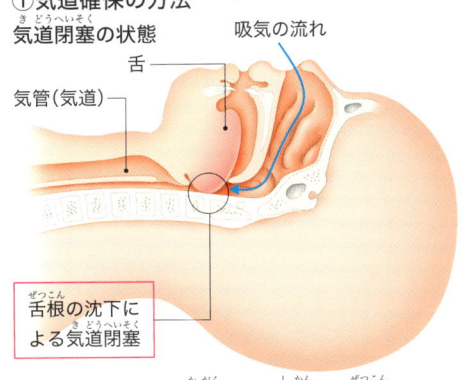

意識がない状態では下顎や舌が弛緩し，舌根が落ちこんで気道をふさいでしまう．気道確保は一般的には図のようにおこなうが，くびがしなやかな新生児や乳幼児では頭を強く後方に反らすとかえって気道がせばまるので注意する．

②人工呼吸の方法

新生児の場合 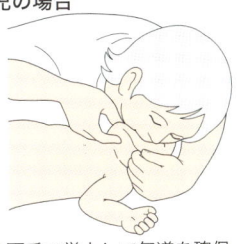
下顎を両手で挙上して気道を確保する．口と鼻の両方から同時に息をゆっくりと2回吹きこむ．3秒に1回のリズムでおこなう．

乳幼児の場合 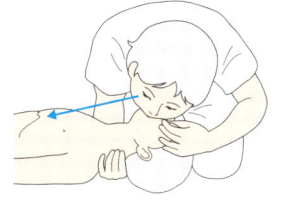
気道を確保し，親指と人さし指で鼻をつまみ，胸腹部の動きを確認しながら息を静かに2回吹きこむ．3秒に1回のリズムでおこなう．

年長児の場合 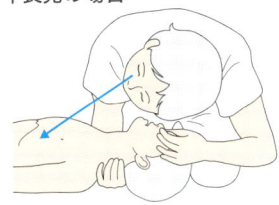
気道確保を確認し，連続して3回，強く，はやく，多量の息を吹きこむ．4〜5秒に1回のリズムでおこなう．

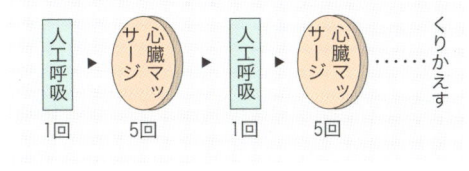

③心臓マッサージの方法

新生児の場合 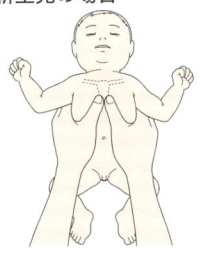
両手で背中をかかえ，両親指で胸骨部分を1分間100回以上圧迫する．

乳児の場合 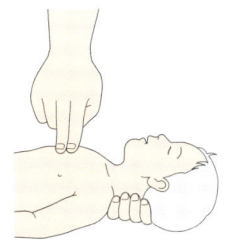
胸骨部分に人さし指と中指を垂直にたてて，1分間100回ほど圧迫する．

幼児（8歳くらいまで）の場合 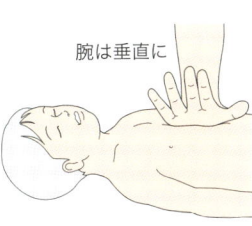
腕は垂直に
胸骨部分を片手の手の平のつけ根で，1分間80〜100回ほど圧迫する．

10歳以上の場合 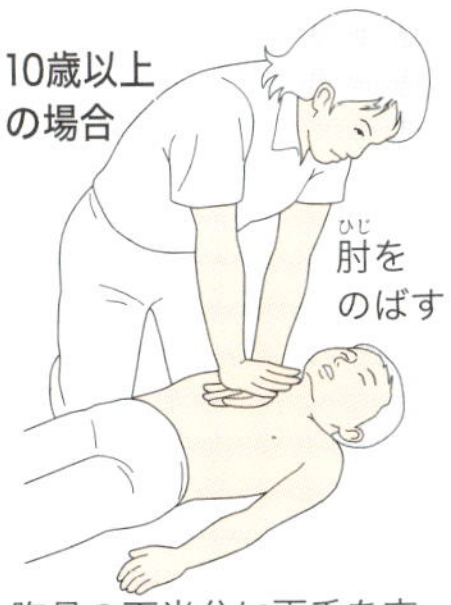
肘をのばす
胸骨の下半分に両手を交差させ，1分間60〜80回ほど圧迫する．

ドリンカーの生命曲線

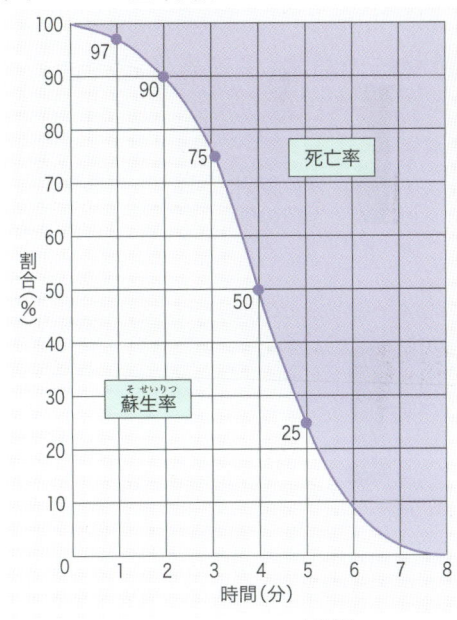

死亡率／蘇生率
割合（％）：97, 90, 75, 50, 25
時間（分）：1〜8

呼吸停止後の時間と人工呼吸による蘇生率の関係を示したもの．呼吸停止後5分がたてば25％しか助からないことになる．いかにはやく人工呼吸を開始するかが，生死をわける．

④心肺脳蘇生（心臓マッサージと人工呼吸）の方法

1人でおこなう場合
人工呼吸2回 → 心臓マッサージ15回 → 人工呼吸2回 → 心臓マッサージ15回 ……くりかえす

2人でおこなう場合
人工呼吸1回 → 心臓マッサージ5回 → 人工呼吸1回 → 心臓マッサージ5回 ……くりかえす

外傷—165

こどもの事故と対応

外傷──くび・背中・胸・おなか・手足のけが

1 傷が治る過程

①受傷直後
凝血塊／フィブリン／血小板／赤血球／壊死化した細胞／変性した細胞／線維芽細胞／表皮／真皮／皮下組織
傷口は，赤血球，フィブリン，血小板，壊死化した細胞などからなる凝血塊でふさがれる．

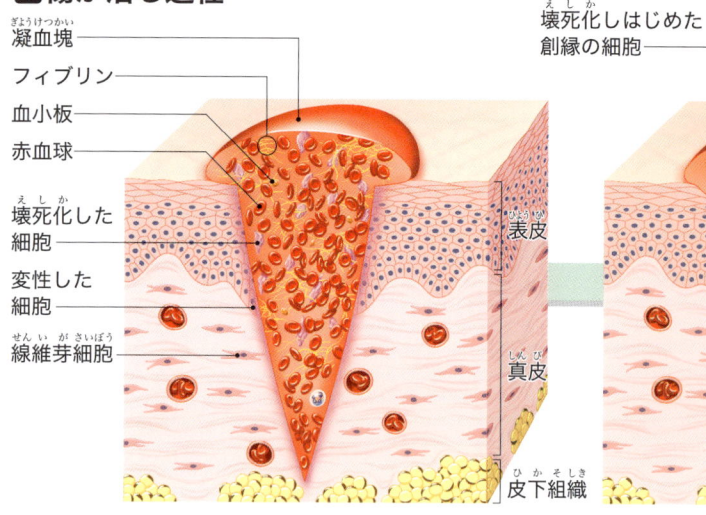

②数時間後
壊死化しはじめた創縁の細胞／初期炎症反応／浸潤した白血球
真皮内の創縁では初期炎症反応がおこる．創縁や創内に少数の白血球が浸潤する．

③数日後
マクロファージ／痂皮(かさぶた)の形成／成長した表皮による被覆
表皮の成長により，傷の断端がつながる．凝血塊や壊死組織を除去するマクロファージが出現し，創縁を修復する線維芽細胞が凝集する．

2 間接止血法(圧迫点圧迫による止血法)

- 頭皮の止血：側頭動脈の圧迫
- 眼から下の鼻血や口のなかの止血：顔面動脈の圧迫
- 肩の周囲や上腕の止血：鎖骨下動脈の圧迫
- 肘から下(前腕)の止血：上腕動脈の圧迫
- 膝から下(下腿)の止血：膝の裏を走る膝窩動脈の圧迫
- 膝から上(大腿)の止血：大腿動脈の圧迫

出血がある場合は，まず傷口を直接圧迫して止血する．それでも拍動性の出血がある場合にのみ図に示した動脈を圧迫しての止血をおこなう．圧迫は，傷口よりも心臓に近い場所でおこなう．

3 対応のポイント

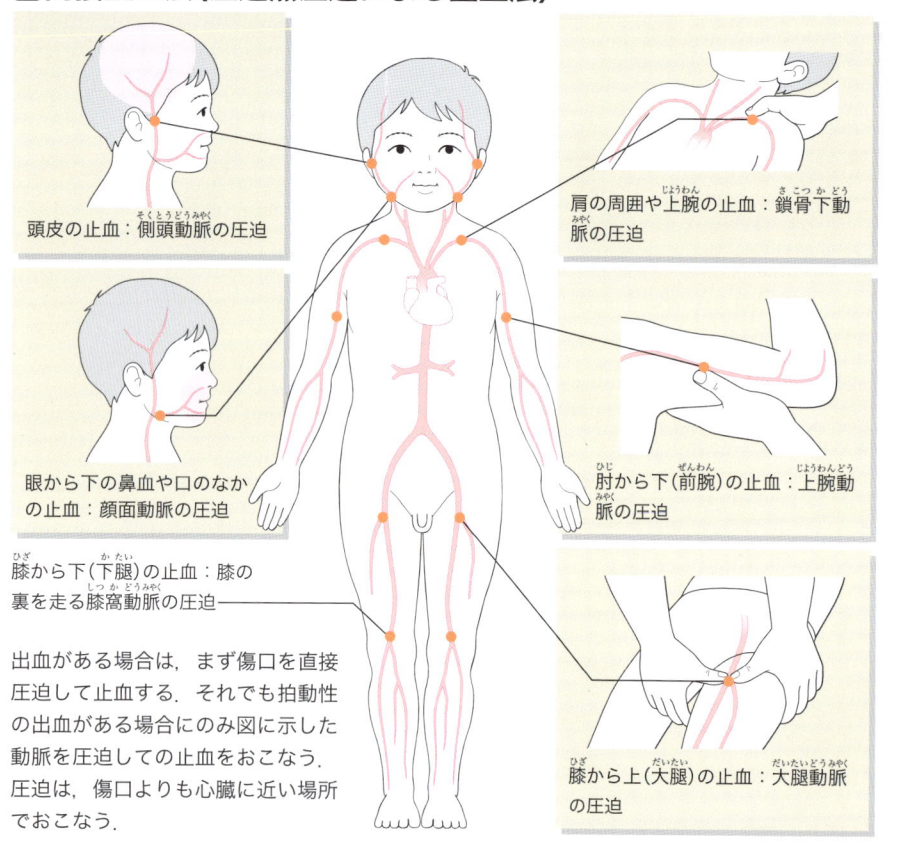

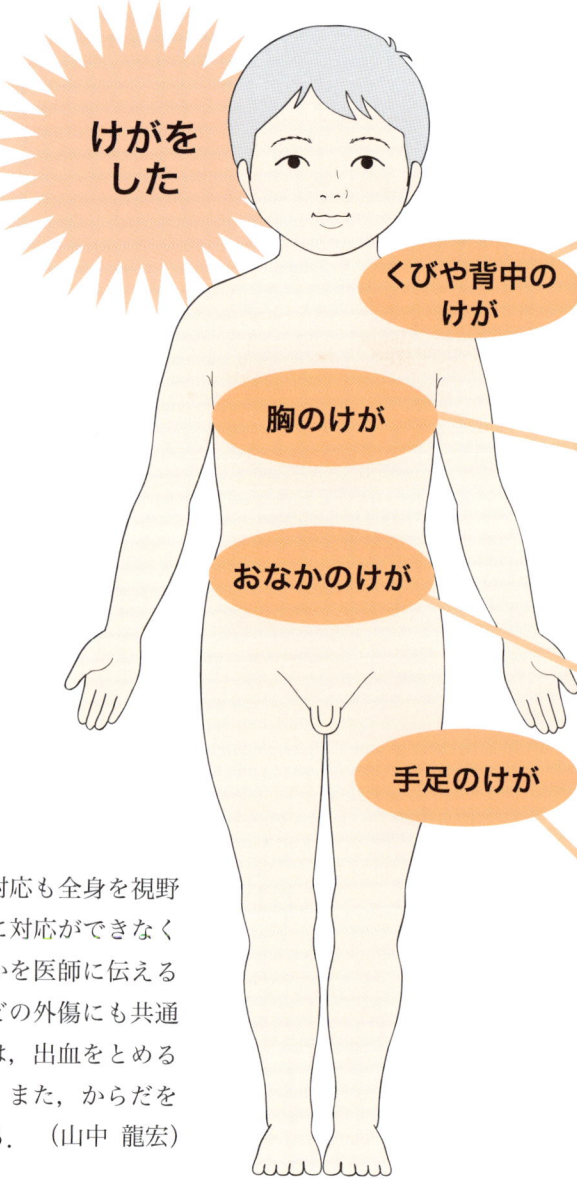

けがをした
- くびや背中のけが
- 胸のけが
- おなかのけが
- 手足のけが

こどもの外傷は，たとえば図3に示した各部位ごとの障害が単独におこるとは限らず，複数の部位や器官・臓器にわたる多発外傷になりやすいという特徴をもっている．からだが小さい，皮膚の厚さが薄い，筋肉や結合組織などが弾力性に富んでいる，などの身体的特徴から，外力が広く，かつ深く作用しやすいからである．

このような特徴から，観察や対応も全身を視野に置く必要がある．個別の症状に対応ができなくても，どのような状態であったかを医師に伝えることは，治療上，重要となる．どの外傷にも共通しかつ最低限おこなうべき処置は，出血をとめること，患部を冷やすことである．また，からだをむやみに動かすことは禁忌である． (山中 龍宏)

痂皮の剥離
肉芽組織による線維性の癒合

痂皮の脱落痕

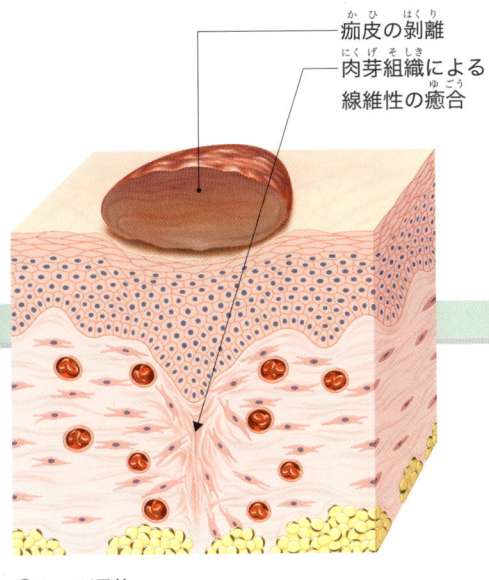

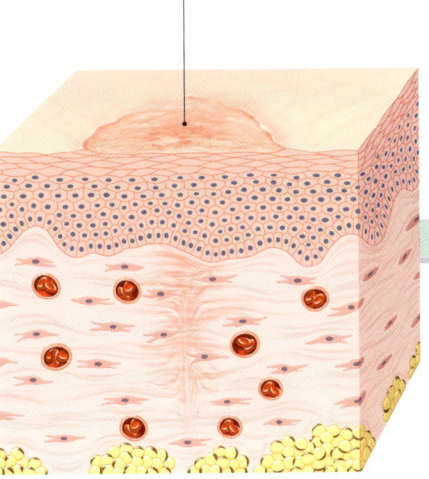

周囲の組織との融合化

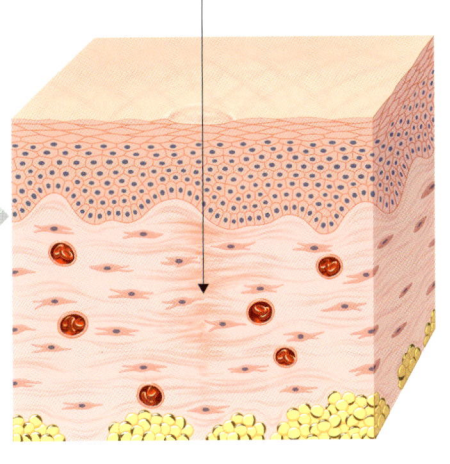

④1〜2週後
肉芽組織が形成され，線維性の癒合がおこる．皮膚表面の傷が被覆され，痂皮は剥離する．

⑤数週後
線維性の癒合がさらにすすむ．

⑥数ヵ月後
瘢痕は周囲の組織と融合し，治癒に向かう．瘢痕が消えるのに数年を要することもある．

確認すること

- たおれたままの状態にして全身状態を観察する
- 意識がしっかりしているかを確認する
- 顔面蒼白や冷やあせがないか，ぐったりしていないかを確認する
- くびや背中の痛みがないかを確認する
- 手足に感覚の麻痺，しびれがないかを確認する
- 手足を思うように動かせるかを確認する
- 失禁がないかを確認する
- 嘔吐や吐きけがないかを確認する

応急処置

- 意識がない，ぐったりしている場合は気道を確保する（気道を確保したら，もとにもどらないように顎，額を固定する）
- 出血がある場合はまず止血し，その後，全身を保温する

してはいけないこと

- くびや背中を動かしてはならない
- 枕などをあててはならない
- 座らせてはならない

- 服を脱がして，変形や傷口がないかを確認する
- 呼吸困難，呼吸音の異常，呼吸にともなう血性の泡，胸郭の拡張と呼吸の減弱など，呼吸の状態や呼吸時の痛みを確認する
- 心臓に耳をあてて，心音の異常や鼓動の減弱を確認する
- 脈の乱れがないかを確認する
- チアノーゼやショック症状がないかを確認する

- 傷口があれば清潔なガーゼやタオルなどできちんとふさぐ（空気や血液が傷口からでている場合は肺が破裂している可能性がある）
- じょうぶな支えに寄りかからせる
- 胸部を冷やす

- 傷口に刺さった物は，とりのぞいてはならない
- どのような場合でも患部を温めてはならない
- 話をさせてはならない
- 飲み物を与えてはならない

- 服を脱がして，けがの場所や程度を確認する
- おなかの緊張（張り）がないかを確認する
- 傷がなくても，おなかが痛くないかを確認する
- 吐きけがないかを確認する
- ショック症状がないかを確認する

- 服をゆるめて水平に寝かせる
- おなかの緊張（張り）をとるために膝をまげて高くするか，膝の下に枕などをいれる
- 吐きけがある場合は，仰向けにしないで顔を横向きにする（誤嚥の予防）

- おなかの張りが生じるので，頭を高くしてはならない
- 飲み物や食べ物を与えてはならない
- おなかを温めてはならない

- 変形や腫れがないかを確認する
- 動かすと痛がらないかを確認する
- しびれや運動障害がないかを確認する
- ふるえや寒けがないかを確認する
- 異物が刺さっていないかを確認する

- 傷口がよごれている場合は水道水でそのまわりを洗う
- 患部を冷やす
- 出血の場合は患部を心臓よりも高くする
- 下肢の骨折は下肢全体をのばしてから添え木をあてて固定する
- 上肢の骨折は腕を胸にもってこられるなら添え木をあてたうえで，くびから三角巾でつる
- 釘が刺さっている場合は，抜いたあと血をできるだけしぼりだしてから消毒する（破傷風の予防）

- 骨折は，むりに動かしたり整復してはならない
- 打撲や突き指は，もんだり，こすったり，ひっぱってはならない
- 患部を温めてはならない
- 複雑に刺さったガラス片などはむりに抜いてはならない
- 飲み物を与えてはならない

現行予防接種一覧 2023年12月現在

❶定期にうける予防接種（A類疾病）

■は〈予防接種法施行令〉などによって規定されている接種対象者の年齢（接種期間）
●は〈定期接種実施要領〉などによる標準的な接種年齢（月齢）　↑は接種の時期と回数の例

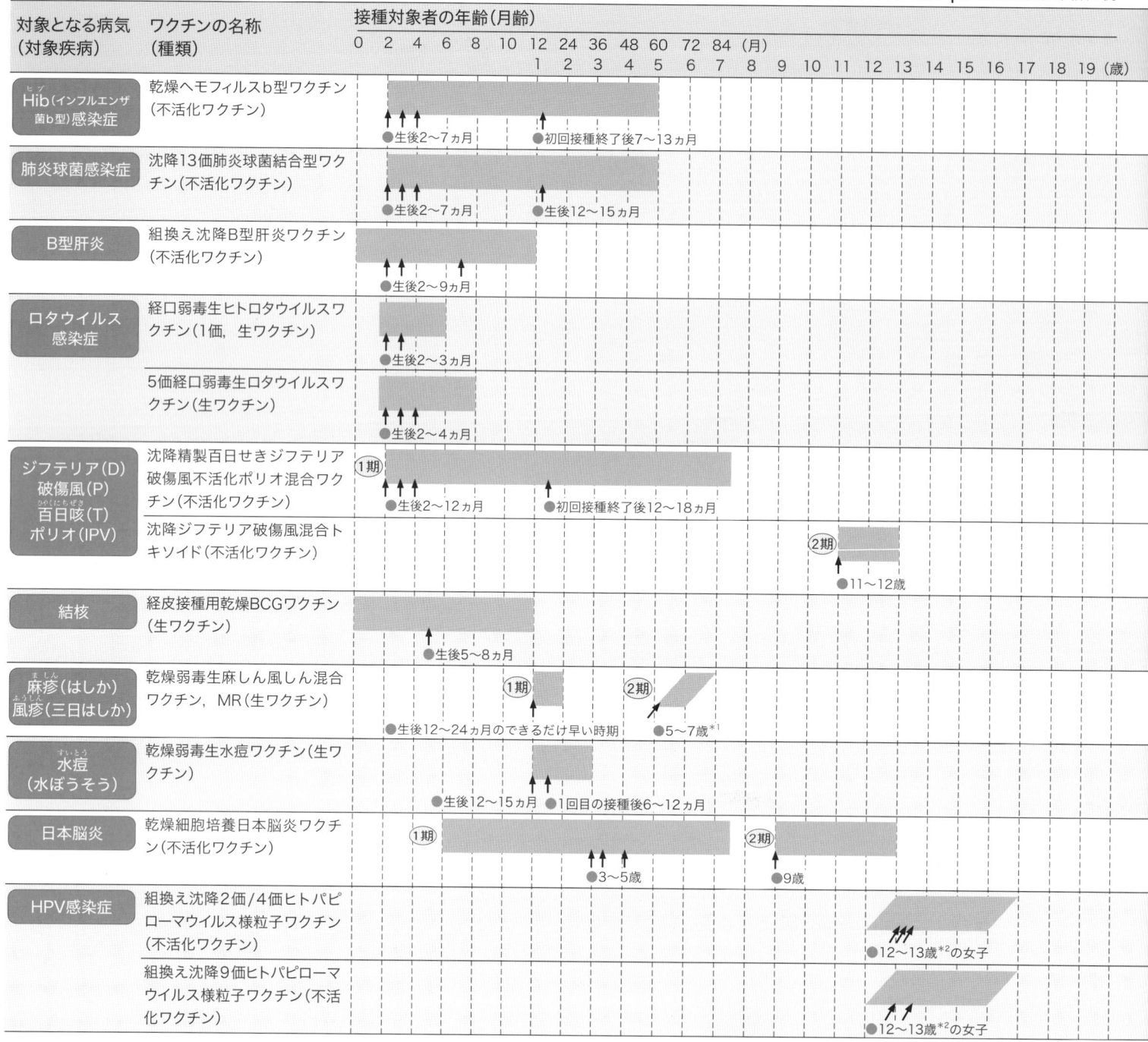

対象となる病気（対象疾病）	ワクチンの名称（種類）	接種対象者の年齢（月齢）と接種時期
Hib（インフルエンザ菌b型）感染症	乾燥ヘモフィルスb型ワクチン（不活化ワクチン）	●生後2～7ヵ月　●初回接種終了後7～13ヵ月
肺炎球菌感染症	沈降13価肺炎球菌結合型ワクチン（不活化ワクチン）	●生後2～7ヵ月　●生後12～15ヵ月
B型肝炎	組換え沈降B型肝炎ワクチン（不活化ワクチン）	●生後2～9ヵ月
ロタウイルス感染症	経口弱毒生ヒトロタウイルスワクチン（1価，生ワクチン）	●生後2～3ヵ月
	5価経口弱毒生ロタウイルスワクチン（生ワクチン）	●生後2～4ヵ月
ジフテリア(D) 破傷風(P) 百日咳(T) ポリオ(IPV)	沈降精製百日せきジフテリア破傷風不活化ポリオ混合ワクチン（不活化ワクチン）	1期　●生後2～12ヵ月　●初回接種終了後12～18ヵ月
	沈降ジフテリア破傷風混合トキソイド（不活化ワクチン）	2期　●11～12歳
結核	経皮接種用乾燥BCGワクチン（生ワクチン）	●生後5～8ヵ月
麻疹（はしか）風疹（三日はしか）	乾燥弱毒生麻しん風しん混合ワクチン，MR（生ワクチン）	1期 ●生後12～24ヵ月のできるだけ早い時期　2期 ●5～7歳*1
水痘（水ぼうそう）	乾燥弱毒生水痘ワクチン（生ワクチン）	●生後12～15ヵ月　●1回目の接種後6～12ヵ月
日本脳炎	乾燥細胞培養日本脳炎ワクチン（不活化ワクチン）	1期 ●3～5歳　2期 ●9歳
HPV感染症	組換え沈降2価/4価ヒトパピローマウイルス様粒子ワクチン（不活化ワクチン）	●12～13歳*2の女子
	組換え沈降9価ヒトパピローマウイルス様粒子ワクチン（不活化ワクチン）	●12～13歳*2の女子

❷任意にうける予防接種

対象となる病気	ワクチンの種類	接種対象者	接種の回数・方法など
流行性耳下腺炎（おたふくかぜ）	生ワクチン	1歳以上	初回は生後12～24ヵ月，2回目は小学校入学前の1年間に，いずれも皮下注射
インフルエンザ	不活化ワクチン	6ヵ月以上（一部は1歳以上）	生後6ヵ月～12歳は2～4週の間隔で年2回，13歳以上は年1回．いずれも皮下注射
そのほかの任意の予防接種			・A型肝炎（対象：途上国に1ヵ月以上滞在する人） ・髄膜炎菌（対象：流行地域への渡航予定者，定期接種実施国へ留学する人） ・黄熱（対象：流行地域への渡航予定者） ・狂犬病（対象：流行地域への渡航者，海外で暴露をうけた人）

予防接種を受けられない小児（要旨）

予防接種法施行規則には，予防接種の対象者からのぞかれる者（禁忌の者）が規定されている．

- 明らかな発熱（通常37.5℃以上）のみられる者
- 重い急性疾患にかかっていることが明らかな者
- 受けようとする予防接種の接種液（ワクチン）の成分によって，アナフィラキシー（重篤なアレルギー反応）をおこしたことのある者

＊接種に注意が必要な場合：1回目の接種後に発熱や接種部位の腫れが生じた場合，熱性けいれんやてんかんにかかったことのある場合，アレルギー疾患がある場合，慢性疾患にかかっている場合など

接種の回数・方法など	副反応	備考
・初回は27日以上の間隔で3回，追加は初回終了後7ヵ月以上をおいて1回 ・いずれも皮下注射	・注射部位の発赤，腫れ，しこりなど ・不機嫌や不眠，ときに発熱など	・初回(3回)の接種を生後12ヵ月までに終了しない場合は接種回数が異なる
・初回は27日以上の間隔で3回，追加は初回終了後60日以上をおいて生後12ヵ月以降に1回 ・いずれも皮下注射	・注射部位の発赤，腫れ，痛みなど ・発熱，消化器症状(食欲減退など)，眠気，不機嫌，不安定睡眠など	・初回(3回)の接種を生後24ヵ月までに終了しない場合は接種回数が異なる
・27日以上の間隔で2回，その後1回目の接種から139日以上をおいて1回 ・いずれも皮下注射	・ときに倦怠感や頭痛，発熱，吐き気，下痢など	・2016年4月1日以降に生まれた0歳児が対象 ・母子感染予防の場合は健康保険適用となる(定期接種対象外)
・27日以上の間隔で2回．生後14週6日までに1回目をおこない，2回目は生後24週までに済ませる ・経口接種	・不機嫌，発熱，咳，鼻漏など ・下痢，食欲不振，嘔吐，血便など	・2020年10月より定期接種となった ・接種後1〜2週間に腸重積症をおこすことがある．激しく泣く，上機嫌と不機嫌を繰り返す，嘔吐，血便などがみられたら医療機関を受診する ・生後15週以降の初回接種は腸重積症の発症リスクが増大するため，推奨されていない
・27日以上の間隔で3回．生後14週6日までに1回目をおこない，3回目は生後32週までに済ませる ・経口接種	・下痢，嘔吐，便秘など ・発熱など	
・初回は20日以上の間隔で3回，追加は初回終了後6ヵ月以上(標準的には12〜18ヵ月)をおいて1回 ・いずれも皮下注射	・注射部位の発赤，しこり，腫れなど ・不機嫌など	・4種混合ワクチン(DPT-IPV)とよばれる ・3種混合ワクチン(DPT) 4回接種＋不活化ポリオワクチン(IPV) 4回接種も選択可能
・1回 ・皮下注射	・ときに発熱など	・2種混合ワクチン(DT)とよばれる
・1回 ・経皮接種．上腕外側のほぼ中央に管針を用いて接種，肩部はケロイドを生じやすいので避ける	・注射後1〜4週の間に注射部位が嚢胞やかさぶたになることがある ・注射直後から数日中に発疹，蕁麻疹など	・接種後10日までに，接種部位に明らかな発赤や腫れ，化膿などの症状がみられる場合はすみやかに医療機関を受診する
・1期，2期とも1回 ・いずれも皮下注射	・注射部位の発赤，腫れなど ・注射後5〜14日に1〜3日間ほど発熱することがある	・1〜2歳のあいだに暴露をうけると麻疹にかかる可能性が高いので，1歳になったらできるだけ早期に1期の接種をうける
・1回目終了後3ヵ月以上(標準的には6〜12ヵ月)をおいて2回目をおこなう ・いずれも皮下注射	・ときに注射部位の発赤，腫れなど ・注射後1〜3週ごろ，ときに発熱，発疹などがみられる	・成人で罹患すると重症化のリスクが高いことなどから，2014年10月から定期接種となった
・1期初回は6日以上の間隔で2回，追加は初回終了後おおむね1年をおいて1回．2期は1回 ・いずれも皮下注射	・注射部位の発赤，腫れなど ・発熱，咳，鼻漏など	・新しいワクチンの承認により2010年に積極的な勧奨を再開．勧奨差し控え期間の対象者で未接種の者は定期接種として受けられる場合がある
・同一のワクチンを3回．2価は1回目終了から1ヵ月後と6ヵ月後，4価は1回目終了から2ヵ月後と6ヵ月後 ・いずれも筋肉注射	・注射部位の痛み，腫れなど ・2価では頭痛，腹痛，筋痛，関節痛など	・2022年4月から積極的勧奨を再開．勧奨差し控えの期間に接種機会を逃した場合，条件を満たせばキャッチアップ接種を受けられる
・1回目終了後6ヵ月以上をおいて2回目をおこなう ・筋肉注射	・注射部位の痛み，腫れ，発赤など ・頭痛など	・2023年4月より定期接種となった ・1回目を15歳以降に受ける場合，接種回数は3回となる

＊1：小学校入学1年前の4月1日から翌年の3月31日までの期間にある者．
＊2：13歳となる年の4月1日から翌年の3月31日までの期間にある者で，中学1年生に相当する．

予防接種は，あらかじめ生物学的製剤(ワクチン)をつかってヒトや動物に人工的に免疫刺激を与えることによって，特定の感染症にかからないように，あるいは重症化や蔓延化をふせぐためにおこなわれる．

わが国で実施されている予防接種には，予防接種法にもとづいて接種が積極的に勧奨される定期の予防接種(A類疾病，図1)と，接種をうけるか否かが保護者(両親など小児に対して親権をもつ者)あるいは本人(成人の場合)にまかされている任意の予防接種(図2)がある．そのほかに，高齢者を対象とした定期の予防接種(B類疾病：インフルエンザ，肺炎球菌感染症)がある．定期の予防接種(A類疾病)には2023年12月現在10種類のワクチンがもちいられている．

予防接種にもちいるワクチンは，生きたままの病原体をいわば飼いならして病原性をほぼ失わせたり，ヒト以外の動物に対する病原体を活用してつくられた弱毒化生ワクチン(生ワクチン)と，病原体を不活化してつくられた不活化ワクチンに大別される．トキソイドは，培養した病原体がつくる毒素を不活化してつくられる一種の不活化ワクチンである．

(渡辺　博)

さくいん

さくいんは，本文と図および図説明文のなかにでてくる語を五十音順に並べた．

〔例〕
きりつせいちょうせつしょうがい
起立性調節障害——23, 126図2, **128〜129**とあるのは，起立性調節障害という語が23ページの本文および126ページの図2のなかにあることを示す．
太数字の**128〜129**は，起立性調節障害が本文および図で集中的に解説されているページであることを示す．

あ

アイジー
Ig——55
アイジーイーこうたい
IgE 抗体——46図1-1, 66, 67図2
アイジーエー
IgA——89
アイジーエーじんしょう
IgA 腎症——89, 89図3-2-②, 91
あいじょうしゃだんしょうこうぐん
愛情遮断症候群——141図2
アイティーピー
ITP——134
アウエルバッハ神経叢（胃壁の）——78図2
　　　　　　　　　（腸壁の）——77図2
あえぎ呼吸——57図2-2-②
アキレス腱炎——154, 155図2
あくせいしゅよう
悪性腫瘍——132
あくせいひんけつ
悪性貧血——130図2
あくせいリンパしゅ
悪性リンパ腫——**132〜133**, 156, 156図1
あくむ
悪夢——126図2
あしぶみはんしゃ
足踏み反射——14図1
アセトン血性嘔吐症——24図1
アテトーゼ型（脳性麻痺の）——32, 33図4
アデノイド——42図1-1, 44図1, **54〜55**
アデノイド肥大——44図2-3
アデノウイルス——60, 65図2-2
アトピー性角結膜炎——41, 41図3-2
アトピー性皮疹——20
アトピー性皮膚炎——20図2, 21図3, 41, 106, 115, 115図3, **118〜119**
アトピー体質——66, 119, 119図3
アトピー皮膚——115図3, 119図3
アヒル様歩行——147
アフタ——52, 52図2
アフタ性口内炎——21図3, 52
アリス徴候——146, 147図3-1-①
アールエス
RSウイルス——62, 62図1-2
アルコール依存症——124
アルポート症候群——89
アレルギー性結膜炎——40, 41図3-2, 47
アレルギー性紫斑病——23, 135, 135図3
アレルギー性鼻炎——**46〜47**, 49
アレルギー反応——46

い

い
胃——78

いえき
胃液——78
いかいよう
胃潰瘍——25, **78〜79**, 128図2
いかく
胃角——78図2
いき
息ぎれ——128図1
いけいリンパきゅう
異型リンパ球——110, 110図1
いさん
胃酸——78
いしがきじょうにゅうとうぞうしょくへんか
石垣状乳頭増殖変化——41図3-1
いしきしょうがい
意識障害——34, 36, 60, 102, 113, 143図3, 162, 163図3
いしげきせい
易刺激性——145
いじめ——124
いしょくどうぎゃくりゅう
胃食道逆流——24
いせんこう
胃穿孔——78図2
Ⅰ型アレルギー——46図1-2, 67図2
１型糖尿病——138, 139図2
イチゴ舌——16図2, 21図3, 117図3・図4, 120図1, 121図3
いちどぼうしつ
１度房室ブロック——72図2-2-①, 73
いちょうえん
胃腸炎——49, 49図5
いつにゅう
溢乳——24, 24図1
いどうせいこうがん
移動性睾丸——96, 97図4
いにょう
遺尿（症）——94, 94図1-2, 126図2
イービー
EBウイルス——110, 110図1
いひろうかん
易疲労感——132
いふん
遺糞——126図2
いへきのこうぞう
胃壁の構造——78図2
イレウス——82
インスリン——138, 138図1-1・図1-2
インスリン受容体——138図1-2
いんとう
咽頭——56, 56図1
いんとうえん
咽頭炎——21図3, 49, **56〜57**, 60, 111図2, 116, 116図1, 117図3・図4
いんとうけつまくえん
咽頭結膜炎——40
いんとうけつまくねつ
咽頭結膜熱——56, 60, 60図1
咽頭結膜熱による咽頭炎——57図2-1-④
いんとうそくさく
咽頭側索——54図1
いんとうつう
咽頭痛——21図3, 53, 56, 109, 110, 111
いんとうへんとう
咽頭扁桃——42図1-1, 44図1, 54図1, 55, 55図3, 56図1
いんとうへんとうひだい
咽頭扁桃肥大——55, 55図3
いんとうりん
咽頭輪　→ワルダイエル扁桃輪——54図1
いんのう
陰嚢——96, 96図1
いんのうすいしゅ
陰嚢水腫——85, **96〜97**
いんのうのしゅだい
陰嚢の腫大——96, 97図5
インフルエンザ——**60〜61**, 168図2
インフルエンザウイルス——60, 60図2-1

う

ウイルス血症——60
ウイルス性胃腸炎——76図1, 77図2, 145
ウイルス性肝炎——**86〜87**
ウイルス性クループ——56, 57図2-2-②
ウイルス性結膜炎——41
ウイルス性髄膜炎——34, 113図2-1・図2-4

ウイルス性腸炎——77図2
ウイルス性肺炎——64, 65図2-2
ウィルソン病——87, 87図3
ウィルムス腫瘍——156図1, 157図2
ウェスト症候群——31, 31図2-1
ウェンケバッハ型（不整脈の）——72図2-2-②
うし
う歯——50
うしょく
う蝕——50, 50図1-1
うつねつ
うつ熱——16, 16図1-1, 142
ウロビリノゲン——26図1
うんどうきのうのはったつとびょうき
運動機能の発達と病気——**14〜15**
うんどうじしっしん
運動時失神——73
うんどうしっちょう
運動失調——143図3
うんどうせいげん
運動制限——73, 73図3
うんどうチック
運動チック——126図2
うんどうつう
運動痛——154, 155図3
うんどうはったつのおくれ
運動発達のおくれ——32
うんどうふかしけん
運動負荷試験——73, 73図3
うんどうほっさ
運動発作（てんかんの）——31図2-5-①
うんどうまひ
運動麻痺——34

え

エーアイディーエス
AIDS　→エイズ——**122〜123**
えいきゅうし
永久歯——50, 50図1, 51図3
えいきゅうしのほうしゅつじき
永久歯の萌出時期——51図3-2
えいきゅうしはい
永久歯胚——49図2, 50, 51図3-1
エイズ——**122〜123**
エイズウイルス——123図3
エイチアイブイ
HIV——122
エイチアイブイかんせんしょう
HIV感染症——122, 122図1-1
エイチアイブイこうげん
HIV抗原——122図1-1
エイチアイブイのけんさ
HIVの検査——123
エイチエイチブイ
HHV-6——100, 100図1
HHV-7——100
エイチエーブイ
HAV——87図2
エイチシーブイ
HCV——87, 87図2
エイチビー
Hb——130
エイチビーブイ
HBV——87, 87図2
エイチビーブイキャリア
HBVキャリア——87
エイチピーブイかんせんしょう
HPV感染症——168図1
エイチブイエー
HVA——157図2
エーエムエル
AML——132
エーエルエル
ALL——132
エーがたかんえん
A型肝炎——87図2, 168図2
エーがたかんえんウイルス
A型肝炎ウイルス——87図2
エーぐんようけつせいれんさきゅうきん
A群溶血性連鎖球菌——116図1
エーぐんようけつせいれんさきゅうきんかんせんしょう
A群溶血性連鎖球菌感染症——116図1・図2
エーさいぼう
A細胞（ランゲルハンス島の）——138図1-1
エスアイディーエス
SIDS——158
エスエスエスエス
SSSS——114, 114図2
エックスきゃく
X脚——**148〜149**
エーディーエイチ
ADH——95, 95図2-1・図2-2・図2-3
エーディーエイチディー
ADHD　→注意欠陥/多動障害——124図1-2
ADH分泌不全——95

エナメル質(乳歯の)——50図1-1
ＮＨＬ——133
エプスタイン-バーウイルス——110, 110図1
MCLS——120
エリスロポエチン——130図1
円蓋部結膜——40図2
嚥下障害——55, 57図2-2-②
嚥下性肺炎——163図2-4
嚥下痛——53
遠視——38, 38図2, 39
エンテロウイルス71——34, 34図1, 53

お

横隔膜下膿瘍——82, 83図3-3
黄色ブドウ球菌——65, 65図2-1, 114, 114図1・図2, 154図1
黄色ブドウ球菌肺炎——65図2-1
黄疸——26〜27, 86, 93
嘔吐——18, 21図3, 24〜25, 34, 36, 56, 76, 76図1, 78, 80図1, 81, 82, 86, 100, 113, 144図1-2, 145, 162, 164, 164図2, 166図3
嘔吐運動——25図2-1
嘔吐中枢——25図2-2
黄斑——38図1
悪寒——16, 16図1, 60, 92, 113, 116
O脚——148〜149
汚溝——155図3
オスグッド-シュラッター病——152, 152図1, 154
おたふくかぜ——112〜113, 121図3, 168図2
おたふく様顔貌——112
落ちつきのない子——124
おねしょ →夜尿症——94〜95
おもらし——94
音響外傷——45
音声チック——126図2

か

外眼筋——39, 39図3
回帰熱——16, 17図3
外耳——44図1
外耳炎——42〜43
外耳道——42図1-1, 44, 44図1・図2-1
外耳道炎——42
外耳道閉鎖症——44
外斜視——39図4
外傷(頭の)——164〜165
　(くび・背中・胸・おなか・手足の)——166〜167
外傷性鼓膜穿孔——44図2-2
外側鼠径窩——84, 84図2-1
外側鼠径ヘルニア——84
回腸——80図2-1
外直筋(眼球の)——38図1, 39図3
開排——146, 147図3-1-②
開排制限——146, 147図3-1-②
外反膝 →X脚——148〜149
外反足——148〜149

外反扁平足——148図1-3, 149
回盲部重積症——80, 80図2-2
回盲弁——83図3-1
潰瘍(胃壁・腸壁の)——78
　(口腔粘膜の)——52
潰瘍性大腸炎——76図1
カウプ指数——13, 136, 137図2-1
化学療法(白血病の)——133
過換気症候群(＝過呼吸症候群)——126図2
下気道——56図1, 62図1-1
夏季熱——16図2
蝸牛——42図1-1, 44, 44図1
蝸牛神経——42図1-1, 44図1, 45図3-3
核黄疸——26
角結膜炎——53図3-1
学習障害——124図1-2-②
学童期——12
学童期の病気——12図4
学童期の腹痛——23
角膜——38, 38図1
過呼吸症候群(＝過換気症候群)——19図2
かさぶた——20図2, 106, 106図1-2
下肢痛——154〜155
下斜筋(眼球の)——39図3
下斜視——39図4
芽腫——156
過食症——126図2
かぜ——56, 80
仮性近視——38
かぜ症候群——60〜61
かぜ症状——60
家族性低身長——141図2
肩関節障害——152
下直筋(眼球の)——39図3
学校検尿——89
化膿性関節炎——154, 154図1, 155図3
化膿性髄膜炎——49, 49図5
痂皮——20図2, 21図3, 106, 106図1-2, 114図1
痂皮性膿痂疹——114, 114図2
過敏性腸症候群——23図2, 76図1, 126図2
下腹部痛——76図1, 92
下部尿路——92, 93図2
下部尿路感染症——92
花粉症——46〜47
貨幣状湿疹様皮疹——118図1-1・図2-1, 119
カポジ水痘様発疹症——53図3-1
かゆみ(皮膚の)——21図3, 106, 119, 119図3
ガラクトース血症——87図3
からだの成長と病気——12〜13
からだの発達と病気——12〜13
からだの変化——13図5
カリニ肺炎——122, 122図2
カルベ線——146図1
川崎病——120〜121
眼位——38, 39, 39図3
肝炎——25, 27, 86〜87
肝炎ウイルス——86図1
感音系(聴覚の)——44, 44図1

感音難聴——44, 45, 45図3
管外増殖性糸球体腎炎——89図3-2-①, 91
肝外胆道閉鎖症——87図3
感覚発作(てんかんの)——31図2-5-②
肝芽腫——156図1
眼窩蜂窩織炎——49, 49図5
肝がん——87図2
換気障害——136図1-4-①
肝機能障害——100
眼球運動——39図3
眼球結膜——40図2
眼球(結膜)充血——21図3, 40図1, 120図1, 121図3
眼球の構造——38図1
環境抗原——67図2
間欠熱——16, 17図3
眼瞼結膜——40図2
肝硬変——87, 87図2, 136図1-4-②
寛骨臼——146, 147図2
感作——46, 46図1-1・図1-2, 67図2
肝細胞——26図2, 86図1
眼脂——41, 102図2-1
眼軸——38, 38図2
カンジダ食道炎——122, 122図2
間質性肺炎——64
肝腫大——86, 111図2
勧奨接種——168図1, 169
冠状動脈瘤 →冠動脈瘤——120図1
肝小葉——86図1
間接骨化——140図1-2
間接止血法——166図2
関節痛——135
関節ねずみ——153図3-2
関節遊離体——153図3-2
汗腺——20図1, 160図1
感染性結膜炎——40, 41, 41図3-1
完全大血管転位症——70図3-1-③
完全房室ブロック——72図2-2-③, 73
肝臓——86, 86図1
乾燥性皮疹——118図1 2・図2-2・図2-3, 119
乾燥肌——119図3
間代性(けいれんの)——18
間代性けいれん——18図4
冠動脈瘤——120, 120図1, 121, 121図2
嵌頓(ヘルニアの)——84図2-3
肝膿瘍——82
肝脾腫——93, 111, 111図2
陥没呼吸——57図2-2-②, 62, 66図1-2
顔面けいれん——18図1・図4
顔面神経麻痺——43図3-3-②
顔面蒼白——81, 162, 166図3
関連痛——22, 22図1-1・図1-2

き

期外収縮——72図2-1
機械性嘔吐——24
気管——62図1-1
気管異物——163図2-4

気管支——62, 62図1-1
気管支異物——163図2-4
気管支炎——49, **62〜63**
気管支喘息——47, **66〜67**, 106
気管支肺炎——64, 64図1
気管支閉塞——163図2-4
偽近視——38
起坐呼吸——66図1-3
偽斜視——39図4
気腫——65
季節性アレルギー性鼻炎——47
気道——62, 66図1-1, 162, 162図1, 163図2-1・図2-2
気道異物——162, 163図2-2・図2-3・図2-4・図3
気道確保——164, 164図1, 165図3-①
気道の過敏性——66
気道閉塞——165図3-①
偽内斜視——39図4
偽膜（結膜の）——41図3-1, 121図3
脚長差——147図3-2-①
逆流（胃内容物の）——24
キャリア（B型肝炎の）——87図2
白蓋——146, 147図2
白蓋形成不全——**146〜147**
嗅覚障害——49
吸気性喘鳴——56, 57図2-2-②
救急法のＡＢＣ——164
丘疹——20図2, 21図3, 102図2-2, 104図2, 106, 106図1-2-①, 115図3, 119, 135, 135図3
　（口腔粘膜の）——53
急性胃炎——25
急性胃腸炎——**76〜77**
急性咽頭炎——56, 60図1, 116図2
急性ウイルス感染症——110
急性灰白髄炎——168図1
急性顎下腺炎——113図2-2
急性化膿性骨髄炎——154, 155図3
急性化膿性中耳炎——42, 43図3-1
急性肝炎——25, 27, 27図3, 86
急性気管支炎——62図1-2・図3
急性下痢症——76, 76図1
急性限局性外耳道炎——42, 42図2
急性喉頭炎——57図2-2-②
急性喉頭蓋炎——57図2-2-②
急性骨髄性白血病——132, 132図2, 133
急性細気管支——62図1-2, 63図3
急性細菌性腹膜炎——82
急性耳下腺炎——112, 113図2-2
急性糸球体腎炎——**88〜89**, 116, 116図1・図2, 117図3
急性出血性結膜炎——40, 41図3-1
急性上気道炎——62, 116図1
急性腎盂腎炎——25
急性腎炎様発症——88図2
急性腎不全——90
急性膵炎——113, 113図2-3・図2-4
急性腺窩性扁桃炎——116図2
急性多発性神経炎——154

急性中耳炎——44図2-2, 116図1・図2
急性虫垂炎——**82〜83**
急性熱性皮膚粘膜リンパ節症候群——120
急性白血病　→白血病——**132〜133**
急性鼻咽頭炎——56, 60, 60図1
急性鼻炎——56
急性腹痛——23
急性副鼻腔炎——49, 116図1
急性扁桃炎——60図1
急性リンパ性白血病——132, 132図2, 133
急速進行性腎炎——88図2
QT延長症候群——73
胸腺腫瘍——156図1
強直性（けいれんの）——18
強直性けいれん——18図4, 164図1
強直発作（てんかんの）——31, 31図2-2-①
頬部痛——49
強膜——38図1
巨核球——135, 135図2-2
棘上筋腱の炎症——152, 153図2
棘上筋腱の断裂——152, 153図2
局所性脳損傷——36, 37図2-2
距踵骨角——148図1-1・図1-2
拒食症——124, 126図2
巨赤芽球性貧血——130図1・図2
ギラン-バレ症候群——154, 155図2
起立試験——128図1
起立性調節障害——23, 126図2, **128〜129**
起立性低血圧——129図3
近視——38, 38図2
筋層間神経叢——78図2
緊張性頭痛——126図2
筋肉痛——60
筋力低下——154, 155図2
筋労作——142図1

く

空気嚥下症——24, 24図1
空腸——80図2-1
くしゃみ——60, 62
クッシング症候群——137図3
屈折異常——**38〜39**
屈折性近視——38図2
クモ膜——34, 35図3, 36, 36図1
クモ膜下腔——34図2, 35図3・図4
クラミジア感染——41図3-1
クラミジア結膜炎——41図3-1
クラミジア肺炎——65, 65図2-4
グルカゴン——138図1-1
グルクロン酸抱合——26図1・図2
クループ——57図2-2
クループ症候群——56, 57図2-2-②
クレチン症——141図2

け

痙咳——68
経口補液療法——145
形質細胞——46図1-1

痙性クループ——57図2-2-②
痙直型（脳性麻痺の）——32, 33図4
軽度肥満——136, 137図2-1
頸部リンパ節炎——116図1・図2
頸部リンパ節腫脹——104図2, 110, 111, 111図2, 120図1, 121図3
傾眠——164図2
稽留熱——16, 17図3
けいれん——**18〜19**, 30, 34, 68図1, 76図1, 102, 113, 143図3, 163図3, 164, 164図1・図2
けが　→外傷——**164〜167**
劇症肝炎——27図3
下血——78, 135図3
血液循環（心臓の）——70図2
　　　　　（全身の）——74
　　　　　（胎児の）——74
結核——168図1
結核菌——34, 34図1
血管運動性鼻炎——47
血管炎——135, 135図3
血管性浮腫——135図3
血色素——131図3-1・図3-2
血小板——134, 135図2-2・図2-3
血小板減少——132
血小板減少性紫斑病——104, 134
血小板の分化・成熟——135図2-2
血小板非減少性紫斑病——**134〜135**
血小板付着抗体——134
欠神発作（てんかんの）——18図2, 31図2-3
血清ビリルビン——26
血糖——138
血糖値——138
血尿——88図2, 89, 132図1, 135図2-1・図3
げっぷ——24
血便（イチゴゼリー状の）——80図1, 81
結膜——38図1, 40, 40図1-1・図2
結膜炎——**40〜41**, 102図1-2・図2-1, 104図1-2
結膜下出血——41図3-1
結膜（性）充血——40図1-2, 102
解熱——16図1-1
ケミカルメディエーター——46
下痢——21図3, 60, 76, 76図1, 77図2, 80, 82, 100, 144図1-2, 145
下痢便——76図1
言語訓練——45
原始反射　→反射——14, 32図2-1
倦怠感——60, 104図1-2, 128図1, 143図3
原尿——89, 95図2-1
原発性悪性骨腫瘍——155図3
肩峰下滑液包炎——153図2

こ

誤飲——160, **162〜163**
高アンモニア血症——86
行為障害——124図1-2-②, 125図3
口囲蒼白——117図4
抗ＨＩＶ抗体——122図1-1, 123
高温負荷——142図1

口蓋扁桃──54図1, 55, 55図2, 56図1
口蓋扁桃炎──57図2-1-②
口蓋扁桃肥大──55, 55図2
睾丸──84, 84図2-2, 96, 96図1
睾丸炎──113
睾丸腫脹──113
交感神経──128
睾丸の下降──84図1, 97図2
口腔──52図1
口腔カンジダ症──122図2
口腔内出血──135図2-1
口腔粘膜──52図2
高血圧──89, 136図1-4-②
高血糖──138, 138図1-3
抗原抗体反応──46
抗原提示──46図1-1-③
抗原認識──46図1-1-③
膠原病──16図2
交叉伸展反射──14図1, 32図2-1-③
高脂血症 →脂質異常症──136
甲状腺機能低下症──137図3, 141図2
甲状腺ホルモン──140図1-3, 141
口唇炎──50図2
口唇ヘルペス──53, 53図3-1
抗体産生細胞──46図1-1-④
紅潮(皮膚の)──143図3
高張性脱水症──144, 144図1-3, 145
後天性免疫不全症候群──122〜123
喉頭──54図1, 56図1
行動異常──32図1
喉頭異物──163図2-4
喉頭炎──49, 49図5, 56〜57
行動と心の問題──124〜125
喉頭の狭窄──56
喉頭の発達──57図2-2-①
行動の問題──124〜125
後頭葉──30図1
高度肥満──136, 137図2-1
口内炎──52〜53
高熱──16, 53, 60, 81, 92, 93, 113
紅斑──20図2, 106, 106図1-2-①, 108, 109, 109図2, 118図1-1・図2-1, 119
広汎性発達障害──124
高ビリルビン血症──26
後鼻漏──49, 49図3
項部硬直──18, 34, 113, 113図2-1
硬膜──34, 35図3, 36, 36図1
硬膜外血腫──36, 36図1, 37図2-2
硬膜外膿瘍──43図3-3-②
硬膜下血腫──36, 36図1, 37図2-2
硬膜下水腫──34, 35図4
抗利尿ホルモン──95, 95図2-1
後彎変形──151図4-2
声のかすれ──56, 57図2-2-②
誤嚥──160, 162〜163, 166図3
股関節──146
呼吸器症状──65
呼吸困難──65, 66, 164図2, 166図3

呼吸細気管支──62図1-1
呼吸停止──164図1・図2
コクサッキーA群ウイルス──53
黒色上皮──136図1-4-①
心の問題──124〜125, 126
骨骸──155図3
骨新生──155図3
骨髄──130図1, 132, 132図2
骨髄移植──133
骨髄炎──116図1, 154, 155図3
骨髄芽球──132, 132図2
骨髄系幹細胞──132図2
骨髄穿刺──132, 135
骨折(下肢の)──166図3
　　(上肢の)──166図3
骨端症──152
骨端線──140図1-2, 152, 155図3
骨端線離解──153図2
骨痛──132図1
骨肉腫──154, 155図3, 156, 156図1
骨年齢──140図1-3
骨膜下膿瘍──155図3
骨膜反応──155図3
コブ角──150, 150図2, 151, 151図4-1
コプリック斑──16図2, 21図3, 102, 102図2-1, 121図3
鼓膜──44, 44図1
鼓膜穿孔──43図3-1, 44図2-2, 45
鼓膜の内陥──44図2-2-⑤・図2-3
こむらがえり──18図1
コルチ器──44, 44図1
混合難聴──44
昏睡──143図3, 145
昏睡体位──163図3
昏迷──143図3

さ

細気管支──62, 62図1-1
細気管支炎──49図5, 62〜63, 64
細菌性細気管支炎──64
細菌性髄膜炎──34
細菌性肺炎──64, 65図2-1
最終身長──141, 141図4
再生不良性貧血──130, 130図1・図2
臍仙痛──22, 128図1
臍帯──85, 85図3
臍ヘルニア──84〜85
細胞外水分──144図1-1・図1-3, 160
細胞内水分──144図1-1・図1-3
臍輪──85, 85図3
杯細胞──46図1-1・図1-2, 60図2-1
嗄声──56, 57図2-2-②
サラセミア──130, 130図2
酸塩基平衡異常──76
三肢麻痺──33図3-2
3種混合(ワクチン)──68, 168図3
三尖弁──70図3
三尖弁閉鎖症──70図3-1-⑤

産道感染(エイズの)──122, 122図1-2
3度房室ブロック──72図2-2-③
残尿感──92

し

CRS──104
GH──140図1-1, 141
CHD →先天性心疾患──70〜71
シェントン線──146図1
シェーンライン-ヘノッホ紫斑病──135図3
耳介軟骨膜炎──42, 42図2
耳下腺──112, 112図1
耳下腺炎──122図2
耳下腺腫脹──112, 113図2-2・図2-4
C型肝炎──87図2
C型肝炎ウイルス──87, 87図2
自家中毒症──24図1
耳管──42図1-1, 44図1・図2-3
耳管炎──44図2-3, 49, 49図5
耳管狭窄(症)──44図2-3, 45, 55
弛緩性麻痺──143図3
耳管扁桃──54図1
色素沈着──102, 102図1-2, 104
糸球体──88図1, 89, 90図2
糸球体腎炎──88〜89, 90
子宮内感染(エイズの)──122, 122図1-2
軸索損傷──37図2-3
軸性近視──38図2
刺激伝導系──72, 72図1
耳垢──44図2-1
歯垢形成──50
耳垢栓塞──42, 44, 44図2-1
篩骨洞──48図1, 49, 49図2・図3・図4
篩骨蜂巣──48図1, 49, 49図2・図3・図4
篩骨蜂巣炎──48図1-③
自己免疫性肝炎──86図1, 87
歯根──50図1-1
四肢脱力──154, 155図2
脂質異常症──136
四肢麻痺──33図3-2・図4
思春期──12
思春期成長スパート──141, 141図4
思春期の病気──12図4
耳小骨──42図1-1, 44, 44図1
耳小骨の可動障害──45
耳小骨の硬化──44図2-2-④
耳小骨の固着──44図2-2-④
耳小骨の破壊──44図2-2-②, 45
歯髄──50図1-1
姿勢の異常──32図2-2
耳癤──42, 42図2
歯槽骨──50図1-1
弛張熱──16, 17図3
失禁──166図3
失血性貧血──78
湿潤性皮疹──119
失神──73
湿疹──20

失敗体験——124図1-2-②
失立発作(てんかんの)——31図2-2-②
CD4Tリンパ球——122図1-1
児童虐待——124, 124図2-2
自動症——31図2-6
歯肉——50, 50図1-1
歯肉炎——**50～51**
歯肉口内炎——21図3, 50, 50図2
紫斑——20図2, 132図1, 134, 134図1, 135図2-1
紫斑病——**134～135**
紫斑病性腎炎——91
しびれ(手足の)——166図3
ジフテリア——168図1
ジフテリアによる咽頭炎——57図2-1-③
しぶり腹——76図1
自閉症——124, 124図1-1
耳閉塞感——45
脂肪——136
脂肪肝——87図3, 136, 136図1-4-②
脂肪細胞——136, 136図1-3
脂肪筋——138図1-3
脂肪酸——138図1-3
嗜眠——143図3, 145
耳鳴——45
弱視——39
弱毒化生ワクチン——169
若年性関節リウマチ——154, 154図1
若年性ネフロン癆——95
斜視——**38～39**, 157図2
習慣性夜間遺尿症——94図1-2
周期性嘔吐(症)——24図1, 25
周期熱——16, 17図3
集合管(ネフロンの)——88図1
十二指腸潰瘍——25, **78～79**, 128図2
十二指腸球部——78図2
重複腎盂尿管——93, 93図2-2
終末細気管支——62図1-1
腫脹(アキレス腱の)——154, 155図2
　　　　(関節の)——154図1
出血——132図1, 164図2, 166, 166図2・図3
出血性潰瘍——78
出血斑——134図1
腫瘤(腹部の)——81
春季カタル——41, 41図3-2
純粋小発作(てんかんの)——31図2-3
上咽頭がん——110
消化管異物——162, 162図1-2・図1-3, 163図3
消化管出血——78, 135図2-1
上顎骨髄炎——49
上顎洞——48図1, 49, 49図2・図3・図4
上顎洞炎——48図1-②
消化酵素——78
消化性潰瘍——**78～79**
上気道——56図1, 62図1-1
上気道炎——**56～57**, 109
小球性低色素性貧血——130, 130図2
症候性肥満——136, 137図3
猩紅熱——20図2, 21図3, **116～117**, 121図3
上室性期外収縮——72図2-1-①, 73

上斜筋(眼球の)——39図3
上斜視——39図4
小循環(血液の)——74
小水疱——20図2, 52, 53, 53図3-1, 119
小腸——80図2-1
小腸重積症——80, 80図2-3
上直筋(眼球の)——39図3
衝動性——124図1-2-①
小児がん——132, **156～157**
小児気管支喘息——**66～67**
小児期の区分——12図4
小児下痢症——**76～77**
小児糖尿病——**138～139**
小児貧血　→貧血——**130～131**
小脳——34図2
蒸発の作用——142図2-2
消費エネルギー——136, 136図1-1
上部尿路——92, 93図2
上部尿路感染症——92
上腕骨内上顆炎——152, 153図3-3
上腕二頭筋長頭腱炎——153図2
食中毒——23図2, 76
食欲低下——62, 93
食欲不振——78, 82図1-1, 86, 100, 128図1, 143図3
ショック症状——160, 166図3
徐脈——73
シリーズ形成(てんかんの)——31
自律神経——128
自律神経失調(症)——128
自律神経てんかん——128図2
ジルベール症候群——27図3
耳漏——42, 43図3-1・図3-2, 44図2-2
腎異形成——95
腎形成——95
腎移植——91
心因性嘔吐——24図1, 25
心因性障害——124, 124図2
腎盂——88図1, 93図2
腎盂腎炎——92, 93, 93図2-1, 139図3
腎炎——**88～89**
腎芽腫——156図1, 157図2
心窩部痛——78
腎機能低下——89
真菌性肺炎——65図2-4
神経因性膀胱——94
神経芽細胞腫　→神経芽腫——156図1, 157図2
神経芽腫——156図1, 157図2
神経症(精神障害による)——124
　　　　(糖尿病による)——138, 139図3
神経症性障害——124図1-2-②
神経性過食症——126図2
神経性無食欲症——126図2
神経調節性失神——128図2
人工呼吸——164, 164図1, 165図3-②
心室性期外収縮——72図2-1-②, 73
心室中隔——70図3
心室中隔欠損症——70, 70図3-2-⑤
真珠腫——43図3-3-①

真珠腫性中耳炎——42, 43図3-3
滲出性中耳炎——42, 44図2-3, 45
腎小体——88図1
心身症——**126～127**
新生児潰瘍——78
新生児肝炎——27, 27図3, 86図1, 87
新生児期——12
新生児期の病気——12図4
新生児生理的黄疸——26, 27図3
新生児溶血性疾患——26, 27図3
腎性尿崩症——95, 95図2-3
心臓——70図3
腎臓——88図1, 89, 93図2
心臓の形成異常——70
心臓病——73
心臓マッサージ——164, 164図1・図2, 165図3-③
身体的虐待——124図2-2-①
身体発育——13
腎低形成——95
心停止——164, 164図1・図2
心電図——72, 72図1
心内膜床欠損症——70図3-2-④
心肺脳蘇生(法)——164図1・図2, 165図3-④
真皮——20図1, 114図1, 118図1-2, 160図1
心不全——71
腎不全——88図2, 160
心不全症状——70図1
心房細動——73
心房粗動——73
心房中隔欠損症——70図3-2-③, 71
蕁麻疹——21図3
心理的虐待——124図2-2-①
心理的ストレス——126

す

髄液——34図2, 35図3
膵炎——25
水晶体——38, 38図1
水腎症——93図2-2
膵臓——138図1-1
錐体外路——32
錐体交叉——33図3-1
錐体路——18図1, 32, 33図3-1
垂直感染——109, 122
水痘——21図3, **106～107**, 168図1
膵島　→ランゲルハンス島——138, 138図1-1
水頭症——34, 35図4
水痘-帯状疱疹ウイルス——106, 106図1-1
水尿管症——93図2-2
水分(体内の)——144図1-1
水分喪失——144, 144図1-2・図1-3
水疱——20, 20図2, 21図3, 52, 53, 53図3-3, 106, 106図1-2-①, 114, 114図1・図2
水疱性膿痂疹——114, 114図1・図2
髄膜——34, 34図2, 36, 36図1
髄膜炎——18, 19図2, 25, **34～35**, 43図3-3-①・図3-②, 45図3-1, 111図2, 113, 113図2-1・

図2-4, 116, 116図1
髄膜刺激症状——18
髄膜脳炎——65図2-3
睡眠障害——126図2
水様便——76図1
頭重感——49, 55
頭痛——18, 34, 36, 49, 55, 56, 113, 126, 128, 128図1, 143図3, 164, 164図2
スティーブンスージョンソン症候群——121図3
スティル病——154
ステロイド——90
ステロイド抵抗性ネフローゼ症候群——91
ステロイド反応性ネフローゼ症候群——90
ストレス——78, 78図1, 126図2
ストレス潰瘍——78
スポーツ外傷——152
スポーツ障害——**152〜153**
スリット膜——90図2, 91

【せ】

生活習慣病——136, 136図1-4-②, 139図2
正球性正色素性貧血——130, 130図2
精索——84図2-2
精索水腫——85, 96, 97図3-2
正視——38図2
青少年期——12
青少年期の病気——12図4
精神機能の発達と病気——**14〜15**
精神遅滞——32図1, 124
精巣——84図2-2, 96, 96図1
精巣挙筋——96図1
精巣挙筋膜——96図1
精巣上体——96図1
精巣鞘膜——96, 96図1, 97図3-1
精巣の下降——84図1, 97図2
成長——12
成長曲線——13図3, 137図2-2, 141, 141図3
成長障害——**140〜141**
成長痛——154
成長軟骨——140図1-2, 141, 152, 155図3
成長ホルモン——140図1-1, 141
成長ホルモン分泌不全——141, 141図2
性的虐待——124図2-2-①
せき——56, 62, 65, 68, 76図1
脊髄——34図2
脊髄反射——14図1
せき中枢——68図2-1
脊柱側彎症——**150〜151**
せき反射——68, 68図2-1
せき発作——68, 68図2-2
赤血球——130, 130図1
赤血球の分化・成熟——130図1
摂取エネルギー——136, 136図1-1
摂食障害——126図2
舌扁桃——54図1, 56図1
セメント質(乳歯の)——50図1-1
線維束性収縮——18図1
穿孔(胃の)——78

(虫垂の)——82, 83図3-2
(腸管の)——80
全身けいれん——60, 145
全身倦怠感——86, 109, 110, 111, 154図1
全赤芽球——130図1
尖足——148図1-2, 149
喘息 →気管支喘息——**66〜67**
浅鼠径輪——96図1
選択的緘黙——125図3
仙痛——22図1-1, 23
先天性股関節脱臼——**146〜147**
先天性心疾患——**70〜71**, 104, 105図3
先天性水痘——106図2
先天性脊柱側彎症——150, 151図4-2
先天性胆道拡張症——87図3
先天性内反足——149
先天性ネフローゼ症候群——91
先天性風疹症候群——104, 105図3
前頭洞——48図1, 49, 49図2・図3・図4
前頭洞炎——48図1-①
前頭葉——30図1
喘鳴——32, 62, 65, 66
線毛上皮細胞——60図2-1, 62, 62図2
腺様増殖症——55

【そ】

象牙質(乳歯の)——50図1-1
造血幹細胞——130図1, 132図2, 135図2-2
造血幹細胞移植——133, 156
造血器——132
造血障害——108図1-2
巣状糸球体硬化症——90図1-2, 91
蒼白(口唇の)——80図1
(皮膚の)——132, 143図3
僧帽弁——70図3
即時型アレルギー——46図1-2
即時型喘息反応——67図2
足底腱膜炎——155図2
側頭葉——30図1
側腹部痛——93
側彎角——150図2
側彎変形——150図3, 151図4-2
鼠径下部停留睾丸——97図4
鼠径管——84, 96, 96図1, 97図4
鼠径靱帯——97図4
鼠径部停留睾丸——97図4
鼠径部のふくらみ——85
鼠径ヘルニア——**84〜85**, 96
蘇生法——165図3
ソマトスタチン——138図1-1

【た】

体液——144図1-1
体温調節中枢——16, 16図1, 142, 142図1・図2-2
体温調節のしくみ——142図1
胎芽——12
胎芽期——105図3
大球性貧血——130図2

体型の変化——12図1
太鼓ばち指 →ばち状指——70図1
胎児期——105図3
胎児循環(心臓の)——70図2
(全身の)——74
胎児水腫——108図1-1・図1-2, 109
胎児性がん——156, 156図1
体質性思春期遅発症——141図2
胎児貧血——108図1-1
体脂肪——136
体循環(血液の)——74
大循環(血液の)——74
帯状疱疹——106, 106図2・図3
体性痛——22, 22図1-1
苔癬化——20図2
苔癬化皮疹——118図1-2・図2-2・図2-3, 119
大泉門膨隆——34
対側損傷(脳の)——37図2-2
大腿脛骨角——149図2-2・図2-3
大唾液腺——112図1
大腸菌——34, 34図1, 92
大動脈縮窄症——70図3-2-②
大動脈弁——70図3
体内鉄——131図3-1・図3-2
体熱放散——142図2-1
大脳——34図2
大脳髄質——36図1
大脳皮質——36図1
大発作(てんかんの)——31図2-4
大網——82, 83図3-3
大葉性肺炎——64
大量化学療法——156
ダウン症候群——141図2
唾液腺——112, 112図1
多形紅斑——16図2
多呼吸——62, 65
ただれ(皮膚の)——20図2
たちくらみ——128, 128図1, 129図3
脱顆粒——46図1-2
脱口——146
脱水(症)——25, 53, 62, 76, 77図2, 81, 143, **144〜145**
脱力発作(てんかんの)——31, 31図2-2-②
多動性——124図1-2-①
ターナー症候群——141図2
多尿——94, 95図2-2・図2-3, 144図1-2
多発外傷——166
多発性筋炎——154, 155図2
多列線毛上皮細胞——60図2-1
たん——62, 65
単一症候性下痢——76
単核リンパ球——110
胆汁——26, 26図1, 80図1
単純性肥満——126図2, 136, 136図1-1
単純部分発作(てんかんの)——31, 31図2-5
単純ヘルペスウイルス——52, 53図3-1
単純ヘルペスウイルス感染症——122図2
単純疱疹——20図2, 21図3

男性不妊症——96
胆道閉鎖症——27, 27図3・図4-2, 87, 87図3
タンパク尿——88図2, 89, 90, 90図1-1, 91図3, 135図3
タンパクの漏出——90図1-1
単麻痺——33図3-2

ち

チアノーゼ——57図2-2-②, 62, 65, 66図1-3, 68, 70, 70図1, 145, 166図3
蓄膿症——48〜49
智歯——51図3-2
チック——18図1
チック障害——126図2
窒息——162, 162図1-3
遅発型喘息反応——67図2
注意欠陥/多動障害——124, 124図1-2
注意力障害——124図1-2-①
中耳——44, 44図1, 45
中耳炎——25, 42〜43, 45, 49, 49図5, 55, 102, 103図3
中耳奇形——45
中耳貯留液——44図2-3
中心窩——38図1
中心後回（脳の）——30図1
中心性鼓膜穿孔——43図3-2
中心前回（脳の）——30図1
虫垂——82, 82図2, 83図3-1
虫垂炎 →急性虫垂炎——82〜83
虫垂周囲膿瘍——82, 83図3-3
虫垂穿孔——82
中枢性嘔吐——24
中枢性尿崩症——95, 95図2-2
中枢性発熱——16図1-1
注腸——80
注腸整腹——81
中等度肥満——137図2-1
中毒症状——162
聴覚——44図1
聴覚中枢——44, 44図1
腸管の構造——77図2
蝶形紅斑——16図2
蝶形骨洞——49, 49図3・図4
腸雑音——76
腸重積（症）——22, 24, 80〜81, 100
腸絨毛——77図2
聴神経——42図1-1, 44, 44図1, 45図3-3
聴神経腫瘍——45図3-3
調節性斜視——39
聴能訓練——45
聴皮質——44, 44図1, 45図3-1
腸閉塞——82
直撃損傷（脳の）——37図2-2

つ

対麻痺——33図3-2
突き指——166図3

て

手足口病——21図3, 52〜53, 121図3
低アルブミン血症——91図3
TH——140図1-3, 141
低温熱傷——160図1
低カルシウム血症——18, 19図2
低換気——136
定期接種 →予防接種——168〜169
低血糖——86
低血糖症——18, 19図2
D細胞（ランゲルハンス島の）——138図1-1
低酸素血症——62, 70
低身長——140〜141
低タンパク血症——90, 91図3
低張性脱水症——144, 144図1-3
ディック毒素——116
停留睾丸——85, 96〜97
Tリンパ球——122, 123図3
適応障害——124図1-2-②
笛声喘鳴——66, 66図1-2
テタニー——18図1
鉄（体内の）——130, 131図3
鉄欠乏——131図3-2
鉄欠乏性貧血——78, 130〜131
デュシェンヌ徴候——147図3-2-②
デュビン-ジョンソン症候群——27図3
伝音系（聴覚の）——44, 44図1
伝音難聴——43図3-3-①, 44, 44図2
電解質——144
てんかん——18, 19図2, 25, 30〜31, 32図1, 34
てんかん性けいれん——18図1
点状紫斑——20図2
点状出血斑——134, 134図1, 135図3
伝染性ウイルス性角結膜炎——40
伝染性紅斑——20図2, 21図3, 108〜109
伝染性単核症——56, 110〜111
伝染性単核症による咽頭炎——57図2-1-⑥
伝染性単核症様疾患——110
伝染性軟属腫——21, 21図3, 114〜115, 119
伝染性軟属腫ウイルス——115図3
伝染性膿痂疹——20図2, 21, 21図3, 114〜115, 116図1, 119
点頭てんかん——18図4, 19図2, 31, 31図2-1

と

頭蓋骨骨折——36, 36図1, 37図2-1・図2-2
頭蓋内出血——18, 25
動悸——73, 128図1
洞結節——72, 72図1
瞳孔——38図1, 39
透光試験（陰嚢の）——96, 97図5
投射痛——22, 22図1-1
豆状骨——140図1-3
等張性脱水症——144, 144図1-3
頭頂葉——30図1
糖尿病——138〜139
糖尿病性腎症——138, 139図3

糖尿病性網膜症——138, 139図3
頭部外傷——36〜37, 164〜165
洞房結節——72図1
動脈管——70図2
動脈管開存症——70図3-2-①, 71
動脈管索——70図2・図3
動脈硬化——136図1-4-②
動脈靱帯 →動脈管索——70図2・図3
動脈瘤——121図2
動揺病——25
トキソイド——169
トキソプラズマ脳症——122, 122図2
特異的発達障害——124
特発性血小板減少性紫斑病——134〜135
特発性脊柱側彎症——150, 151, 151図4-1
特発性夜尿——95
吐血——78
突然死——73
突発性発疹——21図3, 100〜101
とびひ——20図2, 21, 21図3, 114〜115, 116図1
努力（性）呼吸——66図1-2, 70図1
ドリンカーの生命曲線——165図3
トレンデレンブルグ徴候——147図3-2-②

な

内耳——44, 44図1, 45図3-4
内耳炎——43図3-3-①, 45
内耳骨折——45
内耳道——42図1-1
内斜視——39, 39図4
内臓痛——22, 22図1-1
内側膝状体——44図1
内鼠径輪——84, 84図1・2-1
内直筋（眼球の）——38図1, 39図3
内反膝 →O脚——148〜149
内反足——148〜149
泣きいりひきつけ——18
ナトリウム喪失——144図1-3
生ワクチン——169
軟骨異栄養症——141, 141図2
軟属腫小体——115図3
難聴——43図3-1・図3-2, 44〜45, 89, 104, 105図3
軟膜——34, 35図3, 36, 36図1

に

2型糖尿病——136, 136図1-4-②, 138, 139図2
肉眼的血尿——89
肉芽——44図2-2-③, 45
二次性徴——12, 141図4
2次性貧血——130
2次性夜尿——94
2種混合（ワクチン）——168図1
日射病——25, 142〜143
2度房室ブロック——72図2-2-②
二分脊椎——94
日本脳炎——168図1

日本版デンバー式発達スクリーニング検査——15図2
乳歯——50, 50図1, 51図3
乳児期——12
乳児期アトピー性皮膚炎——118図1-1
乳児期の病気——12図4
乳児期の腹痛——22
乳児股関節炎——154
乳児コリック——22, 23図2
乳児湿疹——118図1
乳歯の脱落時期——51図3-2
乳歯の萌出時期——51図3-2
入眠期ミオクローヌス——31
乳幼児下痢症——76〜77
乳幼児突然死症候群——158
ニューモシスチス-カリニ肺炎——65図2-4
尿——89
尿意——94図1-1
尿意の自覚——94
尿管——92図1-1, 93図2
尿管口——92図1-1
尿細管——88図1
尿生成のしくみ——95図2-1
尿道——92図1-1, 93図2
尿道炎——92, 93図2-1
尿道憩室——93, 93図2-2
尿の逆流防止機構——92図1-2
尿路——92
尿路感染症——92〜93, 139図3
尿路の異常——93, 93図2-2
任意接種(予防接種の)——168図2, 169

ね

ネグレクト——124図2-2-①
猫眼——157図2
熱 →発熱——16〜17
熱型——16, 17図3
熱けいれん——142, 142図1, 143図3
熱産生——16図1-2
熱射病——142〜143
熱傷 →やけど——160〜161
熱性けいれん——18, 19図2, 31, 100
熱中症——142〜143
熱疲労——142, 142図1, 143図3
熱放散——16図1-3
ネフローゼ症候群——90〜91
ネフロン——88図1
寝ぼけ——31
粘血便——81
粘膜下神経叢——78図2

の

脳炎——18, 19図2, 60, 100, 102, 104, 113, 113図2-1
脳幹——34図2, 45図3-2
脳挫傷——36, 37図2-2
膿汁(副鼻腔の)——48図1, 49
脳腫瘍——25, 128図2, 156, 156図1

脳症——86, 122, 122図2
脳震盪——36, 37図2-3
脳性麻痺——26, 32〜33, 149
脳損傷——32, 36
脳内出血——145
脳膿瘍——34, 35図4, 49, 49図5
脳の機能局在——30図1
脳貧血——129図3
膿疱——20図2, 106, 106図1-2-①, 114図1
膿瘍——82
乗り物酔い——25

は

把握反射(手の)——14図1, 32図2-1-②
パイエル板——80, 80図2-2
肺炎——64〜65, 102
肺炎球菌——34, 34図1
肺炎球菌感染症——168図1
敗血症——82, 116, 116図1, 160
肺高血圧症——71
肺循環(血液の)——74
排泄障害——126図2
肺動脈——70図3
肺動脈狭窄——70, 70図3-1-①
肺動脈弁——70図3
肺動脈弁閉鎖症——70図3-1-④
排尿——92図1-2-②, 94, 94図1-1
排尿時痛——76図1
排尿中枢——94図1-1
排尿痛——92
排尿反射——94図1-1
排尿抑制——94図1-1
排尿抑制中枢——94, 94図1-1
背部叩打法——163図3
肺胞——64, 64図1
肺胞道——62図1-1
肺胞嚢——62図1-1, 64図1
ハイムリック法——163図3
吐きけ——25図2, 76図1, 78, 86, 143図3, 166図3
バーキットリンパ腫——110
歯ぐき——50
白色舌——117図3・図4
白色瞳孔——157図2
拍動(心臓の)——72
白内障——41, 104, 105図3
剥離骨折(上腕骨内上顆の)——152, 153図3-3
跛行——147図3-2-②, 155図3
はしか——20図2, 21図3, 102〜103, 121図3, 168図1
播種性サイトメガロウイルス感染症——122図2
波状熱——16, 17図3
破傷風——166図3, 168図1
ばち状指——70図1
発育——12
発育型(スキャモンの)——13図2
発育障害——122
発育不良——122図2

発汗——142図1・図2-2, 143図3
白血球の分化・成熟——132図2
白血病——132〜133, 156, 156図1
白血病細胞——132, 132図2
発達——12
発達障害——124, 124図1
発達の問題——124, 124図1
発熱——16〜17, 18, 34, 56, 60, 62, 76, 76図1, 86, 100, 102, 104, 106, 110, 111, 113, 116, 116図2, 121図3, 132図1, 133, 154, 154図1
抜毛癖(症)——125図3
鼻アレルギー——46
鼻かぜ——60
鼻カタル——102図1-2・図2-1
鼻たけ——49, 49図4
鼻づまり——46, 46図1-2
鼻みず——60, 62
バニリルマンデル酸——157図2
パラシュート反射——14図1, 32図2-2-①
腫れ(咽頭の)——56
　　(眼瞼の)——68図1
　　(肝臓の)——86
　　(頸部リンパ節の)——60
　　(耳下腺の) →耳下腺腫脹——113図2-2
　　(歯肉の)——50図2, 52
　　(リンパ節の)——132図1, 133
半規管——42図1-1, 44図1
反抗挑戦性障害——124図1-2-②, 125図3
反射——14, 14図1, 32図2-1
反社会性人格障害——124図1-2-②
反射性嘔吐——24
反射の異常——32図2-1
半椎体——151図4-2
パンヌス(関節の)——154図1
反復性耳下腺炎——112

ひ

鼻咽頭炎——56, 116図2
BMI——137図2-1
鼻炎——46図2, 56
皮下脂肪——136図1-4-②
皮下出血——132図1, 135図2-1
皮下出血斑——134図1
皮下組織——20図1, 114図1, 118図1-2, 160図1
B型肝炎——87図2, 168図1・図2
B型肝炎ウイルス——87, 87図2
非化膿性びまん性外耳道炎——42
皮下膿瘍——155図3
ひき運動(眼球の)——39図3
ひきつけ →けいれん——18〜19
B群溶血性連鎖球菌——34, 34図1, 116
非行——124
肥厚性幽門狭窄症——24, 24図1
枇糠様落屑——117図4
B細胞(ランゲルハンス島の)——138, 138図1-1
BCG——168図1
皮脂腺——20図1, 160図1
皮質脊髄路——33図3-1

さくいん——177

脾腫——111図2, 154
鼻汁——46, 46図1-2, 49, 102, 102図1-2・図2-1, 116図2
微絨毛——77図2
鼻出血——132図1, 135図2-1
微小変化型(ネフローゼ症候群の)——90, 90図1-1
皮疹——**20〜21**
ヒス束——72, 72図1
ヒステリー発作——19図2, 31
非対称性緊張性頸反射——14図1, 32図2-1-①
鼻中隔彎曲症——49
非調節性斜視——39
必要エネルギー量(小児の)——136, 136図1-2
ヒトパルボウイルスB19——108, 108図1
ヒトヘルペスウイルス-6——100, 100図1
ヒトヘルペスウイルス-7——100
ヒト免疫不全ウイルス——122
ヒトロタウイルス——76図1
微熱——16
皮膚線条——136図1-4-①
皮膚の基本構造——20図1, 160図1
Hib感染症——168図1
鼻閉——46, 46図1-2・図2, 49, 55
非抱合型高ビリルビン血症——26, 27図4-1
非抱合型ビリルビン——26図1・図2
非ホジキンリンパ腫——132図4-1, 133
肥満——**136〜137**, 138
肥満細胞——46図1-2
びまん性軸索損傷——36, 36図1, 37図2-3
びまん性脳腫脹——36, 37図2-3
びまん性脳損傷——36, 37図2-3
びまん性メサンギウム硬化症——91
肥満度——136, 137図2-1
冷やあせ——143図3, 166図3
百日咳——25, **68〜69**, 168図1
百日咳顔貌——68, 68図1
百日咳菌——68, 68図1
百日咳脳症——68図1
病原性大腸菌O-157——76, 76図1
表在リンパ節——132図4-2
表皮——20図1, 114図1, 118図1-2, 160図1
鼻翼呼吸——62
日和見感染——122, 122図2
びらん(胃壁・腸壁の)——78
　　　(肛門の)——76
　　　(皮膚の)——20図2, 114, 114図1・図2, 118図1-2・図2-1, 119
ビリルビン——26, 26図1・図2
ヒルシュスプルング病——24
鼻漏——46, 46図1-2, 49, 49図3
貧血——78, 108, 108図1-2, 109, 128図2, **130〜131**, 132, 132図1
頻呼吸——162
頻尿——92, 126
頻拍性不整脈——73
頻脈——73, 132, 162

ふ
ファロー四徴症——70, 70図3-1-①
VMA——157図2
フィンランド型先天性ネフローゼ症候群——91
風疹——21図3, 100, **104〜105**, 121図3, 168図1
風疹ウイルス——104, 104図1-1
不活化ワクチン——169
不感蒸散——142図2-2
不機嫌——60, 62, 65, 82図1-1
副睾丸——96図1
副睾丸炎——113
副交感神経——128
複雑部分発作(てんかんの)——31図2-6
複視——39, 49, 49図5
腹水——83図3-3
輻輳——39
腹痛——**22〜23**, 53, 56, 76, 76図1, 78, 82, 128, 128図1, 135
腹痛部位(胃・十二指腸潰瘍の)——79図3
腹痛発作——81
副鼻腔——48図1, 49, 49図2
副鼻腔炎——**48〜49**, 55
副鼻腔気管支症候群——49図5
腹部腫瘤——157図2
腹部停留睾丸——97図4
腹部膨満感——78
腹膜炎——25, 82
腹膜鞘状突起——84, 84図1, 96, 96図1, 97図2
腐骨——155図3
浮腫(声門下部の)——56
　　(全身の)——88図2, 90, 91図3
不随意運動型(脳性麻痺の)——32, 33図4
不整脈——**72〜73**
ブドウ球菌——116
ブドウ球菌性熱傷様皮膚症候群——114, 114図2
不登校——124, 124図2-1, 128図2
不同視——38
ブドウ糖——138, 138図1-1
不眠——128
不明熱——122, 122図1
プラダー-ウィリー症候群——137図3
フランス型先天性ネフローゼ症候群——91
振り子様歩行——147
ふるえ——16, 16図1
プルキンエ線維——72, 72図1
プール熱——40, 60
糞石——83図3-1
憤怒けいれん——18, 19図2

へ
平衡障害——45
平衡反応——14図1, 32図2-2-②
PET——19図3
ペプシン——78
ヘモグロビン——130, 130図1, 131図3-1・図3-2
ヘモグロビン異常症——130

ヘモフィルス・インフルエンザ菌——34, 34図1
ヘリコバクター-ピロリ菌——78
ペルテス病——154, 155図3
ヘルニア——84
ヘルニアの嵌頓——85
ヘルニア門——84図2-1
ヘルパンギナ——**52〜53**, 60図1
ヘルパンギナによる咽頭炎——57図2-1-⑤
ヘルペス性口内炎——**52〜53**
ヘルペス性歯肉口内炎——52, 53図3-1
扁桃——54図1, 55, 56
扁桃咽頭炎——111
扁桃炎——56, 57図2-1-②, 89, 111図2, 116図1, 117図3
扁桃肥大——**54〜55**
便の色調——27図3
扁平足——148図1-3, 149
片麻痺——33図3-2・図4

ほ
抱合——26
膀胱——92図1-1, 93図2
膀胱炎——92, 93図2-1, 95, 139図3
抱合型高ビリルビン血症——27, 27図4-2
抱合型ビリルビン——26図1・図2
膀胱憩室——93, 93図2-2
膀胱形成不全——94
膀胱三角——92図1-1
膀胱尿管逆流症——92図1-3, 93
放散痛——22, 22図1-1
傍糸球体細胞——88図1, 90図1-2
房室結節——72, 72図1
房室束——72図1
房室中隔欠損症——70図3-2-④, 71
房室ブロック——72図2-2
膨疹——21図3
疱疹性口内炎——52, 53図3-1
乏尿——160
放熱のしくみ——142図1
歩行困難——132図1
母子感染(エイズの)——122, 122図1-2
ホジキンリンパ腫——132図4-1
母子垂直感染(肝炎ウイルスの)——86, 87図2
発作性上室性頻拍——72図2-3-①, 73
発作性心室性頻拍——72図2-3-②
発作性頻拍——72図2-3
発疹——**20〜21**, 100, 101図2-3・図3・図4, 102, 102図1-2・図2-2, 104, 104図1-2・図2, 106, 106図1-2-①, 108, 109, 109図2-2, 111図2, 114, 115, 117図3・図4, 120図1, 121図3, 154, 154図1
発赤(咽頭の)——56
　　(関節の)——154図1
　　(肛門の)——76
　　(歯肉の)——50図2, 52
発赤毒素——116
母乳感染(エイズの)——122

哺乳困難——32
母乳性黄疸——26, 27図3
ボーマン囊——88図1
ホモバニリン酸——157図2
ポリオ——168図1

ま

マイコプラズマーニューモニエ——65, 65図2-3
マイコプラズマ肺炎——64〜65
マイスネル神経叢(胃壁の)——78図2
　　　　　　　　(腸壁の)——77図2
膜性腎症——89図3-2-④, 91
膜性増殖性糸球体腎炎1型——89, 89図3-2-③, 91
膜様落屑——117図4
マクロファージ——46図1-1, 122, 123図3
麻疹——20図2, 21図3, 100, **102〜103**, 106, 121図3, 168図1
麻疹ウイルス——102, 102図1-1
麻疹脳炎——102, 103図3
末期腎不全——89, 91, 93
麻痺——32, 36
麻痺性イレウス——82, 83図3-4
麻痺性斜視——39図3
麻痺のタイプ——33図3-2
慢性活動性EBウイルス感染症——110, 111図2
慢性化膿性中耳炎——42, 43図3-2
慢性肝炎——86
慢性下痢症——76, 76図1
慢性骨髄性白血病——132
慢性C型肝炎——87
慢性糸球体腎炎——**88〜89**, 91
慢性歯肉炎——50
慢性中耳炎——44図2-2
慢性B型肝炎——87
慢性疲労症候群——111図2
慢性腹痛——23
慢性副鼻腔炎——49
慢性溶血性貧血——108図1-1・図1-2

み

ミオクロニー発作(てんかんの)——31, 31図2-③
ミオクローヌス——18図1
未熟児出産——32
みずいぼ——21, 21図3, **114〜115**
水ぶくれ(皮膚の)——20図2
水ぼうそう——21図3, **106〜107**, 168図1
三日はしか——21図3, **104〜105**, 121図3, 168図1
脈拍——72
脈拍数(安静時の)——72図1
脈絡膜——38図1

む

むき運動(眼球の)——39図3
無気力——143図3

むくみ(眼瞼の)——68
　　(全身の)——88図2, 89, 90, 91図3
無形成発作——108図1-1・図1-2
無呼吸発作——68
むし歯——**50〜51**
むせやすい——32
夢中遊行(症)——31, 126図2
胸やけ——78
無腐性壊死(大腿骨頭の)——155図3
ムンプスウイルス——34, 34図1, 112

め

メニエール病——45
めまい——45, 128, 128図1, 143図3
めやに——41, 102図2-1
免疫グロブリン——52, 55, 134
免疫グロブリンE抗体——66
免疫グロブリンA——89
免疫複合体——89
免疫不全——122
免疫不全の症状——122図2

も

盲腸——82, 83図3-1
盲腸炎——82
網膜——38図1
網膜芽細胞腫 →網膜芽腫——156図1, 157図2
網膜芽腫——156図1, 157図2
網膜変性——41
毛様充血——40図1-3
毛様体——38図1
モルスクム小体——115図3
モロー反射——14図1, 32図2-1-④
問題行動——124, 125図3

や

野球肩——152, 153図2
野球肘——152, 153図3
夜驚(症)——19図2, 31, 126図2
薬剤性肝炎——86図1
薬剤性肝障害——27図3
薬疹——21図3
やけど——**160〜161**
やけどの広さ——161図5
やけどの深さ——160図2
やけどへの対応——161図3
夜尿症——**94〜95**

ゆ

ユーイング肉腫——156, 156図1
有鉤骨——140図1-3
有痛性強直性けいれん——18図1

よ

溶血性貧血——130, 130図2
溶血性連鎖球菌——89, 114図1, 116
溶血性連鎖球菌感染症——**116〜117**
幼児期——12

幼児期の病気——12図4
幼児期の腹痛——23
幼児・小児期アトピー性皮膚炎——118図1-2
腰椎穿刺——34, 34図2
腰背部痛——93
溶連菌——89, 116
溶連菌感染後急性糸球体腎炎——89
夜泣き——31, 126図2
予防接種——**168〜169**

ら

ライ症候群——19図2, 106
ライノウイルス——60
落屑——20図2, 117図3・図4, 120図1, 121図3
ランゲルハンス島——138, 138図1-1
乱視——38, 38図2
卵巣炎——113
ランドー反射——14図1

り

リウマチ熱——116, 116図1・図2, 117図3
離断性骨軟骨炎——152, 153図3-2
立体視の異常——39
リトルリーガーズエルボー——153図3-2
リトルリーガーズショルダー——153図2
流行性角結膜炎——40, 41図3-1
流行性耳下腺炎——**112〜113**, 121図3, 168図2
リューメンビューゲル——147
両眼視の異常——39
良性家族性血尿——89
両大血管右室起始症——70図3-1-②
両片麻痺——33図3-2
両麻痺——33図3-2・図4
りんご病——20図2, 21図3, **108〜109**
リンパ球系幹細胞——132, 132図2
リンパ節(表在の)——132図4-2
リンパ節腫大(腫脹)——21図3, 104, 104図1-2・図2, 111図2, 122, 122図2, 132図1, 133, 154

れ

レース様紅斑——21図3, 109図2-1
レンノックス症候群——31, 31図2-2

ろ

瘻孔形成——154図1, 155図3
ロタウイルス——76, 76図1
ローター症候群——27図3
ローレル指数——13

わ

Y軟骨——147図2-1
ワクチン——68, 169
ワルダイエル扁桃輪——54図1, 55

本書の図版，イラストレーション，写真，出典について

● 図版，イラストレーション

本書中の図版，イラストレーションには，本書のために作成したもののほか，『医科学大事典』『からだの地図帳』『健康の地図帳』『新版 病気の地図帳』（以上，講談社刊）より転載したものがあります．これらの作成にご尽力くださった諸先生方，ならびにイラストレーターの方々に感謝いたします．

〈本書の図版，イラストレーションの制作〉

今崎和広／千田和幸／中野朋彦／二階堂聰明／本庄和範／馬渕裕子

● 写真

本書中の写真（解説者提供以外の写真）は以下の方々のご好意により提供されたものです．

p.19 ❸PETの利用／けいれん発作時のPET画像，てんかん発作時の脳波：久保田雅也
p.20 ❷発疹（皮疹）の種類と推移／紫斑：伊崎正勝
p.20 ❷発疹（皮疹）の種類と推移／落屑：西脇宗一
p.20 ❷発疹（皮疹）の種類と推移／苔癬化：溝口昌子
p.26 ❶正常時のビリルビンの代謝経路／尿：伊藤克己
p.50 ❷小児の歯肉炎／歯肉口内炎・口唇炎：小川英治
p.53 ❸アフタ性病変をともなうおもな口内炎／ヘルペス性歯肉口内炎：帷子康雄
p.53 ❸アフタ性病変をともなうおもな口内炎／ヘルパンギナ：西山茂夫
p.53 ❸アフタ性病変をともなうおもな口内炎／手足口病（2点）：昆宰市
p.55 ❷扁桃肥大（口蓋扁桃肥大）／口蓋扁桃肥大：形浦昭克
p.57 ❷上気道炎のおもなタイプ（病型）／溶血性連鎖球菌感染による咽頭炎：小川英治
p.57 ❷上気道炎のおもなタイプ（病型）／滲出性扁桃炎をともなう咽頭炎：小川英治
p.57 ❷上気道炎のおもなタイプ（病型）／慢性扁桃炎による咽頭炎：九鬼清典
p.57 ❷上気道炎のおもなタイプ（病型）／咽頭結膜熱にみられる咽頭炎：小川英治
p.57 ❷上気道炎のおもなタイプ（病型）／ヘルパンギナにみられる咽頭炎：小川英治
p.57 ❷上気道炎のおもなタイプ（病型）／伝染性単核症にみられる咽頭炎：齊藤 等
p.60 ❷インフルエンザ／インフルエンザウイルスの電顕像 A型：岩崎琢也
p.60 ❷インフルエンザ／インフルエンザウイルスの電顕像 B型：山形県衛生研究所微生物部
p.62 ❶気管・気管支の全体像と病気の経過／正常な終末細気管支の粘膜上皮：滝沢敬夫
p.62 ❶気管・気管支の全体像と病気の経過／RSウイルスの電顕像：大瀬戸光明
p.65 ❷感染を原因とするおもな肺炎とその特徴／黄色ブドウ球菌の電顕像：一ノ瀬昭豊
p.65 ❷感染を原因とするおもな肺炎とその特徴／黄色ブドウ球菌肺炎のX線写真：小太刀康夫，横山美貴
p.65 ❷感染を原因とするおもな肺炎とその特徴／アデノウイルスの電顕像：西尾 治
p.65 ❷感染を原因とするおもな肺炎とその特徴／マイコプラズマ-ニューモニエの電顕像：佐々木裕子
p.65 ❷感染を原因とするおもな肺炎とその特徴／マイコプラズマ肺炎のX線写真：小太刀康夫，横山美貴
p.68 ❶百日咳の経過（病期）と特徴／百日咳菌：中瀬安清
p.76 ❶小児下痢症のおもなタイプ・原因と症状，そのほかの特徴／ヒトロタウイルスの電顕像：今野多助
p.76 ❶小児下痢症のおもなタイプ・原因と症状，そのほかの特徴／病原性大腸菌O-157の電顕像：東京都健康局
p.79 ❹内視鏡でみる消化性潰瘍の病態／胃潰瘍（2点）：並木正義
p.79 ❹内視鏡でみる消化性潰瘍の病態／十二指腸潰瘍：工藤孝広
p.87 ❷ウイルス性肝炎のおもなタイプと特徴／A型肝炎ウイルスの電顕像：戸塚敦子
p.87 ❷ウイルス性肝炎のおもなタイプと特徴／B型肝炎ウイルスの電顕像：財団法人東京都臨床医学総合研究所感染生体防御研究部門
p.87 ❷ウイルス性肝炎のおもなタイプと特徴／C型肝炎ウイルスの電顕像：飯野四郎
p.100 ❶原因ウイルスと感染経路／ヒトヘルペスウイルス-6（HHV-6）の電顕像：新居志郎
p.100 ❶原因ウイルスと感染経路／リンパ球中のHHV-6抗原：山西弘一
p.102 ❶感染と主要症状の経過／麻疹ウイルス抗原：國分義行
p.104 ❶感染と主要症状の経過／風疹ウイルス粒子：新居志郎
p.104 ❷主要症状の特徴／リンパ節腫脹：南谷幹夫
p.104 ❷主要症状の特徴／発疹（顔面）：石崎 宏
p.104 ❷主要症状の特徴／発疹（背中）：南谷幹夫
p.106 ❸水痘から帯状疱疹へ／帯状疱疹の発症（2点とも）：南谷幹夫
p.108 ❶ヒトパルボウイルスB19感染の全体像／ヒトパルボウイルスB19の電顕写真：福岡県赤十字血液センター
p.108 ❶ヒトパルボウイルスB19感染の全体像／感染による造血障害（2点とも）：布上 董
p.110 ❶エプスタイン-バー（EB）ウイルス感染と血液像の変化／エプスタイン-バー（EB）ウイルスの電顕像：新居志郎
p.110 ❶エプスタイン-バー（EB）ウイルス感染と血液像の変化／異型リンパ球：三輪史朗
p.111 ❷おもな症状と経過／扁桃炎：大西信治郎
p.114 ❶伝染性膿痂疹の発症とひろがりかた／黄色ブドウ球菌の電顕像：天児和暢
p.114 ❶伝染性膿痂疹の発症とひろがりかた／溶血性連鎖球菌：堀 誠
p.114 ❷伝染性膿痂疹のタイプと続発症／痂皮性膿痂疹：野波英一郎
p.115 ❸伝染性軟属腫の発症とひろがりかた／伝染性軟属腫ウイルスの電顕像：馬場俊一
p.115 ❸伝染性軟属腫の発症とひろがりかた／中心臍窩と軟属腫小体（2点とも）：鈴木啓之
p.116 ❶A群溶血性連鎖球菌感染症の病型／細胞に感染したA群溶血性連鎖球菌：永瀬金一郎
p.116 ❶A群溶血性連鎖球菌感染症の病型／咽頭炎：小川英治
p.117 ❹発疹の特徴／発疹：堀 誠
p.117 ❹発疹の特徴／イチゴ舌：南谷幹夫
p.117 ❹発疹の特徴／落屑（膜様落屑）：南谷幹夫
p.117 ❹発疹の特徴／落屑（粃糠様落屑）：西脇宗一
p.118 ❷皮疹の種類と好発部位／乳児期（2点とも）：溝口昌子
p.118 ❷皮疹の種類と好発部位／幼児・小児期（2点とも）：溝口昌子
p.118 ❷皮疹の種類と好発部位／思春期，成人期（前額にできた苔癬化皮疹）：溝口昌子
p.118 ❷皮疹の種類と好発部位／思春期，成人期（乾燥性皮疹，苔癬化皮

p.120 ❶川崎病の6大症状/両側眼球結膜の充血:山中龍宏
p.120 ❶川崎病の6大症状/口唇の紅潮,イチゴ舌(2点とも):山中龍宏
p.120 ❶川崎病の6大症状/不定形の発疹(2点とも):山中龍宏
p.120 ❶川崎病の6大症状/四肢末端の発赤・浮腫と落屑(2点とも):山中龍宏
p.125 ❸そのほかの問題行動/抜毛癖(症):吉田良夫
p.136 ❶小児の肥満のしくみ/肥満児の腹部CT写真:佐々木暢彦
p.146 ❶先天性股関節脱臼の状態/X線写真:坂口 亮
p.148 ❶足の骨格と内反・外反変形/内反足:本多純男
p.148 ❶足の骨格と内反・外反変形/外反足(外反扁平足):本多純男
p.149 ❷膝彎曲の生理的変化と内反・外反変形/O脚(内反膝):腰野富久
p.149 ❷膝彎曲の生理的変化と内反・外反変形/X脚(外反膝):腰野富久
p.150 ❸側彎変形をしらべるポイント(2点とも):熊野 潔
p.151 ❹脊柱側彎症のタイプと特徴/特発性脊柱側彎症(6点とも):熊野 潔
p.151 ❹脊柱側彎症のタイプと特徴/先天性脊柱側彎症:丸山 徹
p.152 ❶オスグッド-シュラッター病の病態/X線写真:井上明生
p.154 ❶原因となる関節の病気/化膿性関節炎:河端正也
p.155 ❸原因となる骨・軟骨の病気/ペルテス病:井上明生
p.155 ❸原因となる骨・軟骨の病気/骨肉腫:竹山信成
p.157 ❷おもな小児がんの臨床像/ウィルムス腫瘍(腎芽腫)(2点とも):横森欣司
p.157 ❷おもな小児がんの臨床像/網膜芽腫:金子明博
p.160 ❷やけどの深さと特徴/真皮浅層:浅II度:伊崎正勝
p.160 ❷やけどの深さと特徴/真皮深層:深II度:伊崎正勝
p.160 ❷やけどの深さと特徴/皮下組織:III度:伊崎正勝
p.163 ❷呼吸時における咽頭と誤嚥/誤嚥した気道異物:斎藤誠次

●出典
p.13 ❷スキャモンの発育型 Scammon:in Harris《The measurement of man》, 1930, The University of Minnesota, Press
p.13 ❸身長・体重の成長曲線 諏訪珹三・立花克彦作図:Cross-sectional Growth Chart for Boy(0-18years)2000, Cross-sectional Growth Chart for Girl(0-18years)2000
p.15 ❷改訂日本版デンバー式発達スクリーニング検査(JDDST-R・1998年改訂用紙) 上田礼子:《日本版デンバー式発達スクリーニング検査(増補版)》, p.5(JDDST-R・1998年改訂), 医歯薬出版, 1998
p.28 脳重量の変化と心の動きの変化/脳重量の変化 塚田裕三:《脳のエイジング》, サンド薬品, 1980
p.28 脳重量の変化と心の動きの変化/心の動きの変化 前川喜平:〈3.脳の発達, 発達心理〉《小児科学》第7版, 矢田純一・中山健太郎編集, 文光堂, 1994
p.62 ❶気管・気管支の全体像と病気の経過/気管・気管支の直径の比較 相原董・矢島美穂子:〈小児呼吸器病学I〉《新小児医学大系9A》, 中山書店, 1982
p.101 ❷HHV-6感染による突発性発疹の主要症状 広瀬瑞夫:《開業医の外来小児科学》, 豊原清臣, ほか編, 南山堂, 2002
p.102 ❶感染と主要症状の経過/主要症状の経過 中尾 亨:《臨床ウイルス学(講義篇)》, 甲野礼作, ほか編集, 講談社, 1978
p.104 ❶感染と主要症状の経過/主要症状の経過 Krugman S. et al.《Infectious Diseases of Children》, 8th Ed., C. V. Mosby, 1985より

p.111 ❷おもな症状と経過/発症例におけるおもな症状と検査所見 大西信治郎:〈4.咽頭・扁桃・口腔〉《耳鼻咽喉科診断治療大系》, 講談社, 1986より
p.137 ❷肥満の判定/体重の成長曲線 諏訪珹三・立花克彦作図:Cross-sectional Growth Chart for Boy(0-18years)2000, Cross-sectional Growth Chart for Girl(0-18years)2000
p.140 ❶成長ホルモンと骨の成長/骨年齢にみる骨の成熟 杉浦保夫:〈付録II〉《骨・関節X線診断Q&A》, メディカルブックサービス, 1997より一部改変
p.141 ❸成長曲線による判定(男子の例) 諏訪珹三・立花克彦作図:Cross-sectional Growth Chart for Boy(0-18years)2000, Cross-sectional Growth Chart for Girl(0-18years)2000
p.149 ❷膝彎曲の生理的変化と内反・外反変形/膝彎曲の生理的経過 T. von Lanz, et al.:《Praktische Anatomie Bein unt Statik》, Springer-Verlag, 1972より
p.158 年齢による主要器官発達の割合 村田光範:〈2.成長〉《小児科学》第7版, 矢田純一・中山健太郎編集, 文光堂, 1994

●アートディレクション:篠崎 博
●カバー・デザインおよび本文レイアウト:デザインルーム ワークス(若菜 啓, 丸田早智子), 丸山優美, 小山美和
●編集協力:(有)耕人舎

監修者紹介

鴨下　重彦（かもした　しげひこ）
1934年，室蘭市生まれ．東京大学医学部卒．ロスアンジェルス小児病院，アインシュタイン医科大学留学．自治医科大学小児科教授，東京大学医学部小児科教授，医学部長を経て1994年4月国立国際医療センター院長，同総長，2000年名誉総長．2006年6月まで賛育会病院長．専門は小児科学，小児神経学．2011年11月逝去．

柳澤　正義（やなぎさわ　まさよし）
1939年，東京生まれ．東京大学医学部卒．自治医科大学小児科助教授，同教授を経て1994年東京大学医学部小児科教授．停年退官後，国立大蔵病院長，2002年3月，国立成育医療センター開院にともない病院長に就任．同総長，2005年名誉総長．日本子ども家庭総合研究所長，2012年名誉所長．専門は小児科学，小児循環器病学，小児保健学．2019年12月逝去．

N.D.C.493　181p　30cm

地図帳・ナース
The Atlas of Childhood Diseases

こどもの病気の地図帳

発行日──2002年11月20日　第 1 刷発行
　　　　2024年 1 月23日　第27刷発行
定価はカバーに表示してあります．

監　修──鴨下重彦・柳澤正義
発行者──森田浩章
発行所──株式会社　講談社
　　　　〒112-8001　東京都文京区音羽2-12-21
　　　　電話　編集　03-5395-3560
　　　　　　　販売　03-5395-4415
　　　　　　　業務　03-5395-3615
印刷所──TOPPAN株式会社
製本所──株式会社　若林製本工場

KODANSHA

本書のコピー，スキャン，デジタル化等の無断複製は著作権法上での例外を除き禁じられています．本書を代行業者等の第三者に依頼してスキャンやデジタル化することはたとえ個人や家庭内の利用でも著作権法違反です．

Ⓡ〈日本複製権センター委託出版物〉
複写される場合は，事前に日本複製権センター（電話03-6809-1281）の許諾を得てください．

落丁本・乱丁本は購入書店名を明記のうえ，小社業務宛にお送りください．送料小社負担にてお取り替えいたします．なお，この本についてのお問い合わせは，第一事業本部企画部からだとこころ編集宛にお願いいたします．

©KODANSHA　2002, Printed in Japan

ISBN4-06-206605-X

〈地図帳シリーズ〉好評既刊

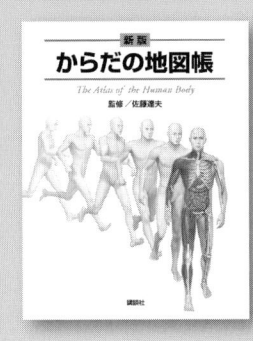

新版 からだの地図帳

監修／佐藤達夫（東京医科歯科大学名誉教授，東京有明医療大学名誉教授・名誉学長）

造本・体裁／Ａ４変型，ソフトカバー，総214頁，オールカラー　定価：本体4000円（税別）

[本書の特色]
- 正確さを追求した700点におよぶイラストで，からだの構造を図解．特に，主要な臓器については精緻で迫力のある実物大イラストを掲載．からだの〈つくり〉が実感をもってイメージできる．
- からだの機能をわかりやすく解説．多数の図表・写真で，複雑な〈はたらき〉がスムーズに理解できる．
- 「おもな病気」や「組織学の基礎知識」も掲載した圧倒的な情報量．

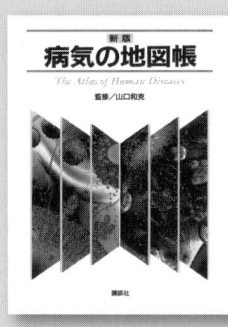

新版 病気の地図帳

監修／山口和克（元杏林大学教授）

造本・体裁／Ａ４変型，ソフトカバー，総181頁，オールカラー　定価：本体4000円（税別）

[本書の特色]
- 脳梗塞，花粉症，バセドウ病，心筋梗塞，乳がん，胃・十二指腸潰瘍，大腸がん，肝硬変，前立腺肥大症，子宮がん，骨粗鬆症，動脈硬化症，エイズ，湿疹（アトピー性皮膚炎），脱毛症，糖尿病，脂質異常症，痛風などの生活習慣病や現代病を数多く収録．
- 患部の精緻なカラーイラストを中心に，検査・診断のための内視鏡写真やレントゲン写真，走査電子顕微鏡写真なども多数掲載．

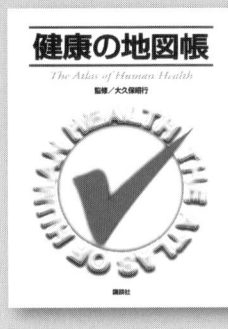

健康の地図帳

監修／大久保昭行（元東京大学教授）

造本・体裁／Ａ４変型，ソフトカバー，総182頁，オールカラー　定価：本体4200円（税別）

[本書の特色]
- 体温，血圧，脈拍，呼吸など，からだの基本的なはたらきが一目でわかる．
- 微熱がつづく，動悸・息切れがする，全身がだるい・疲れやすい，太りはじめた，物忘れがひどい，などの身近な症状をどのようにとらえればよいかを，病気との関連でわかりやすく解説．
- 病院で受ける検査の種類，目的，内容，基準値（正常値）を詳しく紹介．

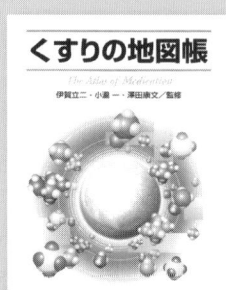

くすりの地図帳

監修／伊賀立二（東京大学名誉教授）
小瀧　一（元国際医療福祉大学教授）
澤田康文（東京大学大学院教授）

造本・体裁／Ａ４変型，ソフトカバー，総169頁，オールカラー　定価：本体4000円（税別）

[本書の特色]
- からだの構造や機能，病気の状態がわかれば，くすりの体内での動き，効くしくみ，副作用が理解できる．
- 催眠・鎮静薬，抗うつ薬，抗てんかん薬，眼科用薬，耳鼻科用薬，抗狭心症薬，抗不整脈薬，血圧降下薬，喘息治療薬，抗潰瘍薬，脂質異常症用薬，糖尿病用薬，ステロイド剤など主要薬剤を網羅．

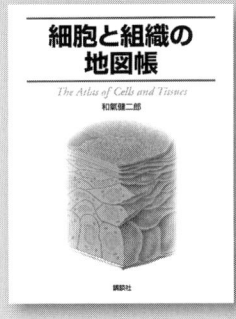

細胞と組織の地図帳

著者／和氣健二郎（東京医科歯科大学名誉教授）

造本・体裁／Ａ４変型，ソフトカバー，総158頁，オールカラー　定価：本体4000円（税別）

[本書の特色]
- ミクロの視点からみた人体器官のしくみと働き．
- 71枚の精緻なイラストレーションで，虫めがねのレベルから電子顕微鏡のレベルまで，人体器官の複雑で美しい微細構造が一目でわかる．
- Ⅰ章 器官を構成する細胞と組織／細胞，上皮，結合組織，軟骨など．
  Ⅱ章 器官の構造と機能／血管，扁桃，胸腺，リンパ管など．

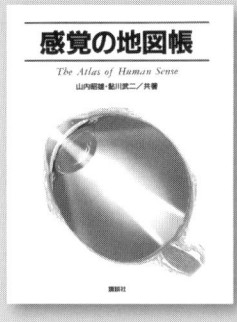

感覚の地図帳

著者／山内昭雄（元東京大学名誉教授）
鮎川武二（元日本歯科大学教授）

造本・体裁／Ａ４変型，ソフトカバー，総102頁，オールカラー　定価：本体3800円（税別）

[本書の特色]
- 視覚，聴覚，平衡感覚，味覚，嗅覚，痛覚，触覚，圧覚，固有感覚，冷温覚，血液成分感覚をひきおこすしくみを，精密なカラーイラスト，図版，写真でビジュアルに図解．
- どのような刺激がどのような感覚をひきおこすのか？　その物理的・化学的刺激の特徴を詳説．
- 脳へ刺激が到達する道筋，感覚器の発生も解説．

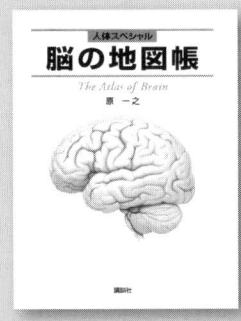

人体スペシャル 脳の地図帳

著者／原　一之（東京証券業健康保険組合診療所名誉所長）

造本・体裁／Ａ４変型，ソフトカバー，総134頁，オールカラー　定価：本体4000円（税別）

[本書の特色]
- 脊椎動物の進化にともなって，原型である脊髄から脳が巨大化し，複雑化していく筋道を明快に解説．脳をどのように理解すればよいかが納得してわかる．
- 脊髄，脳幹，小脳，間脳，終脳，脳室，髄膜など，脳の各部の構築と機能の要点を多数のイラストで図解．
- 脳幹，間脳，終脳の精緻な内部構造が一目でわかる図譜を多数収録．

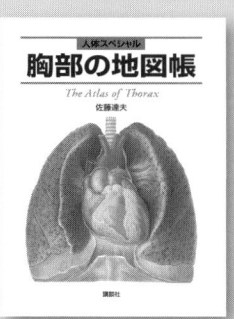

人体スペシャル 胸部の地図帳

著者／佐藤達夫（東京医科歯科大学名誉教授，東京有明医療大学名誉教授・名誉学長）

造本・体裁／Ａ４変型，ソフトカバー，総142頁，オールカラー　定価：本体4000円（税別）

[本書の特色]
- 「心臓や肺はどこにあるのか？」から「心臓や肺はなぜ胸部にあるのか？」までが納得してわかる．
- 心臓，肺，食道，横隔膜，乳腺，胸膜，胸壁の筋・骨の成り立ちや構造をビジュアルに提示．
- 医学専門書にも劣らない臓器・血管・神経・リンパの精緻なカラーイラスト・写真・図版を多数掲載．

講談社

定価は変更することがあります．